MW01709610

LE GUIDE DES ALIMENTS

Éditeur
Jacques Fortin

Direction éditoriale
François Fortin

Rédacteur en chef
Serge D'Amico

Collaborateurs à la rédaction
Martine Podesto
Nathalie Fredette
Marie Breton Dt. P.
Isabelle Emond Dt. P.

Illustrations
Jean-Yves Ahern
Marc Lalumière
Rielle Lévesque
Michel Rouleau
Pascal Bilodeau
Mamadou Togola
François Escalmel
Jocelyn Gardner

Conception graphique
Anne Tremblay

Mise en pages
Lucie Mc Brearty

Programmation
Daniel Beaulieu

Recherche
Nathalie Daneau

Correction
Liliane Michaud

Production
Tony O'Riley

Données de catalogage avant publication (Canada)
Vedette principale au titre : Le guide des aliments
Comprend un index.
ISBN 2-89037-953-1
1. Alimentation - Encyclopédies. 2. Cuisine - Encyclopédies.
3. Aliments - Encyclopédies. I. Titre.
TX349.G84 1998 613.203 C98-940346-7

Imprimé à Singapour.

Le Guide des aliments a été conçu et créé par **QA International**, une division de

Les Éditions Québec Amérique inc.
329, rue de la Commune Ouest, 3e étage, Montréal, Québec, H2Y 2E1
Téléphone : (514) 499-3000 –Télécopie : (514) 499-3010
www.quebec-amerique.com

D'après l'ouvrage de Solange Monette intitulé *Dictionnaire encyclopédique des aliments*, publié aux Éditions Québec Amérique inc.

Canadä

Nous reconnaissons l'aide financière du gouvernement du Canada par l'entremise du Programme d'aide au développement de l'industrie de l'édition (PADIÉ) pour nos activités d'édition.

SODEC Québec

Les Éditions Québec Amérique remercient également la SODEC pour son appui financier.

10 9 8 7 6 5 4 3 2 1 02 01 00 99

LE GUIDE DES ALIMENTS

QUÉBEC AMÉRIQUE

table des matières

7 Légumes
- 10 Légumes tiges
- 13 Légumes racines
- 16 Courges et cucurbitacées
- 20 Légumes fruits
- 22 Légumes fleurs
- 23 Fleurs comestibles
- 24 Légumes feuilles
- 26 Laitues
- 29 Choux
- 31 Choux chinois
- 32 Légumes bulbes
- 34 Légumes tubercules
- 37 Haricots, pois et maïs

39 Légumineuses

46 Fruits
- 47 Fruits confits et séchés
- 48 Baies
- 51 Fruits à noyau
- 54 Pommes
- 56 Poires
- 58 Agrumes
- 62 Melons
- 64 Fruits tropicaux

72 Noix et graines
- 73 Noix
- 76 Graines

77 Champignons

80 Algues

83 Céréales
- 90 Riz
- 92 Pâtes alimentaires
- 94 Nouilles asiatiques
- 96 Farine
- 99 Pain

102 Herbes, épices et condiments
- 103 Herbes
- 110 Épices
- 119 Sauces et condiments
- 127 Vinaigres

129 Boissons
- 132 Café
- 134 Thé
- 135 Tisanes

136 Produits laitiers
- 136 Lait
- 141 Fromage

145 Sucres, cacao et caroube
- 146 Sucres
- 148 Cacao et caroube
- 150 Miel, confiture et sirop

152 Graisses et huiles

157 Ingrédients pour la cuisson

160 Extraits, essences et colorants

162 Volaille
- 165 Œuf

167 Poissons
- 169 Poissons d'eau douce
- 171 Poissons de mer
- 181 Poissons plats

183 Crustacés
- 185 Crabes

187 Mollusques

192 Charcuteries

194 Saucisses et saucissons

197 Abats

200 Gibier

203 Viandes
- 205 Bœuf
- 207 Veau
- 209 Porc
- 211 Agneau

214 Valeurs nutritives d'aliments usuels

219 Index

introduction

De nos jours, les comptoirs des épiceries et des marchés d'alimentation regorgent d'une multitude de produits dont bon nombre nous sont inconnus.

Comment les utiliser ?

Il arrive aussi fréquemment que, au moment de confectionner un mets, les noms de certains ingrédients nous semblent très rares, voire exotiques.

Où trouve-t-on ces ingrédients ?

En fait, même les aliments familiers sont parfois mal utilisés. Qui n'a pas raté une recette par méconnaissance des sortes de farine, de riz, etc.

Comment bien utiliser les ingrédients ?

C'est pour répondre aux questions que se pose le cuisinier débutant ou expérimenté que le *Guide des aliments* a été réalisé.

Cet ouvrage vise avant tout à faire connaître les aliments qui entrent dans la composition des préparations culinaires traditionnelles ou exotiques. Plus de 1000 aliments sont ainsi illustrés et décrits de manière détaillée : origine, possibilités d'utilisation, variétés, conseils pour l'achat et valeur nutritive.

Le Guide des aliments, un univers culinaire mis à votre portée.

légumes

Avec les céréales, les légumes ont longtemps constitué la base de l'alimentation humaine. Les plus importantes améliorations dans certaines variétés de légumes n'ont eu lieu que tout récemment, soit à la fin du XIXe et au début du XXe siècle, à la suite de la compréhension des principes de la génétique. Ainsi, plusieurs espèces furent produites en fonction de caractéristiques organoleptiques bien précises, ainsi que du rendement de la récolte.

Aujourd'hui, dans la plupart des pays occidentaux, on consomme peu les légumes ; on ne s'en sert souvent que pour accompagner les plats principaux. Par contre, en Asie et au Moyen-Orient, les légumes ont toujours occupé une place importante dans l'alimentation. En Amérique du Nord, la consommation des légumes est à la hausse depuis le milieu des années 70, ce qui reflète une préoccupation accrue pour une saine alimentation. En effet, grâce aux conseils des professionnels de la santé et à la suite de recherches scientifiques démontrant un lien étroit entre la consommation élevée de fruits et de légumes et la prévention de certaines maladies, les bienfaits de la consommation de légumes sont mieux connus. La plus grande diversité et la plus grande disponibilité des légumes sur le marché ont également contribué à favoriser leur consommation.

ACHAT

L'aspect des légumes est un indice de leur fraîcheur. Afin de préserver cette fraîcheur, les producteurs enduisent de cire certains légumes, notamment l'aubergine, le concombre, les courges, le navet, la patate douce, le panais, le poivron, la tomate. Ce procédé a pour but de retarder la perte d'humidité et la respiration. Rechercher des légumes fermes, intacts et bien colorés, exempts de moisissures et de parties molles. Éviter d'acheter les légumes fragiles s'ils sont demeurés longtemps à l'étalage ou les légumes déjà épluchés ainsi que ceux qui présentent des signes de meurtrissures ou de gel, ou ceux dont les feuilles sont fanées ou la peau, flétrie.

PRÉPARATION

La préparation, l'utilisation et la conservation des légumes ont une influence sur leur saveur, leur valeur nutritive, leur texture et leur apparence. En les préparant, éviter une exposition prolongée à l'air, à la chaleur et à l'eau. Bien laver les légumes à l'eau courante sans les mettre à tremper, ni avant de les couper ni après, afin de limiter la perte de vitamines hydrosolubles telles que les vitamines du complexe B et la vitamine C.

UTILISATION

Presque tous les légumes peuvent être consommés crus. Toutefois, des légumes frais entreposés trop longtemps ou dans de mauvaises conditions ne sont pas nécessairement plus avantageux qu'un légume surgelé, en conserve ou cuit. Selon le mode de cuisson utilisé, l'apport nutritionnel des légumes cuits sera plus ou moins différent de celui des légumes crus. Il est important de consommer des légumes crus, car leurs éléments nutritifs ne sont pas altérés par la cuisson. Les possibilités d'utilisation des légumes sont presque illimitées, de l'entrée au dessert jusqu'à la fabrication de vin.

CUISSON

La cuisson des légumes doit être la plus brève possible ; la surcuisson les rend insipides et détrempés, et leur fait perdre une certaine quantité de vitamines et de minéraux. Ainsi une cuisson à forte température et de courte durée (comme à l'autocuiseur) entraînera une perte limitée de vitamines B et C.

La cuisson à l'eau est simple, les légumes cuisent dans de l'eau bouillante, mais elle occasionne une diminution importante de la saveur et de la valeur nutritive, surtout lorsqu'on surcuit les légumes et qu'on jette l'eau de cuisson par la suite. C'est la méthode la plus usitée et la plus mal utilisée.

Il est nécessaire de cuire les légumes à couvert, à l'exception des légumes verts. La cuisson à couvert permet de réduire le temps de cuisson ainsi que l'évaporation des substances volatiles, ce qui conserve la saveur et préserve la couleur et la valeur nutritive des légumes. Dans le cas des légumes verts, il est conseillé de les cuire à découvert, car les acides qu'ils contiennent se concentrent (à couvert), détruisent la chlorophylle et les décolorent.

Il est recommandé de plonger tous les types de légumes dans une eau à pleine ébullition, ce qui permet de neutraliser rapidement les enzymes qui détruisent les vitamines.

Le temps de cuisson des légumes doit être le plus bref possible. Des légumes encore croquants ont plus de saveur et de valeur nutritive.

La cuisson à la vapeur consiste à cuire les légumes par la chaleur dégagée par l'ébullition d'une petite quantité d'eau. Ce mode de cuisson entraîne une perte d'éléments nutritifs et de saveur moindre que la cuisson à l'eau. Il convient à presque tous les légumes mais plus particulièrement aux légumes fragiles, tels que le chou-fleur, le brocoli et l'asperge.
Le temps de cuisson est légèrement plus long que pour la cuisson à l'eau.

La cuisson des légumes au four à micro-ondes donne de très bons résultats. Elle permet de conserver la couleur et la saveur des légumes plus adéquatement que tout autre mode de cuisson. Le four à micro-ondes est idéal pour faire bouillir les aliments, les cuire à la vapeur ou les pocher, entre autres ; il peut aussi servir à blanchir les légumes avant la congélation, à condition de blanchir des légumes de taille égale et de ne pas en blanchir une trop grande quantité à la fois.

CONSERVATION

Il existe plusieurs façons de conserver les légumes, soit la réfrigération, l'entreposage en chambre froide, la congélation, la mise en conserve, la déshydratation, le marinage, etc. Plus les légumes sont sains et fermes, plus ils se conservent longtemps. Certains, tels la courge d'hiver, l'ail, l'oignon, la pomme de terre et le taro, se conservent à l'air ambiant. Cependant, la plupart des légumes doivent être réfrigérés rapidement. Le bac à légumes est l'endroit désigné pour les légumes fragiles. L'air y est moins froid et plus humide que sur les clayettes du réfrigérateur où les légumes sont exposés à l'air sec qui circule et qui les déshydrate. Il est donc préférable de recouvrir presque tous les légumes entreposés sur les clayettes du réfrigérateur.

La congélation est une méthode de conservation très répandue pour les légumes, et la plupart la supportent bien. Ce procédé est attrayant puisqu'il permet de consommer des légumes saisonniers pendant toute l'année et d'apparence très semblable à celle des légumes frais. Faite dans de bonnes conditions, la congélation permet de conserver la couleur, la texture, la saveur et une grande partie de la valeur nutritive des légumes.

introduction

Pour de meilleurs résultats, congeler des légumes de première qualité, frais et mûris à point rapidement après la récolte ou l'achat, sinon les mettre en attente au réfrigérateur.
La congélation n'arrête pas la détérioration des aliments, elle ne fait que la ralentir.
La congélation arrête la croissance des micro-organismes mais ne les détruit pas ; elle ralentit également l'activité enzymatique responsable de saveurs désagréables, de pertes de couleur et d'éléments nutritifs des légumes si ces derniers n'ont pas subi de blanchiment avant d'être congelés. Il est donc nécessaire de blanchir les légumes pour retarder leur détérioration en désactivant les enzymes. Le blanchiment consiste à soumettre les légumes crus à l'action de l'eau bouillante pendant un temps variable, la durée variant selon la nature et la taille des légumes ; ceux-ci sont ensuite refroidis et égouttés. Pour être efficace, le blanchiment doit s'effectuer en respectant les durées, car des légumes insuffisamment blanchis se détérioreront rapidement ; s'ils sont trop blanchis, ils seront presque cuits en plus d'avoir subi tous les désavantages de la cuisson à l'eau. Il faut donc minuter le temps de blanchiment très précisément et refroidir les légumes rapidement. Un légume qui est bien blanchi et congelé de façon appropriée aura une valeur nutritive comparable à celle du légume cuit à l'état frais. Seuls quelques légumes protégés par leur haut taux d'acidité n'ont pas besoin d'être blanchis. Même congelés, les légumes peuvent se déshydrater au contact de l'air sec du congélateur, il faut donc veiller à utiliser des emballages hermétiques.
Une durée d'entreposage maximale avec une qualité optimale se fait à une température constante et ce, à -18 °C ou moins. À cette température, les légumes se conservent en moyenne pendant un an.

La décongélation n'est pas nécessaire pour la plupart des légumes avant la cuisson, mais certains demandent une décongélation totale ou partielle. Il est même préférable d'éviter une décongélation complète, car cela limite les pertes de saveur et de valeur nutritive. Pour décongeler les légumes, les laisser dans leur emballage scellé, soit à la température ambiante soit au réfrigérateur. Prévoir plus de temps pour la décongélation au réfrigérateur.

VALEUR NUTRITIVE

Chaque légume fournit un ensemble d'éléments nutritifs, dans des proportions qui lui sont propres. Cependant, de ce point de vue, les légumes partagent certaines caractéristiques :

- ils fournissent un ensemble de vitamines et de minéraux, particulièrement la vitamine A sous forme de carotène, la vitamine B_6, la vitamine C et l'acide folique, ainsi que le potassium, le fer, le magnésium et le calcium ;
- ils sont riches en eau, soit 80 à 95 % de leur composition ;
- ils fournissent des fibres solubles et insolubles ;
- ils sont pauvres en matières grasses, à l'exception de l'avocat et de l'olive ;
- ils sont généralement pauvres en protéines, en calories et, étant d'origine végétale, ne contiennent pas de cholestérol.

légumes tiges

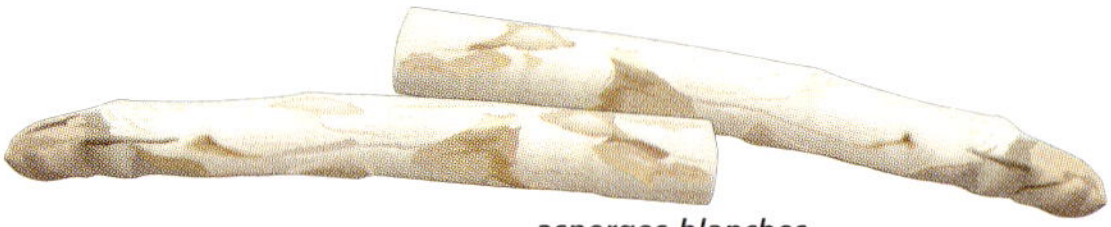

asperges blanches

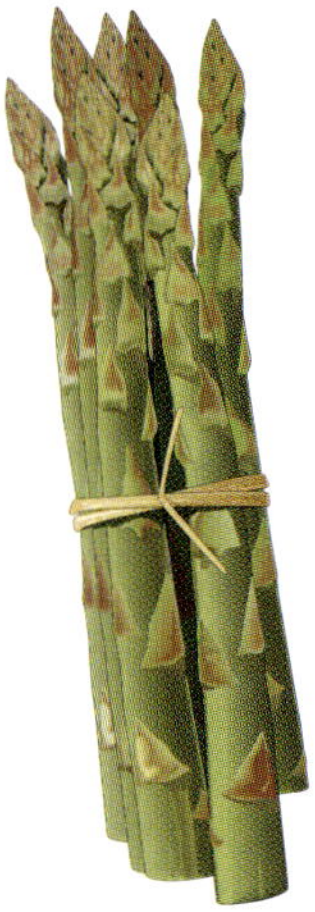

asperges vertes

Asperge

Asparagus officinalis

L'asperge est cueillie au printemps lorsqu'elle est jeune, tendre et charnue ; malgré une production mondiale importante et variée, la période d'abondance de l'asperge dure de mars à juin. Les asperges blanches sont cultivées à l'abri de la lumière afin qu'elles ne verdissent pas. Choisir des asperges dont les tiges sont fermes et cassantes, et les têtes, compactes. Avant de cuire l'asperge, couper la tige à la base ; l'asperge n'a pas nécessairement besoin d'être pelée. Éviter de trop cuire les asperges sinon elles ramollissent et perdent saveur, couleur et valeur nutritive. L'asperge est une excellente source d'acide folique.

Céleri

Apium graveolens var. *dulce*

Plante potagère dont on utilise les tiges, les feuilles, les racines et les graines. Souvent servi cru comme hors-d'œuvre, le céleri entre aussi dans la préparation des salades et des sandwichs. Cuit, il parfume les soupes, les sauces, les ragoûts et le riz ; il est délicieux braisé, gratiné, nappé de sauce béchamel ou tout simplement au beurre. Ajouter ses feuilles dans les salades, potages, sauces ou courts-bouillons.

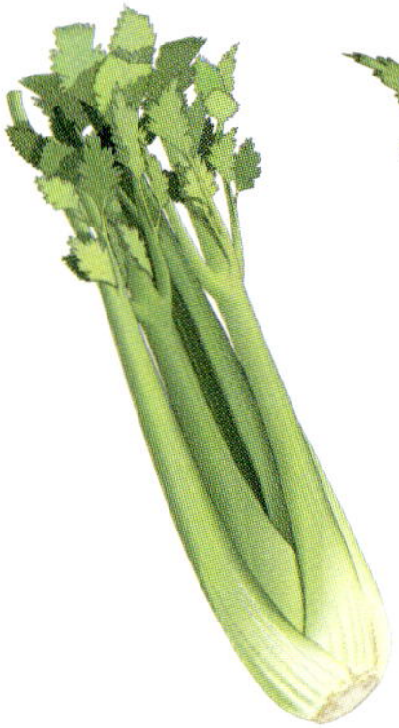

céleri vert

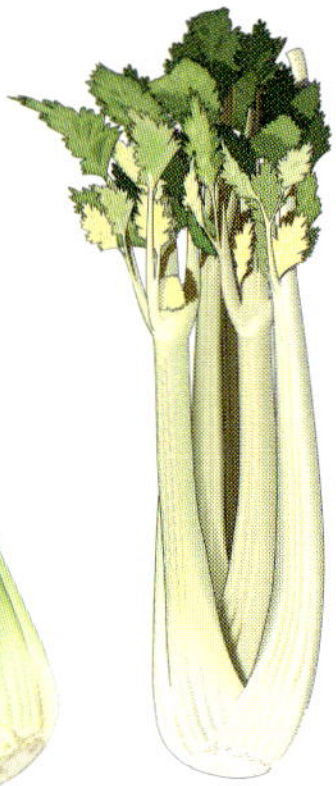

céleri blanc

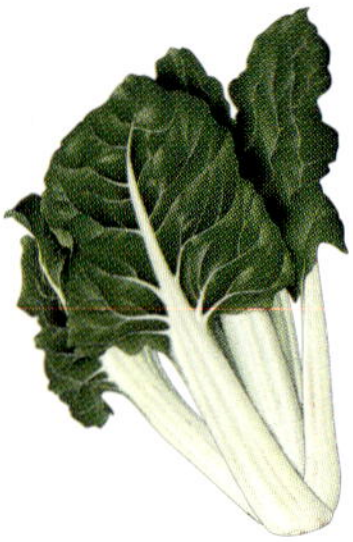

bette à carde verte

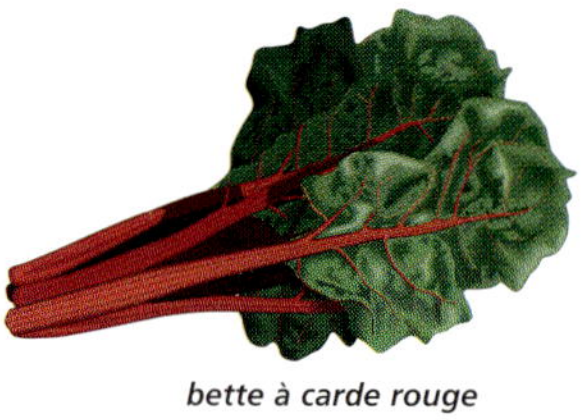

bette à carde rouge

Bette

Beta vulgaris var. *cicla*

Rechercher des bettes aux tiges et aux feuilles fermes, bien colorées. Laver soigneusement la bette, car elle emprisonne souvent sable et terre ; si les cardes sont fibreuses, en couper la base et retirer les fibres qui s'enlèvent comme des fils. Pour éviter que les cardes ne noircissent à la cuisson, les cuire dans une eau acidulée. Les cardes s'apprêtent comme l'asperge ou le céleri nappées de sauce (Mornay, hollandaise) ou de vinaigrette ; les feuilles s'apprêtent comme l'épinard. La bette à carde crue est une excellente source de vitamine C, de vitamine A, de magnésium et de potassium.

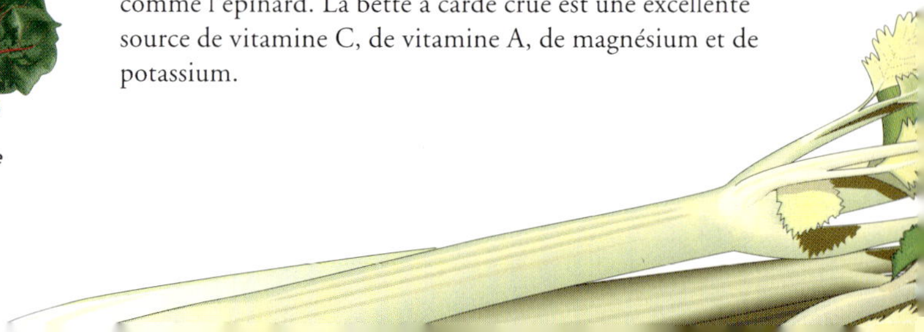

légumes tiges

Chou-rave

Brassica oleracea var. *gongylodes*

Le chou-rave est très estimé en Europe centrale et de l'Est, mais il demeure relativement peu connu en Amérique. Pour le cuire à l'eau ou à la vapeur, mieux vaut le peler après la cuisson, qui nécessite de 20 à 30 min. Pour le faire braiser, sauter, rôtir ou cuire au four, il vaut mieux le peler avant la cuisson. Le chou-rave est délicieux cuit et arrosé de jus de citron et de beurre fondu. C'est une excellente source de vitamine C et de potassium.

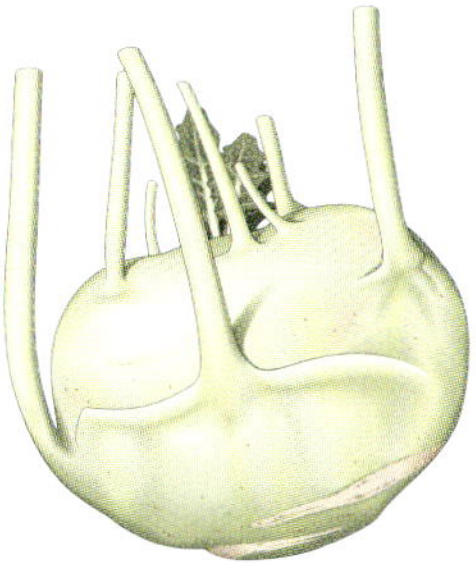

chou-rave

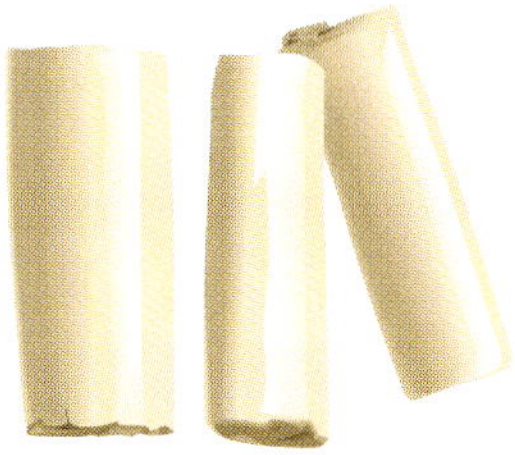

Cœur de palmier

Palmacées

Nom donné au chou palmiste, partie intérieure de la tige de plusieurs palmiers des régions tropicales. Bien qu'ils puissent être mangés crus, ils sont vendus précuits en conserve dans les épiceries spécialisées et les grands supermarchés. Coupés en tranches, ils peuvent être servis avec une vinaigrette. Leur fine saveur qui rappelle celle de l'artichaut agrémente les salades, les plats de crustacés, les gratins et les sauces béchamel au jambon.

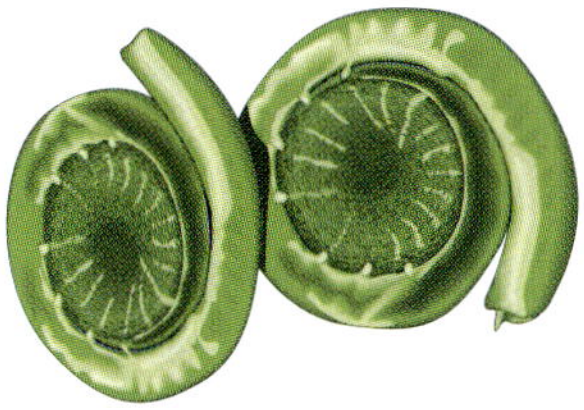

Crosse de fougère

Matteuccia struthiopteris et *Osmunda cinnamomea*

On doit frotter les crosses de fougère pour les débarrasser de leurs écailles et ensuite les laver, les assécher, puis les apprêter. La cuisson à la vapeur ou à l'étuvée donne de très bons résultats ; prévoir de 5 à 10 min, selon la tendreté désirée. Les crosses de fougère se mangent généralement cuites, chaudes ou froides. Elles sont délicieuses simplement arrosées de beurre, de vinaigrette ou nappées de sauce hollandaise. Elles font de plus un excellent potage.

Rhubarbe

Rheum rhaponticum

La rhubarbe est consommée comme fruit mais il s'agit d'un légume. Seules sont comestibles ses tiges. Elle se congèle facilement, simplement coupée en morceaux. On la mange crue, trempée dans du sucre ou du sel ; on en fait de la compote et de la marmelade, on la met dans les muffins, les sorbets, les tartes. Elle est délicieuse combinée aux fraises ou aux pommes et elle se marie bien avec la cannelle, le citron et le gingembre. La rhubarbe crue est riche en potassium et contient de la vitamine C et du calcium.

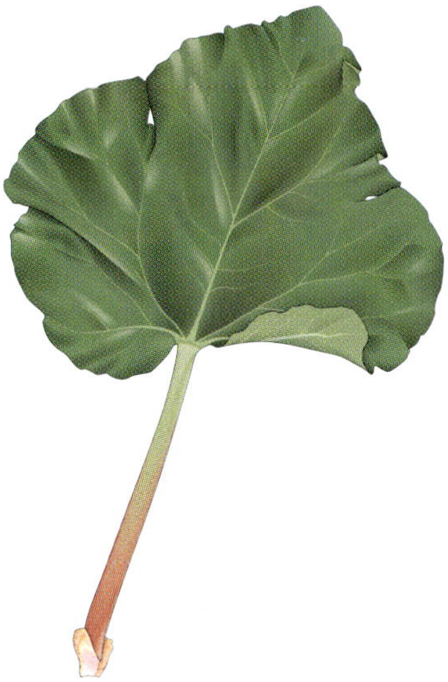

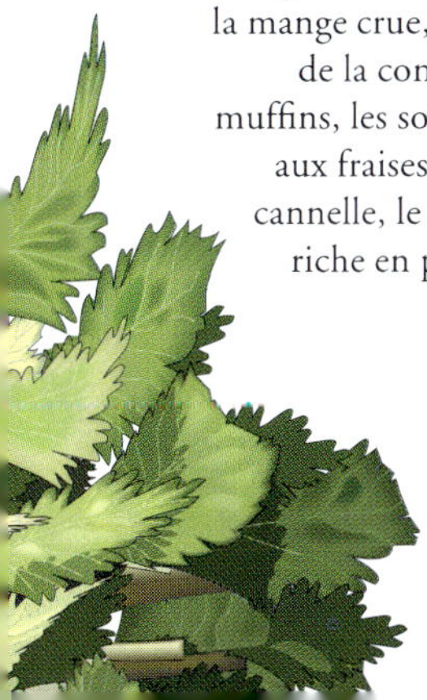

légumes tiges

Pousse de bambou
Phyllostachys spp.

On consomme les pousses de bambou en Asie depuis des milliers d'années, ainsi que les feuilles, le cœur et le liquide sucré qui s'écoule des tiges entaillées. En Occident, les pousses de bambou sont disponibles séchées ou en conserve ; on trouve parfois des pousses de bambou fraîches dans les marchés asiatiques. Crues, elles sont coupées puis cuites dans de l'eau légèrement salée environ 30 min, puis apprêtées selon la recette choisie. En conserve, elles sont comestibles sans autre cuisson. Au Japon, les pousses de bambou sont indispensables pour préparer le sukiyaki.

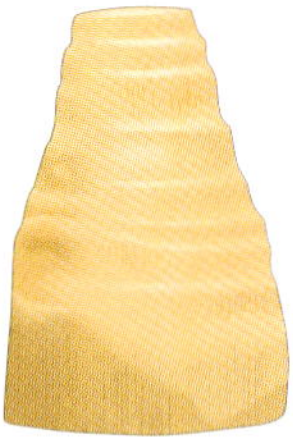

pousse de bambou pelée

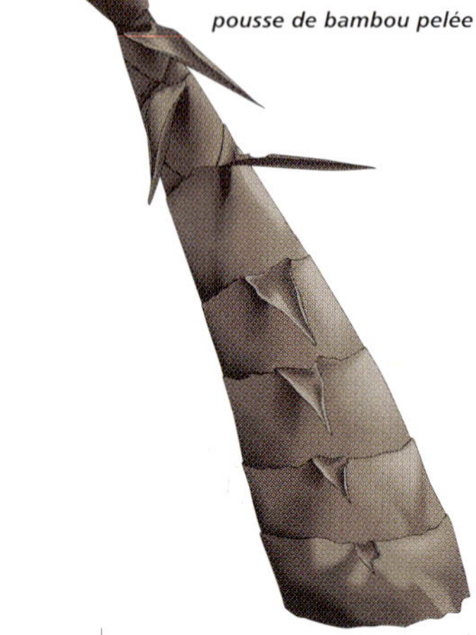

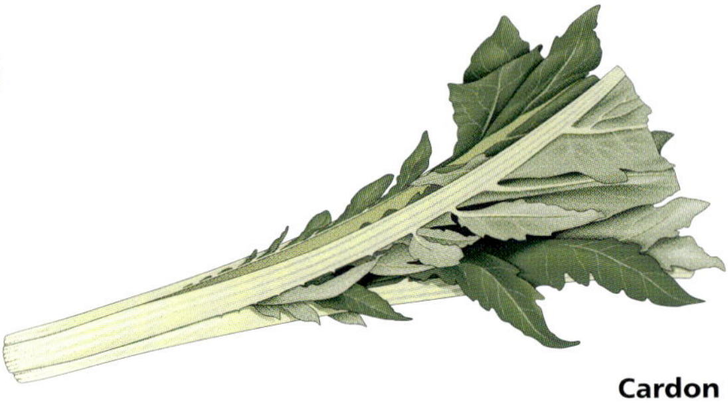

Cardon
Cynara cardunculus

Proche parent de l'artichaut, le cardon est peu connu en Amérique du Nord. Sa saveur rappelle celle du céleri ou du salsifis. Prendre soin d'enlever les fils au dos de chaque tige extérieure. Le cardon est presque toujours blanchi avant d'être cuisiné, ce qui permet de l'attendrir et de réduire son amertume. Ce légume est souvent cuisiné à la crème, gratiné ou rissolé. On le mange également froid avec de la vinaigrette ou de la mayonnaise. C'est une excellente source de potassium.

Fenouil
Foeniculum vulgare

Originaire de la région méditerranéenne et associé à la cuisine italienne, le fenouil est utilisé comme légume, comme aromate ou pour ses propriétés médicinales depuis les temps anciens. Il a une saveur douce légèrement sucrée et agréable qui rappelle celle de l'anis ou de la réglisse. Le fenouil s'utilise cru ou cuit ; il peut être braisé, sauté avec d'autres légumes ou seul. En Provence, le loup de mer au fenouil est une spécialité. Le fenouil cru est une excellente source de potassium.

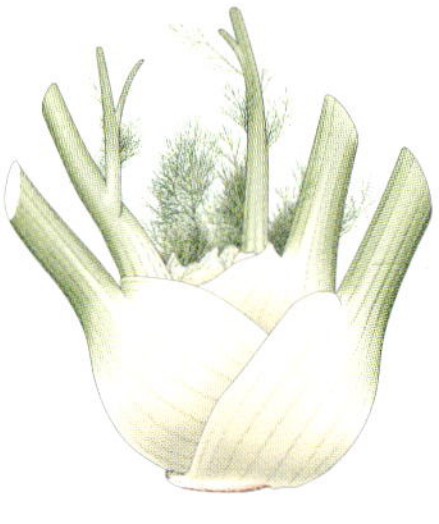

fenouil

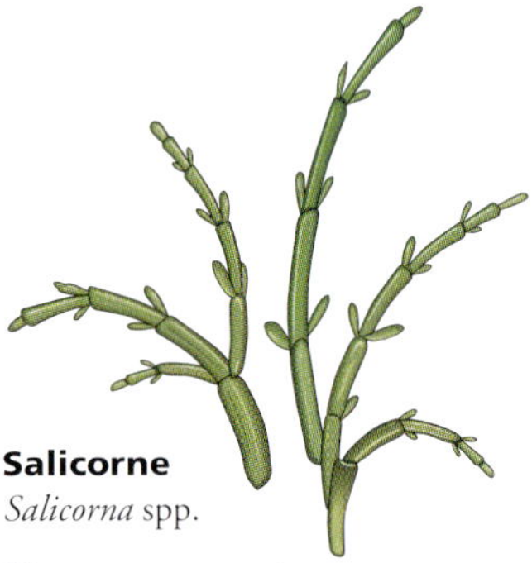

Salicorne
Salicorna spp.

Plante sauvage qui ressemble à une algue, la salicorne pousse dans les marais salants et sur les plages ; on la récolte du printemps au milieu de l'été. Elle est souvent cuite à la vapeur ou bouillie quelques minutes, sans l'ajout de sel à l'eau de cuisson car elle est elle-même passablement salée. On la consomme crue en salade ou cuite comme les asperges ou les haricots verts, avec une noisette de beurre.

légumes racines

Betterave

Beta vulgaris

La betterave doit sa coloration typique à un pigment extrêmement soluble à l'eau. Choisir des betteraves fermes et lisses et les laver à l'eau courante sans les meurtrir. Cuire la betterave entière, sans la peler ; selon la taille, prévoir de 30 à 60 min pour la cuisson à l'eau ou à la vapeur. Passer le légume sous un filet d'eau froide, la pelure s'enlèvera facilement si elle est bien cuite. La betterave peut être mangée crue, cuite, en conserve ou au vinaigre. C'est une excellente source de potassium et de vitamine A

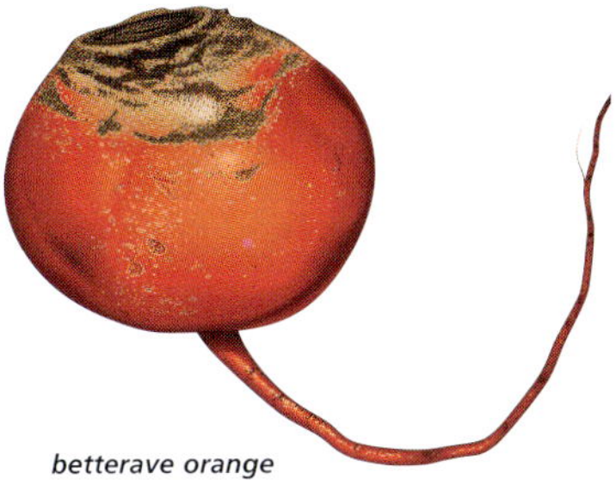

betterave orange

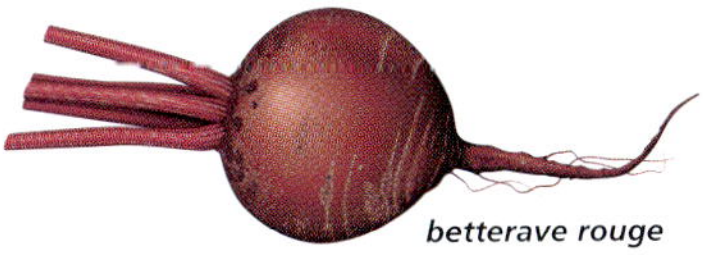

betterave rouge

Carotte

Daucus carota var. *sativa*

Racine d'une plante potagère originaire du Moyen-Orient et de l'Asie centrale dont l'ancêtre était de couleur mauve, presque noire ; elle acquit sa couleur orangée au XIXe siècle, grâce à l'intervention d'agronomes français. On devrait laver ou brosser délicatement la carotte et ne l'éplucher que si elle est vieille. Les possibilités d'utilisation de ce légume sont presque illimitées, des hors-d'œuvre au dessert ; elle est délicieuse réduite en purée avec des pommes de terre. Les carottes se conservent environ 2 semaines au réfrigérateur. La carotte crue est une excellente source de vitamine A et de potassium.

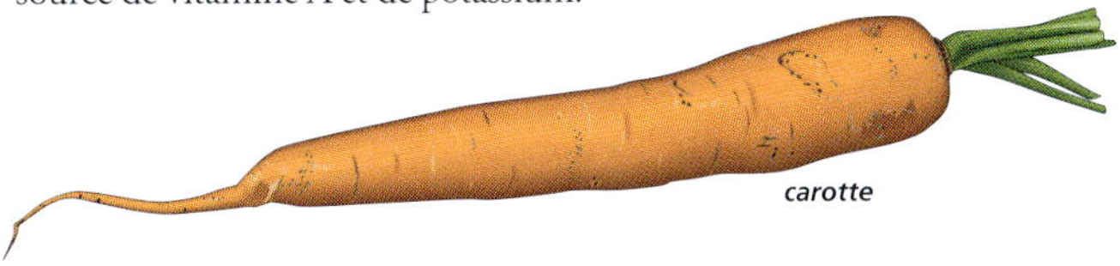

carotte

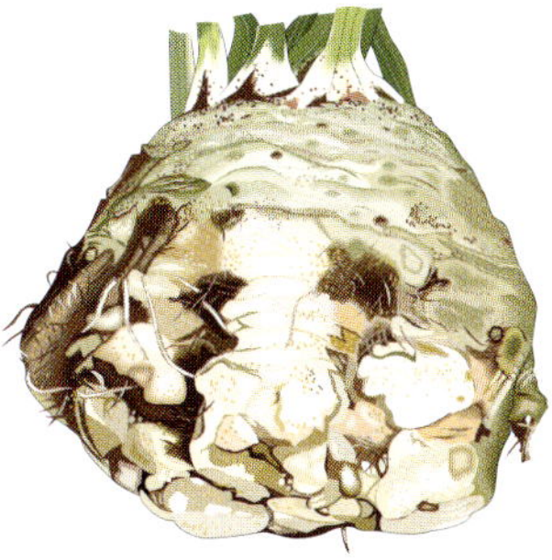

Céleri-rave

Apium graveolens var. *rapaceum*

Variété de céleri à la chair croquante et à la saveur légèrement piquante estimée en Europe. Choisir un céleri-rave de moins de 500 g, afin qu'il ne soit trop fibreux. Puisque la chair noircit au contact de l'air, l'arroser d'un ingrédient acide dès qu'elle est coupée, ou la cuire sans délai. Le céleri-rave est généralement assaisonné de mayonnaise moutardée pour donner le classique céleri en rémoulade.

Navet

Brassica rapa

Le navet appartient à la grande famille des Crucifères qui comprend notamment le chou. On devrait rechercher un navet ferme de taille modeste, car un gros navet risque d'être amer et fibreux. Ce légume nécessite un temps de cuisson un peu plus long que la carotte, soit de 10 à 15 min pour la cuisson à l'eau. C'est une bonne source de vitamine C et de potassium.

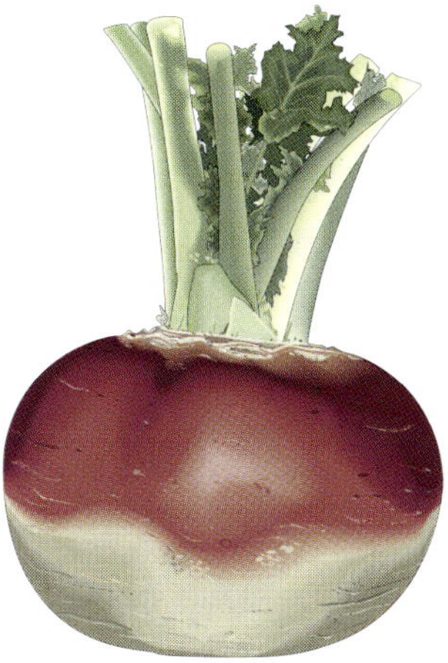

navet

légumes racines

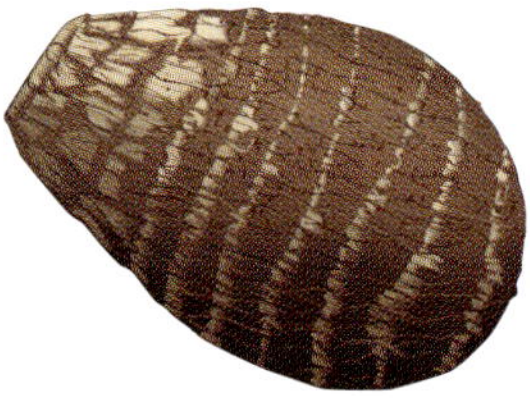

Malanga
Xanthosoma sagittifolium

Aliment de base dans les Antilles, le malanga (que l'on nomme également « yautia » ressemble à la patate douce et au taro. Comme la pomme de terre, il contient beaucoup d'amidon. Peler le malanga, puis le recouvrir d'eau fraîche. On le cuit à l'eau environ 20 min et on le sert comme légume d'accompagnement ou en purée. Aux Antilles, on l'utilise râpé pour préparer les acras, une sorte de beignet frit fait d'une pâte et de poisson ou de légumes assaisonnés.

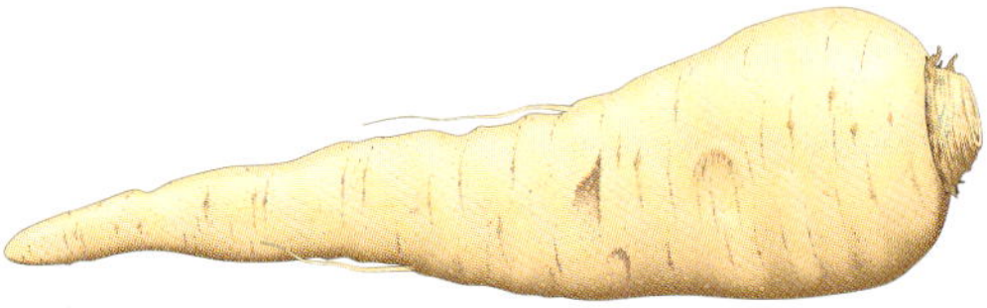

Panais
Pastinaca sativa

Légume encore méconnu, le panais n'a pas à être pelé sauf s'il est ciré. La chair du panais noircit au contact de l'air, il faut donc la cuire immédiatement ou la mettre à tremper dans une eau citronnée ou vinaigrée. Le panais s'apprête comme la carotte, le salsifis ou le navet, qu'il peut remplacer dans la plupart des recettes ; il est délicieux réduit en purée ou frit. Ce légume est une excellente source de potassium et d'acide folique.

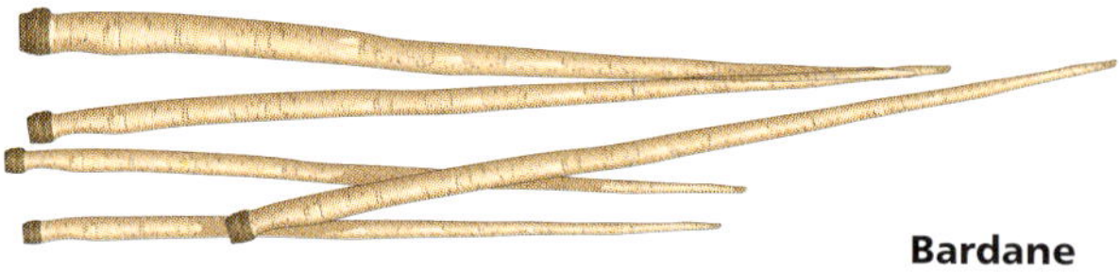

Bardane
Arctium lappa

Les parties comestibles sont les jeunes pousses, les feuilles et les racines dont la saveur rappelle celle du salsifis. Choisir des racines fermes, ne mesurant pas plus de 40 cm de long et bien les nettoyer. Leur chair noircissant au contact de l'air, elles doivent être mises à tremper quelques minutes dans de l'eau légèrement acidulée, ou cuites sans délai. On choisit souvent de râper la bardane, car sa chair reste légèrement fibreuse après la cuisson. Les racines sont une excellente source de potassium.

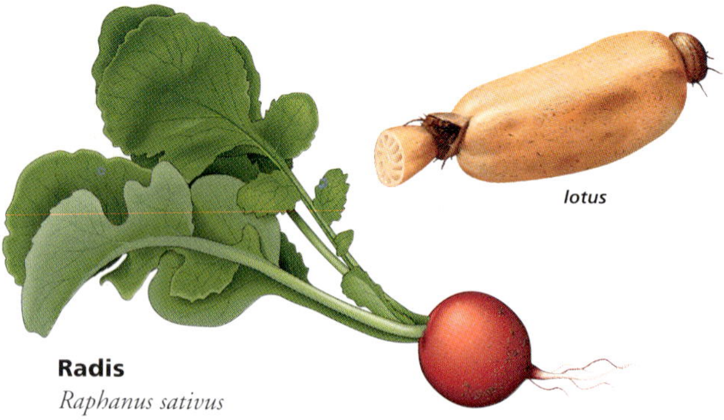

lotus

Radis
Raphanus sativus

La saveur des radis rouges est généralement moins piquante que celle des radis noirs et leurs feuilles sont comestibles. En Occident, on le consomme surtout cru, en hors-d'œuvre ; on l'ajoute aux trempettes, aux salades ou aux sandwichs. En Orient, on aime bien le mariner ou le cuire. Les graines de radis germées s'incorporent aux soupes, aux sandwichs et aux omelettes.

Lotus

Racine d'une plante vivace asiatique, cultivée depuis 3000 ans. Croquante et fibreuse, sa chair blanche tendre et légèrement sucrée est consommée crue dans les salades, apprêtée dans les sautés, séchée, cuite à la vapeur, frite ou confite. Les coupes transversales semblables à de la dentelle enjolivent les plats de viandes ou de volailles. Excellente source de vitamine C, elles sont disponibles fraîches ou en conserve dans les marchés asiatiques.

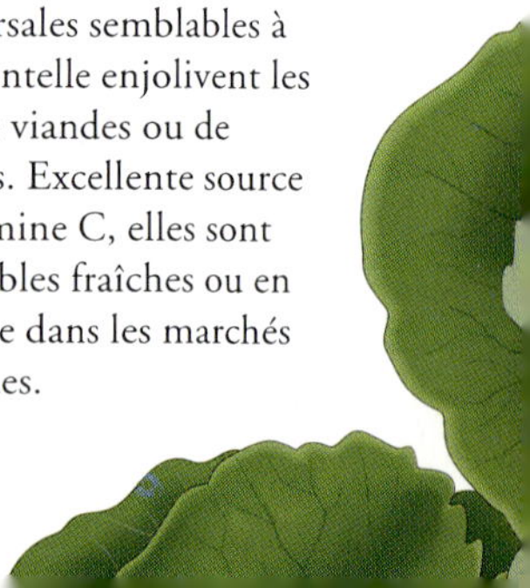

légumes racines

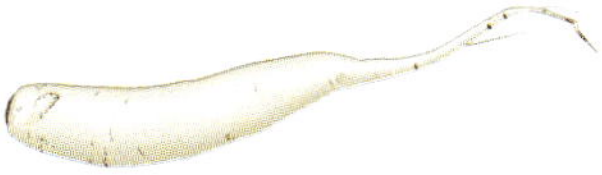

radis oriental

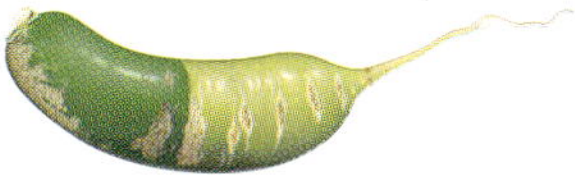

radis d'hiver vert

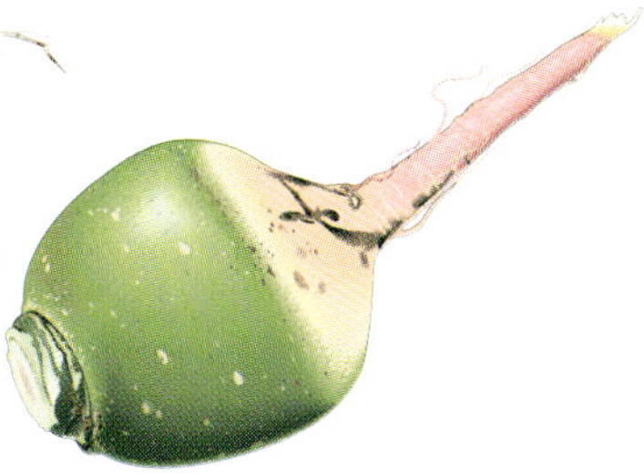

radis d'hiver rouge

Radis oriental

Raphanus sativus var. *longipinnatus*

Le radis oriental ou daïkon est une variété de radis qui est très estimée en Asie, où on l'apprête à toutes les sauces ; on consomme également ses feuilles et ses graines germées. Râpé puis arrosé de vinaigrette, il accompagne légumes, volaille, fruits de mer ou poisson. Au Japon, le daïkon râpé est souvent servi avec le sashimi et le tempura.

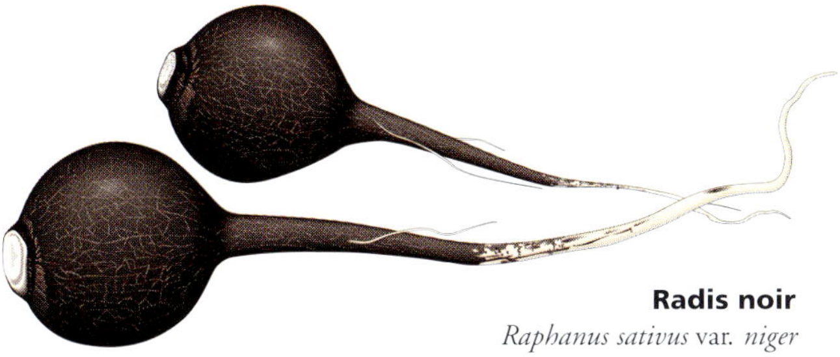

Radis noir

Raphanus sativus var. *niger*

Particulièrement apprécié en Europe de l'Est, le radis noir est rarement consommé tel quel, car il est trop piquant. Il peut être mis à dégorger ou cuit. On le cuit à la chinoise ; il nécessite alors de 10 à 25 min de cuisson. Cuit, le radis noir a une saveur qui rappelle le rutabaga.

Salsifis

Tragopogon porrifolius et *Scorzonera hispanica*

Légume racine méconnu dont la saveur douce et sucrée est comparée à celle de l'huître, de l'asperge ou de l'artichaut. Le salsifis ressemble au panais ; sa couleur est brun crème. Ses feuilles sont comestibles, les jeunes pousses surtout sont délicieuses et rappellent l'endive. Délicieux dans les soupes et les ragoûts, ou gratiné, il se mange aussi froid, arrosé de vinaigrette ; il peut être glacé comme la carotte. Le salsifi noir, nommé « scorsonère », est moins fibreux et plus savoureux.

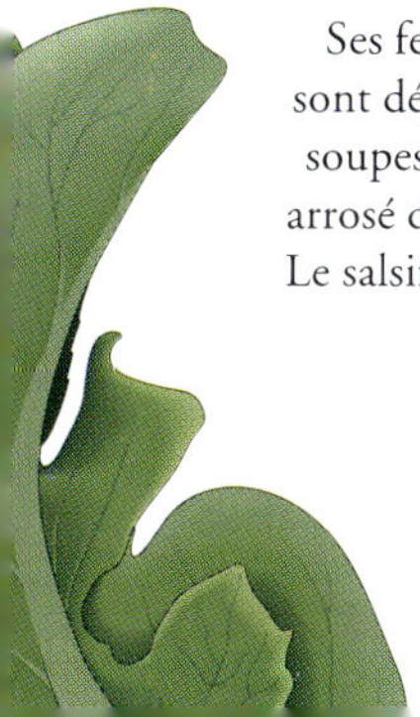

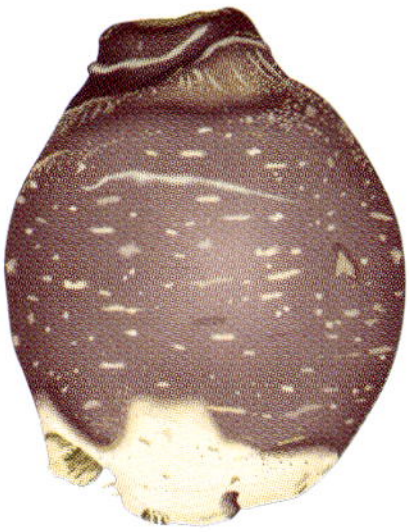

Rutabaga

Brassica napus var. *napobrassica*

Le rutabaga aurait été développé en Scandinavie au Moyen Âge ; son nom d'ailleurs vient du suédois *rotabaggar*. Sa saveur est plus prononcée que celle du navet. Peler le rutabaga puis le couper ; enlever le cœur s'il est brunâtre. Prévoir environ 15 min pour la cuisson à l'eau, un peu plus pour la cuisson à la vapeur. Il est savoureux réduit en purée seul ou mélangé à des pommes de terre et des carottes en purée. Le rutabaga est une excellente source de potassium

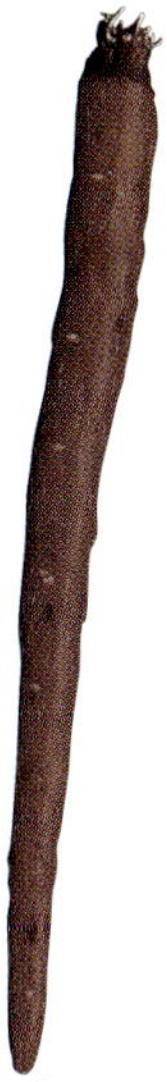

scorsonère

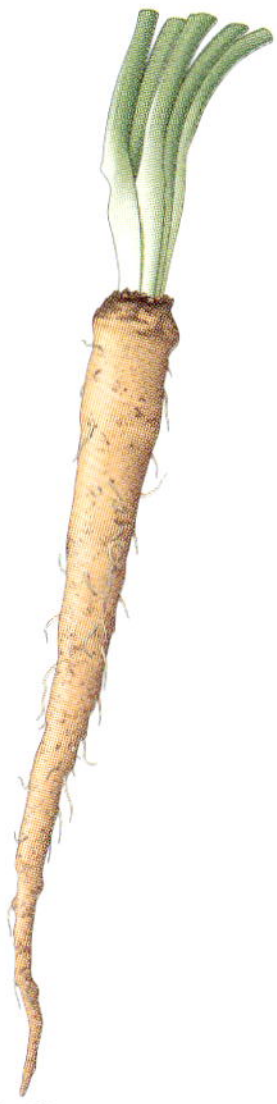

salsifis

courges et cucurbitacées

Fruit d'une plante potagère apparentée au melon et au concombre. Les courges d'été se conservent peu de temps ; elles sont fragiles, cueillies très jeunes, et leur peau est tendre et comestible tout comme leurs graines. Les courges d'hiver ont une chair orangée plus sèche, beaucoup plus sucrée, qui devient moelleuse à la cuisson ; leurs graines sont délicieuses et nourrissantes. Les courges d'été se consomment crues ou cuites ; elles sont délicieuses cuites avec ail, oignons et tomates. On peut les farcir et les cuire au four, les gratiner, les braiser, les frire ou les griller. Les courges d'hiver s'incorporent aux soupes, ragoûts, couscous et currys. Cuites et réduites en purée, on les combine à des pommes de terre ou on les sert en potage. Les courges d'hiver cuites sont plus caloriques que les courges d'été.

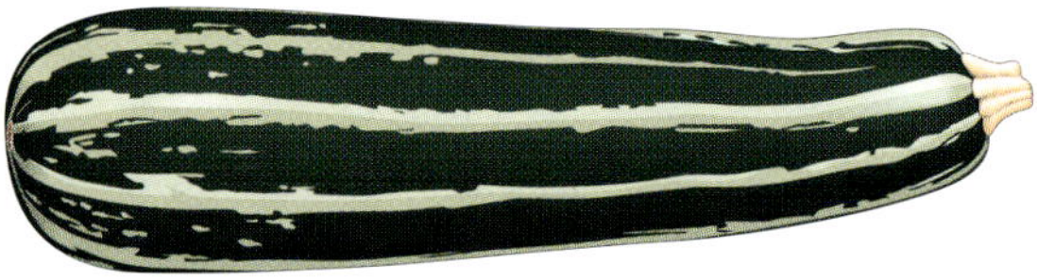

Courge à moelle

Cucurbita pepo

La courge à moelle est verte et rayée de blanc. Elle ressemble à une courgette de grande taille (environ 30 cm). Elle doit être ferme et lourde pour sa taille. On peut la farcir, la cuire au four, la gratiner. On en fait parfois de la confiture et du chutney.

Courge buttercup

C. maxima var. *turbaniformis*

Courge dont la chair orangée est moelleuse et sucrée ; sa peau est épaisse et lisse, de couleur verte ou orangée. Dans certaines variétés, la peau est particulièrement dure. La courge pèse environ 1,4 kg et se conserve environ un mois.

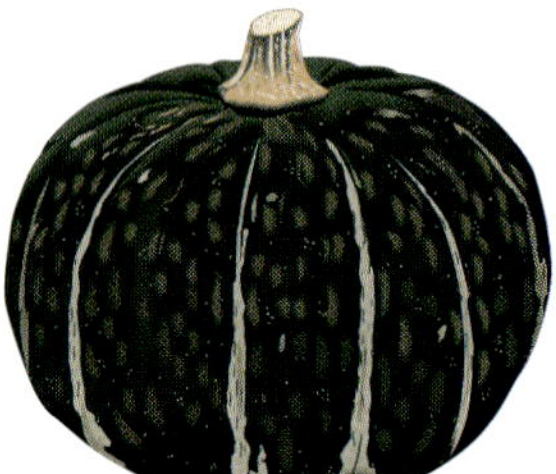

courge buttercup

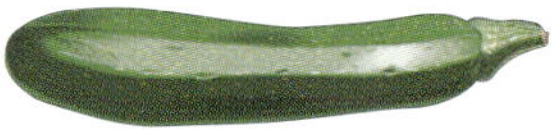

Courgette

Cucurbita pepo

Courge à moelle cueillie avant maturité. Au Québec, on la nomme souvent « zucchini ». La courgette ressemble à un gros concombre ; sa peau mince et lisse est jaune ou verte et parfois rayée de jaune ou marbrée. Elle est particulièrement savoureuse lorsqu'elle mesure entre 15 et 20 cm. La courgette est indispensable à la ratatouille ; ses fleurs, farcies ou frites en beignets, ont une saveur délicate.

Citrouille

C. pepo

Courge volumineuse utilisée surtout en Amérique du Nord qui se distingue par un pédoncule dur et fibreux, avec 5 côtés anguleux, sans renflement à son point d'attache. Sa chair est plus épaisse et de saveur plus prononcée que celle des autres courges. Rarement utilisée comme simple légume, on la cuit plutôt en soupe, en dessert ou en confiture. Sa chair jaune orangé assez foncé est sèche et sucrée. Ses graines sont très appréciées.

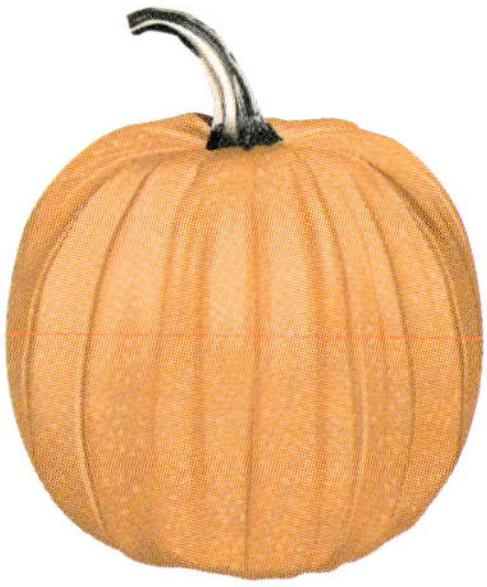

citrouille

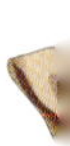

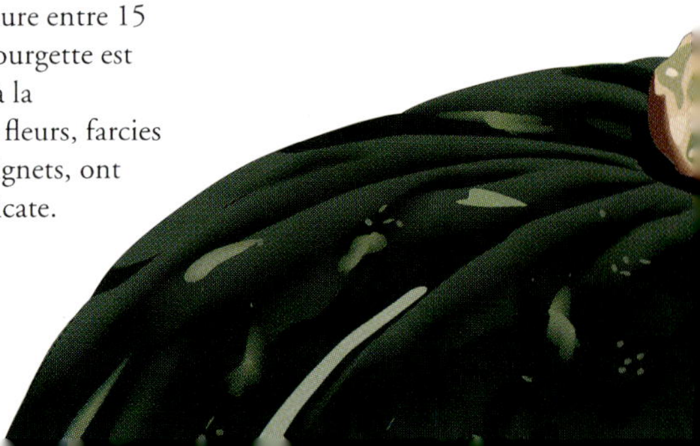

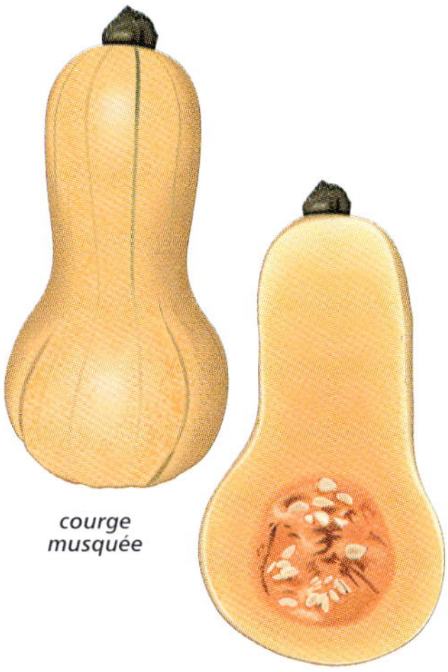

courge musquée

Courge musquée

C. moschata

Courge ressemblant à une grosse poire. Elle est meilleure lorsqu'elle mesure de 20 à 30 cm de long et que sa base a une douzaine de centimètres de diamètre. Sa chair orangée est riche en carotène. La peau lisse de couleur crème se pèle facilement ; une courge verdâtre n'est pas mûre.

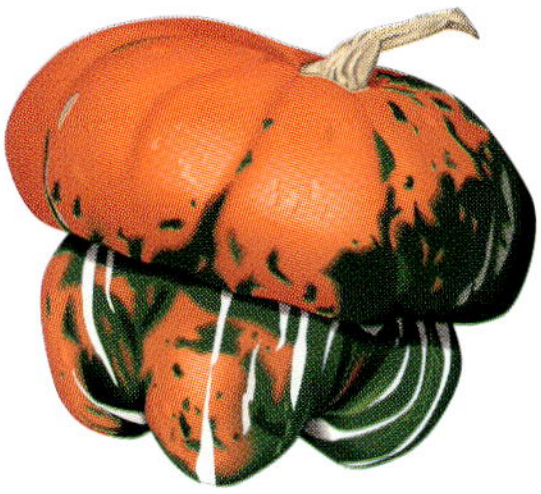

Courge turban

C. maxima var. *turbaniformis*

L'écorce bosselée, mince et dure de la courge turban est de couleur verte rayée de diverses couleurs ou parsemée de taches. Sa chair jaune orangé ou jaune doré est très sucrée, avec une légère saveur de noisette. La courge mesure à maturité 15 à 20 cm de diamètre et pèse environ 1,5 kg.

Pâtisson

C. melopepo f. *clypeiformis*

Courge à la forme arrondie avec une couronne festonnée. Sa peau vert très pâle est un peu moins tendre que celle de la courgette. Elle blanchit et devient dure lorsque la courge est très mûre ; on doit alors enlever la peau. La chair blanchâtre est ferme et légèrement sucrée ; sa saveur rappelle celle de l'artichaut. Le pâtisson est savoureux lorsqu'il mesure de 8 à 10 cm de diamètre. Les petits pâtissons peuvent être conservés dans le vinaigre.

Chayote

Sechium edule

Courge cultivée principalement dans les pays tropicaux et subtropicaux, la chayote ressemble à une poire de couleur verdâtre ; elle renferme un noyau, comestible après cuisson. On l'incorpore crue aux salades ou on la sert telle quelle, arrosée de vinaigrette. Délicieuse nappée de sauce, gratinée ou en compote, on l'apprête aussi à la créole et on en fait des marinades et des chutneys. Elle peut remplacer les courges d'été dans la plupart des recettes.

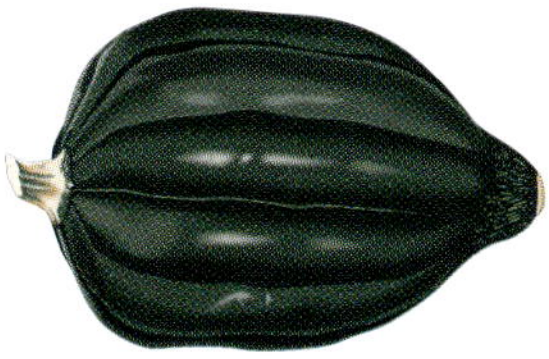

Courgeron

C. pepo

Orné de profondes nervures, le courgeron (ou courge poivrée) a une peau lisse et dure, d'un vert assez foncé, avec des teintes orangées s'il a été cueilli à maturité. Sa chair jaune orangé est fine et peu fibreuse avec un goût de noisette et de poivre. Cette courge est meilleure lorsqu'elle mesure une douzaine de centimètres de haut et de 15 à 20 cm de diamètre ; elle se conserve de 30 à 50 jours.

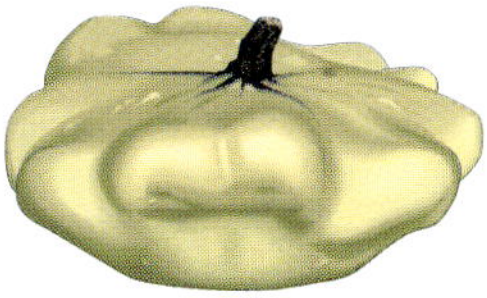

pâtisson

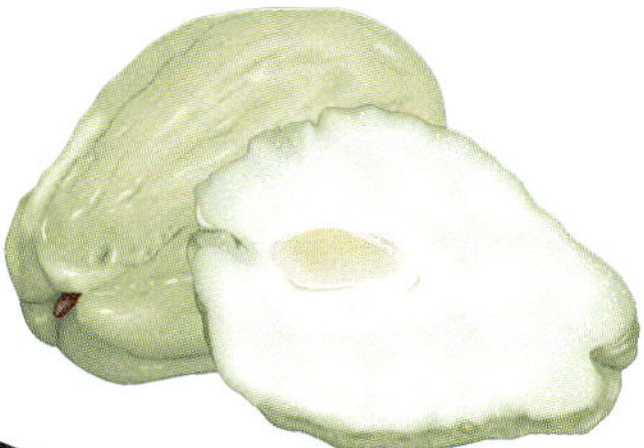

chayote

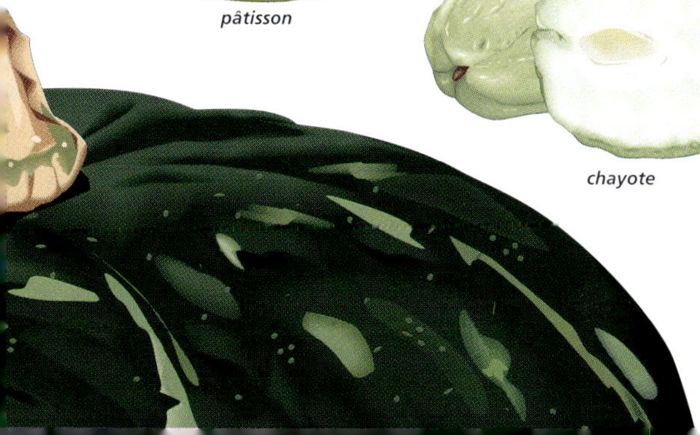

courges et cucurbitacées

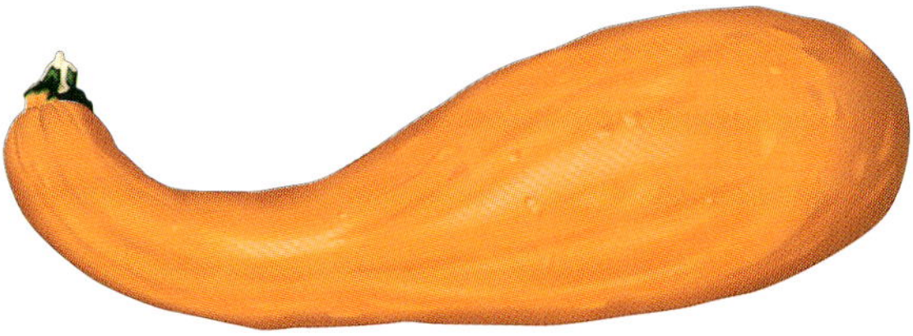

Courge à cou tors

C. melopepo f. *torticolis*

La courge à cou tors (ou courge torticolis) est jaune tant à l'intérieur qu'à l'extérieur, mais peut aussi avoir une pelure de couleur verte ; elle est couverte de petites bosses et sa base est renflée. Cette courge (nommée « courge d'Italie » en Europe) a un mince cou crochu et ressemble à une oie. Elle est au maximum de sa saveur lorsqu'elle mesure entre 20 et 25 cm de long.

Potiron

C. maxima

Souvent confondu avec la citrouille, le potiron est plus usuel en Europe. On le distingue par son pédoncule tendre, spongieux, cylindrique et évasé au point d'attache. Sa peau lisse et dure, habituellement orangée, est parfois jaune ou verte. Sa chair est épaisse et sa saveur prononcée. Comme la citrouille, il entre dans la préparation des soupes et des desserts ; on en fait aussi des confitures.

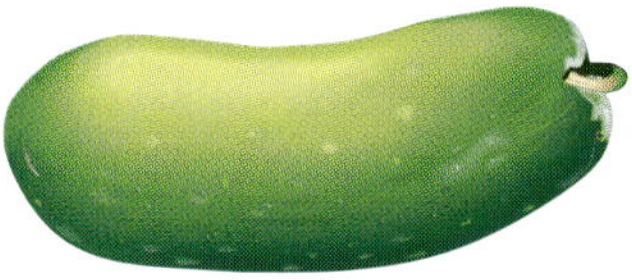

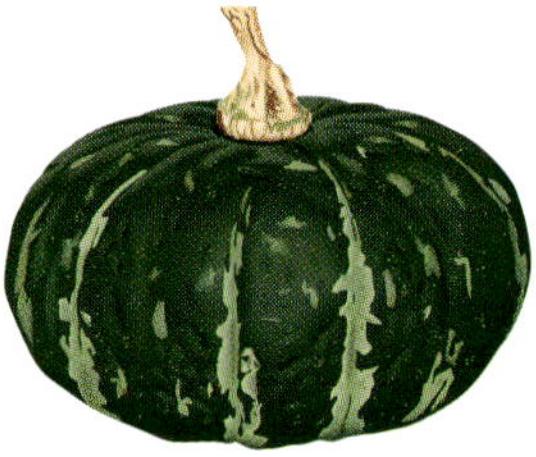

potiron

Melon d'hiver chinois

Benincasa hispida

Le melon d'hiver chinois est relativement nouveau sur les marchés occidentaux. Certaines variétés volumineuses sont vendues en morceaux. Le melon d'hiver chinois est surtout incorporé aux potages ou cuit à la chinoise. Il s'utilise comme la courge ou la citrouille et accompagne bien les mets épicés.

Courge spaghetti

Cucurbita pepo

Cette courge se distingue des autres courges par sa chair qui ressemble à du spaghetti lorsqu'on la sépare avec une fourchette après la cuisson. Au four, on cuit la courge spaghetti de 30 à 45 min si elle est coupée en moitiés. Cuite et refroidie, on la met dans les salades ou on l'arrose de vinaigrette. On la consomme et on l'apprête souvent crue et râpée.

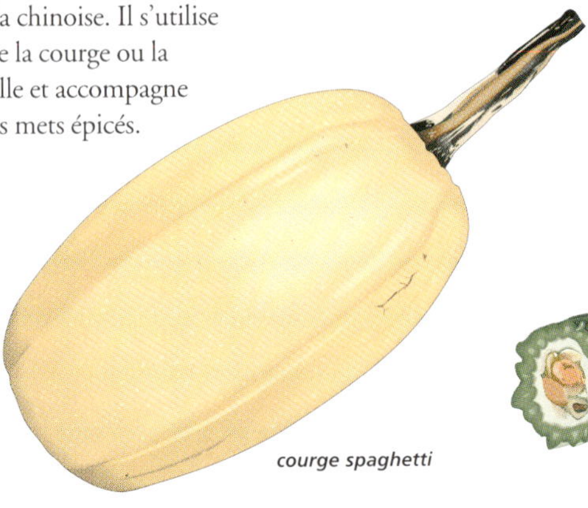

courge spaghetti

Melon amer

Momordica charantia

Également nommé « margose » et « poire balsamique », le melon amer est apparenté à la courge. Il est trop amer pour être mangé cru. Dans la cuisine chinoise, il est cuit à la vapeur ou incorporé dans une préparation qui contient porc, oignon, gingembre et sauce aux haricots noirs. Il est souvent ajouté aux potages chinois.

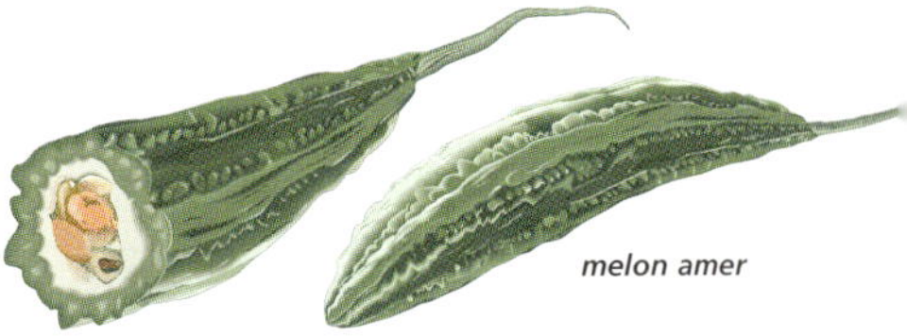

melon amer

Concombre
Cucumis sativus

Il existe plusieurs variétés de concombres ; les variétés européennes sont les plus longues, tandis que les variétés américaines sont plus trapues ; ce que l'on nomme « cornichon » désigne certaines variétés de concombres cueillis encore verts et à peine développés pour en faire des marinades. Choisir un concombre bien vert et ferme, exempt de teintes jaunâtres et de taille moyenne. Plus le concombre est volumineux, plus il risque d'être amer et fade, et de contenir de nombreuses graines dures. Le concombre est consommé cru la plupart du temps, mais il peut aussi être cuit ; il s'apprête alors comme la courgette. Il fait d'excellents potages, dont le célèbre gaspacho espagnol. Réduit en purée, il peut remplacer jusqu'aux trois quarts l'huile d'une vinaigrette, ce qui diminue considérablement les calories. Très rafraîchissant, le concombre est une excellente source de potassium, d'acide folique et de vitamine C. Ce légume peut être difficile à digérer ; les variétés européennes sont moins indigestes.

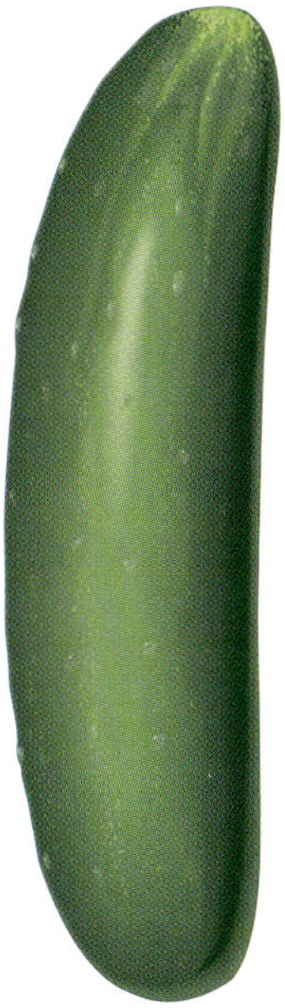

concombre américain

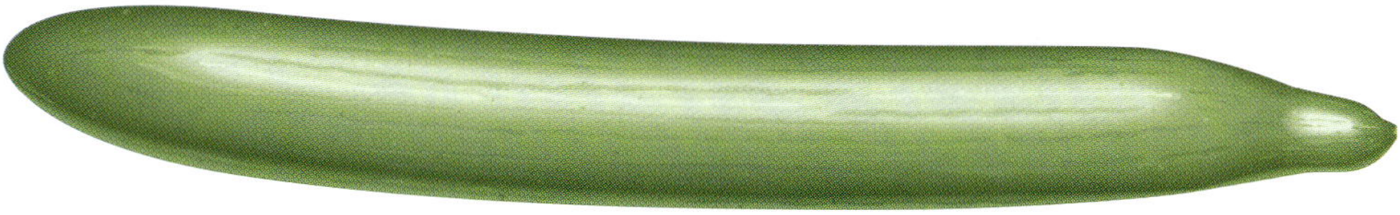

concombre européen

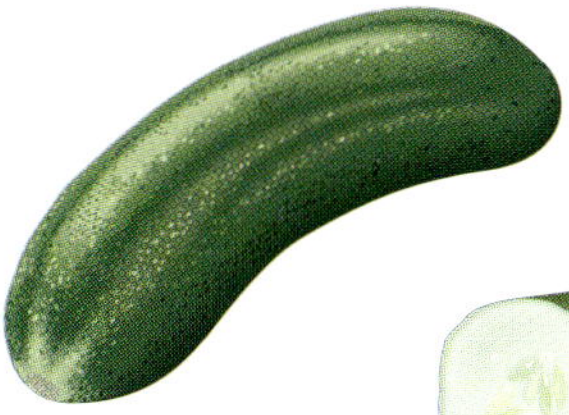

cornichon

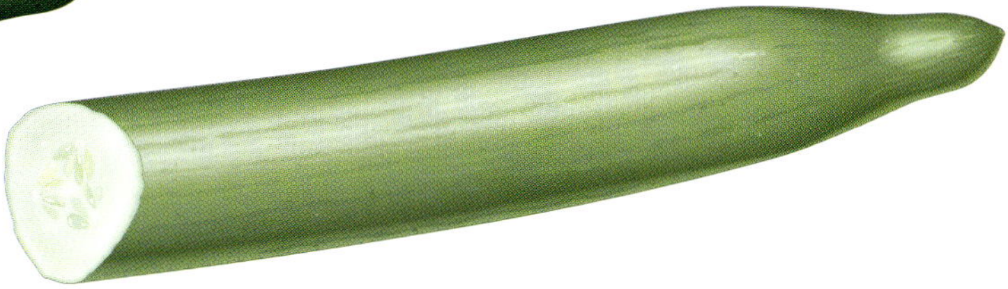

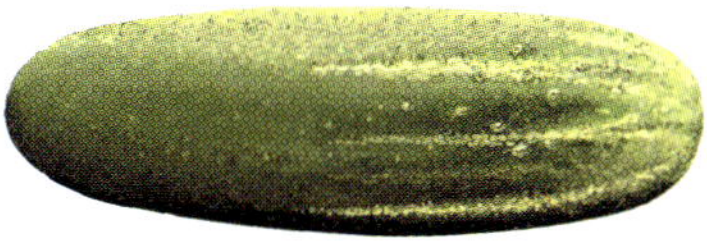

concombre kirby

Concombre kirby

Le concombre kirby est une variété anglaise plus petite que les concombres de table, de couleur foncée à la peau épineuse. Il est cueilli très petit pour la préparation de cornichons vinaigrés.

légumes fruits

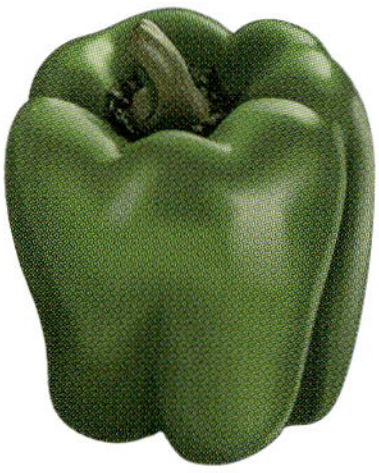

poivron vert

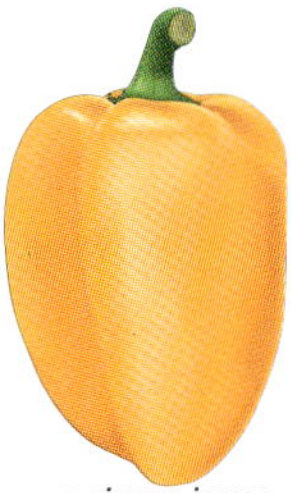

poivron jaune

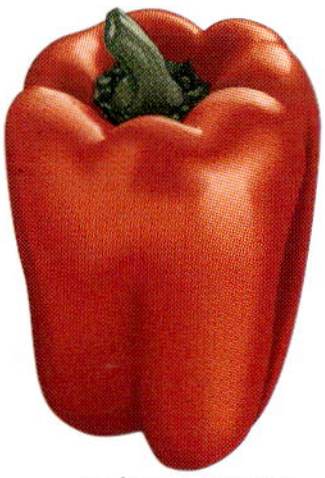

poivron rouge

Poivron

Capsicum annuum

Il existe des dizaines d'espèces de poivrons. Les poivrons verts sont cueillis avant la pleine maturité, et deviennent rouge en mûrissant. Typique des préparations portugaises et mexicaines, ce légume, originaire d'Amérique latine, se pèle après avoir été placé 10 minutes sous le gril du four. Fait à noter, les poivrons rouges contiennent 2 fois plus de vitamines A et C que les poivrons verts.

Olive

Olea europaea

L'olive est un des plus anciens fruits cultivés des pays méditerranéens. Immangeable telle quelle, elle doit subir divers traitements pour être comestible. Bien connue comme hors-d'œuvre, elle entre également dans la composition de nombreux plats comme la tapenade, les préparations à la niçoise ou à la provençale. L'olive verte contient un peu plus de matières grasses et de calories que l'olive noire.

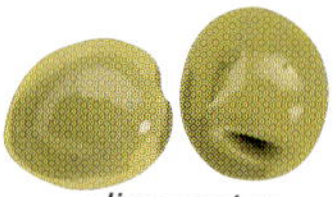

olives vertes

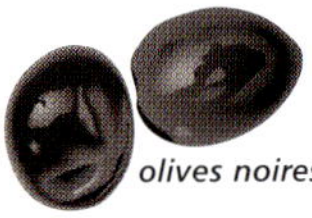

olives noires

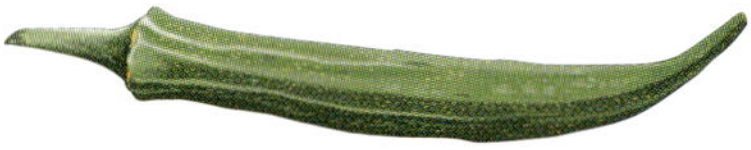

Gombo

Hisbiscus esculentus et *Abelmoschus esculentus*

Fruit probablement originaire d'Afrique contenant une substance mucilagineuse utile pour épaissir soupes et ragoûts. Choisir des gombos bien colorés de moins de 10 cm de long afin qu'ils ne soient pas durs. Le gombo se mange cru ou cuit et il fait partie de nombreux plats à la créole ; il se marie bien avec la tomate, l'oignon, le poivron ainsi qu'avec le curry, la coriandre, l'origan, le citron et le vinaigre. Fragile, il se conserve 2 à 3 jours au réfrigérateur dans un sac de papier.

Avocat

Persea americana

La couleur de la peau de ce fruit n'est pas un indice de la maturité, mais dépend plutôt de la variété. Si l'avocat est très mou, il est trop mûr. Il est à point quand il cède à une légère pression du doigt. L'avocat se consomme habituellement cru puisqu'il supporte mal la cuisson. La pulpe noircissant au contact de l'air, l'arroser avec du jus de citron ou du vinaigre pour éviter le noircissement. Laisser l'avocat mûrir à la température de la pièce, car il ne mûrira plus s'il est réfrigéré. C'est une excellente source de potassium et d'acide folique.

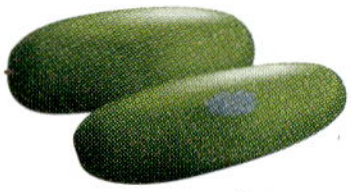

avocat miniature

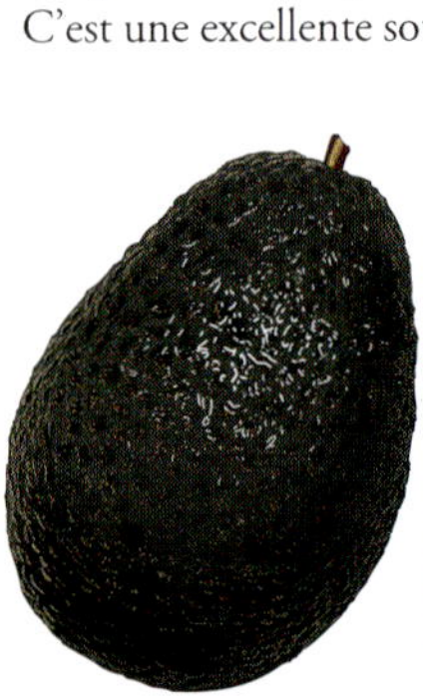

avocat Hass

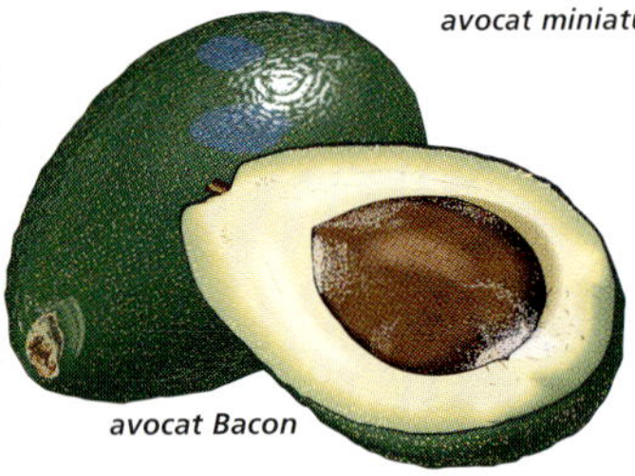

avocat Bacon

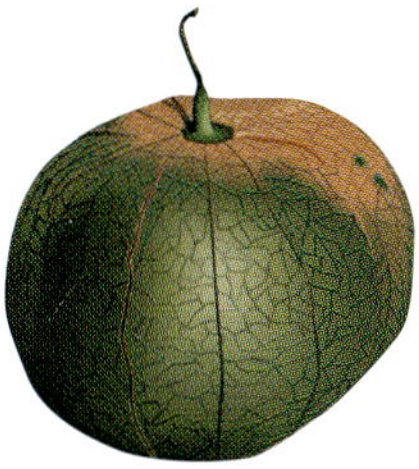

Tomatille

Physalis ixocarpa

Probablement originaire du Mexique, la tomatille est cueillie verte mais peut devenir pourpre ou jaune ; elle est recouverte d'une fine membrane brunâtre non comestible, que l'on enlève pour laver le fruit. Plus ferme que la tomate, c'est l'ingrédient parfait des sauces, dont la fameuse mole verde, qui assaisonne de nombreux mets mexicains tels les tacos et les burritos.

Tomate

Lycopersicon esculentum

Longtemps considérée comme vénéneuse, la tomate est aujourd'hui un des ingrédients les plus universels. Elle se marie bien avec l'ail, l'échalote, le basilic, le thym et l'origan notamment. C'est l'ingrédient indispensable de la ratatouille, du gaspacho, de la pizza et de la caponata. Pour la peler, on n'a qu'à la plonger 30 s dans l'eau bouillante et ensuite retirer la peau. La cuisson à haute intensité rend la sauce tomate indigeste ; l'ajout de sucre lors de la cuisson réduit l'acidité.

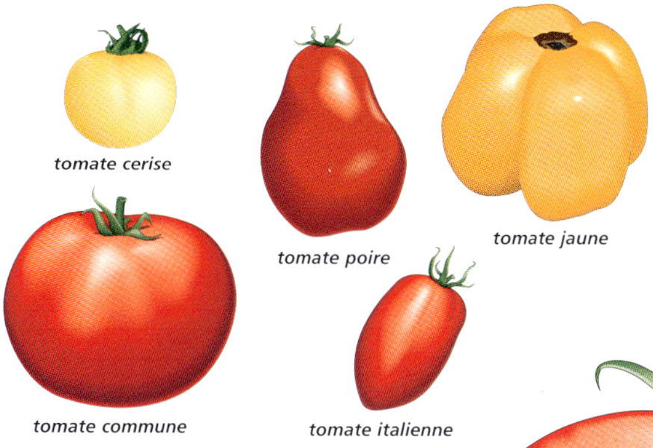

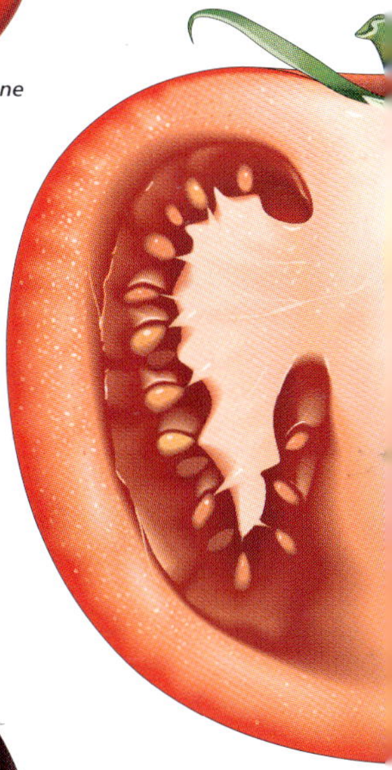

Aubergine

Solanum melongena

Originaire de l'Inde, l'aubergine est consommée en Asie depuis plus de 2 500 ans. La variété la plus connue, tant en Amérique du Nord qu'en Europe, est l'aubergine pourpre foncé de forme allongée et ressemblant à une grosse poire ; l'aubergine thaïlandaise, quant à elle, peut être plus petite qu'un œuf. On devrait peler l'aubergine de grande taille pour en enlever l'amertume avant de la cuire. La ratatouille, le baba ghanoush et la moussaka sont des préparations dans lesquelles l'aubergine est indispensable. Ce légume est une bonne source de potassium.

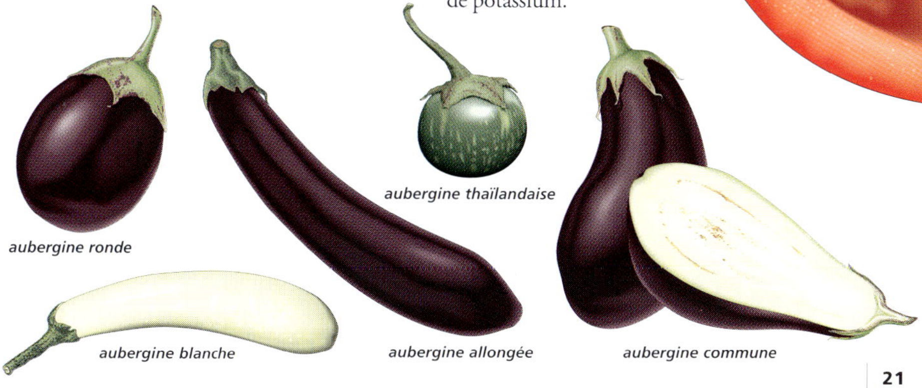

légumes fleurs

Artichaut

Cynara scolymus

Les parties comestibles sont le fond et la base des feuilles; le foin sur le fond ne se consomme pas. Choisir un artichaut compact et lourd aux feuilles serrées, d'un beau vert. Un artichaut dont les feuilles sont décolorées ou tachées de noir au sommet a perdu sa fraîcheur. Prévoir de 35 à 45 min pour la cuisson à l'eau; les artichauts entiers noirciront en cuisant s'ils ne sont pas totalement immergés dans l'eau, qui doit être salée. Ce légume fleur est une excellente source de potassium et de magnésium.

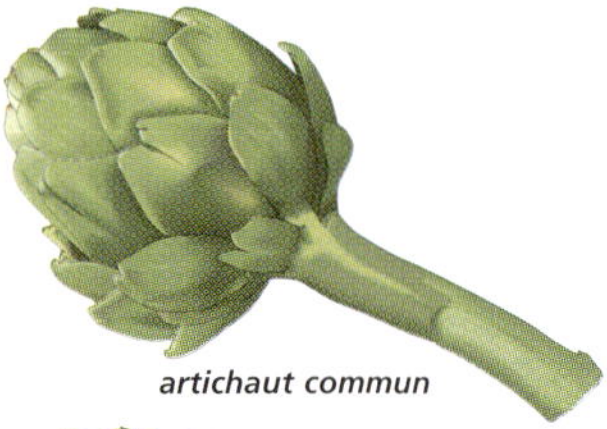

artichaut commun

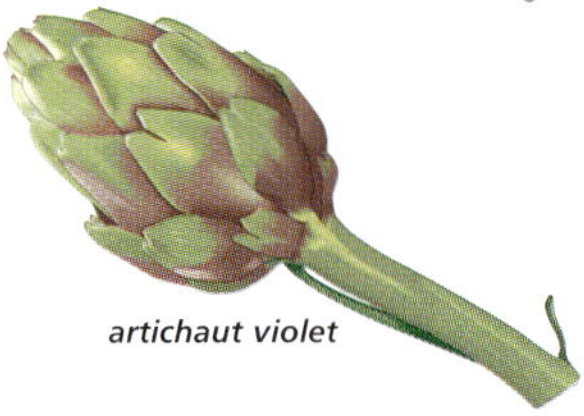

artichaut violet

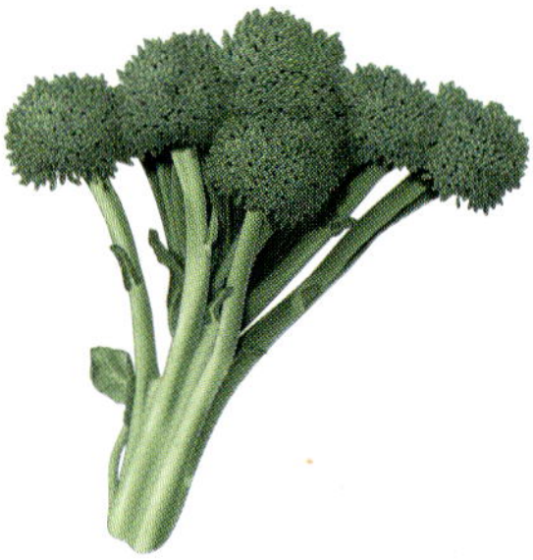

Brocoli

Brassica oleracea var. *italica*

Originaire du sud de l'Italie, le brocoli est encore aujourd'hui associé à la cuisine italienne. Rechercher un brocoli ferme et bien coloré, aux bouquets compacts. Écarter un brocoli fleuri, jauni ou flétri, il n'est ni frais ni tendre. Le brocoli se mange cru tel quel, en trempette ou dans les hors-d'œuvre. Cuit, il est délicieux arrosé de vinaigrette ou nappé de béchamel. Prévoir de 10 à 15 min pour la cuisson à l'eau ou à la vapeur. C'est une excellente source de vitamine C et de potassium et on le dit anticancéreux, comme les autres membres de la famille des choux.

Chou-fleur

Brassica oleracea var. *botrytis*

Habituellement blanches, certaines variétés de ce légume sont teintées de pourpre. Choisir un chou-fleur à la pomme ferme et compacte, aux feuilles extérieures fraîches; écarter le chou-fleur décoloré, aux taches brunes ou qui commence à fleurir. On doit surveiller la cuisson attentivement, car ce légume cuit très rapidement. Cru, on le consomme tel quel, servi en trempette ou en hors-d'œuvre. Cuit, les apprêts du brocoli lui conviennent bien. Le chou-fleur cru est une excellente source de vitamine C, d'acide folique et de potassium. Comme tous les membres de la famille des Crucifères, il serait anticancéreux.

Rapini

Brassica rapa var. *ruvo* ou *italica*

Le rapini s'apparente au brocoli; les immigrants italiens l'introduisirent aux États-Unis au début du XXe siècle. Il ne forme pas de tête comme le brocoli, mais certaines tiges sont ornées de boutons floraux parfois éclos qui donnent naissance à de petites fleurs jaunes. Cuire les tiges 1 min dans très peu d'eau bouillante, puis ajouter les feuilles et les boutons floraux et cuire de 2 à 4 min. Il arrive que le rapini soit amer lorsqu'il est cuit à l'étuvée. Il est délicieux arrosé de vinaigrette.

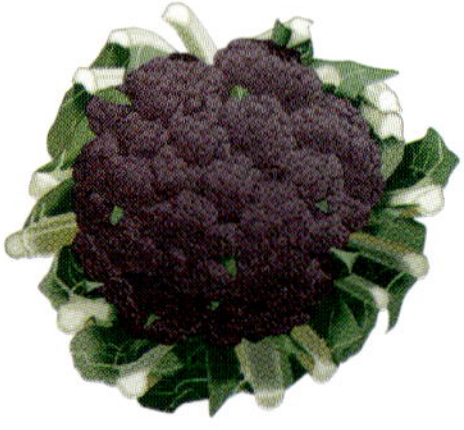

chou-fleur pourpre

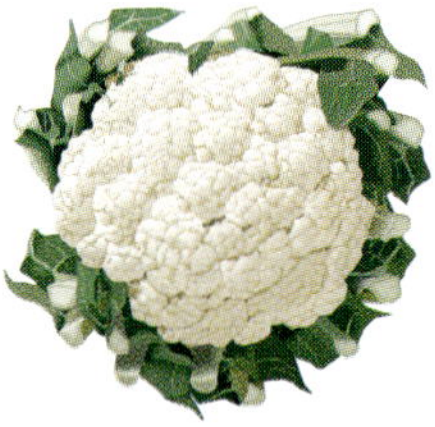

chou-fleur blanc

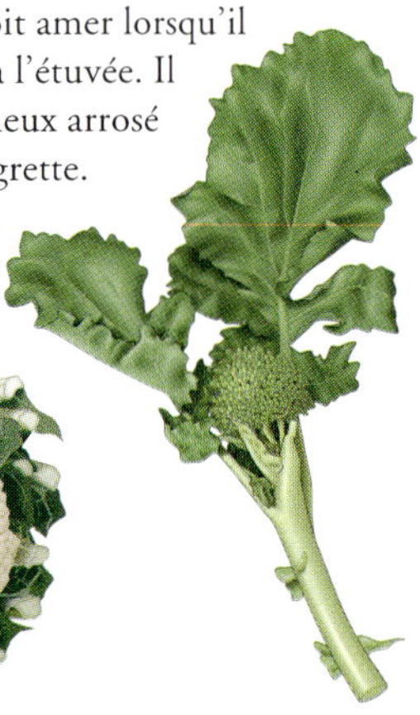

rapini

fleurs comestibles

Les fleurs comestibles sont utilisées depuis les temps anciens pour agrémenter et ajouter de la saveur aux plats. Les plus connues sont les capucines et les pensées, mais on trouve aussi les fleurs de pommier, de citronnier, de lavande, ainsi que les chrysanthèmes, les géraniums, les lilas, les soucis, le jasmin et le pissenlit. Disponibles dans certains marchés spécialisés, elles peuvent être conservées au réfrigérateur jusqu'à une semaine. Les fleurs du fleuriste ne doivent jamais être consommées, car elles contiennent des pesticides.

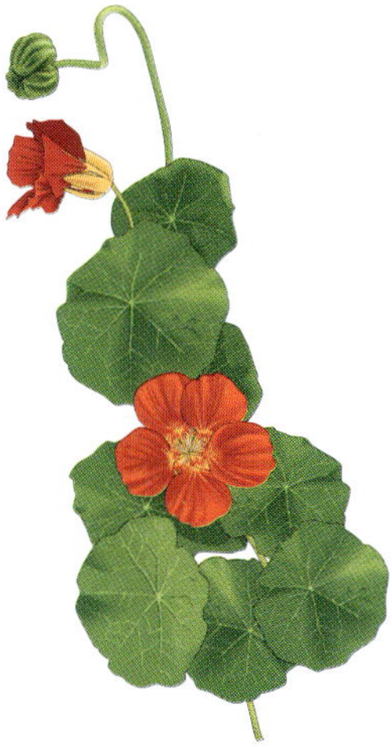

Capucine
Tropæolum majus

Plante ornementale originaire d'Amérique du Sud dont on consomme les feuilles, les fleurs et les boutons floraux. La capucine fut initialement nommée « cresson des Indes ». Les feuilles et les fleurs de capucine sont fragiles ; on devrait les consommer dès qu'on se les procure. Elles ajoutent une note piquante et décorative aux salades ; incorporer la vinaigrette avant de déposer les fleurs afin qu'elles ne s'imbibent pas d'huile. Les boutons floraux et les fruits verts peuvent remplacer les câpres.

Violette
Viola odorata

Plante ornementale dont les feuilles et les fleurs nouvellement écloses ont une saveur suave et délicate. Fraîches, séchées ou confites, ses feuilles et ses fleurs décorent salades, pâtisseries et boissons. On extrait aussi de la violette une essence qui sert à parfumer gâteaux, friandises et liqueurs. En infusion, elle a des propriétés légèrement sédatives.

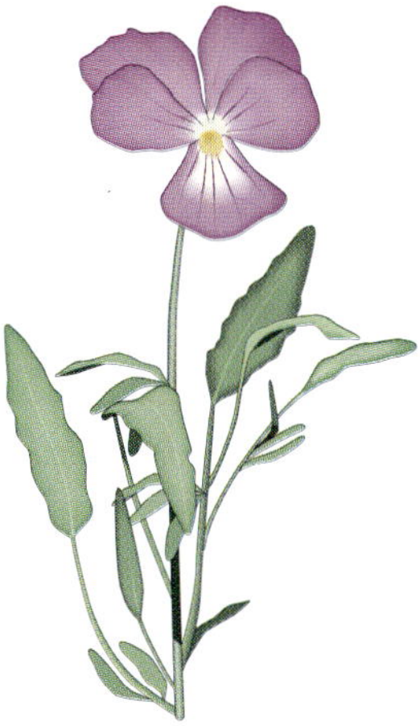

violette

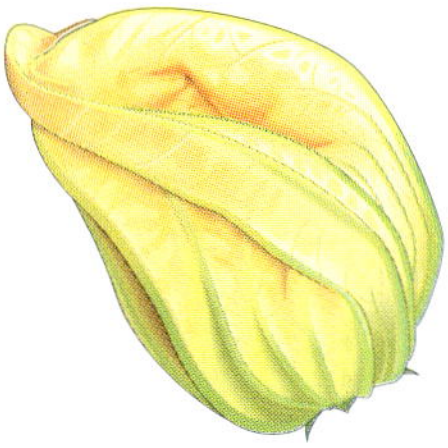

Fleur de courge
Fleur des courges d'été possédant l'apparence d'un petit bulbe et dont la couleur varie dans les teintes de jaune et d'orangé. Souvent servies sautées, enduites de pâte à frire ou farcies, les fleurs de courge agrémentent également les soupes et les salades. Ces fleurs extrêmement périssables ne peuvent être gardées plus d'une journée au réfrigérateur.

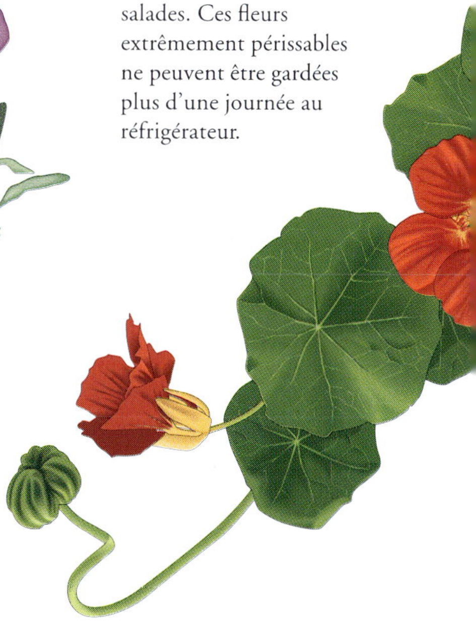

légumes feuilles

Cresson

Nasturtium officinale et *Lepidium sativum*

Trier et laver le cresson soigneusement avant de le consommer, car il emprisonne sable et terre. Enlever les racines et ne pas laisser tremper le cresson. Ce légume feuille se mange cru ou cuit. Le cresson de fontaine tendre et juteux est particulièrement apprécié cru. Ses feuilles fines ont un goût moutardé agréable dans les salades. Le cresson alénois possède une saveur plus piquante qui aromatise salades, sauces et sandwichs. Le cresson se cuit et s'apprête comme l'épinard ; il est excellent en potage. C'est une excellente source de vitamine C, de vitamine A et de potassium.

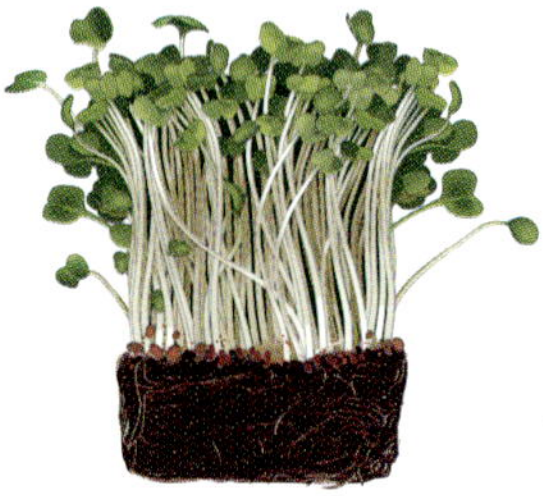

cresson alénois

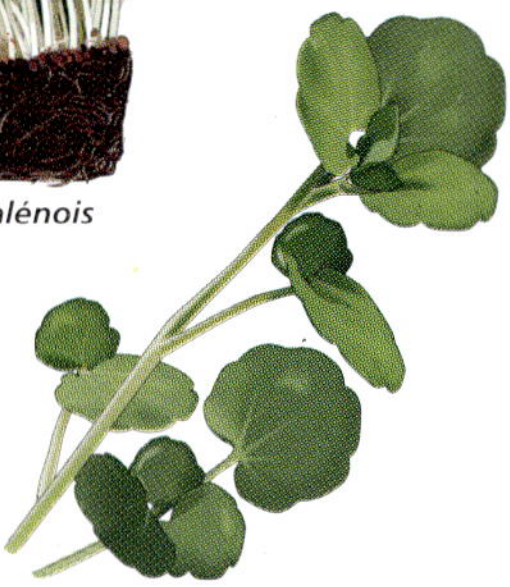

cresson de fontaine

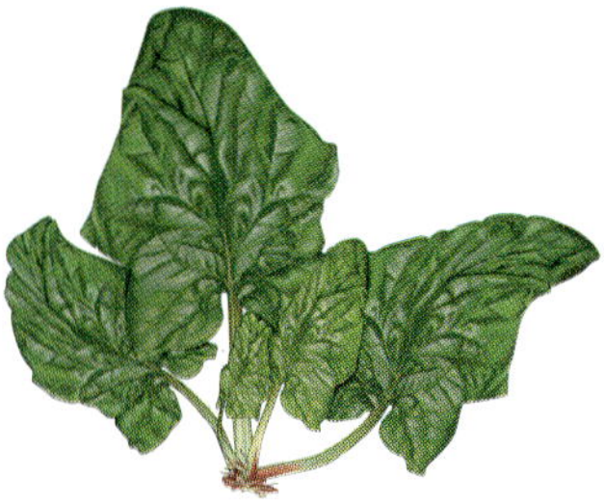

Épinard

Spinacia oleracea

C'est le légume des préparations dites « à la florentine ». Choisir des épinards frais d'un beau vert foncé aux feuilles tendres et souples. Écarter des épinards ternes, jaunis ou amollis. Si les tiges sont grosses, les enlever ou les sectionner. L'eau qui reste dans les feuilles lavées est généralement suffisante pour cuire les épinards ; les cuire de 1 à 3 min à feu vif et à couvert. L'épinard cru est une excellente source d'acide folique, de vitamine A, de potassium et de magnésium.

Pourpier

Portulaca oleracea

Les tiges ramifiées du pourpier ont une consistance caoutchouteuse ; elles se gorgent d'eau, tout comme ses feuilles épaisses et charnues. Les tiges tendres peuvent s'apprêter comme l'épinard ou le cardon, avec une certaine modération cependant, surtout lorsque la saveur acide et piquante n'est pas familière. Le pourpier parfume et décore soupes, sauces, mayonnaises, omelettes et ragoûts ; il est excellent avec des carottes râpées ou une purée de pommes de terre. Le pourpier est une excellente source de potassium et de magnésium.

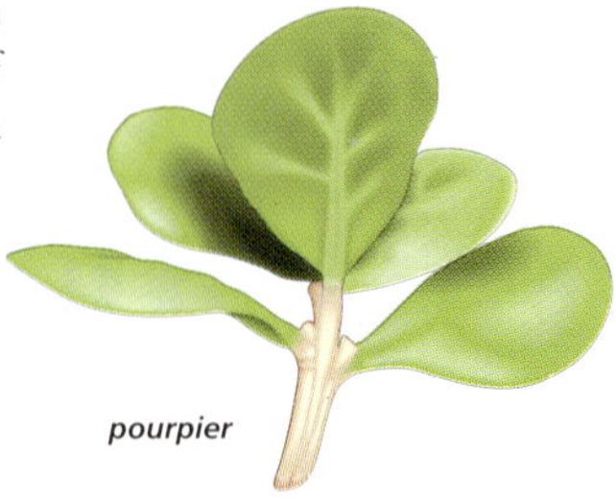

pourpier

Oseille

Rumex spp.

L'oseille a une saveur piquante et acidulée qui rappelle le citron et ajoute une note rafraîchissante aux salades. Cuite, elle s'apprête comme l'épinard et est particulièrement délicieuse dans les soupes et dans les sauces. Le potage à l'oseille est un classique dans plusieurs cuisines européennes ; c'est l'accompagnement traditionnel du poisson et du veau. L'oseille est une excellente source de vitamine C, de magnésium, de vitamine A et de potassium.

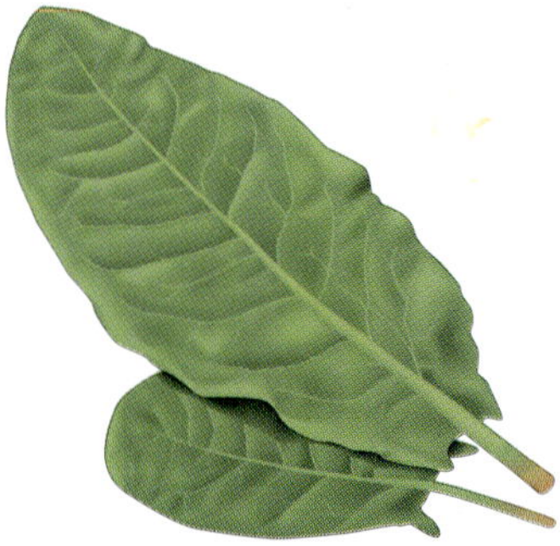

oseille commune

légumes feuilles

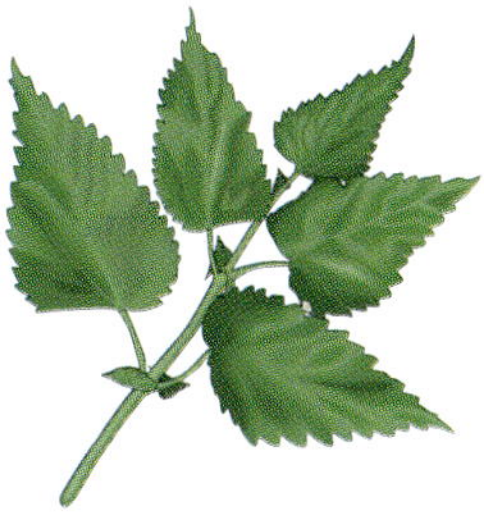

Ortie
Urtica dioïca et *urens*

Plante herbacée, aux poils urticants, à saveur plus ou moins piquante, selon les espèces. Les feuilles perdent leur caractère irritant dès qu'elles sont cuisinées ou séchées. L'ortie est délicieuse en soupe, avec des pommes de terre, du poireau ou du cresson. On la cuit souvent à l'étuvée. Ses feuilles tendres et les variétés moins piquantes peuvent être utilisées crues, hachées finement.

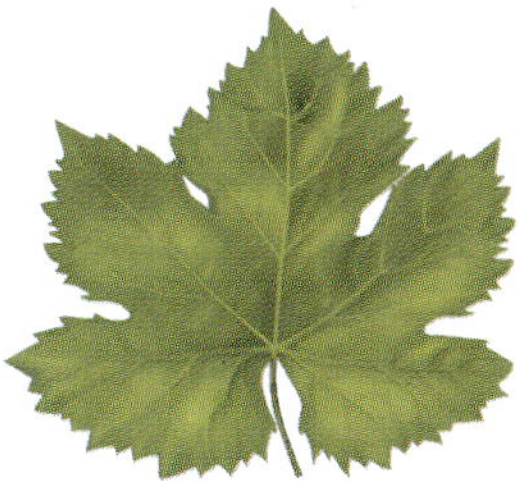

Feuilles de vigne
Les feuilles de vigne sont surtout utilisées pour envelopper la nourriture à cuire (dolmas) et pour garnir les assiettes de fruits frais et les salades. Bien qu'elles soient le plus souvent disponibles en conserve, on peut aussi les trouver fraîches. Dans ce cas, les feuilles de vigne doivent être blanchies à l'eau ou à la vapeur et épongées avant d'être utilisées.

Pissenlit
Taraxacum officinale

Le pissenlit est une plante familière habituellement considérée comme une mauvaise herbe. Les feuilles du pissenlit sauvage sont plus petites et plus amères que celles du pissenlit cultivé. De l'huile et du vinaigre au goût prononcé se marient bien avec la saveur amère des pissenlits. En fait, ce légume feuille est souvent apprêté comme l'épinard. Les feuilles de pissenlit crues sont une excellente source de vitamine A.

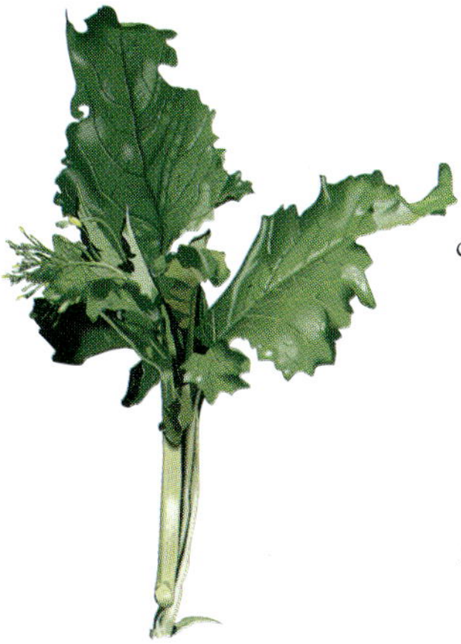

Moutarde de Chine
Brassica juncea

Légume vert très apprécié dans les pays chauds ; ses feuilles savoureuses vendues fraîches s'utilisent comme l'épinard. La moutarde de Chine (ou moutarde brune) serait issue du croisement d'un membre de la famille des choux et de la moutarde noire.

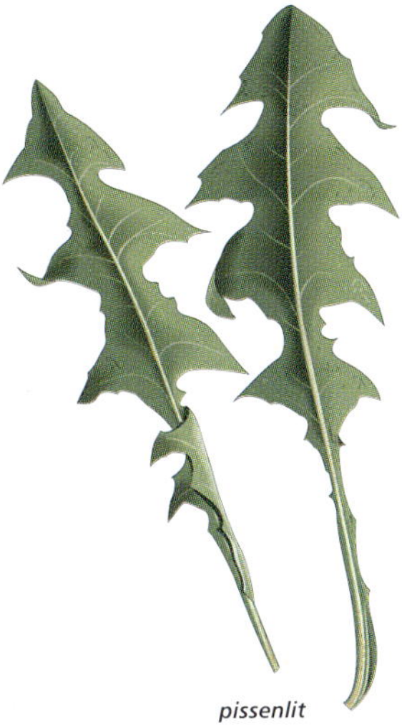

pissenlit

Roquette
Eruca sativa

Légume feuille particulièrement estimé dans le sud de la France et en Italie, la roquette a une saveur prononcée qui rappelle le cresson. On la consomme crue ou cuite ; il est préférable de l'utiliser avec modération car elle a une forte saveur. On l'utilise dans les salades, les soupes et les sandwichs, ou réduite en purée et incorporée dans les potages ou les sauces.

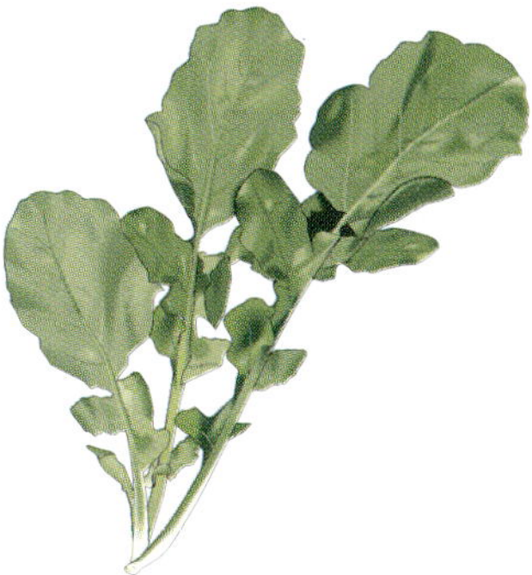

roquette

laitues

Plante potagère dont il existe plus de 100 variétés. Rechercher une laitue aux feuilles lustrées, fermes et croustillantes ; retirer les feuilles flétries. Ne sortir la laitue du réfrigérateur et ne l'assaisonner de vinaigrette qu'au moment de servir ; la conserver au réfrigérateur enveloppée dans un linge humide, éloignée des aliments produisant de l'éthylène (pommes, poires, bananes, cantaloups et tomates). On la mange crue, mais on peut aussi la cuire, la tailler et l'ajouter dans la soupe en fin de cuisson. La laitue est riche en eau et pauvre en calories. Plus la laitue est verte, plus elle contient de vitamines et de minéraux. On la dit apéritive, analgésique, émolliente et calmante.

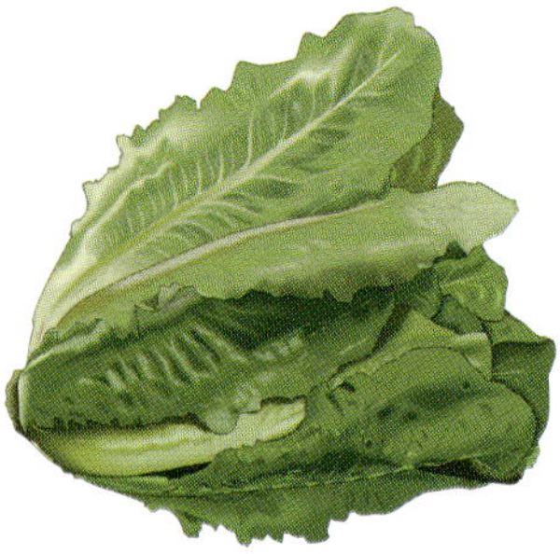

Laitue romaine
Lactuca sativa var. *longifolia*

Laitue aux longues feuilles fermes d'un vert soutenu dont la côte principale est rigide, fibreuse et cassante. Il est important de laver la laitue romaine avant de la réfrigérer ; elle se conserve de 3 à 5 jours. La salade César est préparée avec cette laitue.

Laitue pommée
Lactuca sativa var. *capitata*

En Amérique du Nord, la variété la plus connue est la laitue iceberg. Ses feuilles sont vertes et croquantes à l'extérieur, puis jaunâtres ou blanchâtres au centre. Elle contient moins d'éléments nutritifs que les autres laitues. Ne laver la laitue qu'au moment de l'utiliser.

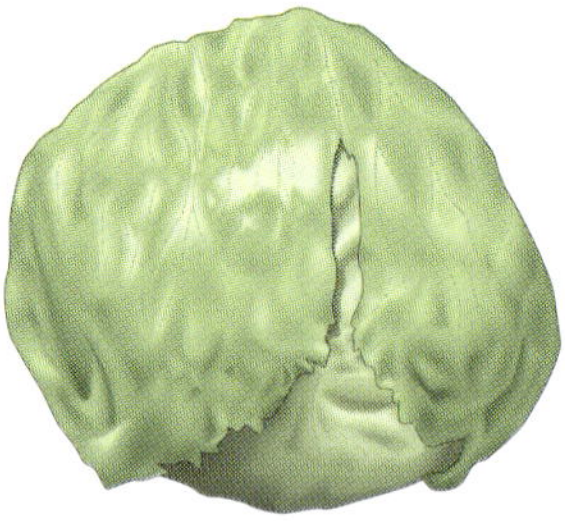

laitue iceberg

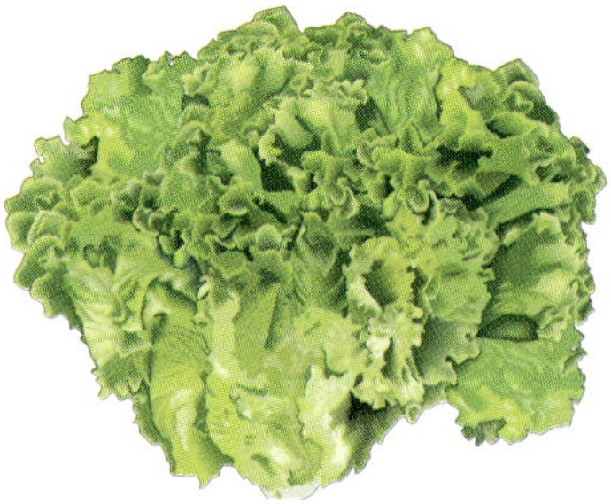

Laitue frisée
Lactuca sativa var. *crispa*

Laitue non pommée aux feuilles frisées et ondulées dont il existe plusieurs variétés qui ont en commun de larges et longues feuilles tendres et savoureuses, colorées de vert, parfois de rouge. Certaines variétés ont une légère saveur de noisette. Laver la laitue frisée avant de la réfrigérer ; elle se conserve de 2 à 3 jours.

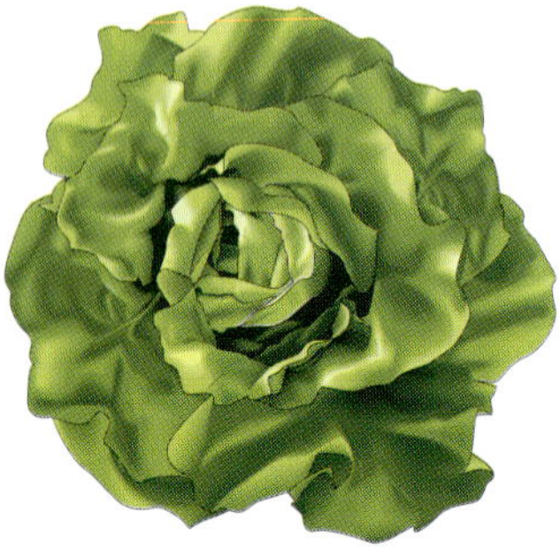

laitue Boston

Laitue beurre
Lactuca sativa var. *capitata*

Les deux variétés les plus connues en Amérique du Nord sont la laitue Bibb et la laitue Boston. Elles se distinguent par la tendreté de leurs larges feuilles légèrement pommées mais non compactes, qui se séparent très facilement. La laitue Boston a les feuilles plus larges et d'un vert plus pâle que la laitue Bibb, dont certaines variétés sont colorées de rouge. Ne laver ces laitues qu'au moment de les utiliser ; au réfrigérateur, elles se conservent de 2 à 3 jours.

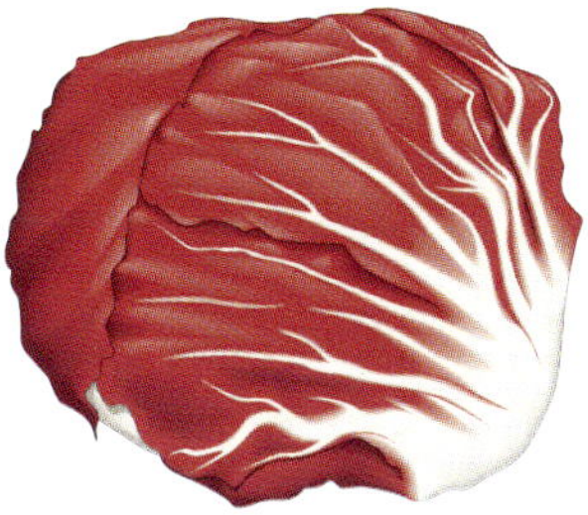

Radicchio

Cichorium intybus var. *foliosum*

Le radicchio est une variété de chicorée rouge originaire du nord de l'Italie, de la province de Veneto. Il ajoute une note croquante et colorée aux salades ; puisque sa saveur est passablement amère, il convient de le combiner à d'autres laitues pour l'apprécier pleinement. Rechercher un radicchio à la base ferme et aux feuilles compactes, bien colorées et sans décoloration brunâtre à leur pointe.

Laitue asperge

Lactuca sativa var. *angustana*

La saveur de cette plante rappelle les deux légumes dont elle est issue : le céleri et la laitue. La laitue asperge est surtout connue en Orient. Ses tiges sont consommées crues ou cuites ; ses feuilles sont surtout utilisées cuites.

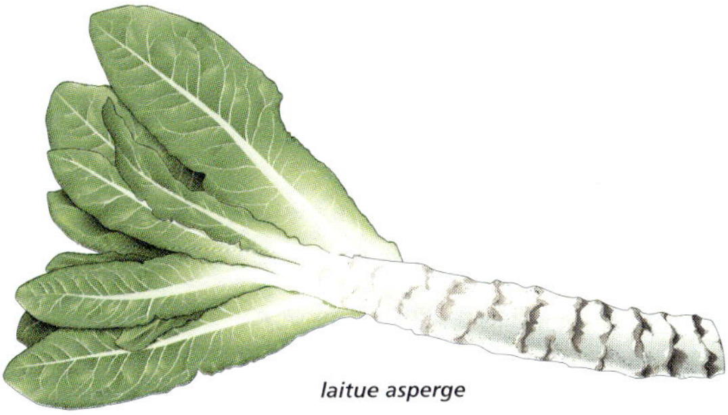

laitue asperge

Mesclun

Mélange de jeunes pousses de laitues diverses, originaire du Midi de la France. Généralement vendu tout préparé, il contient traditionnellement de jeunes feuilles de scarole, de la salade de Trévise, de la chicorée, de la mâche, du pissenlit, du cerfeuil, de la laitue feuille de chêne et du pourpier. Ce mélange de salades frais et légèrement amer sert souvent de lit pour les entrées de fromage de chèvre chaud.

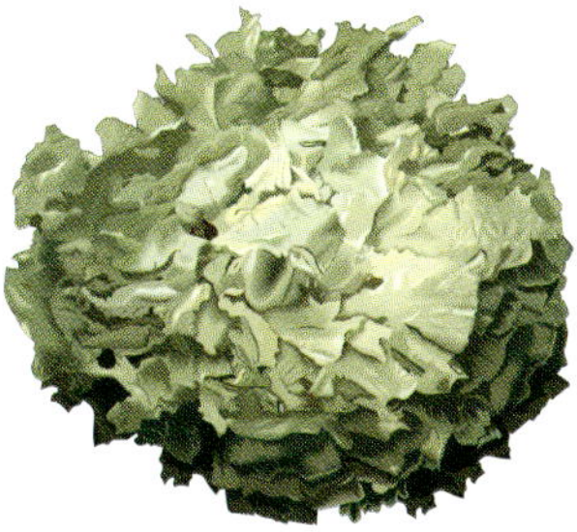

Scarole

Chicorium endivia var. *latifolia*

La scarole a de larges feuilles moins frisées et moins amères que celles de la chicorée, légèrement ondulées et dentées sur les bords. Les feuilles intérieures sont plus pâles et moins amères que les feuilles extérieures ; le bout des feuilles brunies doit être jeté. Cette laitue se mange le plus souvent crue, mais on peut aussi la cuire. Excellente source d'acide folique et de potassium.

Chicorée sauvage

Chicorum intybus

La chicorée sauvage est très amère. Ses tiges courtes sont formées de feuilles vertes à bords dentés rappelant le pissenlit ; elle se consomme en salade lorsqu'elle est jeune et tendre. Sa racine peut se transformer par forçage en un légume savoureux connu sous le nom d'endive. La chicorée sauvage est une excellente source d'acide folique, de vitamine A et de potassium.

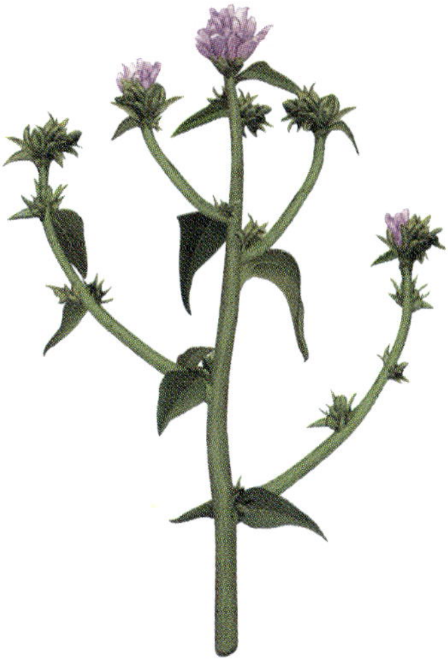

chicorée sauvage

Mâche

Valerianella locusta et *Valerianella olitoria*

La mâche est cultivée et consommée comme la laitue ; très tendre (d'où son autre nom de « doucette »), elle a une saveur fine. Enlever les racines et laver soigneusement la mâche ; ne l'assaisonner qu'au moment de servir, afin qu'elle demeure tendre et savoureuse. Elle est délicieuse seule, en salade ou combinée à des laitues tendres comme la Boston. Prendre soin de ne pas masquer sa saveur douce avec une vinaigrette au goût trop prononcé.

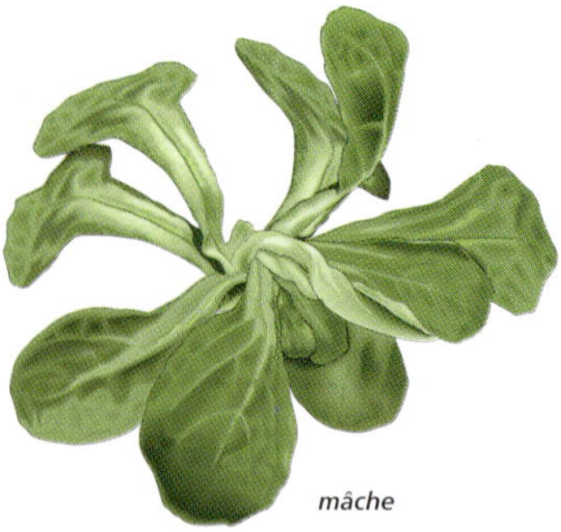

mâche

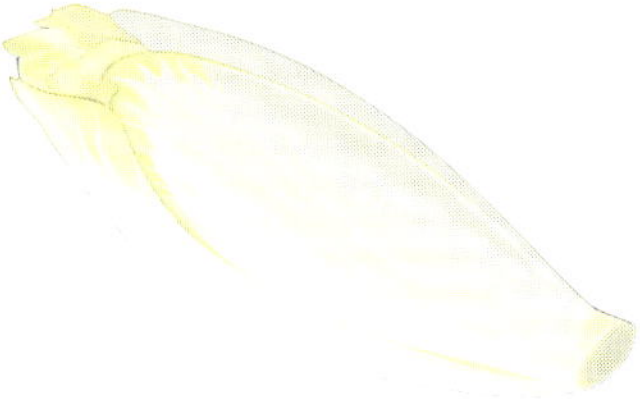

Endive

Cichorium intybus

Nommé *witloof* en flamand, ce légume est plus connu sous le nom d'« endive ». Les feuilles croquantes sont de couleur blanc crémeux devenant jaunâtre à la pointe, et leur saveur est légèrement amère. Écarter des endives amollies aux feuilles vertes, car elles seront amères, ou celles dont l'extrémité des feuilles a bruni. Aliment recherché qui se consomme cru ou cuit ; l'endive est souvent servie en salade, arrosée de vinaigrette ou de mayonnaise. On peut la braiser au four de 30 à 45 min. Elle peut également être étuvée et enroulée de jambon puis gratinée : une recette classique.

Chicorée frisée

C. endivia var. *crispa*

Cette chicorée se consomme surtout en salade. Ses feuilles vertes, fortement dentelées, étroites et pointues poussent en rosette ; elles ont des nervures blanchâtres ou rougeâtres et sont passablement amères. Le cœur et les feuilles du centre sont jaunâtres ou blanchâtres. C'est une excellente source d'acide folique et de potassium.

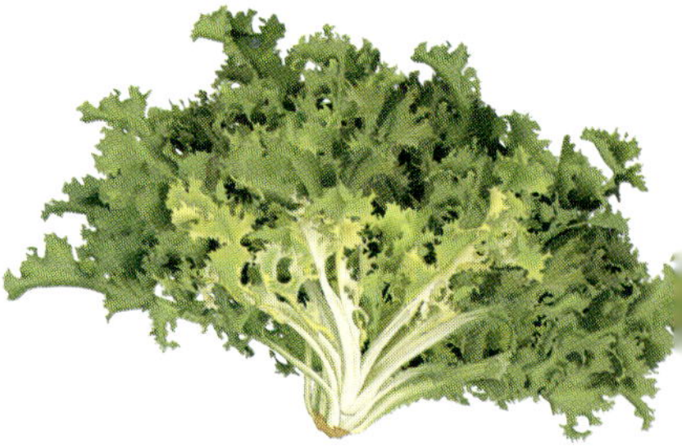

chicorée frisée

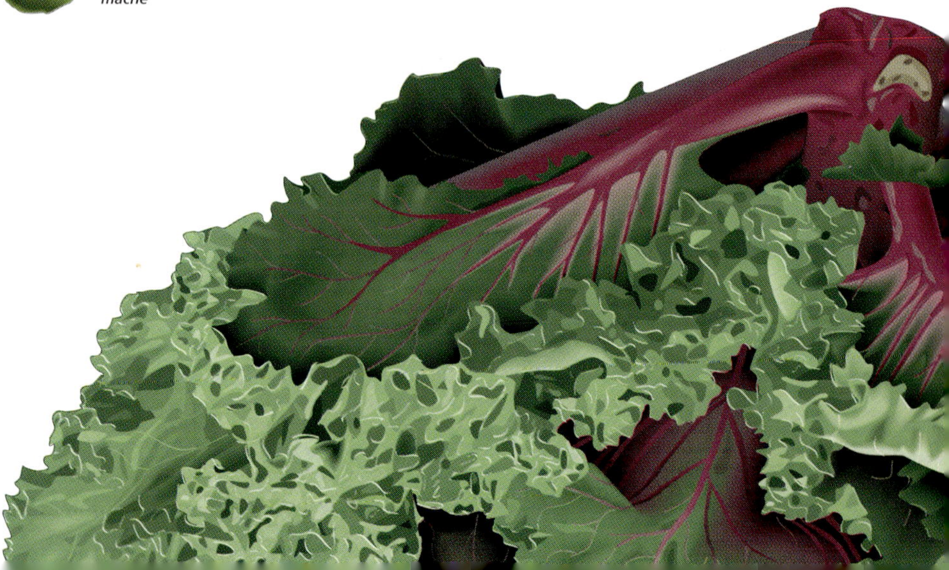

choux

Plante potagère qui fait partie d'une famille comprenant le brocoli, le chou de Bruxelles, le chou-fleur et le chou-rave. Choisir des choux lourds et compacts, aux feuilles brillantes et colorées, exemptes de taches et de meurtrissures. Cuire le chou brièvement, dans peu d'eau. Le chou fermenté donne la choucroute, qui est plus digeste. On le cuit à l'étouffée, à la vapeur, à la chinoise ; il peut être braisé ou sauté. Il accompagne bien le lard et les saucisses. On le dit anticancéreux.

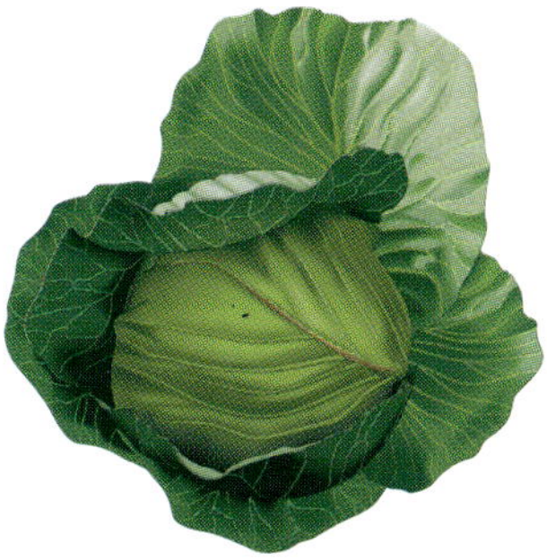

chou pommé vert

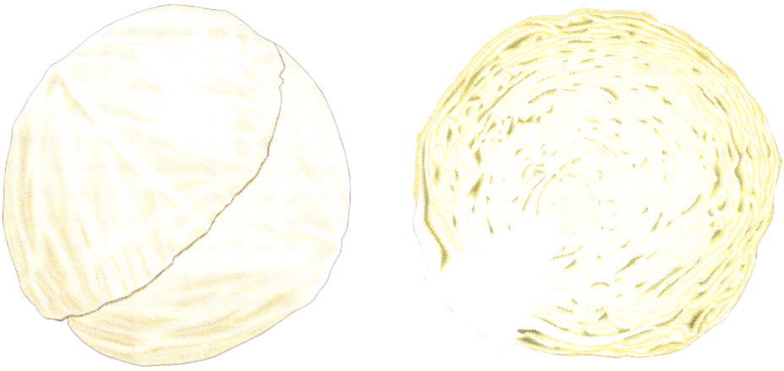

chou pommé blanc

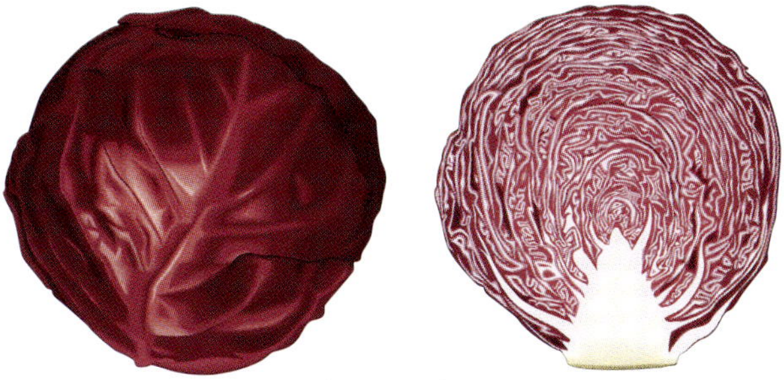

chou pommé rouge

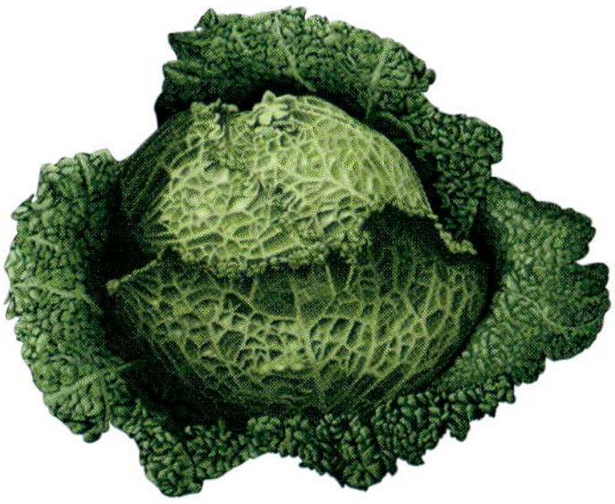

chou de Milan

Chou marin

Crambe maritima

Plus connu en Europe, ce chou a des feuilles vert pâle aux pétioles larges et charnus qui sont souvent recouvertes (comme l'endive) pour en retarder le développement. Bouilli, il est délicieux nappé d'une sauce relevée, ou simplement sauté à l'ail. Ses tiges blanchies s'apprêtent comme les asperges. On le déguste cru avec une vinaigrette.

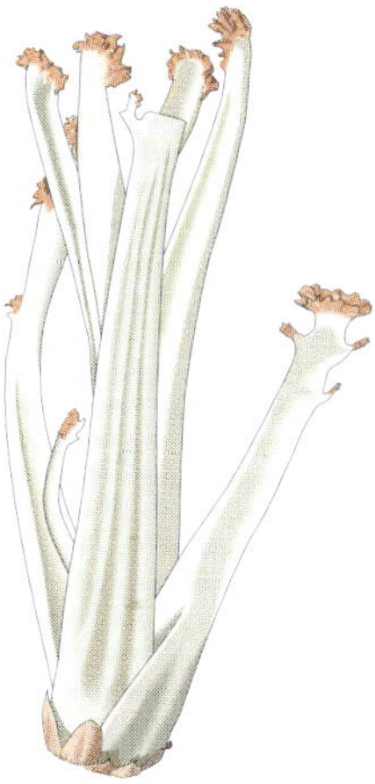

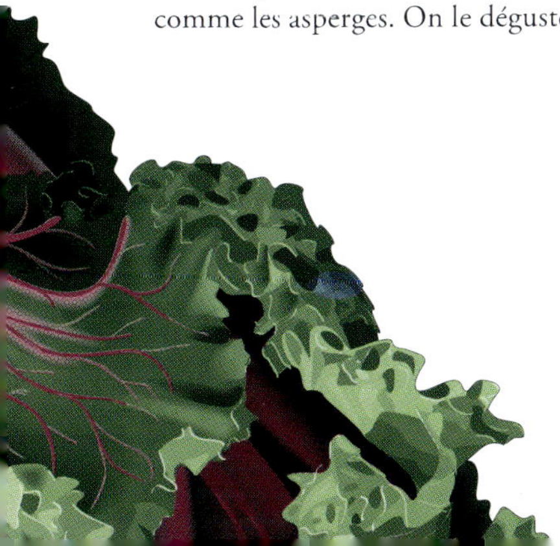

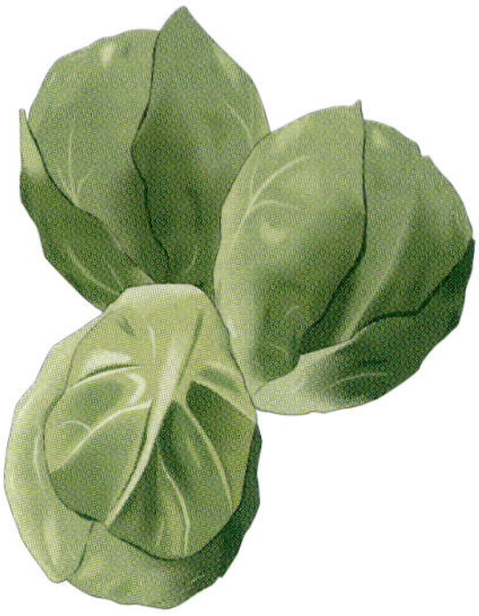

Chou de Bruxelles

Brassica oleracea var. *gemmifera*

Le chou de Bruxelles ne se consomme que cuit. On le sert comme légume d'accompagnement, seul, arrosé de beurre ou nappé de béchamel, parfois gratiné ; le cuire rapidement afin d'éviter qu'il ne devienne pâteux. Il est une excellente source de vitamine C, d'acide folique et de potassium. Comme tous les membres de la famille des Crucifères, il aurait des propriétés anticancéreuses.

Chou cavalier

Brassica oleracea var. *viridis*

Plante potagère dont les feuilles lisses, épaisses et nervurées sont aplaties ou frisées au bord, selon les variétés. Ses côtes centrales coriaces sont peu agréables à manger. Le chou cavalier frais ajoute une note piquante aux salades ; on le blanchi si on désire que sa saveur soit moins prononcée. Il se marie bien avec l'orge, le riz brun, le kasha, les pommes de terre et les légumineuses. Cru ou cuit, il est une excellente source de vitamine A.

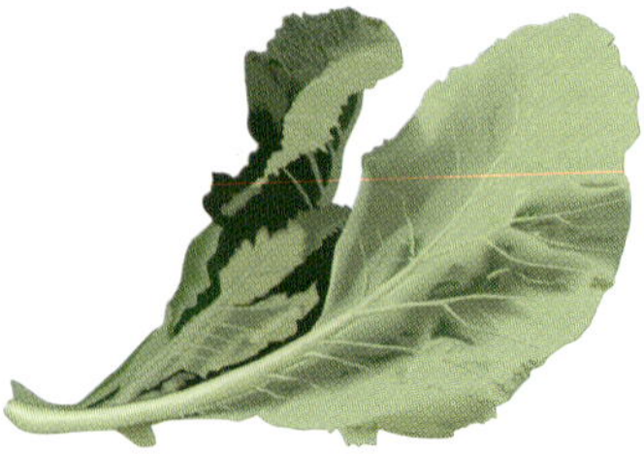

chou cavalier

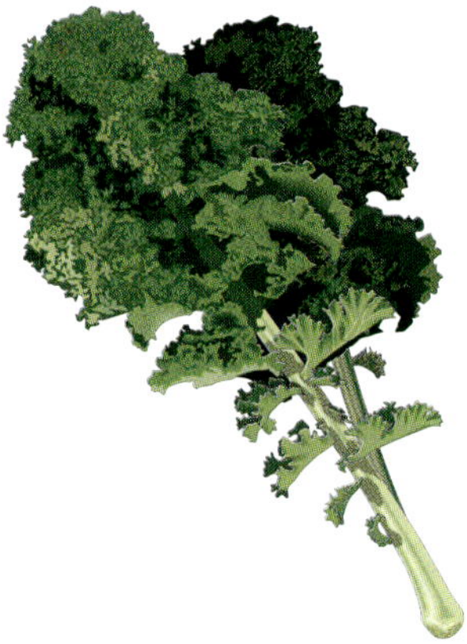

Chou frisé

Brassica oleracea var. *acephala*

Ce chou a de grandes feuilles fibreuses non pommées, très frisées, de saveur prononcée. On le cuit à l'eau ou à la vapeur, braisé en cocotte, farci ou sauté à la chinoise ; il est délicieux nappé de sauce et gratiné, ou en purée avec ou sans pommes de terre. C'est une excellente source de vitamine C et de vitamine A.

Chou laitue

Brassica oleracea var. *acephala*

Le chou laitue ou laitue Savoie est très décoratif. On le cuit à la vapeur, à l'étuvée, à la chinoise. Cru, il ajoute une note croquante et colorée aux salades. Le chou laitue est riche en vitamine A, en vitamine C, en potassium, en phosphore, en calcium et en fer.

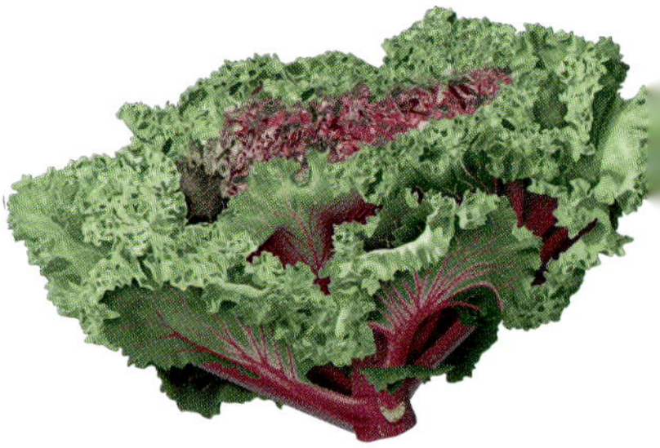

chou laitue

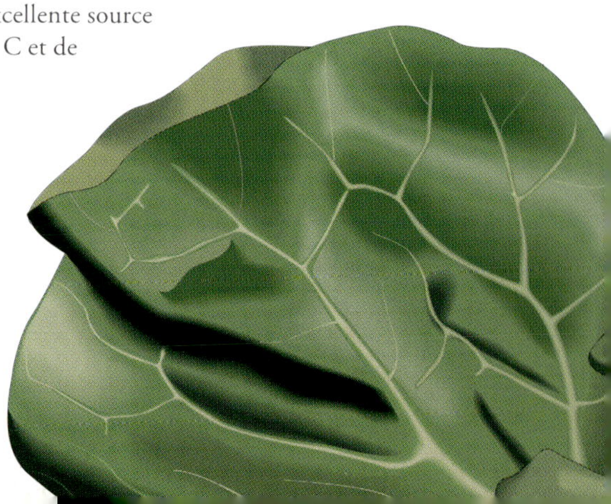

choux chinois

Bien qu'ils soient consommés depuis des milliers d'années en Chine, ces choux ne sont connus en Occident que depuis le XVIIIe siècle. Le Pé-tsai, le Pak-choi ou Bok choy et le Gai lon sont les variétés les plus connues. Rechercher des choux aux tiges compactes, fermes et fraîches, exemptes de taches brunâtres. Relativement fragiles, les choux chinois se conservent au réfrigérateur dans un sac de plastique perforé, dans le bac à légumes.

Pak-choi

Brassica rapa var. *chinensis*

Ce chou ressemble à la bette à carde. Ses tiges blanchâtres sont juteuses, croustillantes et de saveur douce ; elles se terminent par des feuilles nervurées, d'un vert soutenu. Ne le laver qu'au moment de l'utiliser. Cuire d'abord les tiges coupées en tronçons et n'ajouter les feuilles qu'à la toute fin. Ajouter le Pak-choi aux soupes et au riz ou le servir comme légume d'accompagnement, préparé à la chinoise. Il est une excellente source de potassium et de vitamine A.

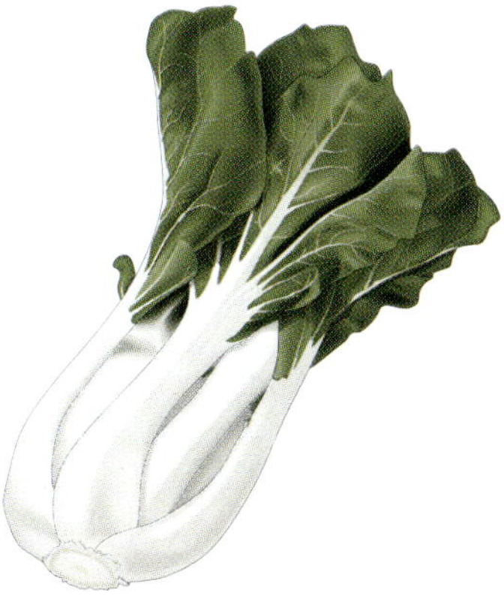

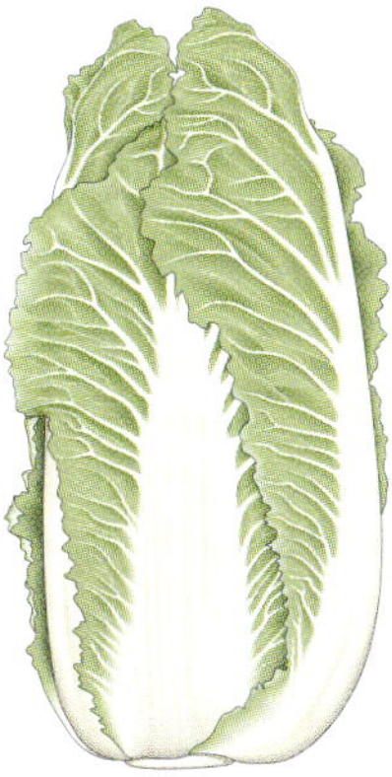

Pé-tsai

Brassica rapa var. *pekinensis*

Le Pé-tsai ressemble par sa forme à une laitue romaine. Il est plus riche en eau que les autres variétés, il est donc plus croquant et plus rafraîchissant. On le consomme cru, cuit ou mariné. On ne doit le laver qu'au moment de l'utiliser. Retirer le nombre de feuilles voulu et couper la base de chacune. Laver, égoutter et utiliser cuit ou cru. Cuit, il parfume délicatement les soupes, les plats mijotés, les pâtes alimentaires et les plats cuisinés à la chinoise.

Gai lon

Brassica rapa var. *alboglabra*

On dit de ce « brocoli chinois » qu'il constitue le légume au goût le plus exquis de toute la famille des choux. Le Gai lon se consomme cru ou cuit et se prépare et s'utilise comme le brocoli, mais il nécessite une cuisson plus brève. Il est riche en vitamine A, en vitamine C, en calcium et en fer.

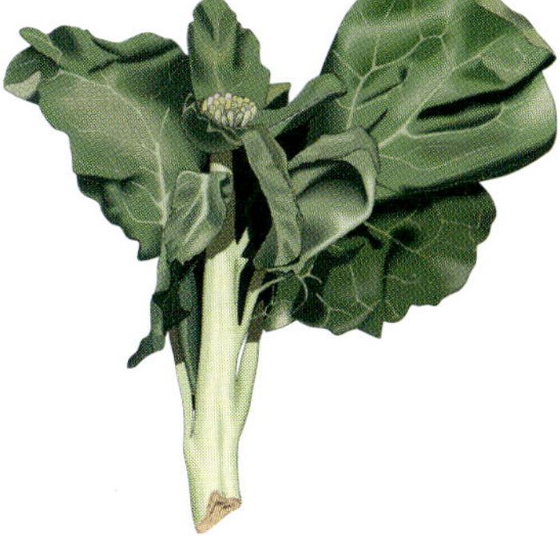

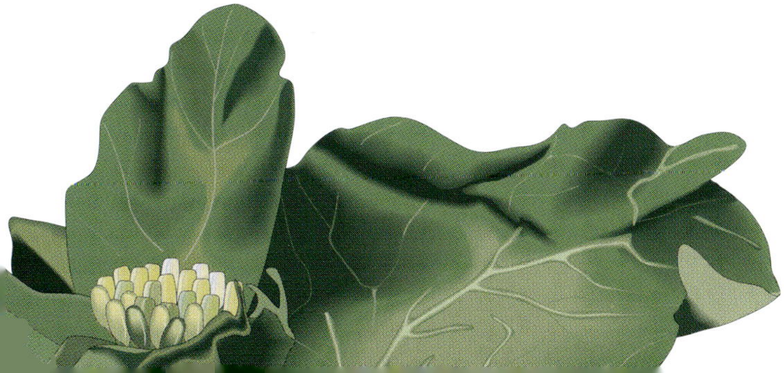

légumes bulbes

Ail

Allium sativum

L'ail est l'une des plus anciennes plantes cultivées, soit depuis plus de 5 000 ans. Parmi les variétés les plus courantes, on trouve l'ail blanc, l'ail rose (seule l'enveloppe est colorée) et l'ail rocambole à la saveur plus douce. Choisir des bulbes dodus et fermes, exempts de germes et de taches, et dont la pelure est intacte. Retirer le germe vert que l'on retrouve parfois au centre de la gousse, car il rendrait l'ail indigeste et serait responsable de l'odeur qu'il laisse dans l'haleine. L'ail aromatise un grand nombre de préparations dont l'aïoli, la rouille, la tapenade, le pesto et le beurre à l'ail; les viandes, comme le gigot d'agneau, peuvent être piquées d'ail.

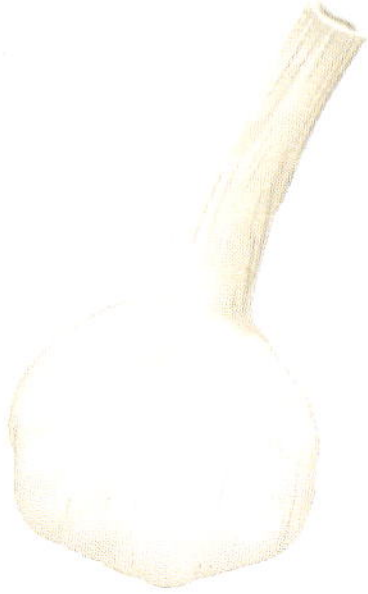

ail blanc

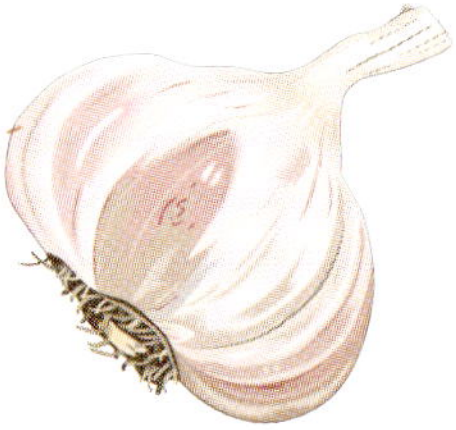

ail rose

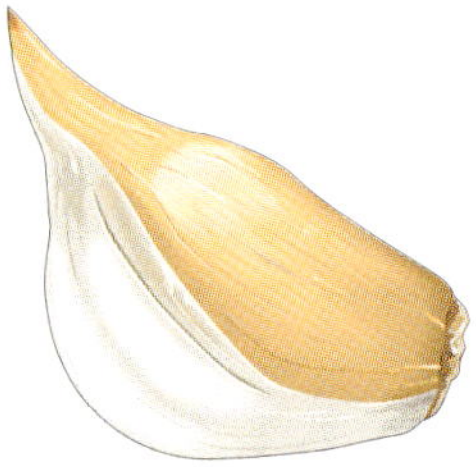

ail rocambole

Ail géant

L'ail rocambole aussi appelé « ail géant d'Espagne » ou « ail rouge des Provençaux » est une variété de bulbe apparentée au poireau. Cultivés en Californie et dans le Midi, ces bulbes atteignent parfois la taille d'un pamplemousse. Plus doux au goût que l'ail commun, ses gousses que l'on peut trouver dans les épiceries spécialisées se cuisinent comme un légume.

Oignon

Allium cepa

Légume et condiment apprécié universellement. L'oignon espagnol est l'un des plus doux, l'oignon blanc est doux et sucré et l'oignon rouge est le plus sucré. Les oignons verts (oignons nouveaux) sont vendus frais en bottes. C'est l'élément essentiel de la tarte à l'oignon, de la pissaladière et de la soupe à l'oignon; piqué de clous de girofle, il ajoute du goût au pot-au-feu ou à un bouillon. On lui attribue de nombreuses propriétés médicinales.

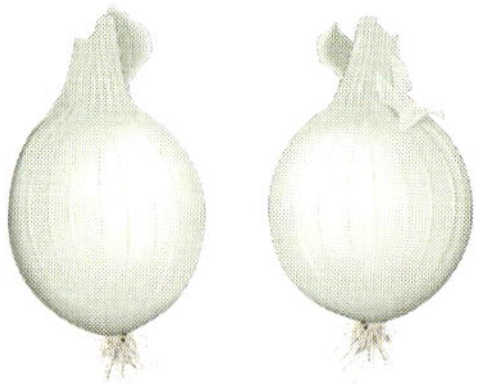

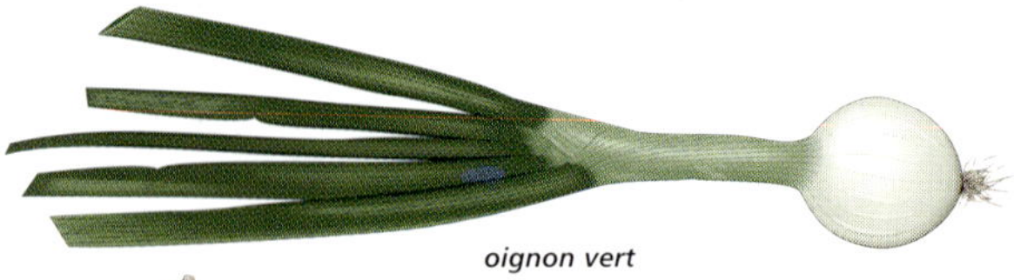

oignon vert

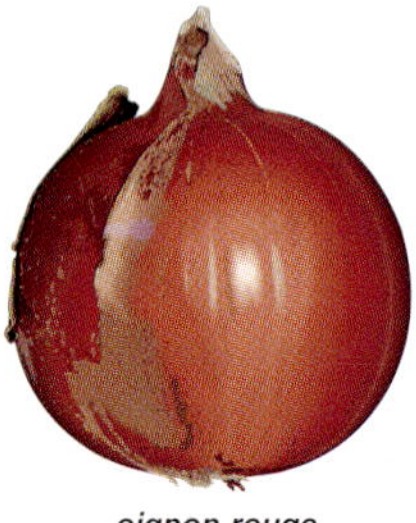

oignon rouge

oignon blanc

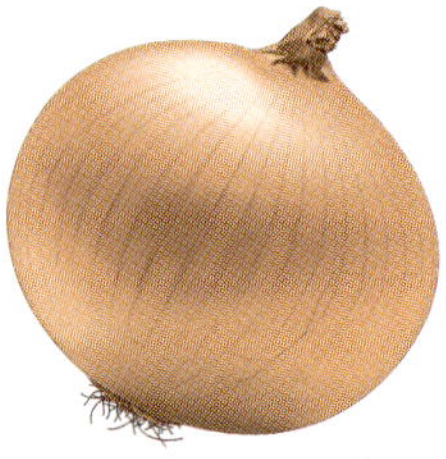

oignon espagnol

Oignons à mariner

Allium cepa

Petits oignons blancs, aussi appelés « grelots », cueillis avant maturité, lorsque les bulbes sont à peine formés. Très souvent utilisés pour la confection de marinades, ils sont aussi délicieux servis en sauce et dans les ragoûts. Pour enlever la peau facilement, tremper dans de l'eau bouillante pendant 2 min puis laisser refroidir. Les petits oignons blancs sont disponibles pendant toute l'année dans les bonnes épiceries.

légumes bulbes

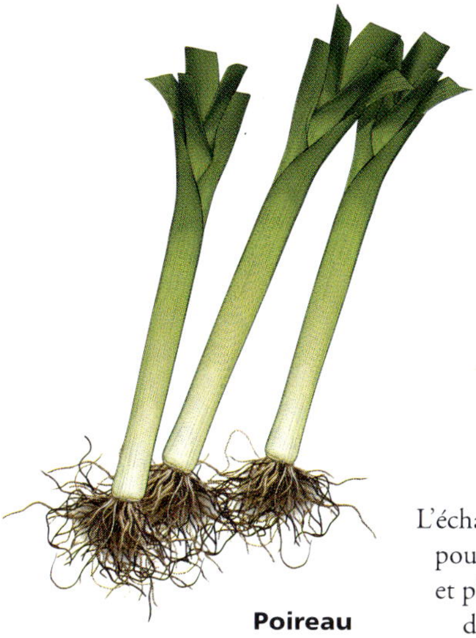

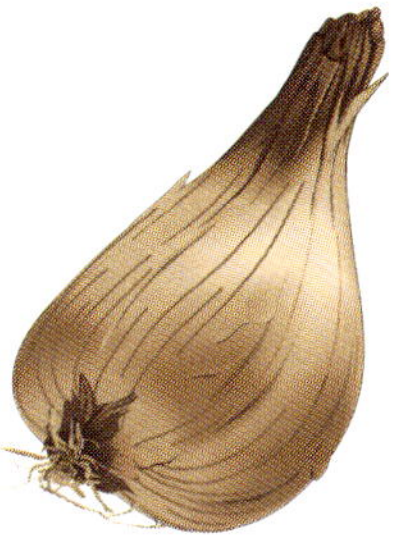

échalote grise

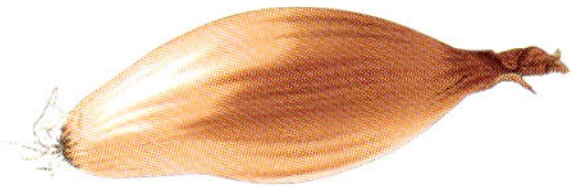

échalote cuisse de poulet

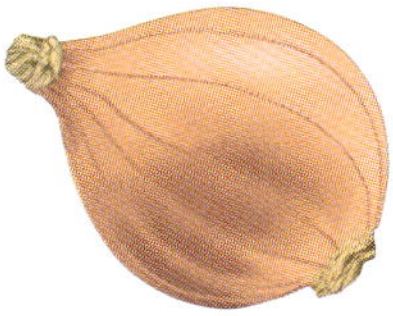

échalote de Jersey

Échalote

Allium ascalonicum

L'échalote est particulièrement prisée en France, pays réputé pour la qualité de cette plante. Sa saveur est plus parfumée et plus subtile que celle de l'oignon et moins âcre que celle de l'ail. Rechercher des échalotes fermes à la pelure bien sèche. Écarter des échalotes germées ou amollies. L'échalote revenue dans un corps gras ne doit jamais griller ou roussir, car elle deviendrait amère ; il faut plutôt la laisser fondre à feu très doux. L'échalote se consomme crue ou cuite ; elle est très souvent utilisée pour donner une touche raffinée aux aliments. Cuite, elle s'avère plus digestible que l'oignon.

Poireau

Allium porrum

Le poireau a une saveur plus douce et plus sucrée que celle de l'oignon. La partie blanche et tendre du poireau est la plus appréciée et souvent la seule consommée ; elle rehausse les plats d'une touche subtile sans en camoufler la saveur. Il faut toujours nettoyer soigneusement le poireau afin d'éliminer la terre et le sable emprisonnés entre ses feuilles. Des poireaux émincés demandent de 20 à 25 min de cuisson pour être fondus. Poireaux et pommes de terre sont combinés dans la vichyssoise, délicieux potage traditionnellement servi froid.

Ciboule

Allium fistulosum

Cette plante, que l'on nomme improprement « échalote » au Québec, ne forme pas de bulbe, mais présente un léger renflement de la base qui la distingue de l'oignon vert qui, lui, a un bulbe bien formé. La partie verte de la ciboule est souvent considérée comme une herbe et est utilisée pour assaisonner un grand nombre de mets, aussi bien chauds que froids. L'ajouter en fin de cuisson afin de conserver sa saveur. La partie blanche de la ciboule est utilisée comme l'oignon.

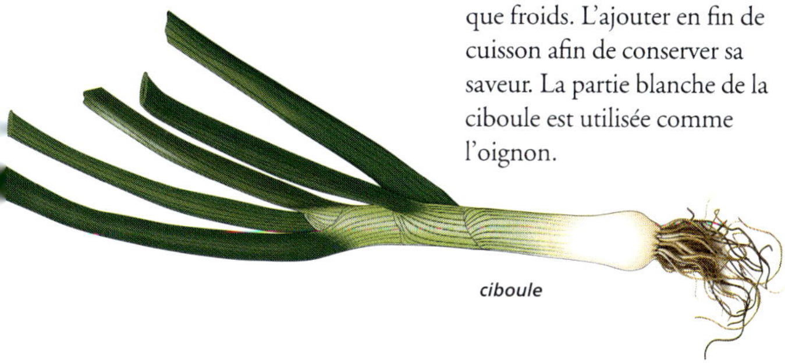

ciboule

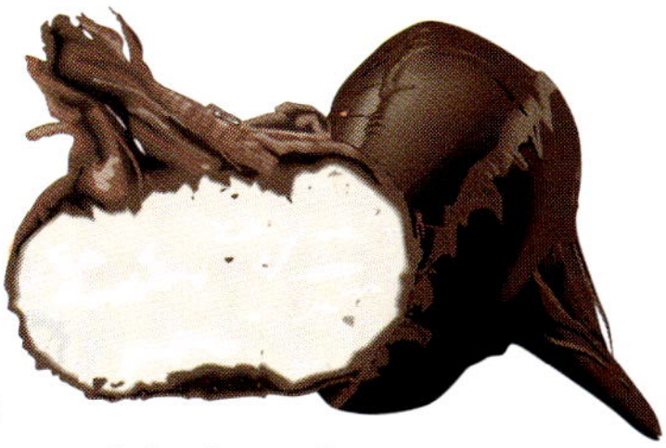

Châtaigne d'eau

Eleocharis dulcis et *Trapa* spp.

La châtaigne d'eau occupe une place importante dans les cuisines asiatiques. La chair blanche, croustillante, juteuse, sucrée et parfumée est recouverte d'une mince peau brunâtre. Laver soigneusement les châtaignes d'eau fraîches ; on peut peler les châtaignes d'eau avant ou après la cuisson. La cuisson à l'eau requiert seulement 5 min, ou de 7 à 8 min à la vapeur. La châtaigne d'eau crue est une excellente source de potassium.

légumes tubercules

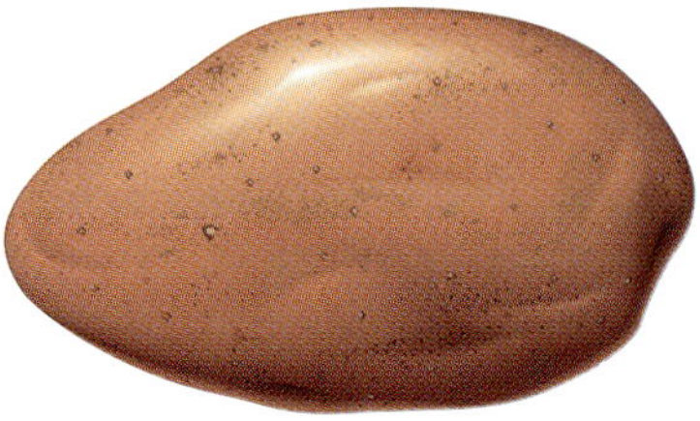

Desiree rouge

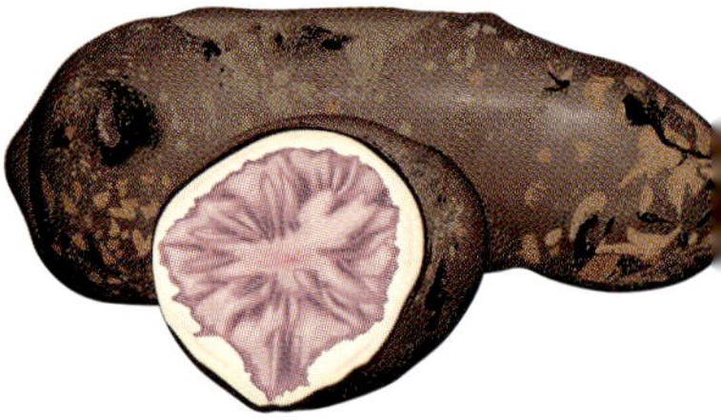

All Blue

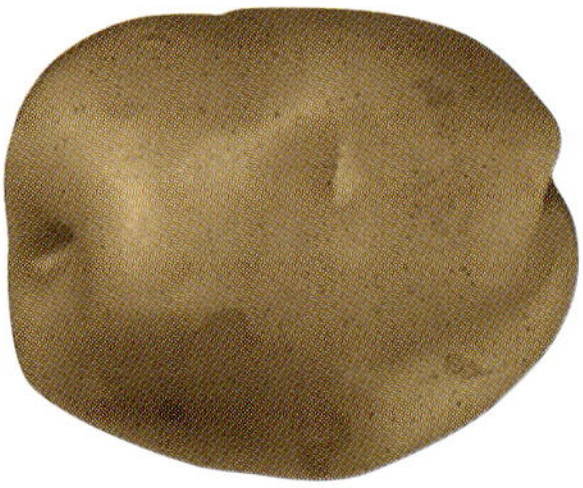

Marfona blanche

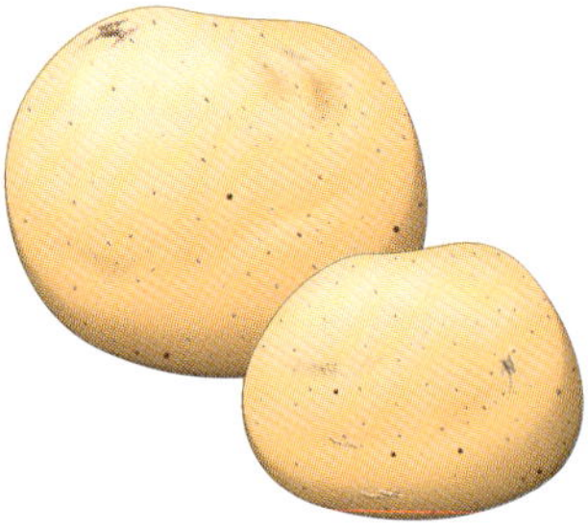

pommes de terre nouvelles

Pomme de terre

Solanum tuberosum

Tubercule d'une plante originaire d'Amérique du Sud utilisé de mille et une façons en cuisine. La pomme de terre se consomme toujours cuite, car elle est composée à près de 20 % d'amidon non digestible, qui se transforme en sucre à la cuisson. La pomme de terre est beaucoup plus qu'un légume d'accompagnement ; elle est également à la base de nombreuses préparations tels l'aligot, le gratin dauphinois, la goulache, le rösti suisse ou le ragoût irlandais. Bien entendu, elle accompagne presque toutes les viandes, volailles et poissons. Son goût parfois jugé fade peut être relevé avec du fromage, de l'oignon, des fines herbes ou des aromates. Elle s'incorpore bien aux potages, ragoûts et omelettes. C'est un ingrédient de base des croquettes, des quenelles et des gnocchis.
On la transforme en fécule pour la pâtisserie, la charcuterie, les puddings et elle sert d'agent de liaison et d'épaississement. C'est l'ingrédient de base de la vodka.
La pomme de terre supporte divers modes de cuisson ; elle peut notamment être cuite à l'eau, à la vapeur ou au four, être frite, rissolée ou réduite en purée. Les pommes de terre contenant le moins d'humidité donnent de meilleurs résultats à la friture (Idaho ou Russet, bintje, Desiree).
À l'achat, choisir des pommes de terre fermes et intactes, exemptes de germes et de parties vertes. L'exposition de la pomme de terre à la lumière ou au soleil entraîne la formation de taches vertes ou vert foncé. Ces parties vertes donneront un goût amer à la pomme de terre.
Bien brosser la pomme de terre si on la cuit avec sa peau, enlever les yeux et toute trace de verdissement. La pomme de terre nouvelle n'a pas besoin d'être pelée.
La chair de la pomme de terre noircit au contact de l'air. Pour éviter le noircissement, la cuire dès qu'elle est coupée ou la mettre dans l'eau froide jusqu'au moment de l'utiliser. Ce bref trempage permet aussi de prévenir l'effritement de la pomme de terre si on renouvelle l'eau pour la cuisson.

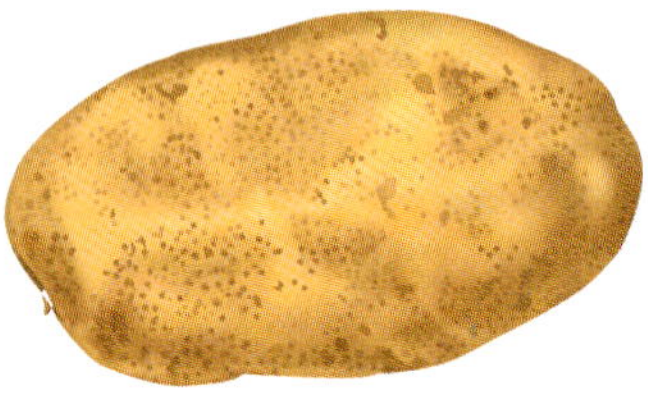

pomme de terre Russet

Russet

Solanum tuberosum

Aussi connue sous le nom d'Idaho, cette variété de pomme de terre est très appréciée en Amérique. Elle est allongée, de couleur brune, la chair est farineuse et elle est excellente cuite. Disponible toute l'année, elle est une des meilleures pommes de terre pour la friture.

légumes tubercules

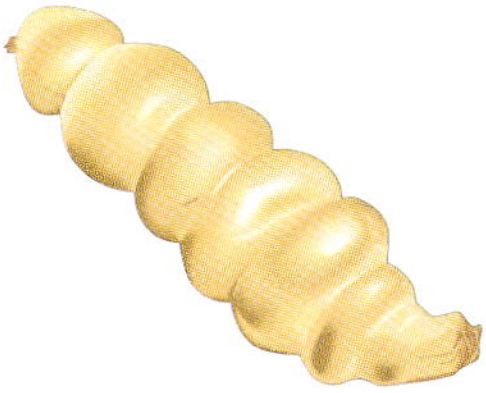

Crosne

Stachys spp.

Le goût très fin et légèrement sucré du crosne rappelle le salsifis ou l'artichaut. Il est préférable de ne pas peler ce légume. Une façon de le nettoyer consiste à le mettre dans un sac contenant du gros sel et à le secouer, puis à le laver pour le débarrasser des pellicules qui pourraient rester. On peut le faire bouillir, l'étuver ou le frire ; il est souvent préalablement blanchi (2 min) avant d'être cuisiné. Il est délicieux sauté au beurre ou nappé de crème.

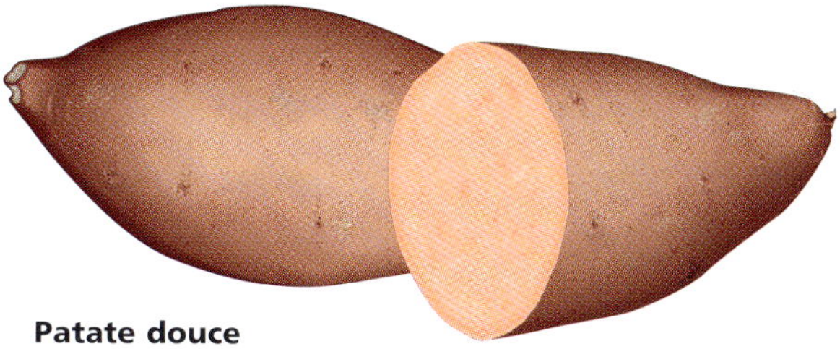

Patate douce

Ipomoea batatas

Contrairement à ce que l'on pourrait croire, la patate douce n'est pas apparentée à la pomme de terre ; c'est un aliment de base en Asie et en Amérique latine. La patate douce est souvent cirée, ce qui peut inciter à la peler ou non. Elle se prépare et se cuit comme la pomme de terre ; son temps de cuisson est à peu près identique. Elle est plus sucrée que celle-ci, aussi son utilisation est-elle plus variée. La patate douce est une excellente source de vitamine A.

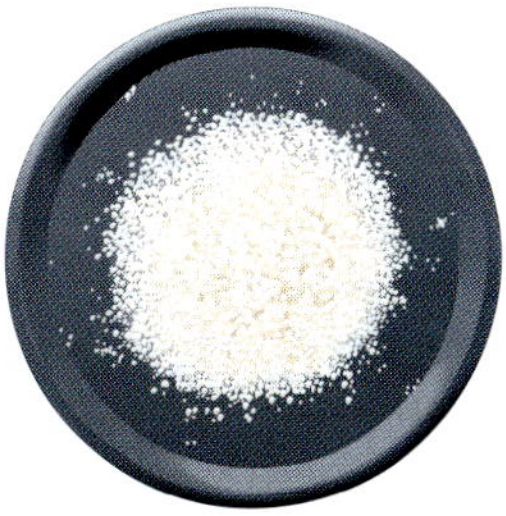

Tapioca

Fécule extraite de l'amidon du manioc. Le tapioca est insipide mais très utile pour épaissir soupes, ragoûts et puddings, car il prend la saveur du mets auquel on l'ajoute. Cuit dans du lait, il donne de délicieux desserts. La cuisson est simple, mais il est nécessaire de le brasser afin d'éviter la formation de grumeaux.

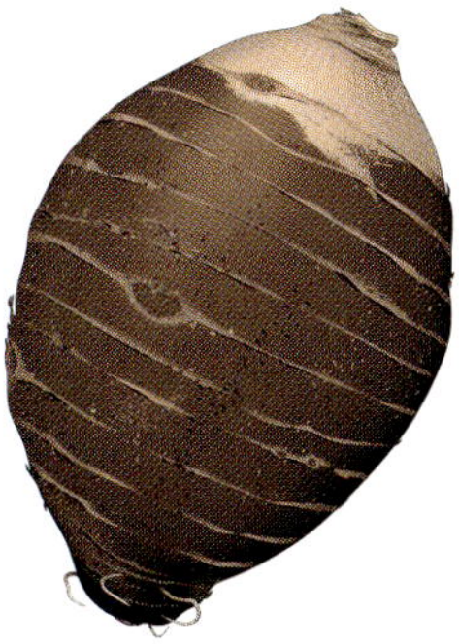

Taro

Colocasia esculenta

Les tubercules de taro sont recouverts d'une épaisse peau brune rugueuse et velue et renferment une chair de couleur crème, farineuse et sucrée. Le taro contient un liquide collant ; se munir de gants pour le peler ou le peler sous l'eau courante. La cuisson du taro nécessite 20 min à l'eau bouillante. Il s'utilise comme la pomme de terre et est meilleur servi très chaud, car sa texture change lorsqu'il refroidit. Le taro est riche en potassium.

Igname

Dioscorea spp.

L'igname est un des aliments les plus consommés à travers le monde ; elle constitue un aliment de base en Amérique du Sud et dans les Antilles. Elle est allongée comme la patate douce avec laquelle elle est souvent confondue. Comme la pomme de terre, l'igname se consomme cuite. On la pèle, on la coupe en cubes puis on la cuit de 10 à 20 min à l'eau bouillante salée. L'igname est également délicieuse frite. C'est une excellente source de potassium.

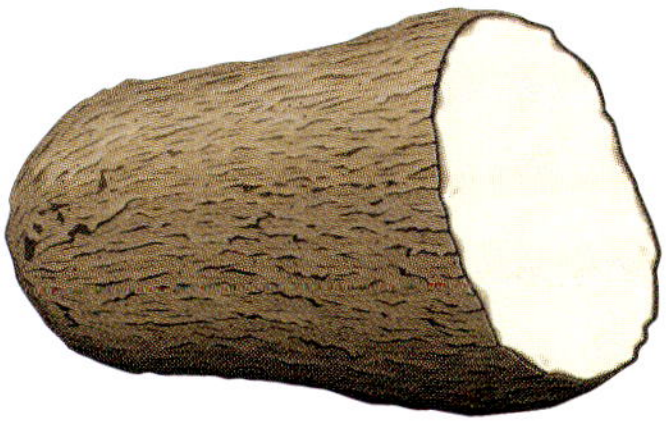

igname

légumes tubercules

Manioc

Manihot esculenta et *dulcis*

Tubercule des régions tropicales et subtropicales ; sa chair est de couleur blanchâtre, jaunâtre ou rougeâtre sous une écorce brune. Le manioc amer, variété dont on obtient le tapioca, n'est comestible qu'après avoir subi divers traitements. Peler, râper ou couper le tubercule ; le faire tremper, puis cuire dans de l'eau, à couvert. Le manioc doux est consommé comme la pomme de terre ou la patate douce ; il est cependant plus calorique que la pomme de terre.

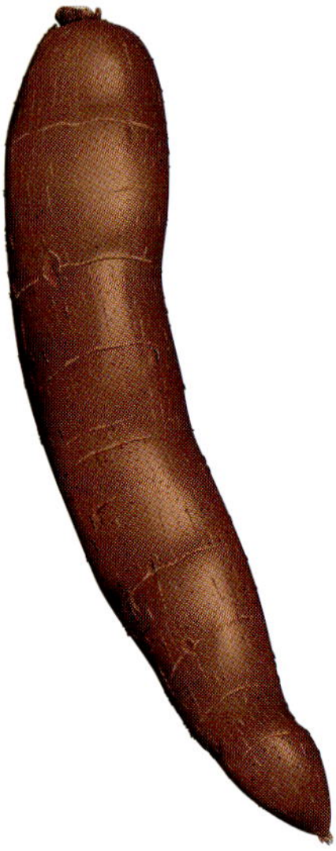

manioc doux

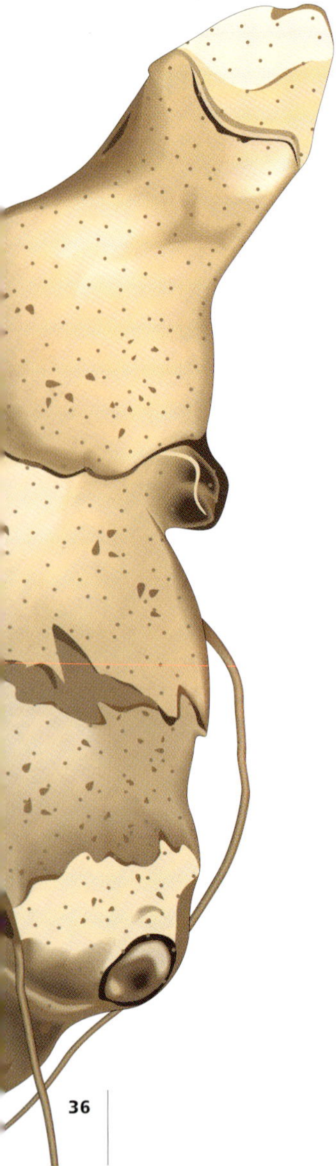

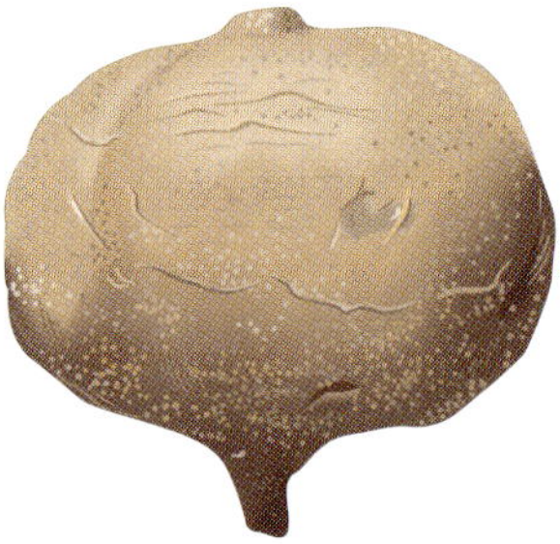

Jicama

Pachyrhizus erosus et *Pachyrhizus tuberosus*

La mince peau brun pâle du jicama n'est pas comestible ; elle recouvre une chair blanchâtre juteuse, croquante et sucrée, de saveur douce qui rappelle celle des châtaignes d'eau. Cru, il est souvent émincé, arrosé de jus de lime, saupoudré d'assaisonnement au chili, de coriandre fraîche et de sel, pour faire un amuse-gueule typiquement mexicain. Il se cuit comme la pomme de terre. Le jicama demeure croustillant même après cuisson et ajoute une note croquante inhabituelle à une grande quantité de mets.

Topinambour

Helianthus tuberosus

Tubercule bosselé qui ressemble au gingembre ; sa chair blanche jaunâtre est croquante, juteuse et sucrée. Il est préférable de le peler après la cuisson, sans trop attendre. On apprête le topinambour en purée, au gratin ou à la crème. Cru, on l'ajoute aux salades ou on le sert en hors-d'œuvre (arrosé d'un liquide acide pour l'empêcher de noircir). Cuit, il remplace les châtaignes d'eau et les pommes de terre. Il accompagne bien le poireau et la volaille.

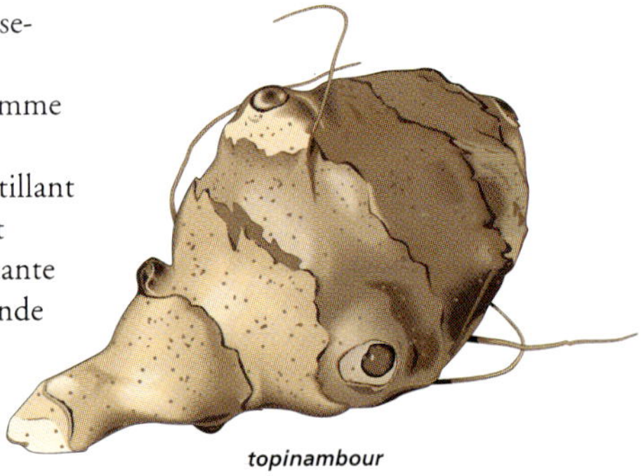

topinambour

haricots, pois et maïs

Pois

Pisum sativum

On nomme « petits pois » les graines fraîches de cette légumineuse. Plusieurs variétés de pois existent ; le pois mange-tout ou pois gourmand se distingue par le fait que sa gousse est comestible. Très jeunes et très frais, les pois peuvent être mangés crus mais la cuisson les rend plus sucrés. Les pois verts peuvent être cuits au beurre accompagnés de carottes ou de pointes d'asperges. Ils s'intègrent à une salade composée et font partie des préparations à la jardinière. Les pois mange-tout sont délicieux dans les préparations à la chinoise ; ils sont une excellente source de vitamine C.

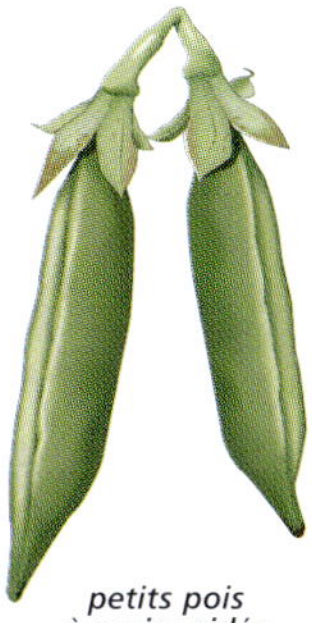

petits pois à grains ridés

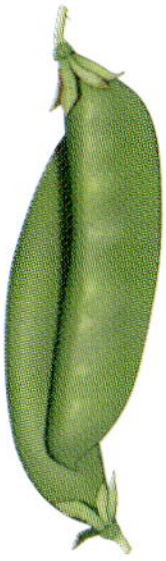

pois mange-tout

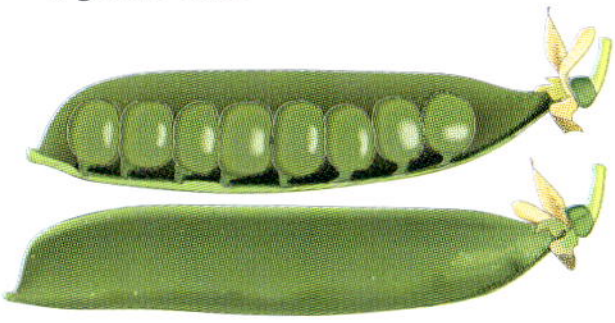

petits pois frais

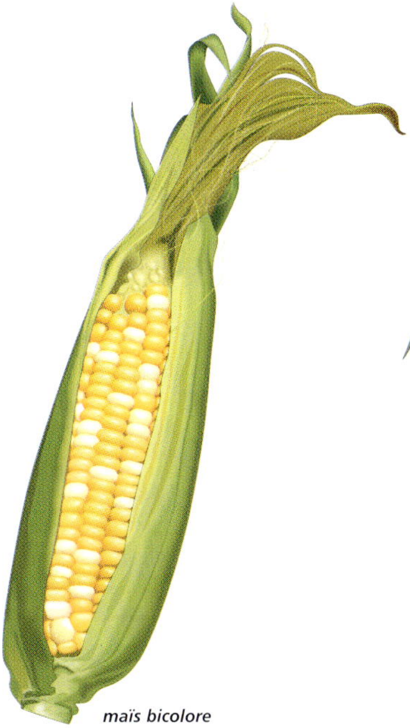

maïs bicolore

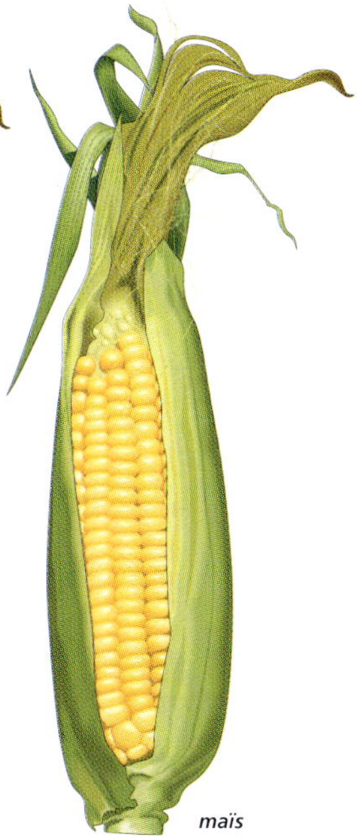

maïs

Maïs

Zea mays

Céréale originaire d'Amérique, le maïs sucré est tendre et laiteux ; il perd rapidement sa saveur après la cueillette. On consomme le maïs cuit tel quel sur l'épi, assaisonné de beurre et de sel. On utilise les grains crus dans les macédoines et les relishs. Cuits, on les sert comme légume d'accompagnement. Le maïs entre dans la fabrication de bière, de bourbon (whisky) et de gin. C'est la seule céréale contenant de la vitamine A.

Maïs miniature

Épi immature. Disponibles frais, congelés mais le plus souvent vendus en conserve, les épis miniatures agrémentent les salades et les sautés de légumes. Très populaires dans la cuisine thaïlandaise et chinoise, leur goût est cependant assez éloigné de celui du maïs frais.

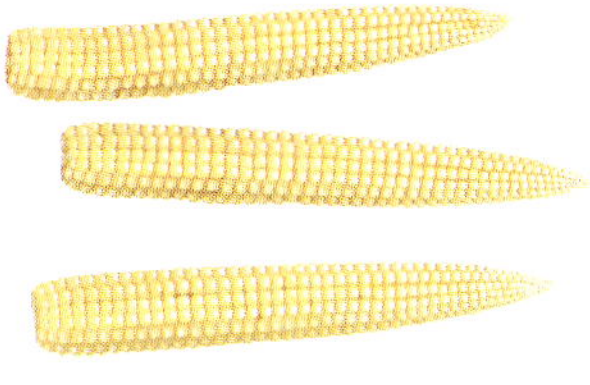

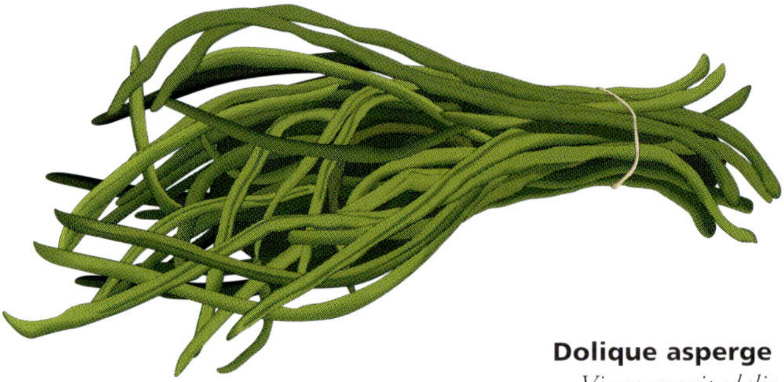

Dolique asperge
Vigna sesquipedalis

Légumineuse dont les gousses et les graines sont de longueur remarquable ; sa saveur est à mi-chemin entre celle du haricot et de l'asperge. Ce dolique se consomme principalement frais, comme le haricot vert. Il est moins juteux et moins sucré cependant. La cuisson à l'orientale lui convient bien. Ses graines séchées s'apprêtent commes les graines des autres légumineuses.

Flageolet
Phaseolus spp.

Haricot vert pâle, mince, aplati et moins farineux que la plupart des autres légumineuses. Le flageolet est particulièrement estimé en France où il accompagne traditionnellement le gigot d'agneau. Il est surtout disponible séché ou en conserve.

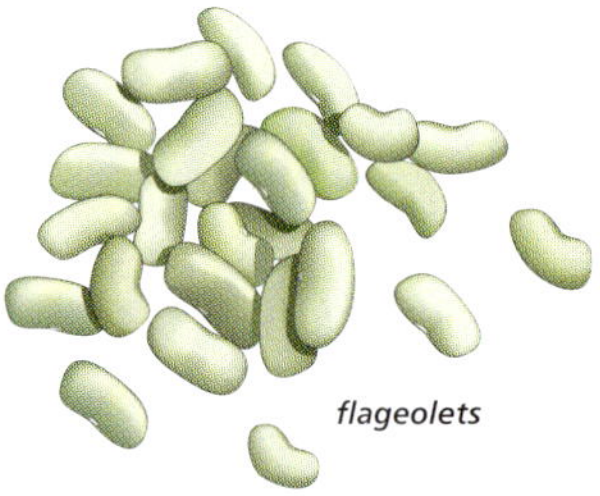

flageolets

Haricots frais

La plupart des gousses peuvent être consommées fraîches, avant leur maturité, comme les haricots beurre verts ou jaunes. À maturité, on écosse les gousses et les graines sont utilisées fraîches ou séchées, toujours cuites. Rechercher des haricots frais fermes et cassants. Le haricot frais cuit se mange chaud ou froid ; il sert souvent de légume d'accompagnement et est délicieux arrosé de vinaigrette.

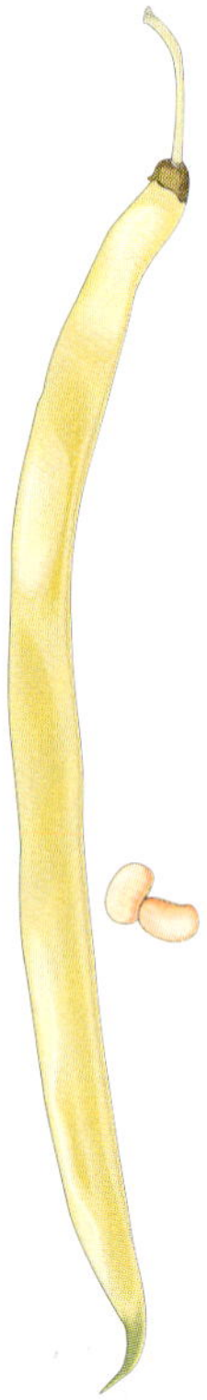

haricot jaune frais

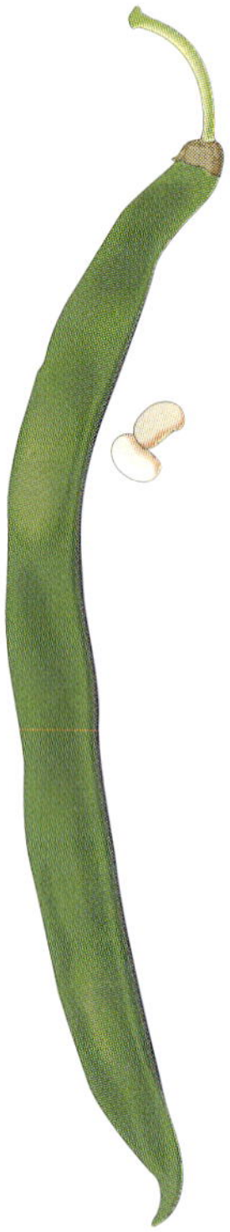

haricot vert frais

Fève
Vicia faba

Légumineuse, nommée « gourgane » au Québec, dont les gousses robustes contiennent des graines plates aux bouts arrondis. La fève est farineuse et de saveur prononcée. On la consomme parfois crue, sans la peau épaisse qui contient des tannins. Elle entre dans la composition du fabada, une sorte de cassoulet espagnol. En Italie, on l'apprête alla pancetta, avec des oignons et du lard. Au Moyen-Orient, elle est apprêtée en purée, en beignets ou en salade. Elle est une excellente source d'acide folique et une source élevée de fibres.

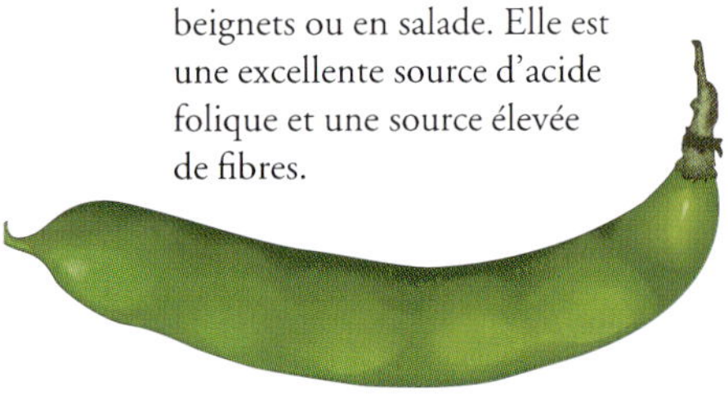

fève

légumineuses

Le terme « légumineuses » désigne à la fois les plantes dont le fruit est contenu dans une gousse, et la très vaste famille de ces plantes qui comprend notamment les lentilles (*Lens*), les haricots (*Phaseolus*), les fèves (*Vicia*), les soyas (*Glycine*) et les arachides *(Arachis)*. Les légumineuses, ou légumes secs, occupent une place importante dans l'alimentation de plusieurs peuples, notamment en Afrique du Nord, en Amérique latine et en Asie.

ACHAT

À l'achat, choisir des légumes secs intacts, de couleur vive et de grosseur uniforme. Délaisser les graines ternes, ridées ou trouées par des insectes, elles sont vieilles, ont subi de mauvaises conditions d'entreposage et se réhydrateront difficilement.

PRÉPARATION

La préparation des légumes secs pour la cuisson est simple et consiste, à part le trempage, en l'ajout d'ingrédients qui les assaisonneront. Le trempage vise à redonner aux légumes secs l'eau qu'ils ont perdue, permet de diminuer le temps de cuisson, réduit la flatulence et préserve les vitamines et les minéraux. Le trempage dure généralement de 6 à 8 heures ; il peut cependant être abrégé, il s'agit alors de trempage rapide, ou il peut être omis lorsqu'on utilise l'autocuiseur.

Il est important de trier les légumes secs avant de les laver plusieurs fois à l'eau froide et de les laisser tremper. Placer les légumes secs dans un grand bol, les recouvrir de trois parties d'eau pour une partie de légumineuses et les laisser tremper toute une nuit au frais ou au réfrigérateur.

CUISSON

À la cuisson, on recouvre les légumes secs d'eau froide que l'on amène à ébullition, puis on réduit l'intensité et on laisse mijoter à feu doux jusqu'à ce que les légumineuses soient tendres. La cuisson est plus rapide à l'autocuiseur. Les légumineuses se consomment chaudes ou froides, entières ou réduites en purée. Elles peuvent également être rôties ou moulues en farine ou fermentées. Elles sont également disponibles précuites en conserve. Certaines sont mises à germer.

UTILISATION

Les légumineuses peuvent servir de mets d'accompagnement ou elles peuvent être l'ingrédient de base de mets principaux, comme les tacos et les burritos mexicains, les falafels — boulettes frites d'origine libanaise — ou comme le célèbre cassoulet français ou la savoureuse feijoada brésilienne. Réduits en purée, les pois chiches entrent dans la préparation du hoummos du Moyent-Orient. C'est à partir des lentilles qu'on prépare le dahl indien, qui est une purée de lentilles épicée.

CONSERVATION

Les légumineuses se conservent un an dans un contenant hermétique et dans un endroit frais et sec, sans perte importante de valeur nutritive. Cuites, elles se conservent environ 5 jours au réfrigérateur et jusqu'à 3 mois au congélateur.

VALEUR NUTRITIVE

Les légumineuses sont nourrissantes. Les protéines des légumineuses diffèrent des protéines de la viande. On les dit incomplètes parce que certains de leurs acides aminés, soit la méthionine, la cystine et le tryptophane, sont dits limitants, c'est-à-dire qu'ils sont présents en quantité moindre par rapport aux autres. La plupart des légumineuses sont d'excellentes sources d'acide folique et de potassium, elles sont de bonnes sources de fer et de magnésium. Elles constituent habituellement une source très élevée de fibres alimentaires.

Pois secs

Les graines du pois séchées sont nommées « pois secs » ; on les laisse dans le champ jusqu'à leur complète maturité, puis on les sèche. Les pois secs entiers nécessitent une période de trempage avant d'être cuits ; les pois cassés sont moins farineux et leur cuisson est plus rapide. Les pois séchés entiers sont cuisinés en soupes, traditionnellement avec du jambon. Les pois cassés sont souvent réduits en purée ; on les utilise aussi dans les potages.

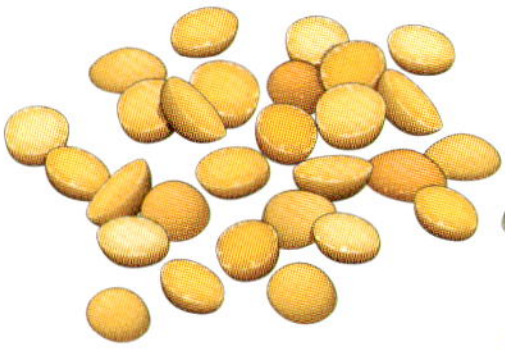

pois cassés verts

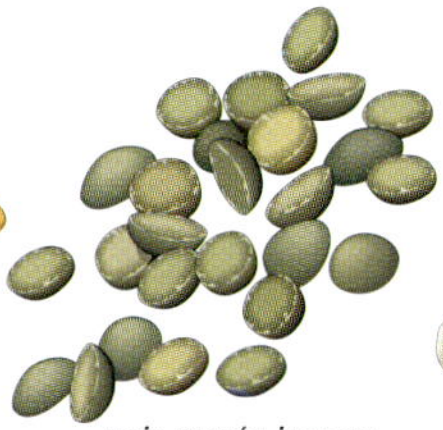

pois cassés jaunes

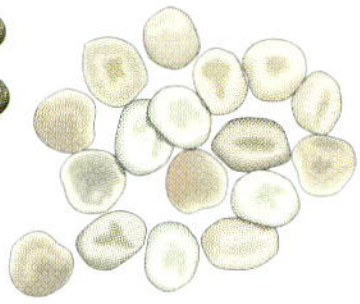

pois secs

Lentille

Lens esculenta ou *culinaris*

Légumineuse consommée depuis les temps préhistoriques. L'une des variétés les plus connues en Occident est la lentille ronde de couleur verte ou brunâtre. Séchées, les lentilles servent à préparer des salades et des soupes nourrissantes. Réduites en purée, elles font d'excellentes croquettes. En les ajoutant au riz, on obtient un mets complet en protéines.

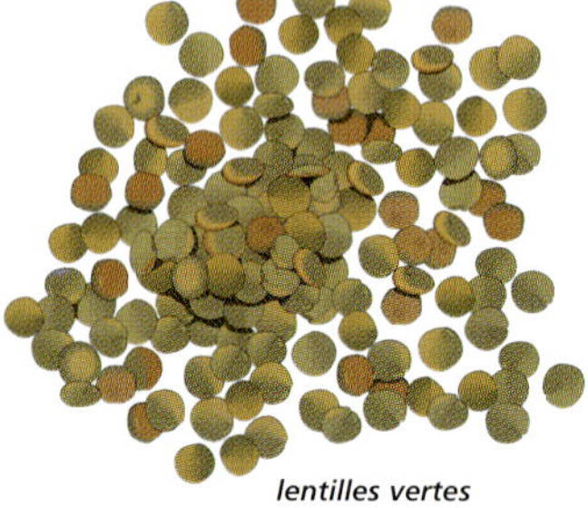

lentilles vertes

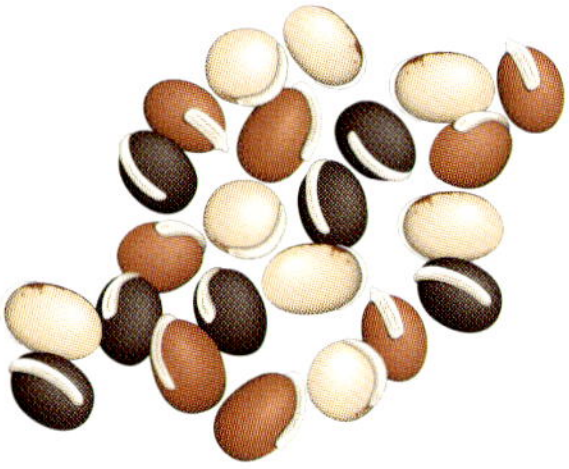

Dolique d'Égypte

Dolichos lablab

Dolique dont les graines sont ornées d'un long hile blanc proéminent. Séché, il peut remplacer les autres légumineuses dans la plupart des recettes. Moulu en farine, on l'incorpore au pain ; on le fait aussi germer. Le dolique d'Égypte est une excellente source de cuivre.

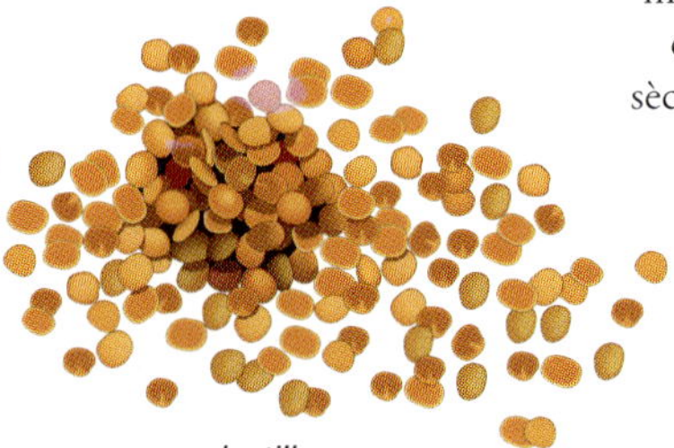

lentilles orange

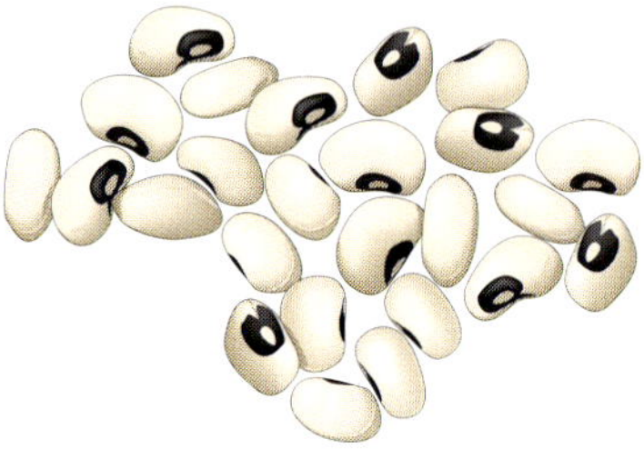

Dolique à œil noir

Vigna unguiculata ou *sinensis*

Légumineuse dont le hile forme une tache foncée, qui lui donne l'aspect d'un œil. Les gousses du dolique à œil noir sont comestibles avant leur pleine maturité et sont servies comme les haricots verts. On met le dolique dans les soupes et les salades, on le cuit en beignets ou à la casserole. Il est typique de la cuisine du sud des États-Unis où il est cuisiné avec du porc.

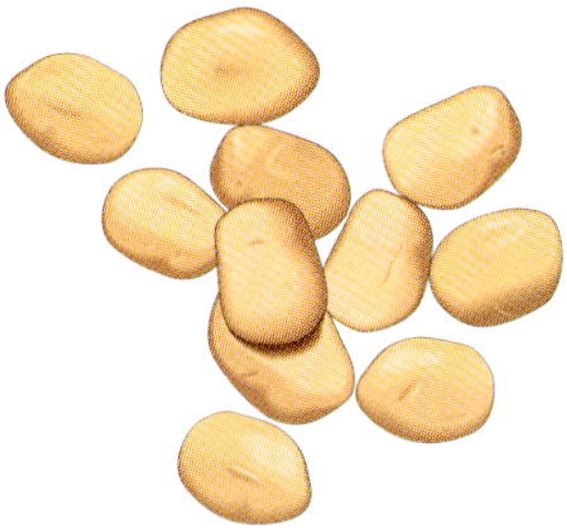

Fève séchée

Vicia faba

Légumineuse délicieuse dans les soupes et les plats mijotés, entière ou réduite en purée. On cuit la fève sèche, avec ou sans la peau, pendant environ 2 ½ h.

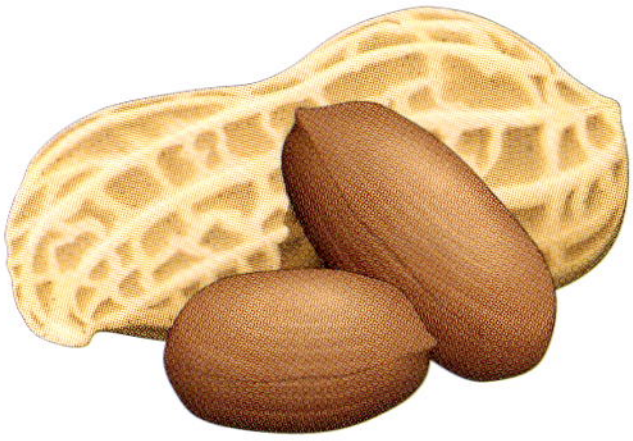

Arachide
Arachis hypogaea

On considère l'arachide comme une noix, mais c'est en fait une légumineuse. Écarter les arachides tachées, noircies, rances ou moisies, qui pourraient être contaminées. Dans plusieurs pays l'arachide accompagne viande, poisson et volaille ou aromatise sauces, salades et plats mijotés. Elle est l'ingrédient de base de la sauce satay (une sauce piquante) et du gado gado (un plat de légumes indonésien). L'arachide est nourrissante car elle est riche en protéines, en matières grasses et en calories ; elle est une excellente source de niacine, de magnésium, de potassium et de fibres.

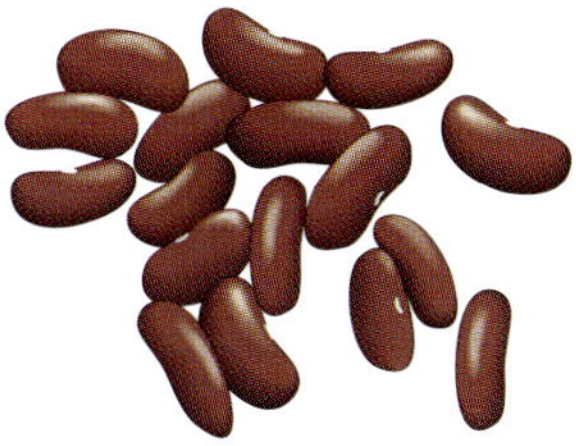

Haricot rouge
Phaseolus spp.

Légumineuse rouge et réniforme, de texture et de saveur douces, très utilisée dans les plats mijotés. Le haricot rouge entre dans la composition du chili con carne, un mets très nourrissant.

Luzerne
Medicago sativa

Ce sont surtout les graines germées qui servent à la consommation humaine. Contrairement aux germes de haricot mungo, les germes de luzerne peuvent être mangés crus, car ils sont très fins et leur goût est délicat. On les met dans les salades, les sandwichs et les hors-d'œuvre ; on les ajoute au moment de servir dans les plats cuisinés tels les omelettes et les tacos.

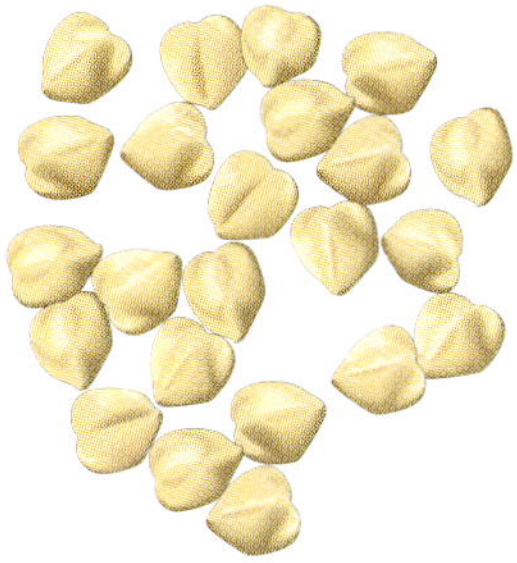

Pois chiche
Cicer arietinum

Les graines du pois chiche s'apprêtent comme les graines des autres légumineuses, mais ne se défont pas à la cuisson. L'utilisation des pois chiches est très variée. L'hoummos (purée qui se mange froide) et les falafels (des boulettes frites) sont à base de pois chiches. L'estouffade, la potée, le ragoût et le couscous en comprennent. Ils sont délicieux froids dans les salades composées. On transforme aussi les pois chiches en farine, on les fait rôtir ou germer.

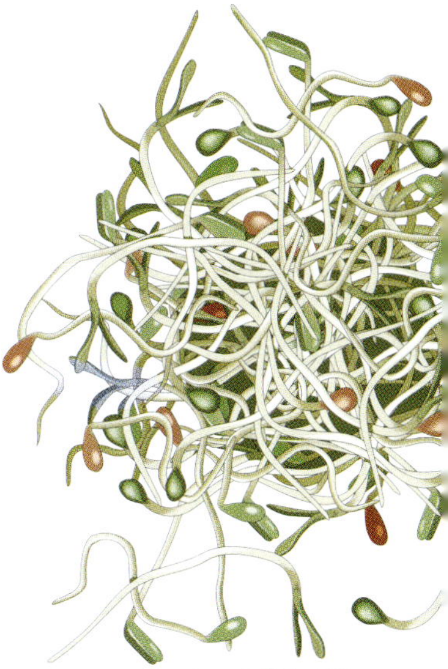

germes de luzerne

Lupin
Lupinus spp.

Les graines de lupin blanc lisses et comprimées sont les plus consommées, car elles sont exemptes de substances toxiques et ne nécessitent pas une longue préparation. On mange les lupins arrosés de jus de citron, avec ou sans leur peau ; on peut aussi les servir nature en amuse-gueule, comme en Italie et au Moyen-Orient. Ils sont très nourrissants.

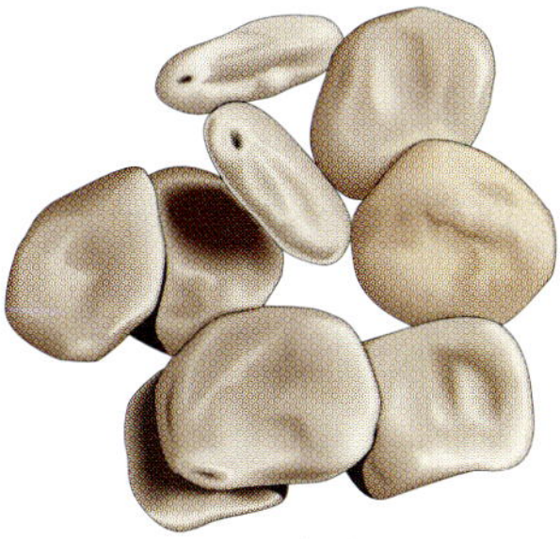

lupins

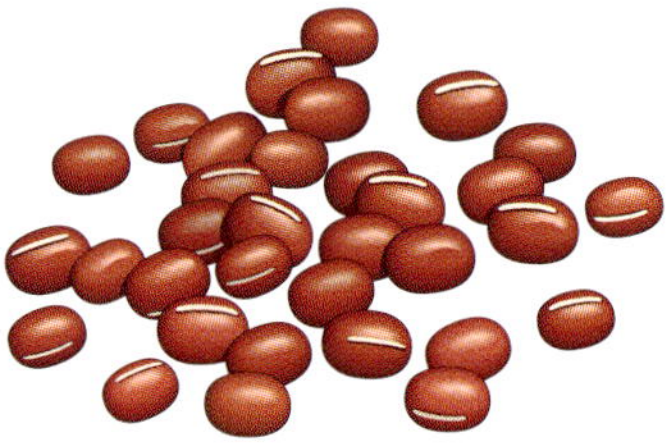

Haricot adzuki

Phaseolus ou *Vigna angularis*

Haricot fréquemment servi avec le riz et transformé par les Asiatiques en une pâte qui peut remplacer le concentré de tomate. Le haricot adzuki sert aussi de substitut de café et il peut être soufflé comme le maïs ou mis à germer. Moulu, on l'utilise comme farine dans les gâteaux, les soupes et dans les substituts de lait. Il constitue une source très élevée de fibres.

Haricot noir

Phaseolus spp.

Haricot légèrement réniforme et complètement noir ; on le trouve rarement hors des États-Unis, de l'Amérique centrale et du Mexique, d'où il provient. On utilise abondamment cette légumineuse dans la cuisine mexicaine, notamment pour les frijoles refritos, les burritos et les enchiladas.

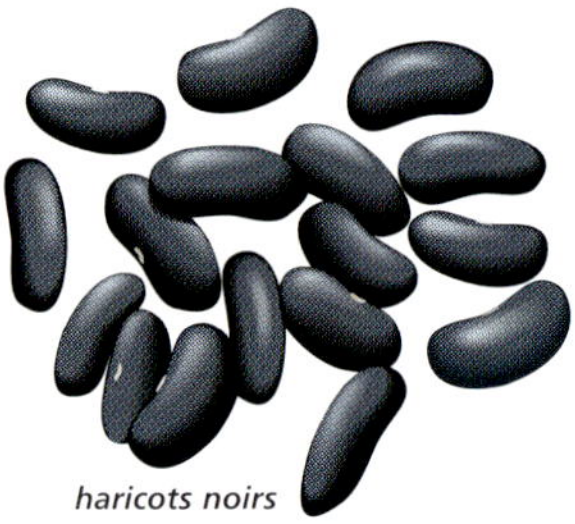

haricots noirs

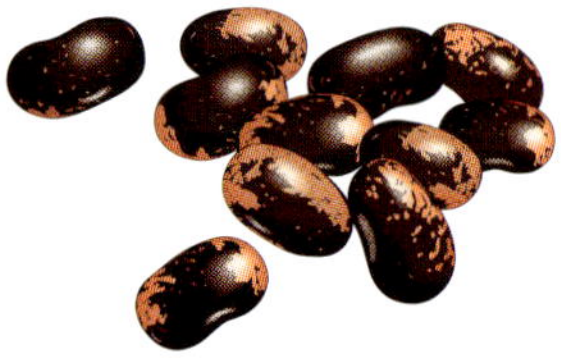

Haricot d'Espagne

Phaseolus coccineus

Les gousses teintées de rose contiennent des graines, de couleur blanche tachetée de rouge ou rouge tachetée de noir, qui se préparent comme celles du haricot rouge. Le haricot d'Espagne se marie bien avec les oignons, les tomates et le thon.

Haricot de Lima

Phaseolus lunatus

Haricot le plus souvent crème ou vert. Le haricot de Lima se transforme rapidement en bouillie, d'où l'importance d'éviter une cuisson prolongée. Sa saveur douce ne masque pas la finesse des plats. Il remplace agréablement les pommes de terre. Très bonne source de fibres.

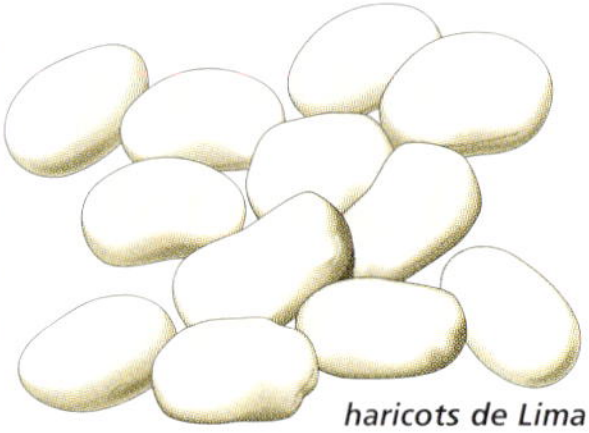

haricots de Lima

Haricot blanc

Phaseolus spp.

Légumineuse en forme de rognon, assez gros et carré aux extrémités. De saveur moins prononcée que le haricot rouge, il acquiert la saveur des préparations dans lesquelles il cuit. Il en existe un grand nombre de variétés, dont le haricot cannellini, fort prisé en Italie.

Haricot canneberge

Phaseolus spp.

Gros haricot, rond et peu farineux, blanc crème, tacheté de rose ou de brun. Très populaire en Europe où on le nomme haricot coco, il est surtout utilisé dans les ragoûts et le cassoulet.

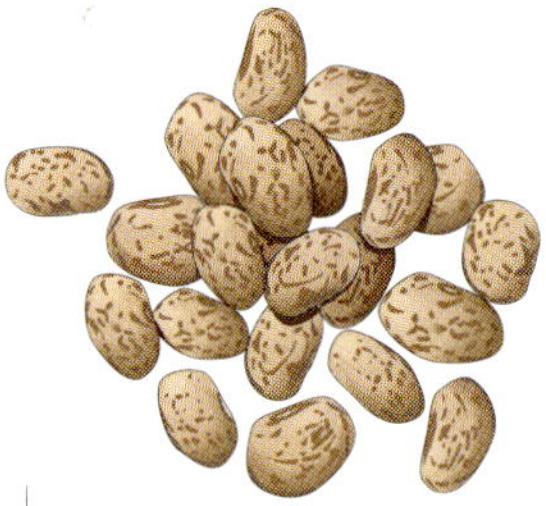

Haricot pinto

Phaseolus spp.

Haricot de taille moyenne, plutôt plat et réniforme, de couleur beige tacheté de brun clair. À la cuisson, il prend une coloration rosée et acquiert une texture crémeuse. Il remplace avantageusement le haricot rouge. Il est délicieux réduit en purée.

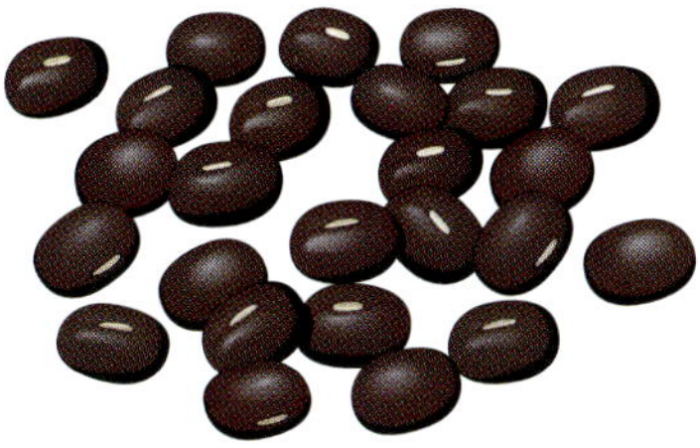

Haricot mungo à grains noirs

Phaseolus ou *Vigna mungo*

Haricot apprécié en Inde, en Birmanie et au Pakistan. Les gousses droites très duvetées renferment de petites graines de couleur blanc crème à l'intérieur. En Asie, il est l'élément de base d'une sauce noire. En Inde, on l'utilise avec du riz pour préparer une galette (dhosai) ou une purée de lentilles épicée (dahl).

Germes de haricot de soya

Les germes de haricot de soya sont prêts à manger après une germination de quelques jours. Ils sont plus nourrissants et plus savoureux que les germes de haricot mungo. On les consomme légèrement cuits ou crus. Ils entrent parfois dans la composition des rouleaux de printemps.

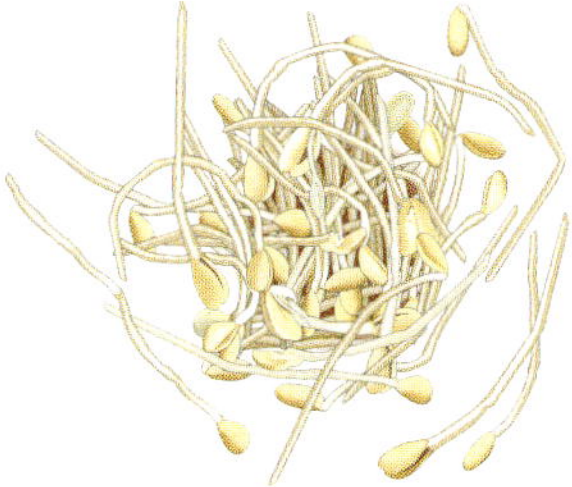

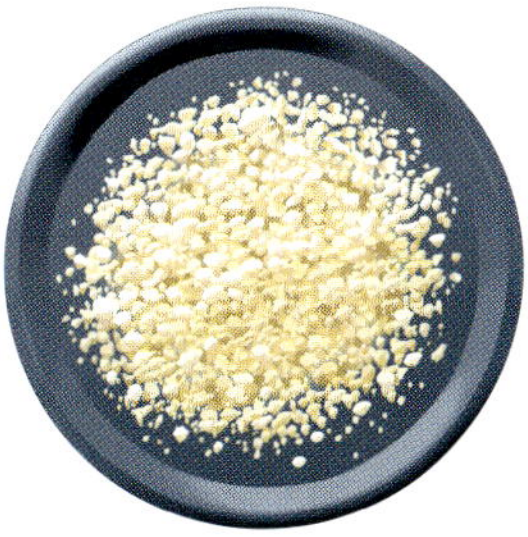

Haricot de soya concassé

Le haricot de soya concassé est un haricot dont on a retiré l'enveloppe avant d'être moulu en granules. Il cuit beaucoup plus rapidement que le haricot entier.
On l'ajoute à une variété de mets qu'il enrichit (soupes, ragoûts, sauces à spaghetti, biscuits, pains).

Haricot mungo

Phaseolus aureus

Légumineuse qui occupe une place importante en Inde et dans plusieurs autres pays asiatiques. En Occident, on l'utilise surtout germé ; c'est l'ingrédient de base du chop soui. L'expression « fèves germées » est incorrecte, puisqu'il s'agit en fait de « germes de haricot mungo ».

Haricot romain

Phaseolus spp.

Haricot réniforme, de couleur brunâtre (certaines variétés sont beiges), moucheté, souvent plus gros et plus foncé que le haricot pinto. Cet excellent haricot très estimé en Italie absorbe la saveur des aliments avec lesquels il cuit. On peut l'utiliser à la place du haricot pinto ou du haricot rouge.

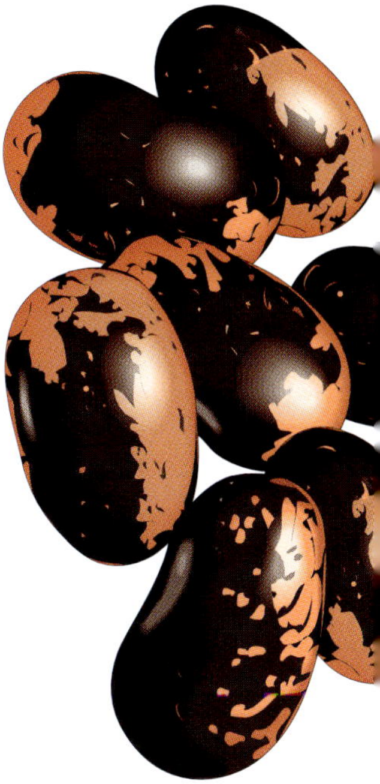

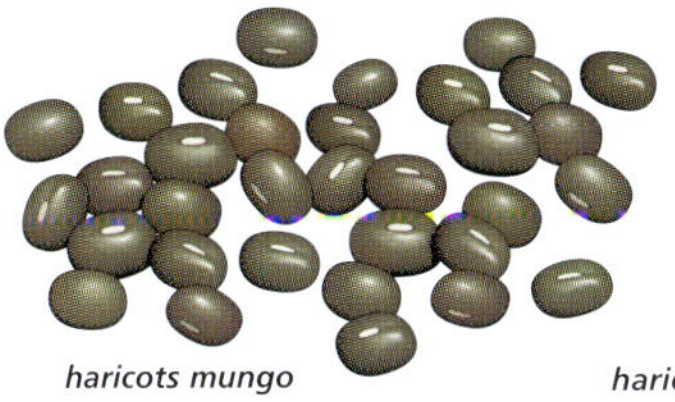

haricots mungo

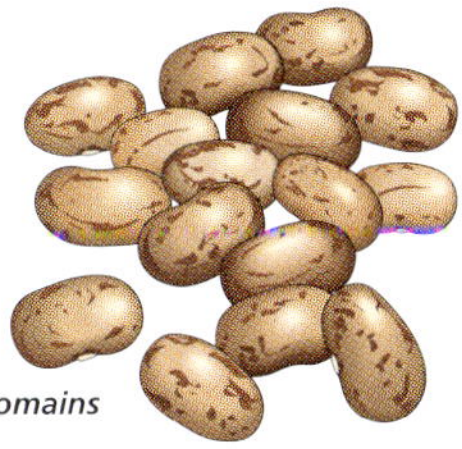

haricots romains

Lait de soya

Liquide tiré des haricots de soya broyés. Le lait de soya commercialisé est souvent aromatisé artificiellement et très sucré ; il est aussi vendu en poudre. On s'en sert pour confectionner sauces, yogourts, sorbets, crèmes glacées, boissons et pâtisserie. Il est dépourvu de cholestérol et ne contient pas de lactose. On le dit alcalinisant et bénéfique pour le système digestif; il serait efficace pour prévenir l'anémie. L'usage exclusif de ce lait peut créer une carence en calcium et en vitamine B_{12}.

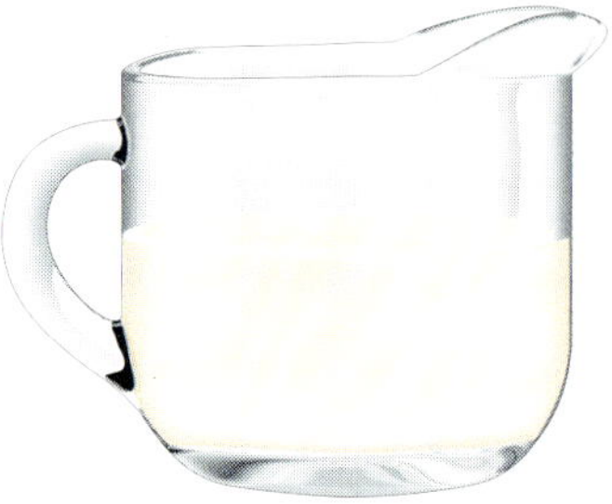

Okara

Pulpe égouttée des haricots de soya, obtenue de la fabrication du lait de soya. Sa fine texture émiettée enrichit et épaissit les soupes et améliore la texture des pains et des pâtisseries. On peut aussi ajouter l'okara aux céréales, crêpes, pâtes à frire, biscuits, hamburgers et ragoûts. On le trouve humide ou sous une forme séchée qui se conserve presque indéfiniment. Riche en cellulose, il combat la constipation.

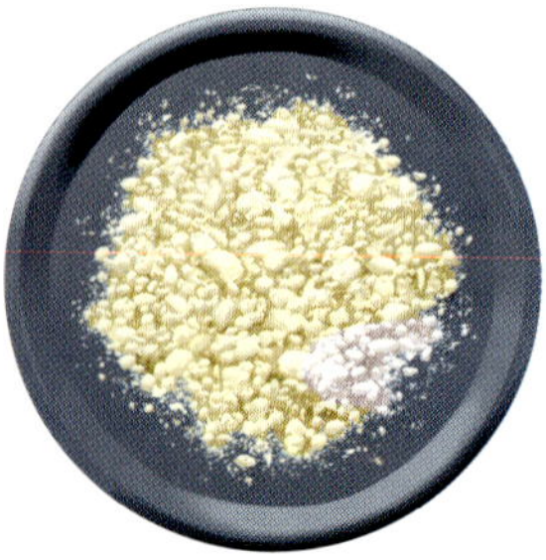

okara

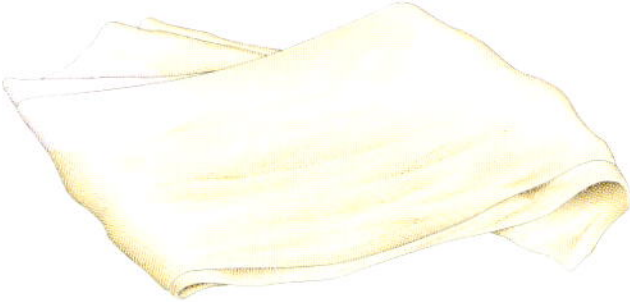

Yuba

Nom japonais donné à la peau qui se forme à la surface du lait de soya lorsqu'il est chauffé. Particulièrement apprécié en Chine et au Japon, cet aliment aussi mince qu'une feuille de papier peut être roulé comme une crêpe et assaisonné d'aliments sucrés ou salés et peut servir à confectionner des rouleaux à frire. On l'utilise aussi dans les omelettes, les sashimis, les plats de légumes et comme accompagnement à la viande.

Tempeh

Produit fermenté, dont la texture est un peu caoutchouteuse et la saveur prononcée, fait traditionnellement avec des haricots de soya. Son aspect extérieur rappelle la croûte fleurie des fromages. On doit toujours le manger cuit. Il peut remplacer le tofu et est plus savoureux avec de l'ail et du gingembre, ou mariné. Le tempeh a une grande valeur nutritive et contient beaucoup de vitamine B_{12}.

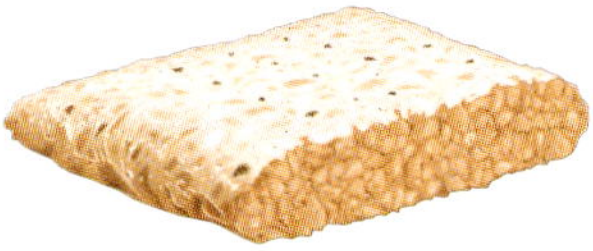

tempeh

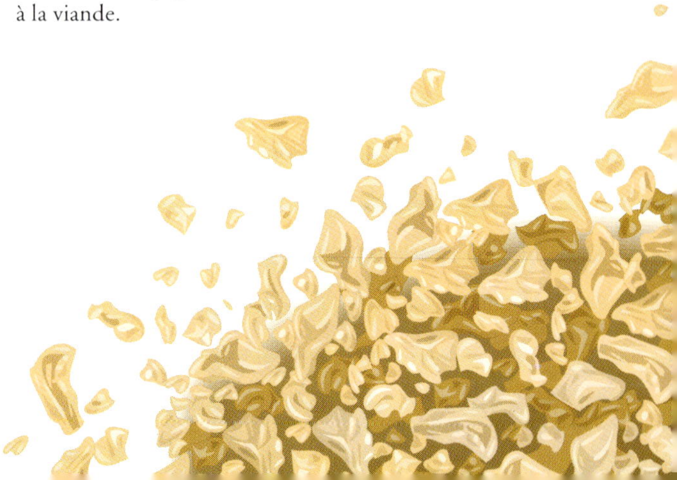

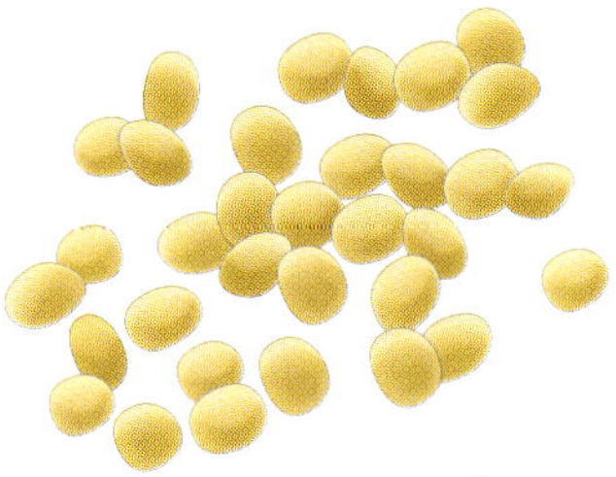

Soya

Glycine max

Le soya (ou soja) fut l'un des premiers aliments à être cultivés. Cueilli jeune, il se mange seul ou dans sa gousse. Il est excellent dans les mets mijotés. Le haricot séché est utilisé comme les autres légumineuses ; il est important de bien le cuire. Les Asiatiques consomment surtout le soya transformé. On l'utilise aussi comme substitut de café et on le transforme en protéines texturées, qui remplacent la viande. C'est une légumineuse très nourrissante qui contient d'excellentes protéines. Le haricot de soya est un complément idéal aux céréales. Il serait bénéfique pour le foie, reminéralisant et énergétique ; il abaisserait le taux de cholestérol et contiendrait des composés potentiellement anticancéreux.

tofu mou

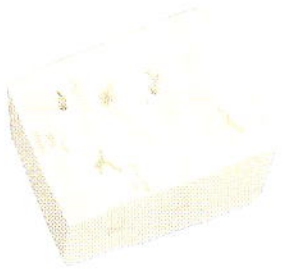

tofu ferme

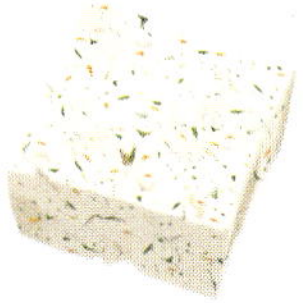

tofu aux herbes

Tofu

Caillé obtenu à partir du liquide extrait des haricots de soya. Aliment caméléon par excellence, le tofu absorbe la saveur des aliments avec lesquels on le combine.
On l'emploie de l'entrée au dessert, et même dans les boissons. Sa saveur est rehaussée par la sauce anglaise, la sauce soya, l'ail, le gingembre et le curry. Il contient 2 à 3 fois plus de fer qu'une portion de viande cuite.

Natto

Condiment dont la fabrication remonte à au moins 1000 ans. Préparé à partir de haricots de soya fermentés, il possède une texture gluante et visqueuse dont la saveur et l'odeur forte rappellent le fromage. Le natto est généralement utilisé pour assaisonner les soupes, les légumes, les salades, le riz et les nouilles. Au Japon, on le sert souvent à l'occasion des fêtes. Fragile, le natto se conserve peu de temps.

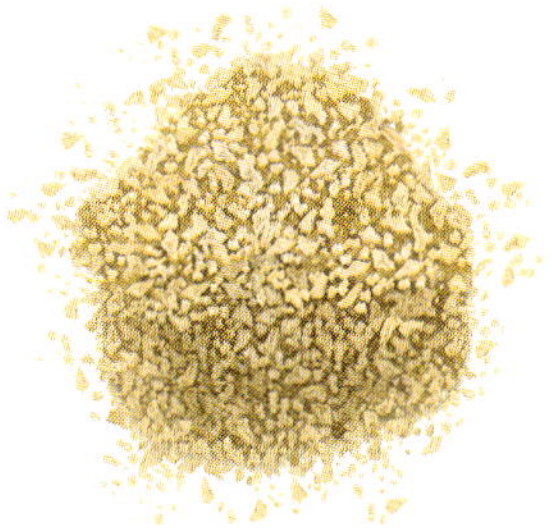

Protéines végétales texturées

Protéines extraites de certains végétaux (haricot de soya, blé, tournesol, luzerne) par un processus chimique. Elles entrent dans la préparation de nombreux mets cuisinés (sauces, ragoûts, lasagnes, hamburgers, desserts, céréales) et servent surtout de substitut de viande. Du point de vue diététique, ces protéines sont intéressantes, car elles contiennent peu de matières grasses et sont riches en protéines.

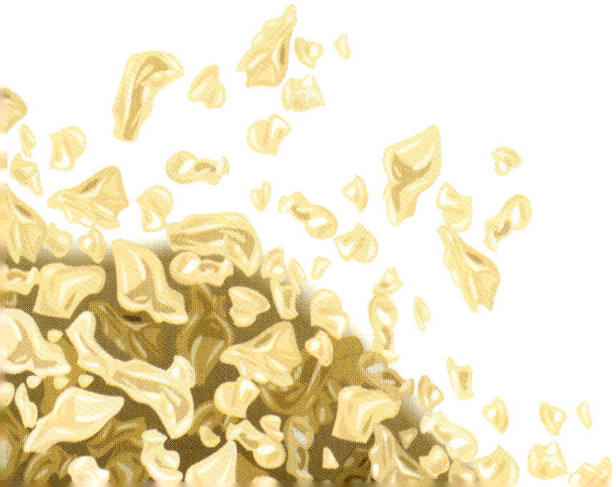

fruits

Les fruits sont consommés depuis les temps préhistoriques et sont cultivés depuis environ 6 000 ans. En saison, ils constituaient une part importante de l'alimentation des peuples primitifs. L'être humain apprit à sécher les fruits et il put les consommer ainsi hors saison. Jamais auparavant dans l'histoire une aussi grande diversité de fruits n'a été offerte sur les marchés.

PRÉPARATION

Laver les fruits avant de les consommer, sauf certains qui sont trop fragiles telles les framboises et les mûres. La fine pellicule blanche, la pruine, qui se dépose naturellement sur les prunes et les raisins est un signe de parfaite fraîcheur et non celui d'un résidu de traitement. La chair d'une grande variété de fruits s'oxyde au contact de l'air et brunit, surtout lorsqu'ils ne sont pas consommés ou cuits immédiatement (abricot, banane, pomme, poire, pêche, nectarine). Pour éviter cette réaction, qui survient lorsque la chair est en contact avec l'air, il s'agit de préparer les fruits au dernier moment, d'arroser les fruits coupés avec un ingrédient acide (jus d'agrume, vinaigre, vinaigrette, alcool, selon l'usage que l'on en fera) ou de les pocher dans un sirop de sucre. La réfrigération ralentit l'oxydation, la cuisson l'arrête complètement.

UTILISATION

L'utilisation des fruits est des plus variées. On les consomme crus, cuits, déshydratés, confits, flambés, pochés, en beignets, en conserve ou macérés dans de l'alcool. On les transforme en compote, en coulis, en gelée, en confiture, en marmelade, en beurre, en jus, en vinaigre, en boissons alcoolisées (liqueurs, eaux-de-vie, vins, cidres) ou non alcoolisées (jus de fruits frais).

On cuisine les fruits en dessert ou avec des aliments salés. On les met notamment dans les sauces, les soupes, les salades de fruits, les salades composées, les gâteaux, les muffins, les mousses, les charlottes, les bavarois, les tartes, les crèmes glacées et les sorbets, les crêpes, les flans, les strudels, les clafoutis et les puddings. La cuisson des fruits en compote permet de tirer parti de fruits trop mûrs ou abîmés. Les fruits se marient particulièrement bien avec les fromages, le jambon, les crustacés, les poissons fumés, le gibier, le porc et la volaille ; le citron est le fruit qui est le plus utilisé en cuisine.

CONSERVATION

Tous les fruits ne sont pas aussi fragiles ; l'orange, par exemple, se conserve plus facilement que la fraise. Les fruits ont besoin d'un certain degré d'humidité et de froid pour demeurer frais plus longtemps ; plus l'air ambiant est humide, plus leur déshydratation est retardée.

Presque tous les fruits peuvent être congelés, exception faite des poires et des cerises douces qui deviennent trop molles à la décongélation. À la congélation, certains enzymes causent le brunissement des fruits, il est donc nécessaire de les additionner de sucre ou d'ingrédients acides (jus de citron, acide ascorbique) pour ralentir ce processus.

Pour effectuer une mise en conserve de fruits de qualité, on doit utiliser un stérilisateur à eau bouillante, même si les fruits sont très acides, afin de détruire toutes bactéries, moisissures et levures. Il faut s'assurer d'utiliser uniquement des fruits mûrs, fermes et bien formés.
Les conserves maison bien préparées se gardent jusqu'à un an dans un endroit sombre et frais de préférence.

VALEUR NUTRITIVE

Chaque fruit est composé de divers éléments nutritifs dans une concentration qui lui est propre. Comme groupe d'aliments cependant, les fruits partagent certaines caractéristiques :

• la plupart des fruits sont riches en eau (de 80 à 95 %), en vitamine A, en vitamine B_6, en vitamine C, en potassium, en calcium, en fer et en magnésium ;

• ils renferment habituellement de 13 à 23 g de glucides et contiennent généralement peu de calories, de protéines et de matières grasses. Plus un fruit est coloré et foncé, plus il est riche en vitamines et minéraux.

Il est important de consommer des fruits frais avec la pelure, car les vitamines, les fibres et les minéraux sont conservés. Certaines personnes peuvent toutefois éprouver de la difficulté à digérer les fruits crus.

fruits confits et séchés

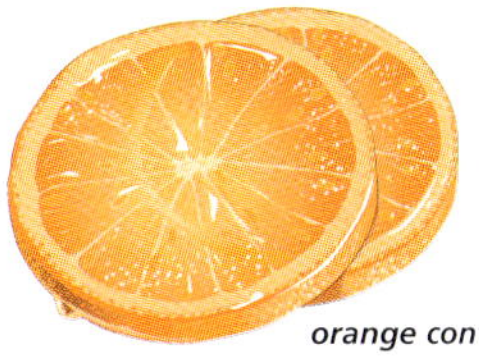

orange confite

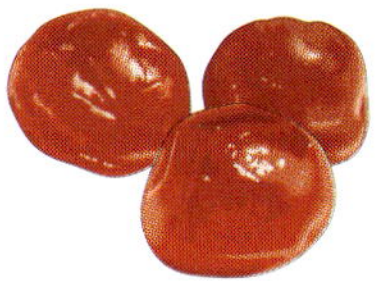

cerises confites

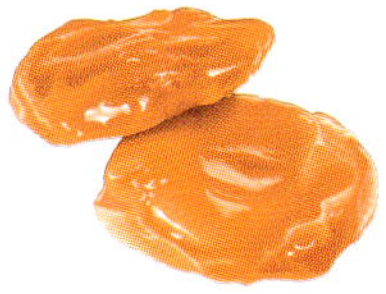

abricots confits

Fruits confits

Fruits conservés au sucre : l'eau contenue dans les fruits est remplacée par le sucre. Les fruits sont d'abord blanchis, puis macérés dans des sirops concentrés chauffés ; ils sont ensuite égouttés et séchés. On les utilise à des fins décoratives, en pâtisserie ou comme friandises. Ils sont indispensables dans les puddings anglais et les gâteaux aux fruits ; en Italie, on les intègre à la crème glacée. Riches en sucre, les fruits confits sont caloriques.

Fruits séchés

Fruits dont on a extrait une partie de l'eau afin de les conserver. Les fruits séchés se consomment tels quels ou réhydratés (dans de l'eau, du jus ou de l'alcool). On les ajoute aux céréales, salades de fruits et salades composées, sauces, farces et riz, gâteaux et biscuits. Ils contiennent 4 à 5 fois plus de nutriments que lorsqu'ils sont frais, ce qui les rend hautement et immédiatement énergétiques. Les fruits déshydratés peuvent provoquer la carie dentaire étant donné leur contenu élevé en sucre et le fait qu'ils adhèrent aux dents. Ils contiennent souvent des agents de conservation qui ne représentent toutefois aucun danger.

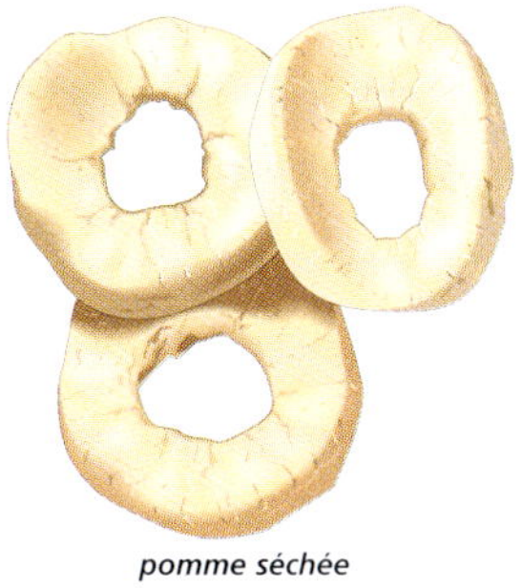

pomme séchée

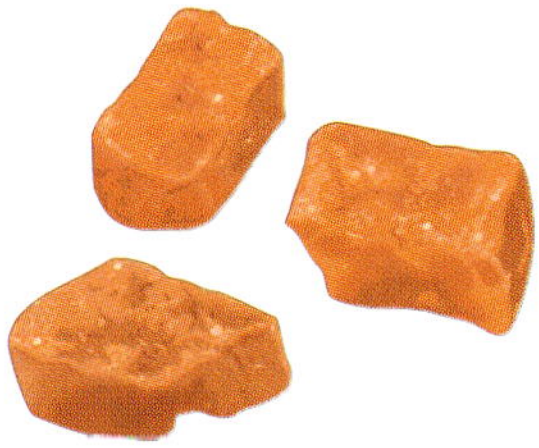

papaye séchée

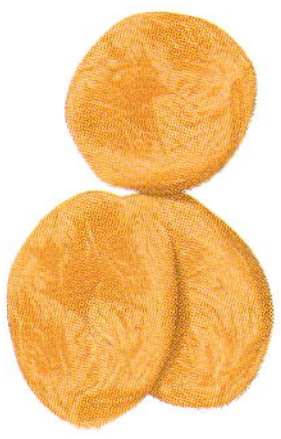

abricots séchés

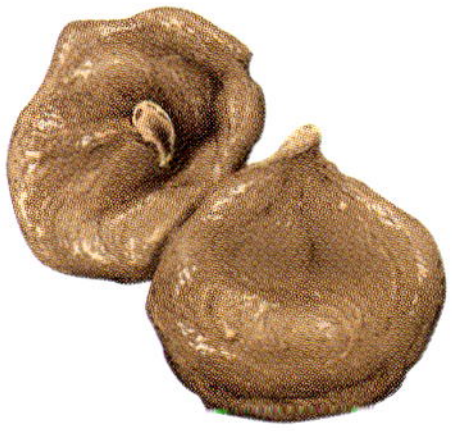

figues séchées

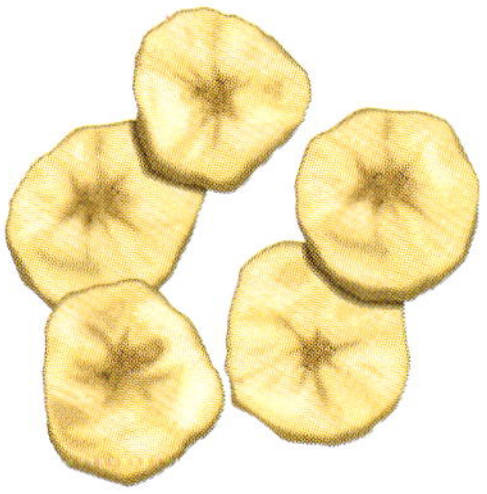

banane séchée

baies

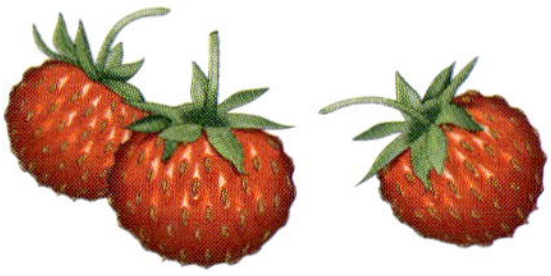

fraises des bois

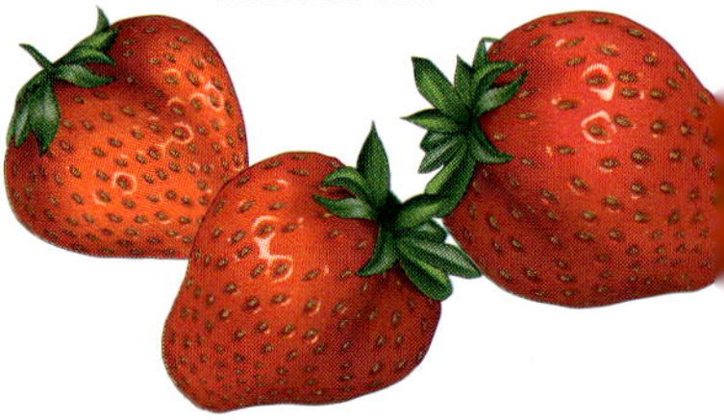

fraises cultivées

Fraise
Fragaria spp.

L'ancêtre des fraises de culture est la fraise des bois, qui est petite, juteuse et très savoureuse. Quand les fraises sont mûres et sucrées, on les mange crues, avec du yogourt ou de la crème glacée ; on les arrose de crème fraîche ou d'alcool ; on les trempe dans une fondue au chocolat. Les fraises moins belles sont cuisinées en tartes, en mousses, en soufflés, en flans et en gâteaux. Cette baie constitue une excellente source de vitamine C ; on la dit tonique, dépurative, diurétique, astringente et reminéralisante.

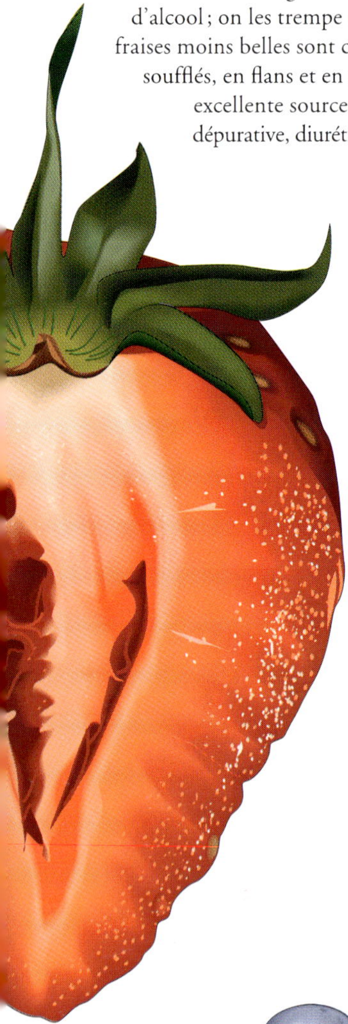

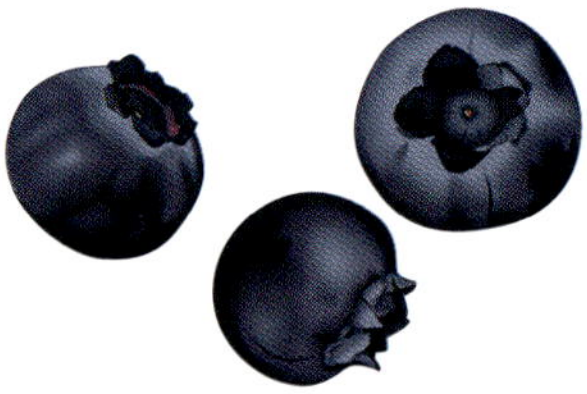

Bleuet
Vaccinium angustifolium et *corymbosum*

Le bleuet fait partie de la famille des airelles. Il est surtout cultivé au Canada et aux États-Unis.
Le bleuet nain est souvent plus sucré et plus savoureux que le bleuet géant. On incorpore les bleuets dans les salades de fruits, les céréales, les crêpes et les gaufres ; on les consomme arrosés de crème fraîche, de jus d'orange ou de Grand Marnier. Ils sont délicieux dans les desserts, en gelée ou en confiture.

Arbouse
Arbustus unedo

Baie originaire de la région méditerranéenne, à la peau légèrement granuleuse et à la saveur aigrelette un peu fade. Principalement utilisée pour confectionner des confitures et des gelées, l'arbouse entre aussi dans la fabrication d'une liqueur, d'eau-de-vie ou de vin, et sert également en confiserie. Elle est disponible en conserve dans certaines épiceries spécialisées.

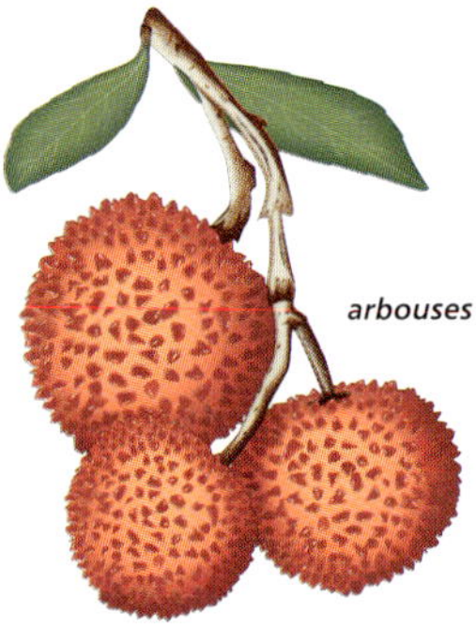

arbouses

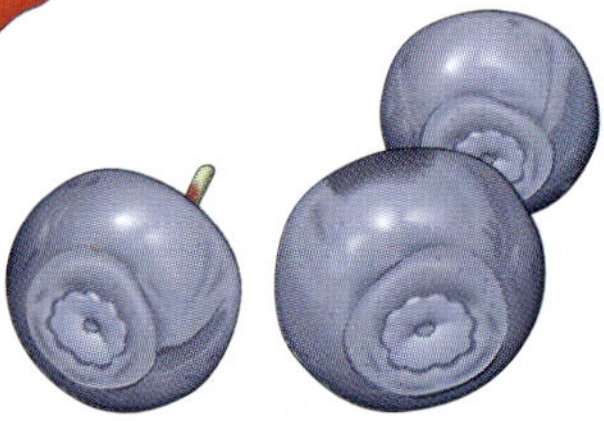

Myrtille
Vaccinium myrtillus

Fruit, originaire d'Europe et d'Asie, d'environ 8 mm de diamètre. La myrtille ressemble au bleuet mais provient d'une espèce différente ; on l'utilise de la même façon.

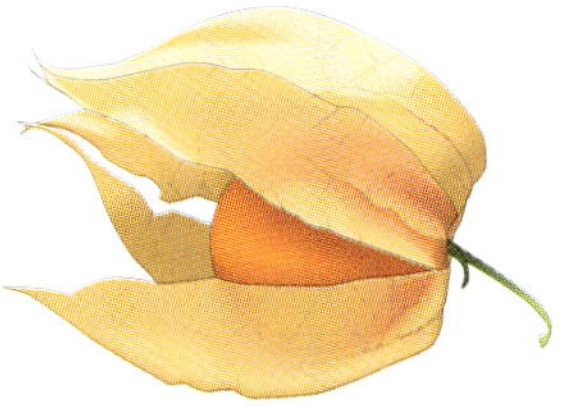

Alkékenge

Physalis alkekengi

Ce fruit peu juteux et sucré avec un léger arrière-goût acidulé et astringent est également nommé « cerise de terre ». L'alkékenge est une baie orangée recouverte d'une fine membrane non comestible. Il est habituellement cuit, mais il peut aussi se manger cru. On le consomme tel quel ou dans les salades de fruits et les salades composées. Très riche en pectine, on le cuisine en confiture ou en gelée. Il se conserve au plus 2 jours au réfrigérateur, recouvert d'un linge.

Groseille à maquereau

Ribes grossularioides

Nommée simplement « groseille » au Québec, la groseille à maquereau est particulièrement appréciée en Europe. Elle se développe en solitaire et elle est plus grosse que la groseille à grappes. On la consomme crue avec du sucre ou l'on en fait des tartes, des sorbets, des gelées et des sirops. On l'incorpore aux puddings, chutneys et salades de fruits. Elle sert aussi de garniture pour les viandes et les poissons. Elle est riche en acide citrique et en pectine.

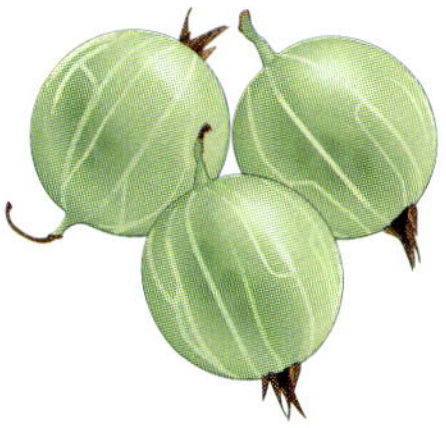

groseilles à maquereau

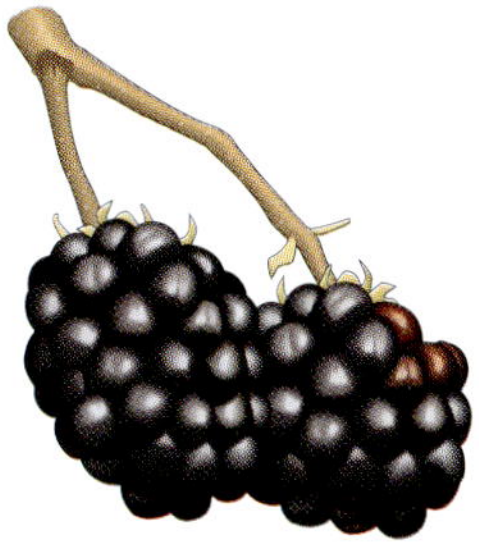

Mûre

Rubus spp.

Fruit appartenant à la même famille que le framboisier et le fraisier. La mûre est noire, rouge pourpre ou parfois blanc jaunâtre. C'est un fruit fragile. On peut ajouter un peu de sucre aux mûres afin de les conserver plus longtemps et d'atténuer le changement de couleur.
Les mûres sont délicieuses nature ou avec de la crème glacée, du yogourt ou de la crème fraîche. On en fait des confitures, de la gelée, du sirop, du vin et de l'eau-de-vie (ratafia).

Groseille à grappes

Ribes rubrum, sativum, vulgare

Nommée parfois « gadelle » au Québec, la groseille à grappes est une baie ronde, blanche ou rouge. On la consomme le plus souvent cuite, car elle a une saveur aigrelette. On l'ajoute aux puddings, aux gâteaux et aux tartes. Elle se marie bien avec la poire, la prune, la framboise et l'ananas. On en fait du sirop et du vin. Le jus de groseille est excellent dans la vinaigrette. Pour préparer des confitures ou des gelées, mieux vaut choisir des fruits qui ne sont pas complètement mûrs, leur contenu en pectine est plus élevé.

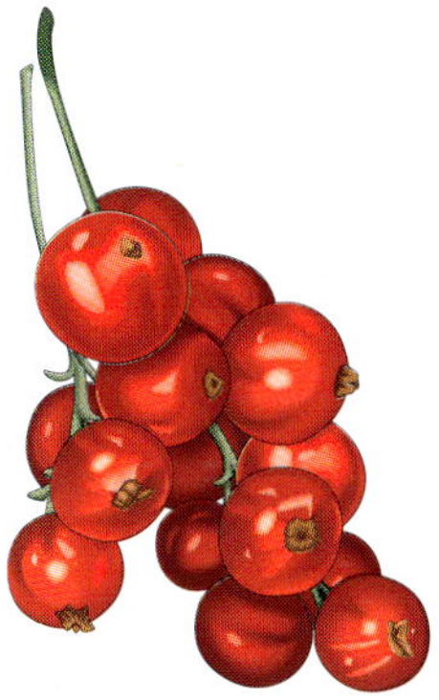

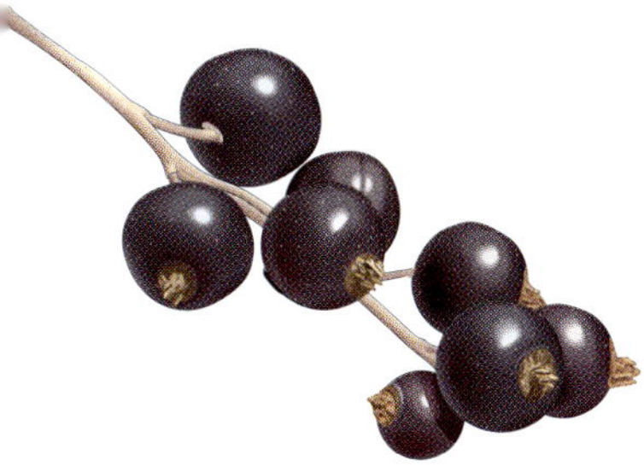

Cassis

Ribes nigrum

Groseille noire qui ressemble à la myrtille. Le cassis est recherché pour la fabrication des liqueurs, vins, coulis et gelées. On peut aussi l'apprêter comme la groseille à grappes. Environ 250 ml de cassis frais contiennent trois fois plus de vitamine C qu'une petite orange. Il est très laxatif.

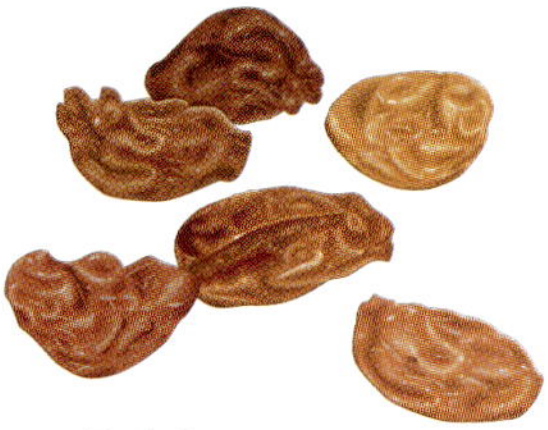

Raisin sec
Vitis spp.

Les Muscat, Malaga, Sultana et Thompson Seedless sont parmi les raisins déshydratés les plus commercialisés. On se sert des raisins secs aussi bien comme condiment que comme ingrédient. On les met dans les céréales, sauces, farces de volaille, tartes, pains, muffins, biscuits et brioches. On les retrouve dans les feuilles de vignes farcies, les couscous, les tajines et les pilafs. Ils sont très nourrissants.

Canneberge
Vaccinium macrocarpon et *oxycoccos*

Ces baies sont juteuses et très acides. On les utilise nature dans des aliments que l'on cuira (muffins, pains, gâteaux), ou on les cuit le temps qu'elles éclatent, avant d'en faire des tartes ou des sorbets. Elles sont transformées en compote, en gelée, en confiture ou en chutney ; elles accompagnent souvent la dinde. Les canneberges assaisonnent pâtés et terrines. Leur jus est excellent.

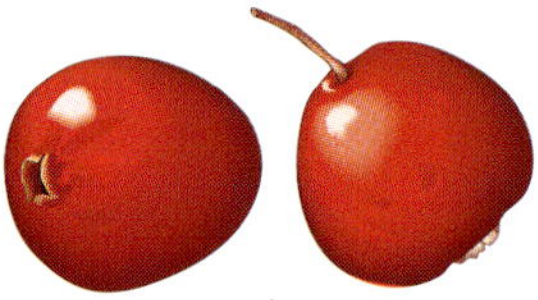

canneberges

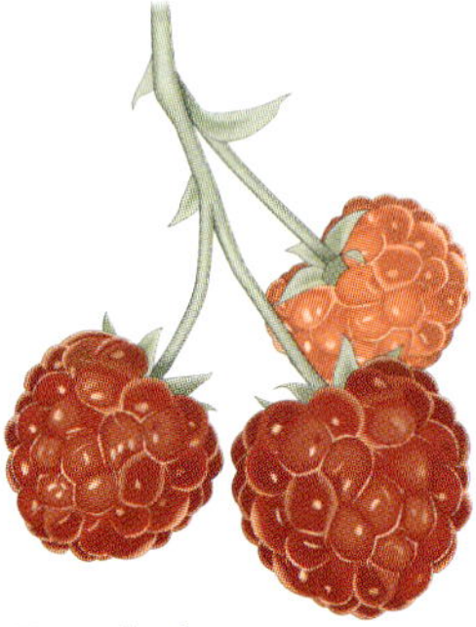

Framboise
Rubus spp.

Habituellement rouge, la framboise peut être noire, jaune, orange, ambrée ou blanche. Sucrée et d'un parfum suave, elle est moyennement acidulée et plus fragile que la fraise. Le coulis de framboises est intégré aux gâteaux, flans et bavarois. Délicieuses nature, les framboises sont aussi servies avec de la crème glacée ou de la crème fraîche. Elles aromatisent agréablement le vinaigre.

Raisin
Vitis spp.

Ingrédient de base du vin et de diverses boissons alcoolisées (armagnac, cognac, porto, champagne). Il est important de laver le raisin avant de le consommer, car il est presque toujours traité avec des produits chimiques. Détacher de petits grappillons de raisins ; ne pas retirer les raisins ça et là, car ceux qui restent amollissent. On met le raisin dans les sauces, les farces, les currys, les salades composées. On en fait des tartes, des flans, de la confiture et de la gelée. Il accompagne bien le foie de veau et les cailles. Le raisin noir est un excellent tonique à cause de son colorant, l'œnocyanine.

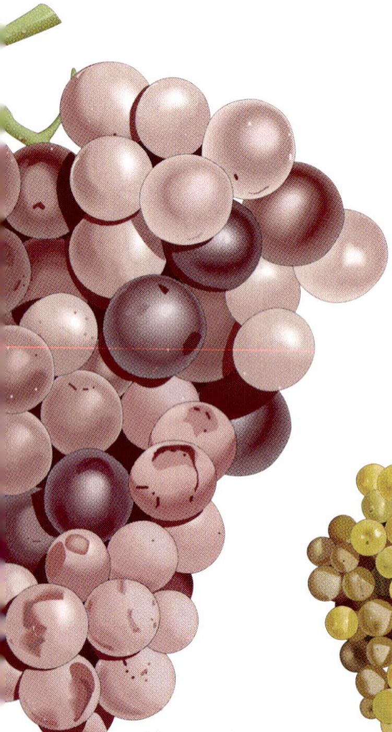

raisins muscat

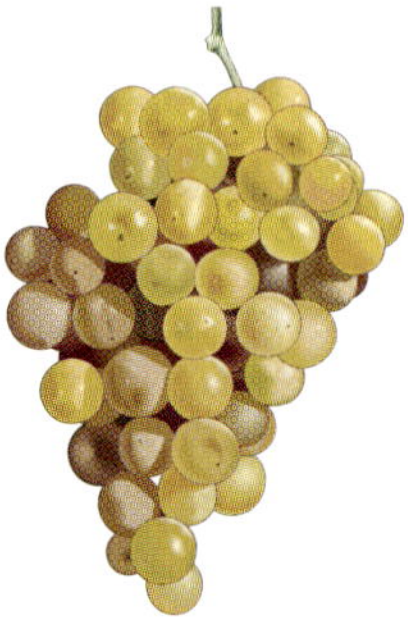

raisins de Corinthe

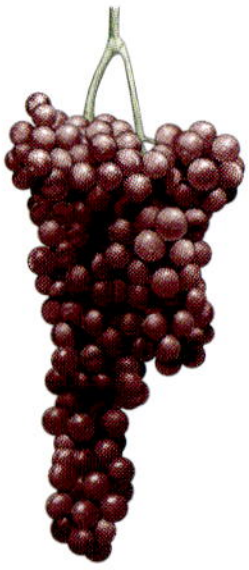

raisins chasselas

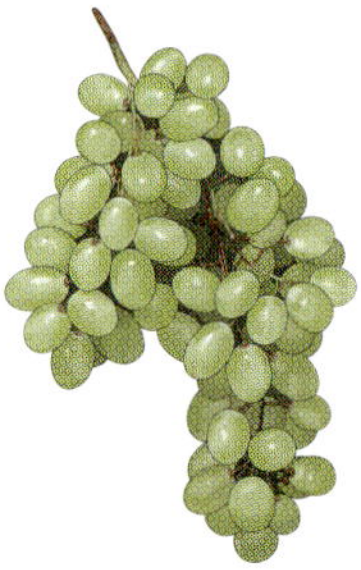

raisins Thompson

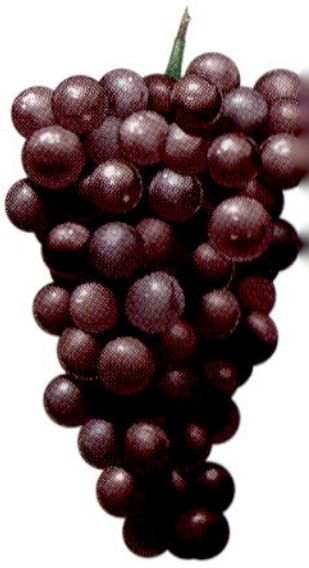

raisins cardinal

fruits à noyau

Cerise
Prunus spp.

Choisir des cerises mûres, charnues, fermes, luisantes et bien colorées. Délicieuse nature, la cerise est aussi cuite, confite, mise en conserve, macérée dans de l'alcool ou distillée. On la met dans les salades de fruits, les tartes, les clafoutis et le yogourt; elle est indispensable dans le gâteau forêt-noire et les gâteaux aux fruits. On en fait du vin ou de l'eau-de-vie (le kirsch d'Alsace, le marasquin d'Italie, le ratafia de Provence). Elle accompagne bien le gibier et la volaille.

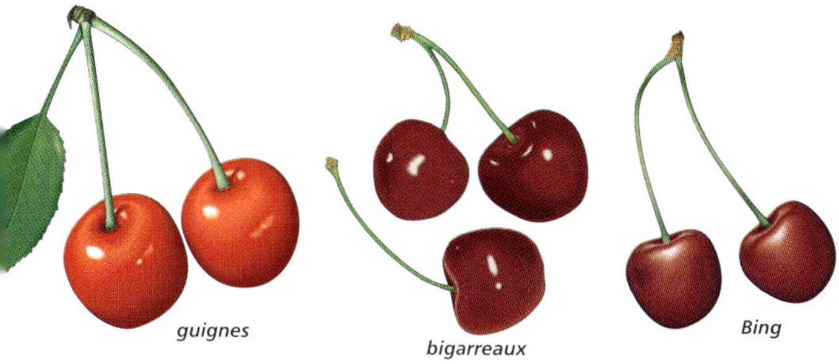

Cerise sauvage
Prunus avium

Connue aussi sous le nom de merise, la cerise sauvage est noirâtre, petite et peu charnue. On la dit antirhumatismale, antiarthritique, astringente et reminéralisante; elle est reconnue pour ses propriétés désintoxicantes. Les queues, utilisées en infusion, auraient des propriétés diurétiques.

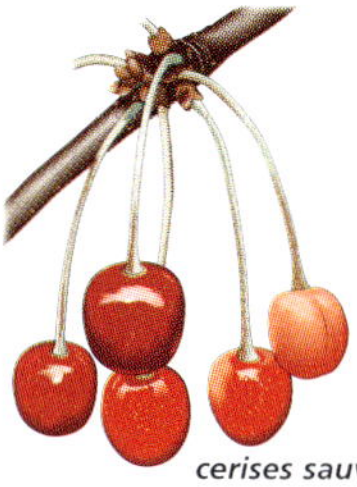
cerises sauvages

Cerise douce
Prunus dulcis

Cerise charnue et sucrée, habituellement rouge clair ou rouge foncé, parfois jaune. La variété la plus connue en Amérique du Nord est la Bing. En France, les plus répandues sont les bigarreaux (en forme de cœur, à la chair ferme et croquante de couleur rouge ou jaune) et les guignes (rouges ou noires, à la chair molle, très sucrée). Certaines variétés de guignes servent à la confection du kirsch.

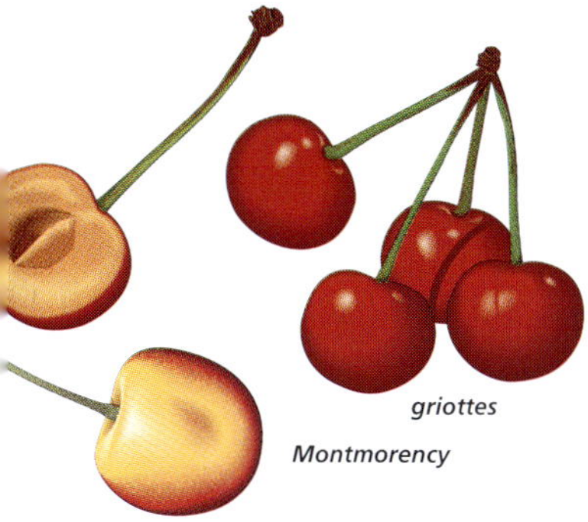

Cerise acide
Prunus cerasus

La cerise acide (ou cerise surette) est habituellement rouge foncé. Il en existe plusieurs variétés, dont la Montmorency (de taille moyenne, acidulée et molle) et la griotte (plus petite). Ces cerises sont le plus souvent cuites. Leur parfum aromatise conserves, confitures, tartes, clafoutis et diverses liqueurs. La teneur en potassium de ces fruits est élevée.

Abricot
Prunus armeniaca

Ce fruit délicat et très parfumé est souvent cueilli avant d'atteindre sa pleine maturité, afin qu'il puisse supporter les délais de la mise en marché; sa chair est alors farineuse et moins savoureuse. On le manipule avec soin, car il s'endommage rapidement s'il est meurtri. Laisser mûrir l'abricot à la température de la pièce. Ce fruit se caractérise par sa teneur très élevée en vitamine A.

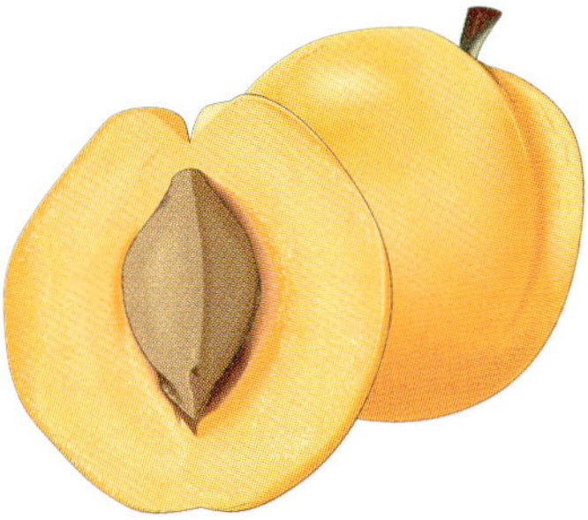

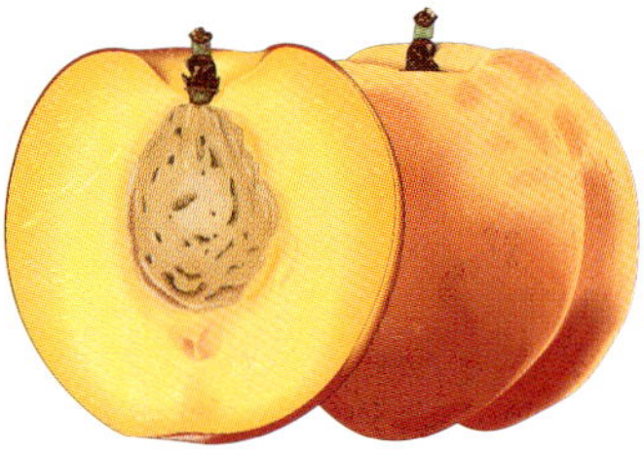

Pêche
Prunus persica

Les variétés à la chair blanche sont plus sucrées et plus juteuses. Choisir des pêches parfumées et pas trop dures ; écarter les pêches verdâtres. La présentation classique de la pêche Melba consiste en une demi-pêche pochée au sirop, dressée dans une coupe de glace à la vanille et nappée de purée de framboises. Excellente nature, en confiture ou en compote, elle accompagne aussi la volaille et le porc.

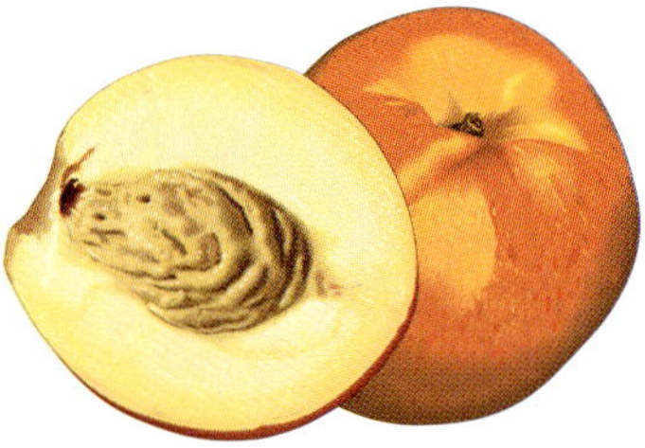

Nectarine
Prunus persica var. *nectarina*

Fruit qui se distingue de la pêche par sa peau lisse plus colorée et par sa chair un peu plus savoureuse. Le brugnon est une pêche à peau lisse et à noyau adhérent. Commercialement, le terme « nectarine » désigne les deux espèces. Choisir des fruits parfumés et pas trop durs ; écarter les fruits verdâtres. La nectarine est excellente nature ; elle peut aussi être cuite, mise en conserve, confite ou congelée.

Datte
Phoenix dactylifera

Il existe plus de 100 variétés de ce fruit, parmi lesquelles la Medjool, la Khadrawi, la Zahidi, la Halawi, la Bardhi et la Deglet Noor. Cette dernière est l'une des variétés les plus appréciées. En Amérique du Nord, les dattes sont surtout associées aux mets sucrés. Dans les pays arabes, elles sont farcies, confites, distillées ou incorporées aux salades et couscous. En Inde, on les cuit en chutney ou on les ajoute aux currys. Les dattes sont très nourrissantes.

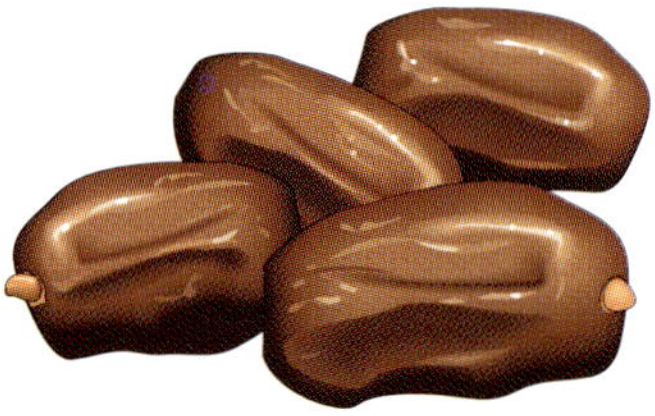

Deglet Noor

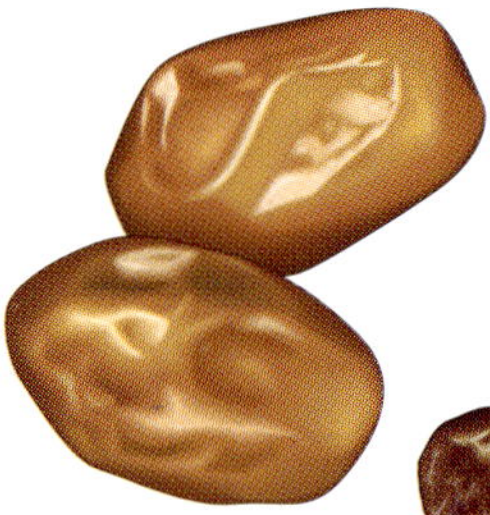

Zahidi

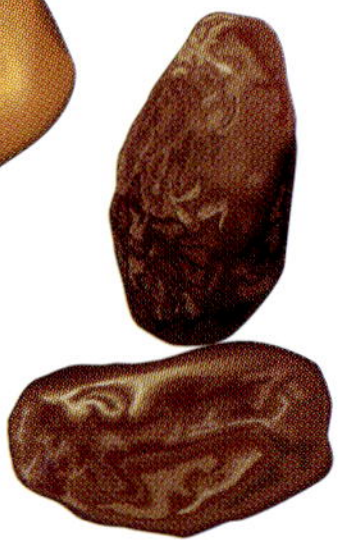

Medjool

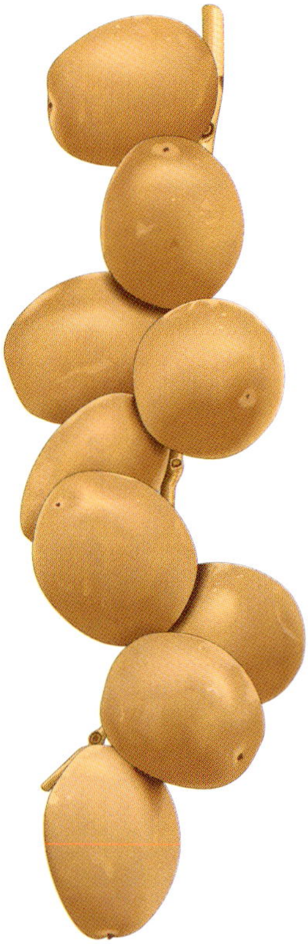

régime de dattes

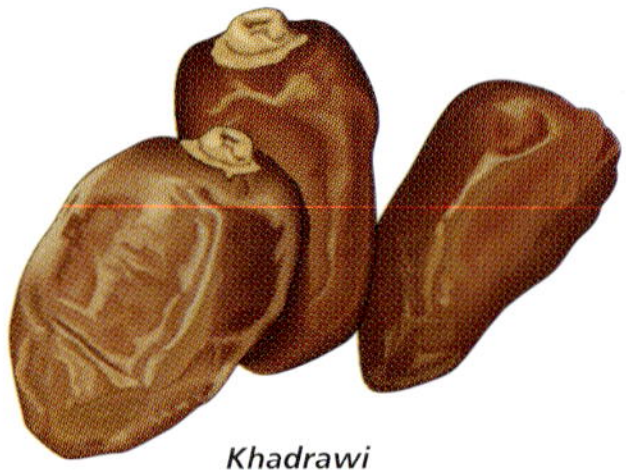

Khadrawi

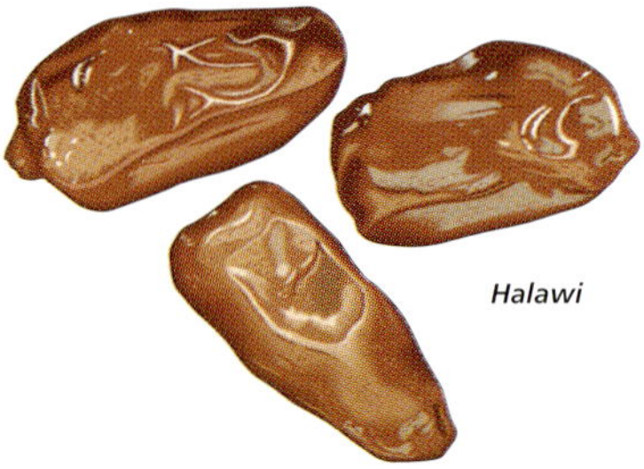

Halawi

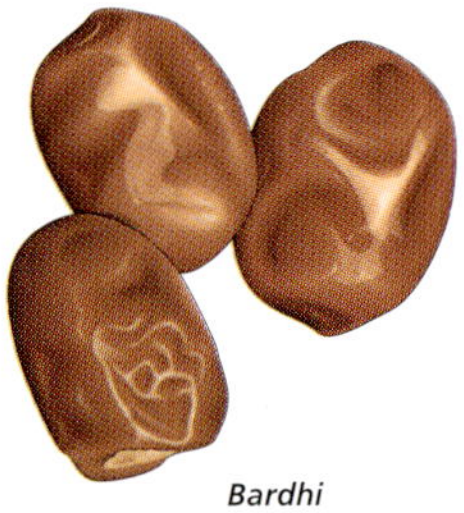

Bardhi

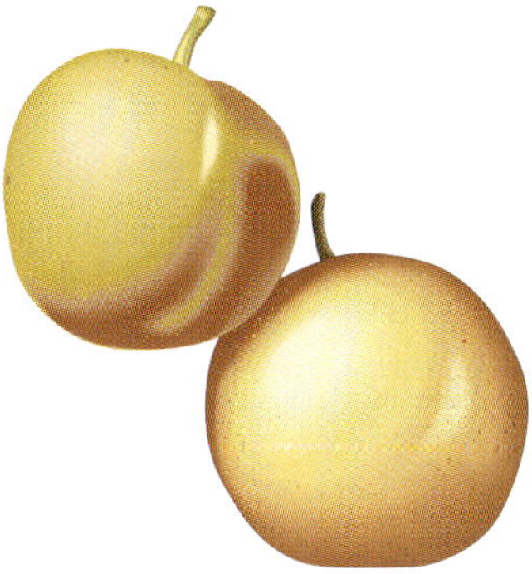

reines-claudes

Prune

Prunus spp.

En Amérique du Nord, les prunes proviennent surtout de la Californie ; l'espèce japonaise domine : la santa rosa est l'une des plus connues. En France, les variétés les plus courantes sont la reine-claude, la mirabelle, la quetsche et la prune d'ente (ou prune d'Agen). La prune fraîche est excellente nature. Cuite, elle s'apprête en confiture, en gelée, en compote. Elle accompagne le porc, le gibier et se transforme aussi en sauce aigre-douce. Elle est réputée pour ses propriétés laxatives. On la dit énergétique, diurétique, désintoxicante et stimulante.

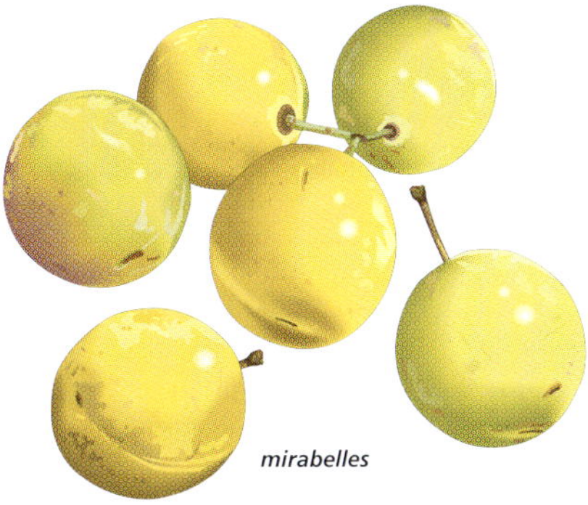

mirabelles

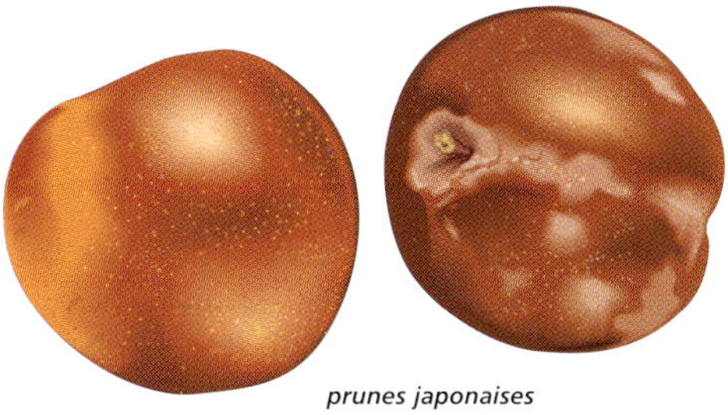

prunes japonaises

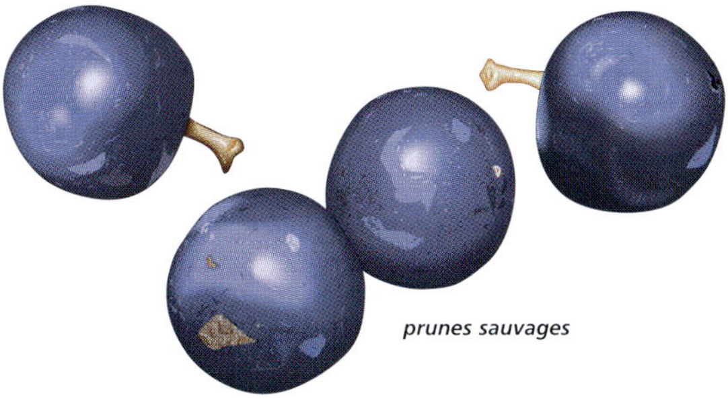

prunes sauvages

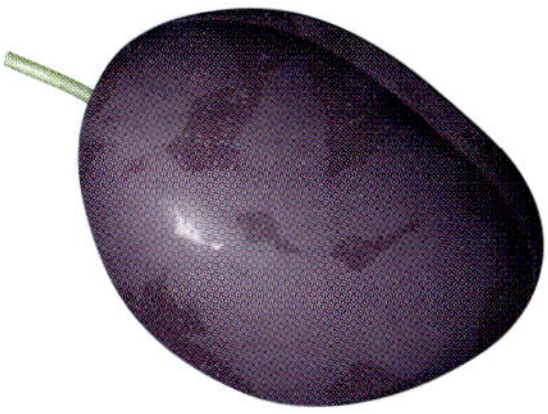

quetsche

Pruneau

Prunus domestica

Prune déshydratée. Choisir des pruneaux bien noirs, brillants, moelleux et charnus. On les consomme tels quels ou cuits en compote. On les incorpore dans les gâteaux, biscuits, muffins. Les pruneaux accompagnent le lapin (un classique), le porc, la volaille et le gibier ; ils sont utilisés avec l'agneau dans la cuisine du Proche-Orient et de l'Iran. Leur action laxative est particulièrement efficace si les fruits ont trempé et sont consommés avant le sommeil. Le jus a des propriétés similaires.

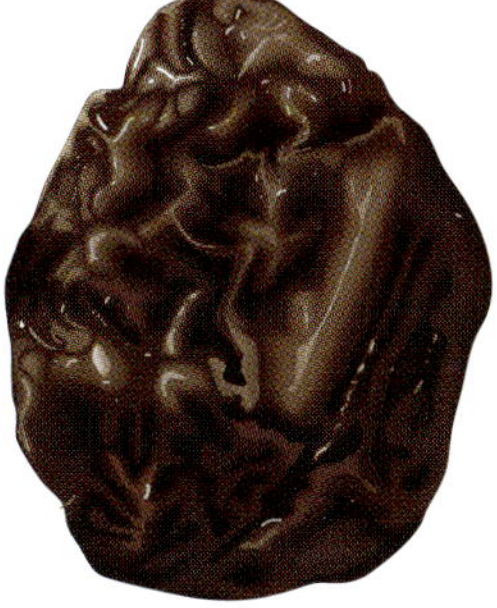

pommes

Il existe plusieurs variétés de pommes. Son utilisation est presque illimitée : on la consomme nature ; on la transforme en compote et en gelée ; on la cuisine en desserts. La pomme accompagne le fromage, la viande et le boudin ; on la met dans les salades, comme la Waldorf ; elle sert à la fabrication du calvados et du cidre. Ce fruit contient de la pectine (qui contribue au contrôle du cholestérol et du taux de sucre sanguin) et de la cellulose (qui aide au bon fonctionnement de l'intestin).

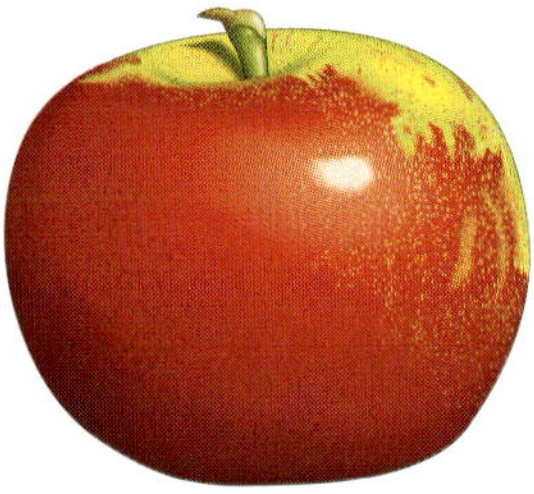

Cortland
La Cortland est issue d'un croisement avec la McIntosh. C'est une grosse pomme globuleuse, aplatie, de couleur rouge vif, dont la peau est striée. Sa chair parfumée ne brunit pas. Elle conserve sa forme lorsqu'elle est cuite entière au four. C'est une pomme tout usage ; elle est bonne à croquer et parfaite pour les tartes, la cuisson au four et la compote.

Gala
Issue d'un croisement entre la Cox's Orange Pippin, la Délicieuse rouge et la Golden. La Gala est de couleur jaune crème rayée de rose ; sa chair est juteuse, croquante, sucrée et très parfumée. C'est une pomme excellente à croquer, bonne pour la cuisson.

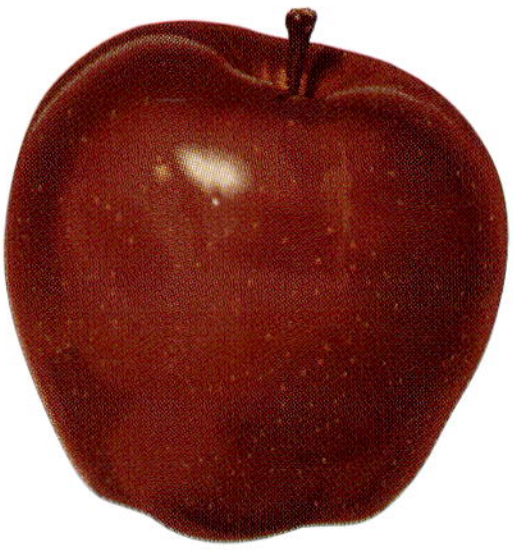

Délicieuse rouge

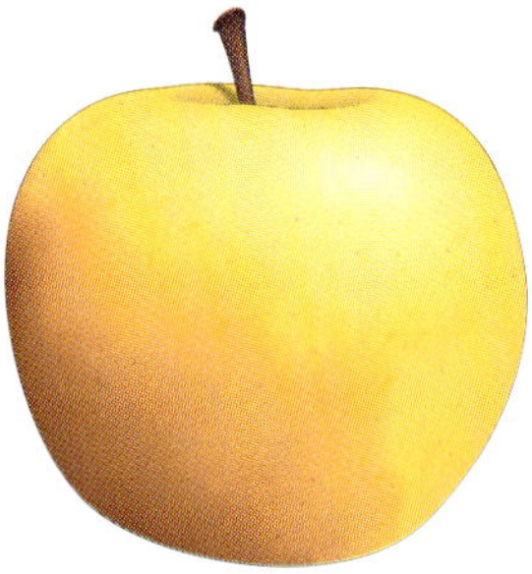

Délicieuse jaune
Pomme jaune, de forme moyennement allongée, rétrécissant à la base et se terminant par 5 renflements. Sa chair semi-ferme est juteuse, sucrée, fine et peu acide. Elle est excellente à croquer, bonne pour les tartes et la compote. La Délicieuse rouge possède les mêmes caractéristiques, mais sa chair est plus croquante.

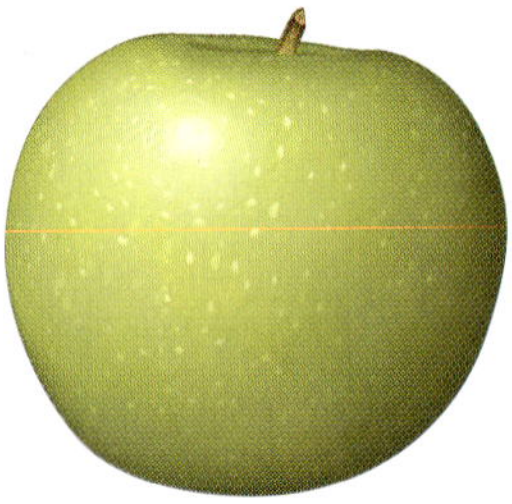

Granny Smith

Granny Smith
Pomme verte de grosseur moyenne. Sa chair est ferme, juteuse et acidulée. Elle est bonne à croquer et excellente pour les tartes.

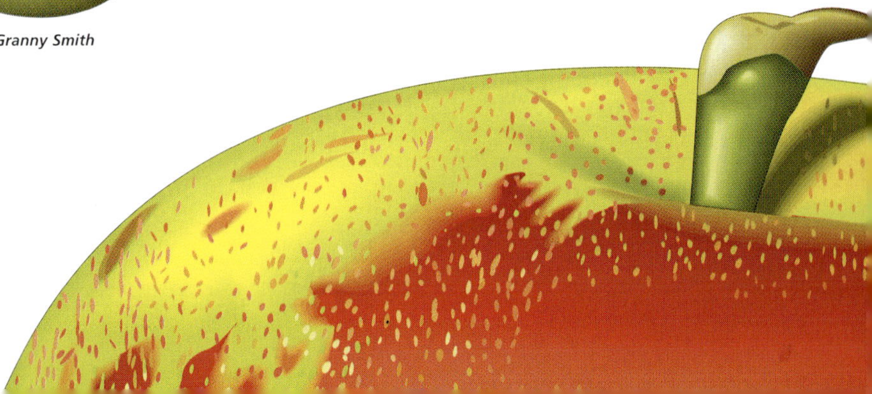

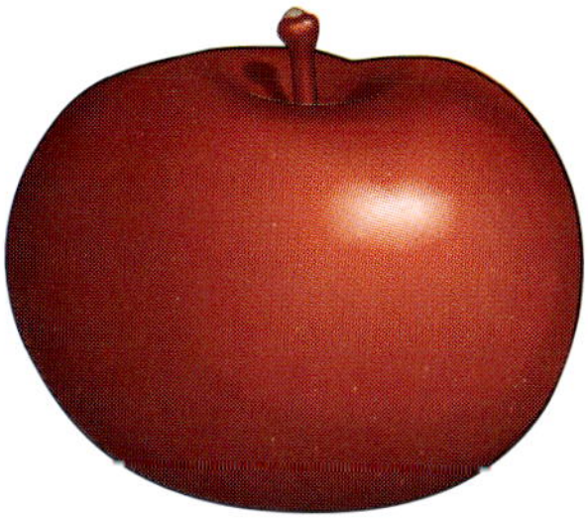

Spartan

Issue du croisement d'une McIntosh et d'une Yellow Newton, la Spartan est plus croquante, colorée et sucrée que la McIntosh. Elle est moyenne ou grosse, globuleuse, rouge foncé tachetée de petits points blancs. C'est une pomme tout usage.

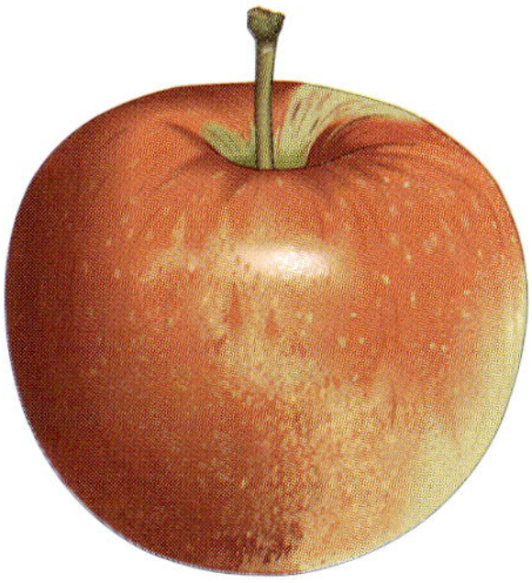

Melba

Pomme de grosseur moyenne, de forme globuleuse et irrégulière. Sa peau est rouge rayée de jaune ; sa chair, juteuse et tendre, devient vite farineuse. Elle est bonne à croquer et excellente en compote.

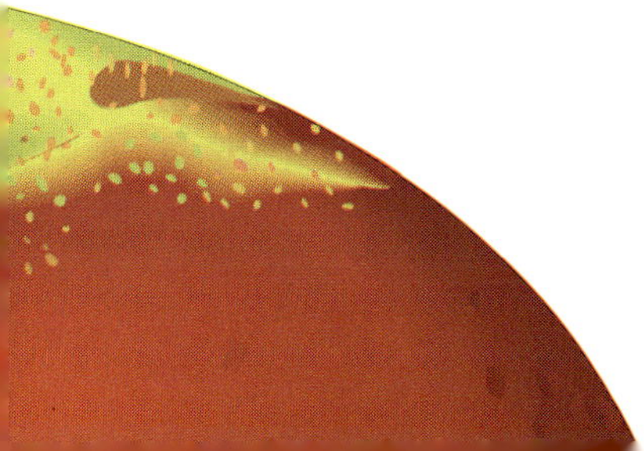

Golden Russett

Pomme moyenne ou petite, globuleuse. Sa peau est rousse et épaisse comme une pelure de pomme de terre ; sa chair jaune, rugueuse est très savoureuse. C'est une pomme à croquer.

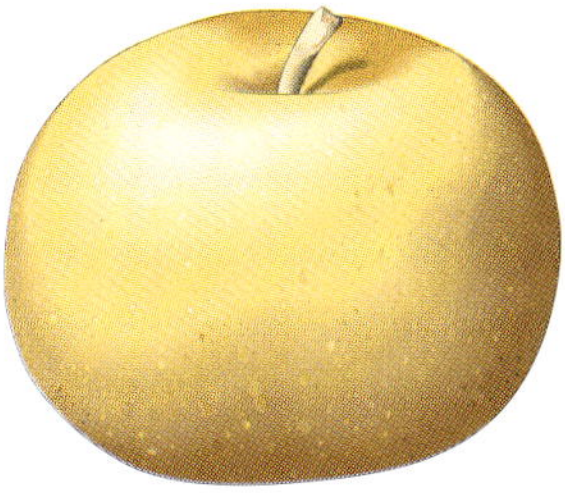

Golden Russett

Empire

Issue d'un croisement entre la McIntosh et la Délicieuse rouge. Elle a sensiblement la même saveur que la McIntosh, mais elle est plus résistante et se conserve plus longtemps. C'est une pomme tout usage, de grosseur moyenne et globuleuse, de couleur rouge foncée, marquée de taches évidentes.

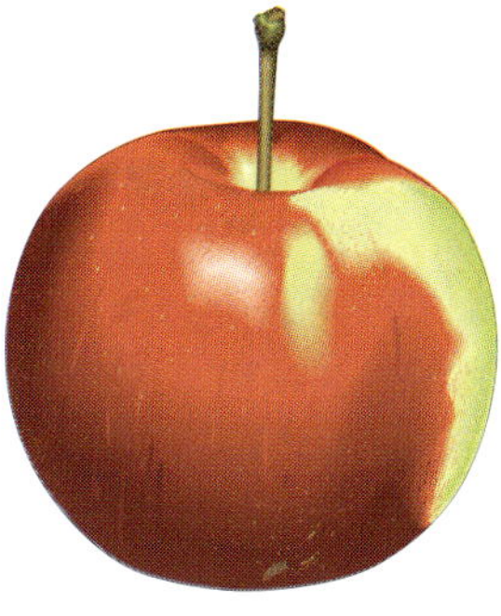

empire

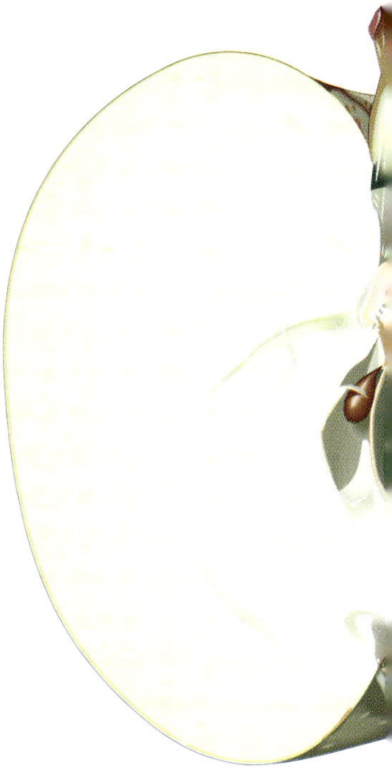

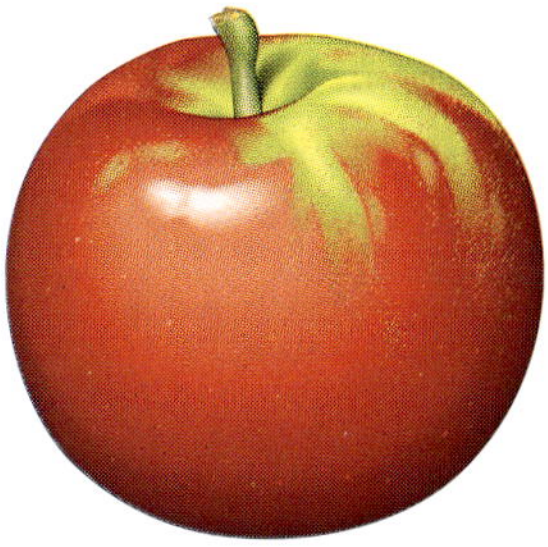

McIntosh

La McIntosh est originaire d'Ontario, au Canada. Elle est de grosseur moyenne, de forme globuleuse, de couleur rouge foncé tachetée de vert. Sa chair est ferme, juteuse et croquante. Elle est excellente à croquer, bonne pour le four et la compote.

poires

Fruit dont l'utilisation est presque aussi diversifiée que celle de la pomme. On mange la poire nature, cuite, déshydratée et confite. On la transforme en compote, en jus, en eau-de-vie (Poire Williams). Elle se marie bien avec le chocolat et le gingembre ; elle est délicieuse pochée au vin ou au sirop. On l'incorpore dans les salades de fruits, les soufflés, les tartes et les charlottes. On en fait des chutneys et des marinades. Délicieuse dans les salades composées, elle accompagne aussi très bien les fromages.

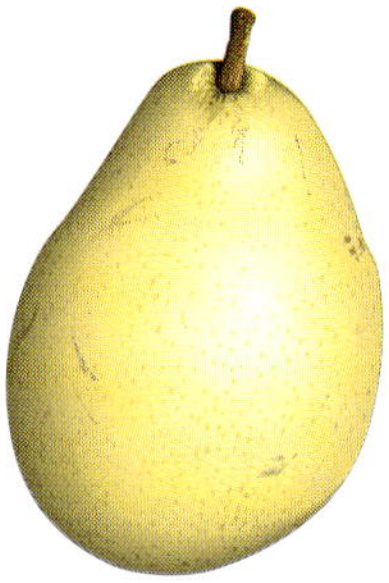

Poire Anjou
Pyrus communis

Poire originaire de France. De grosseur moyenne, elle est presque dépourvue de col. Sa peau est vert pâle ou vert jaunâtre. Sa chair très juteuse est onctueuse.

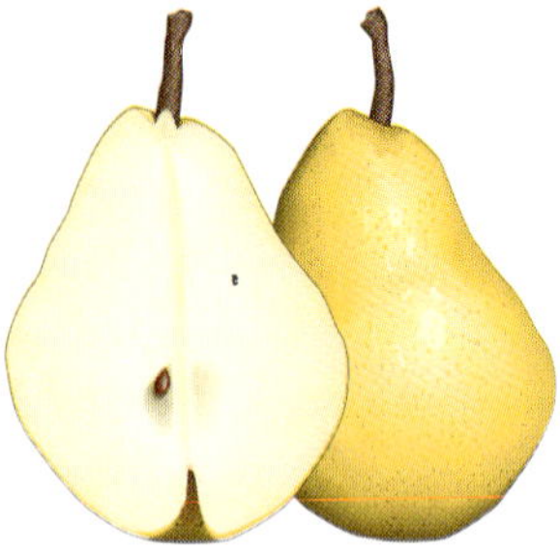

Poire Bartlett
Pyrus communis

Poire anglaise connue en Europe sous le nom de Williams. Sa peau passe du vert clair au jaune doré à maturité. Sa chair blanche non granuleuse est très aromatique. La Bartlett rouge a le même goût. Elle supporte très bien la cuisson.

Poire Bosc
Pyrus communis

Poire originaire de Belgique. Sa peau, plus épaisse et plus rugueuse que celle des autres poires, est brune. Elle a une forme allongée avec un long cou effilé. Sa chair blanche juteuse, granuleuse, très parfumée, convient à la cuisson et au pochage.

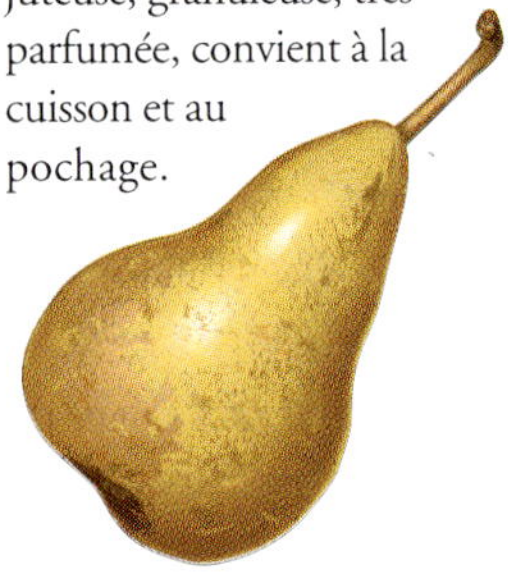

Bosc

Poire Rocha
Pyrus communis

Originaire du Portugal, la poire Rocha est de taille moyenne, ronde avec un court col brunâtre. Sa peau jaune est mouchetée de vert. Sa chair d'abord ferme et croquante devient moelleuse et fondante à maturité.

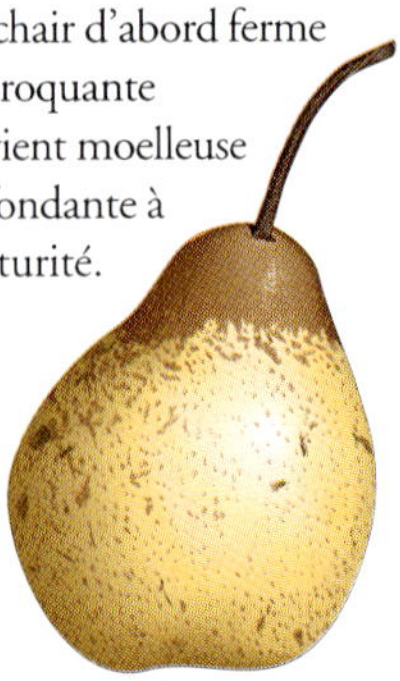

Rocha

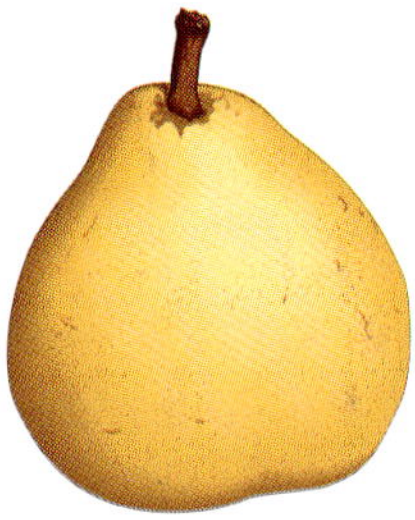

Poire comice
Pyrus communis

Poire volumineuse et ronde au col plutôt court. Sa peau jaune verdâtre prend des reflets roses ou bruns lorsque le fruit est mûr. Sa chair blanc jaunâtre est l'une des plus juteuses et des plus sucrées. C'est la meilleure et la plus raffinée des poires. Elle accompagne très bien les fromages.

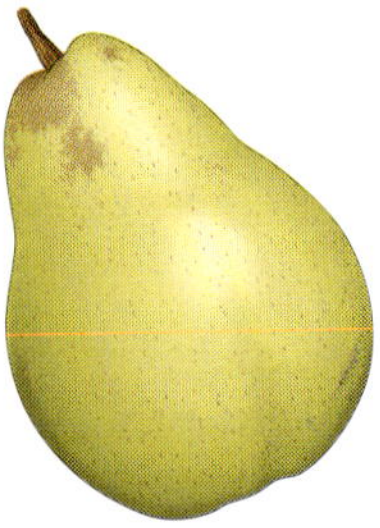

Poire Packham
Pyrus communis

Poire qui ressemble à la Bartlett par sa couleur et sa saveur, mais sa forme est moins régulière. Sa peau verte jaunit légèrement lorsque le fruit est mûr. Sa chair blanche est juteuse et sucrée.

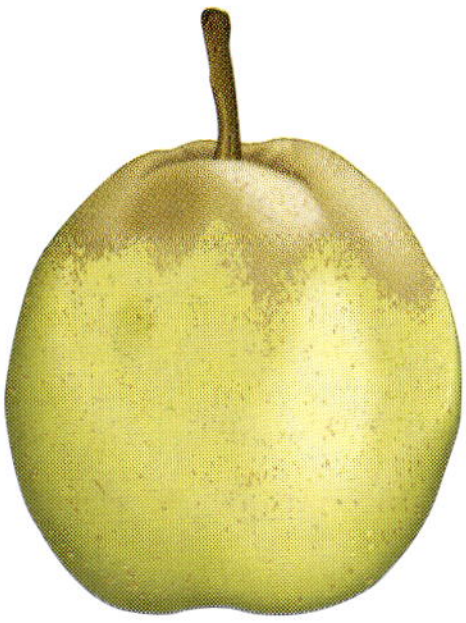

Poire passe-crassane
Pyrus communis

Poire originaire de France issue d'un croisement avec un coing. C'est la poire d'hiver par excellence, car elle se conserve facilement. C'est une grosse poire ronde, à la pelure épaisse. Sa chair blanche légèrement granuleuse est fondante et très savoureuse.

Poire conférence
Pyrus communis

Ainsi nommée parce qu'elle remporta le premier prix à la Conférence internationale de la poire en 1885. Sa chair blanc crémeux est juteuse, sucrée et rafraîchissante. Elle ressemble beaucoup à la poire Bosc.

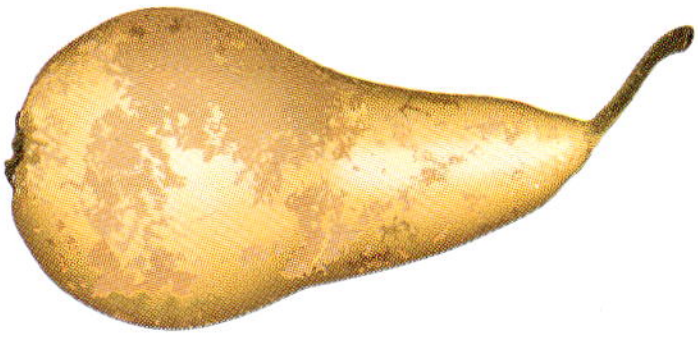

fruits à pépins

Nèfle du Japon
Eriobotrya japonica

La mince peau jaunâtre de la nèfle du Japon est parfois couverte d'un léger duvet. Un fruit couvert de taches brunes est plus savoureux. La chair, de couleur crème ou orangée, est aigrelette, sucrée et rafraîchissante. Son goût rappelle la cerise ou la prune. Les pépins ne sont pas comestibles. La nèfle se mange nature ou cuite ; le pochage lui convient bien. On l'ajoute aux salades de fruits et aux tartes. On la cuit en confiture ou en gelée.

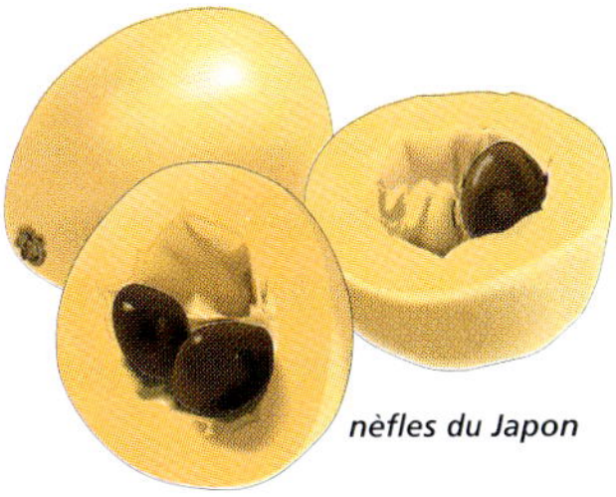

nèfles du Japon

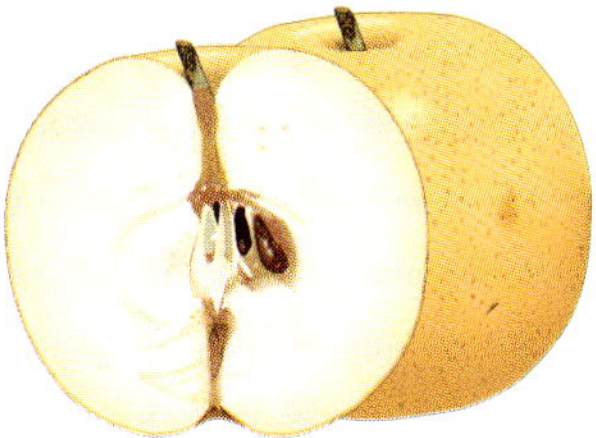

Pomme-poire
Pyrus spp.

Fruit préféré des Orientaux. Sa chair est très juteuse, sucrée et douce comme celle de la poire avec une texture très croquante comme celle de la pomme. Selon les variétés, elle est jaune, verte ou brun doré. La pomme-poire se consomme surtout nature On la met dans les salades de fruits et les salades composées. Elle apporte une texture inhabituelle aux plats sautés ou cuisinés à l'orientale. Elle se marie bien avec le fromage à la crème et le yogourt.

Coing
Cydonia oblonga

Le coing est immangeable cru. Comme la poire, il ne mûrit pas bien sur l'arbre. On le cueille puis on le laisse mûrir. La confiture et la gelée sont les apprêts traditionnels ; la richesse en pectine du fruit explique cet usage. Il est cuit comme la pomme, après avoir été paré. Il est délicieux combiné à des pommes, des poires, des fraises ou des framboises. Il est parfois associé à la viande et à la volaille.

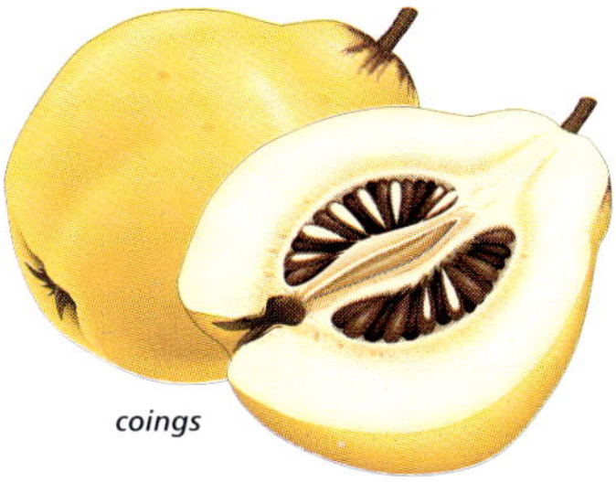

coings

agrumes

Orange
Citrus spp.

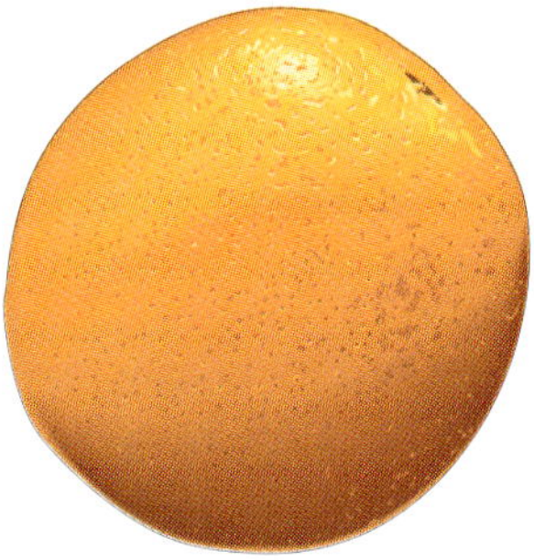

On identifie souvent par un nom générique, tels « Sunkist » (États-Unis), « Jaffa » (Israël) ou « Outspan » (Afrique du Sud), les oranges qui répondent à certaines normes de qualité, de dimension, etc. On peut confire le zeste et la chair de l'orange, la cuire en marmelade. On en tire une essence utilisée en pâtisserie et en confiserie. L'orange ajoute une touche inhabituelle aux sauces, aux vinaigrettes, aux légumes, aux salades de riz, de poulet ou de fruits de mer. Elle se marie bien avec le canard, le bœuf et le porc. Elle a une teneur très élevée en vitamine C.

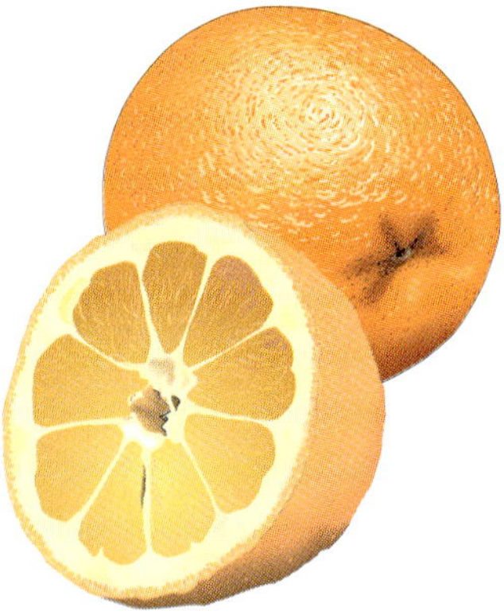

Orange amère
Citrus aurantium

Nommée aussi « bigarade » ou « orange de Séville ». L'orange amère a une épaisse écorce rugueuse, teintée de vert ou de jaune. Elle est surtout mise en conserve ou cuite (marmelade, confiture, gelée, sirop, sauce). Ses feuilles, utilisées en infusion, ont des effets digestifs et antispasmodiques. De ses fleurs, on extrait l'essence de Néroli Bigarade et l'eau de fleur d'oranger (qui aromatise les pâtisseries). Le Cointreau, le curaçao et le Grand Marnier doivent leur saveur d'orange au zeste de la bigarade.

Orange sanguine
Citrus spp.

La chair de cette orange est rouge. Lorsqu'elle n'est que parsemée de filets pigmentés de rouge, on la nomme « demi-sanguine ». L'orange sanguine est surtout cultivée en Espagne, en Italie et en Afrique du Nord. Sa pulpe est sucrée, juteuse et très parfumée. On l'utilise souvent à des fins décoratives.

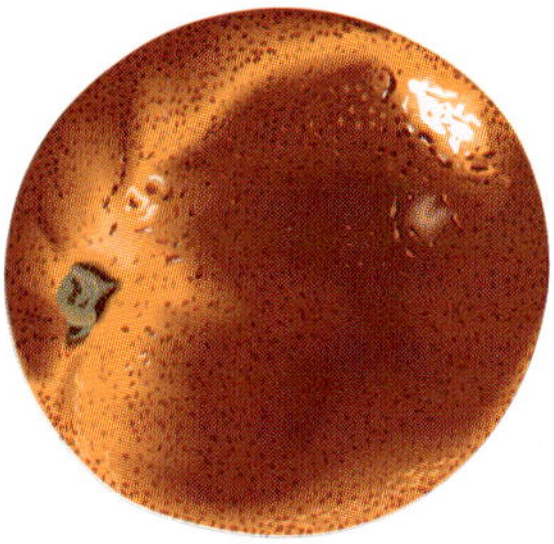

orange sanguine

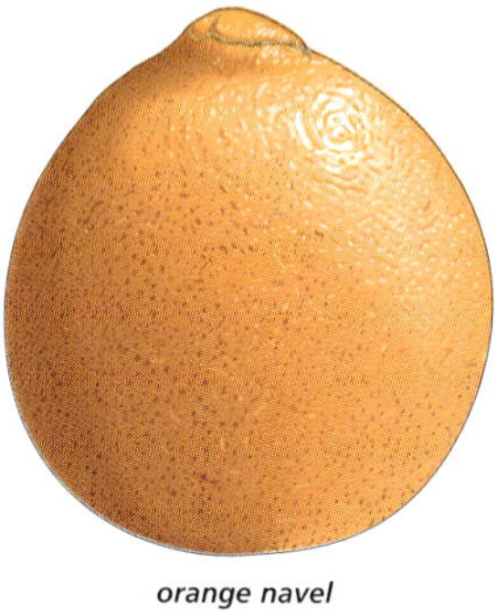

orange navel

Orange navel
Citrus spp.

L'écorce de l'orange navel est épaisse, rugueuse et facile à enlever. Sa chair juteuse et sucrée est particulièrement savoureuse et presque toujours exempte de pépins.

Orange de Valence
Citrus spp.

La chair très juteuse et acidulée de cette orange contient peu ou pas de pépins. C'est l'orange à jus par excellence.

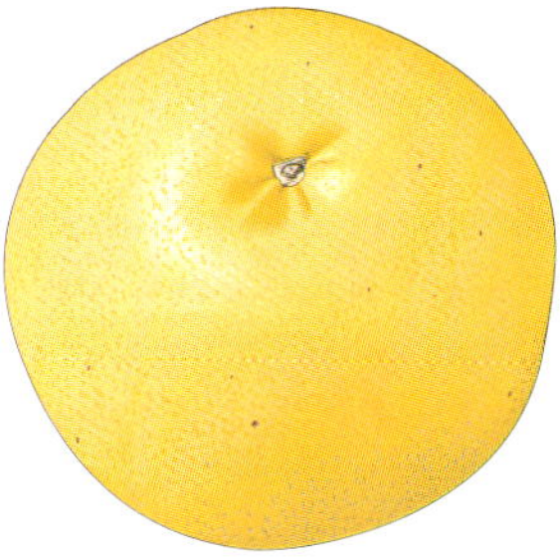

pomelo blanc

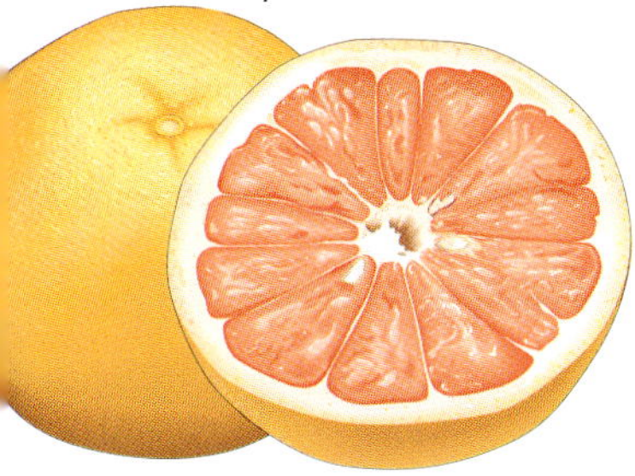

pomelos roses

Pomelo

Citrus paradisi

Fruit improprement nommé « pamplemousse ». Son écorce peut être jaune ou teintée de rose. Sa pulpe est jaune, rosée ou rouge. Choisir des fruits lourds pour leur taille, avec une peau tendue et brillante. Le pomelo est souvent coupé en deux et consommé nature, à la cuillère. Grillé, il accompagne le canard, le poulet, le porc, les crevettes. On l'ajoute aux salades composées. Il entre dans la composition de desserts et peut remplacer l'orange ou l'ananas. Le pomelo est riche en vitamine C et reconnu pour être apéritif, digestif, stomachique, antiseptique, tonique et diurétique.

Citron

Citrus limon

Agrume très acide qui avive la saveur des aliments et empêche certains fruits et légumes de noircir. On se sert du citron pour parfumer soupes, sauces, légumes, gâteaux, crèmes pâtissières, sorbets. Il remplace le vinaigre dans la vinaigrette. On l'utilise pour mariner et attendrir la viande, la volaille, le poisson. Antiseptique naturel des plus efficaces, le citron est un ingrédient désaltérant, également reconnu pour sa teneur élevée en vitamine C.

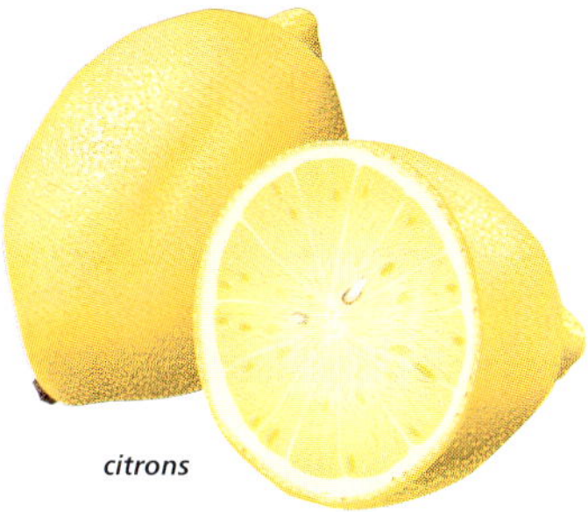

citrons

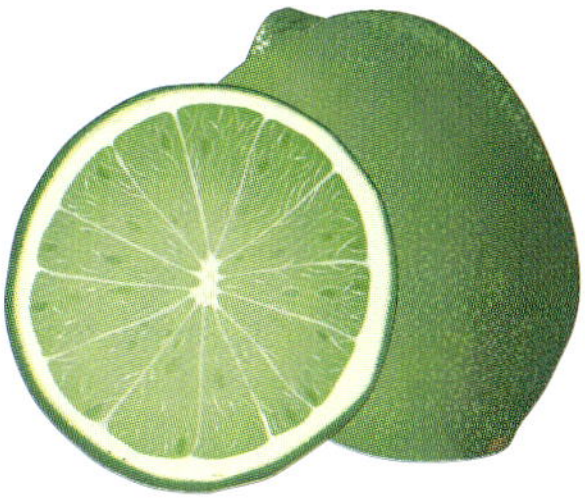

Lime

Citrus aurantifolia

Certaines variétés de la lime sont connues sous le nom de « limettes », de « citrons-limettes » ou de « citrons verts ». La lime s'utilise comme le citron. Elle aromatise les punchs et les cocktails tropicaux, et rehausse la saveur des plats de poulet, de haricots et des soupes de légumes. La lime entre dans la composition du ceviche péruvien, un plat de poisson cru. Elle contient moins de vitamine C que le citron.

Pamplemousse

Citrus maxima

Fruit très prisé dans plusieurs pays asiatiques. Sa commercialisation est récente en Occident.
Le pamplemousse peut être sphérique ou piriforme. Son écorce épaisse de couleur verdâtre, jaunâtre ou rosé se pèle facilement, est très parfumée et peut être lisse ou bosselée. Il est moins juteux que le pomelo. Le pamplemousse est surtout cuisiné et confit. On peut en incorporer des quartiers dans une salade de fruits ou de légumes avec une vinaigrette.

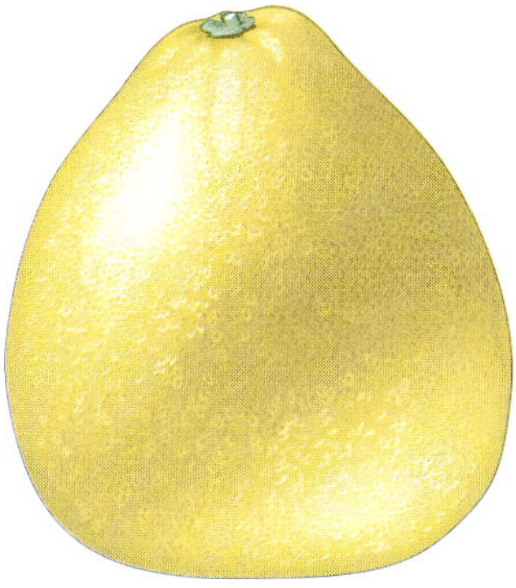

pamplemousse

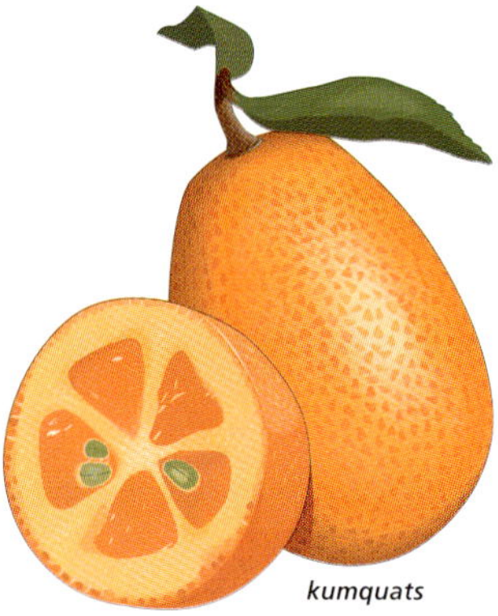

kumquats

Kumquat

Fortunella spp.

Fruit dont la couleur varie de l'orange foncé au jaune doré. Son écorce est comestible, tendre, sucrée et parfumée. Sa chair est agréablement acidulée. Le kumquat est meilleur s'il est légèrement pétri. On l'incorpore aux salades de fruits et aux salades composées. On s'en sert à des fins décoratives. On l'incorpore aux farces, aux gâteaux et aux muffins. On peut le cuire en confiture ou en marmelade, le pocher dans un sirop. Il relève la saveur des sauces aigres-douces et se marie avec la volaille, l'agneau et le canard.

Bergamote

Citrus bergamia

La bergamote ressemble à une petite orange ; elle serait issue d'un croisement entre la lime et l'orange amère. Sa chair verdâtre est trop acide et trop amère pour être comestible. Son écorce jaunâtre est très riche en huile essentielle. Le zeste s'emploie surtout en pâtisserie et en confiserie ; l'huile sert en confiserie et en distillerie. La bergamote aromatise le thé Earl Grey.

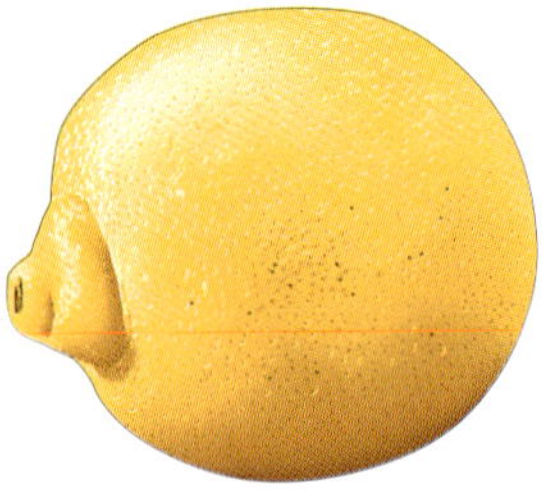

bergamote

Cédrat

Citrus medica

Fruit cultivé intensivement en Corse. Son écorce très odoriférante, jaune verdâtre, est épaisse et souvent verruqueuse. Sa chair verte ou jaunâtre est acide et peu juteuse. Le cédrat est rarement vendu frais ; il est surtout disponible confit et utilisé en pâtisserie, en confiserie ou à des fins décoratives.

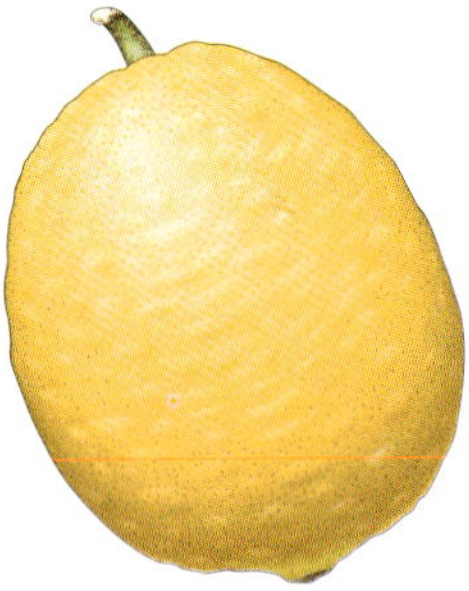

cédrat

Clémentine

Citrus reticulata X Citrus aurantium

Agrume issu du croisement entre la mandarine et l'orange amère. Sa fine peau est orange rougeâtre, non adhérente et parfois gonflée et bosselée. Sa chair juteuse et acidulée est légèrement moins parfumée que celle de la mandarine.

Ugli

Citrus paradisi X Citrus reticulata

L'ugli est un fruit délicieux, difforme. Sa peau est ridée et épaisse, non adhérente, et se pèle facilement. Selon les variétés, elle est rouge jaunâtre, jaune orangé ou verte. La pulpe juteuse, rose ou jaune orangé, est plus sucrée que celle d'un pomelo, légèrement acide et presque sans pépins.

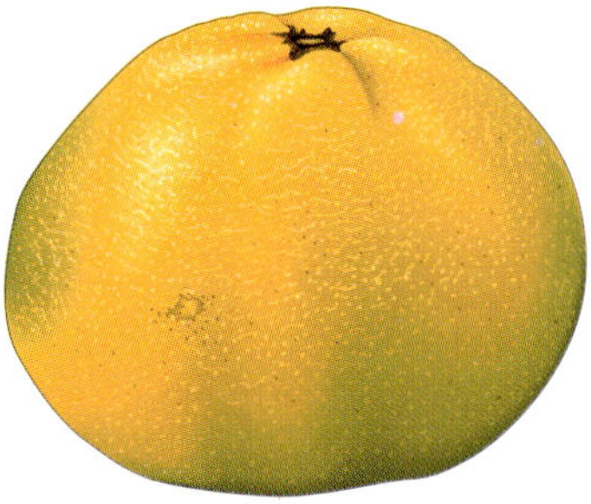

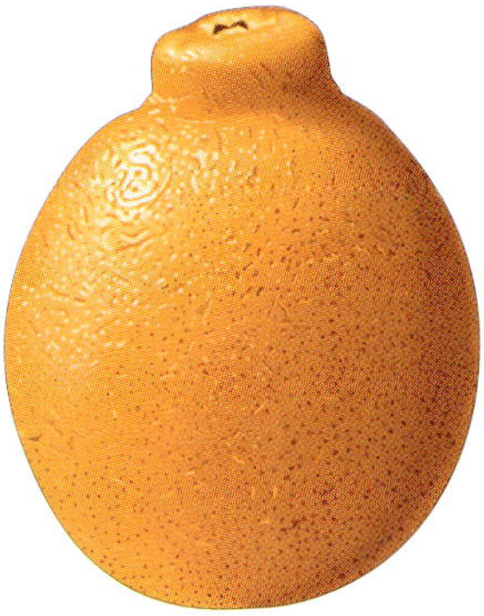

Tangelo

Citrus paradisi X Citrus reticulata

Fruit issu du croisement de la mandarine et du pomelo, le tangelo est souvent identifié par le nom de la variété (Minneola, Seminole, Orlando). Un de ses côtés est parfois orné d'une excroissance. Ce fruit est plus gros et plus acidulé que l'orange ; sa pulpe juteuse et parfumée est moins acidulée et plus sucrée que celle d'un pomelo.

Tangerine

Citrus reticulata X Citrus aurantium

Fruit issu d'un croisement entre la mandarine et l'orange amère. L'écorce de la tangerine est plus foncée et se pèle plus facilement que celle de la mandarine. Le jus de tangerine est très rafraîchissant.

Mandarine satsuma

Citrus reticulata

Petites mandarines originaires du Japon habituellement consommées fraîches mais fréquemment disponibles en conserve. De goût et d'apparence semblables à la tangerine, la satsuma possède une écorce facile à enlever et une chair pâle sans pépins. On l'utilise en cuisine et en pâtisserie, de la même façon que l'orange. Pauvre en calories, elle est une excellente source de vitamine C.

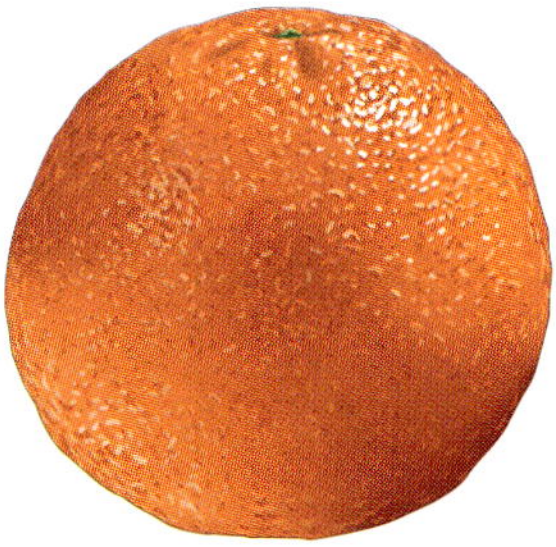

Orange-temple

Citrus nobilis

L'orange-temple (ou tangor) est le résultat du croisement de la tangerine et de l'orange douce. Elle se pèle facilement. Sa chair est à la fois mi-acide et mi-sucrée.

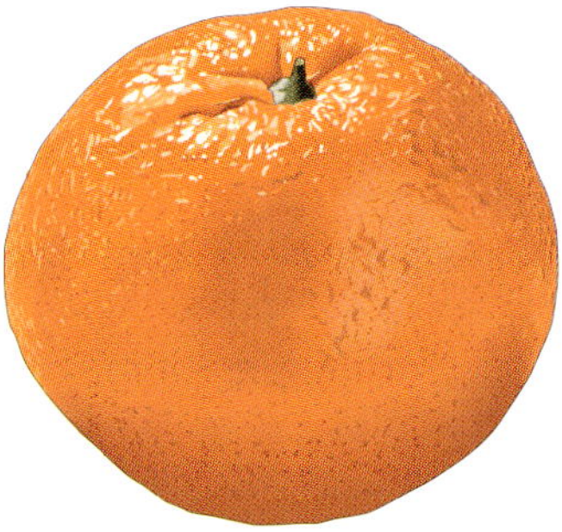

Mandarine

Citrus reticulata

La mandarine ressemble à une petite orange légèrement aplatie. Sa peau se pèle facilement. Sa chair sucrée, parfumée et délicate est moins acide que celle de la plupart des agrumes. La mandarine et ses hybrides sont souvent consommés tels quels. Ils constituent un dessert ou une collation pratique et rafraîchissante. On peut les utiliser de la même façon que l'orange. La mandarine est délicieuse dans la fondue au chocolat. Son écorce a une saveur fine et exotique. C'est une excellente source de vitamine C.

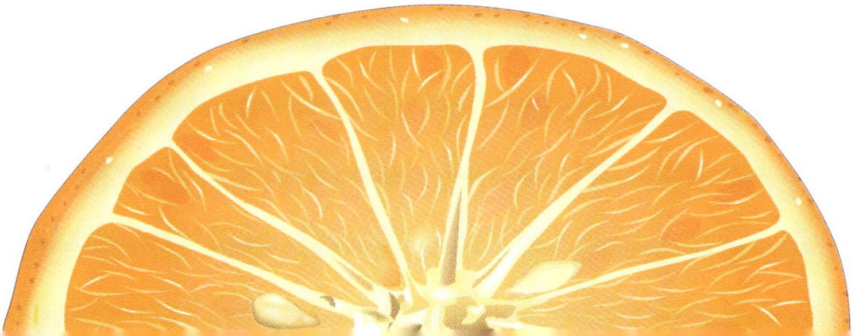

melons

Le melon fait partie de la même famille que le concombre et la courge, et se consomme souvent nature. Il est délicieux en entrée avec du porto remplissant sa cavité. Le melon se marie bien avec le jambon, la charcuterie et le prosciutto. Il ajoute une note inhabituelle aux salades de riz ou de poulet. Les melons à chair pâle ou blanche sont une excellente source de potassium et une bonne source de vitamine C et d'acide folique.

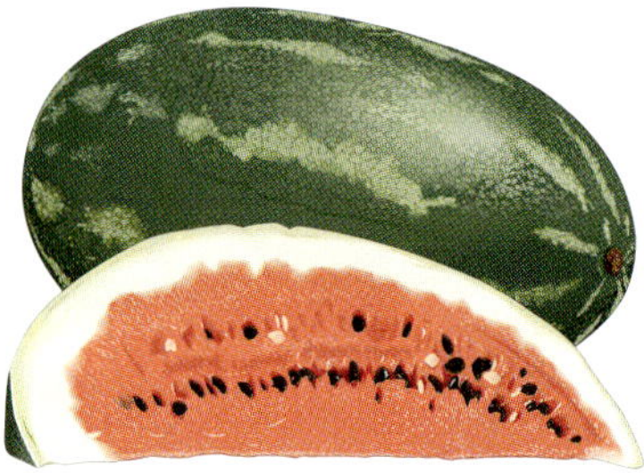

Pastèque

Citrullus lanatus

Variété de melon aussi nommée « melon d'eau ». La chair de la pastèque est généralement rouge, parfois blanche, jaune ou rosée ; elle est plus croustillante et plus désaltérante que la chair des autres melons. Choisir une pastèque ferme et lourde. Rechercher sur l'écorce une partie plus pâle, presque jaune. La pastèque coupée devrait être d'un beau rouge, sans stries blanches. Elle se consomme habituellement nature. On la transforme aussi en sorbet.

Melon brodé

Cucumis melo var. *reticulatus*

Melon dont l'écorce est recouverte de lignes sinueuses rappelant le relief d'une broderie. Il est rond et habituellement démuni de côtes quoique certains hybrides combinent les caractéristiques du cantaloup et du melon brodé (allongés, brodés, avec ou sans côtes). Tous ces melons savoureux ont une chair couleur rose saumon ou jaune orangé ; ils portent souvent le nom de leur lieu de culture (Cavaillon, Charente et Touraine, en France).

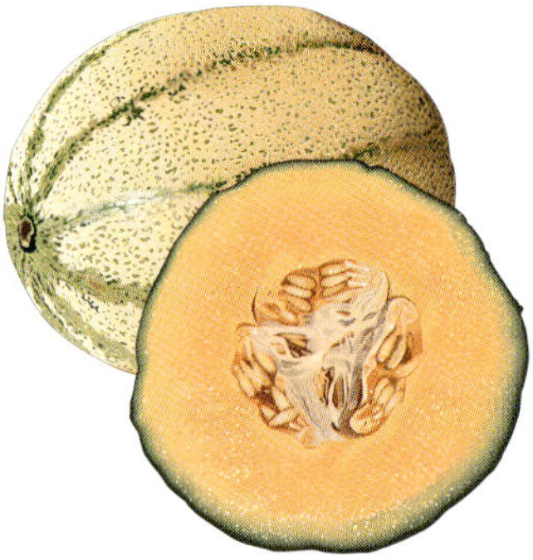

Melon d'Ogen

Petit melon rond. Son écorce tachetée de jaune verdâtre est dure, lisse et côtelée. Sa chair très juteuse est rose foncé ou vert pâle.

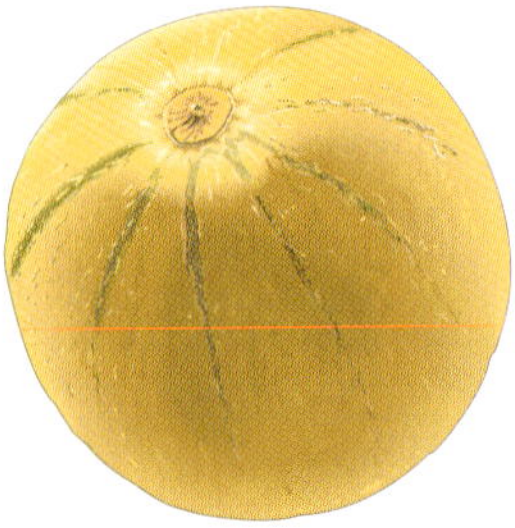

melon d'Ogen

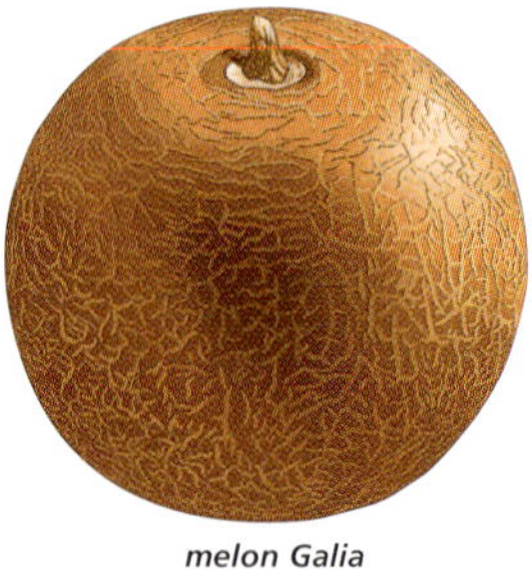

melon Galia

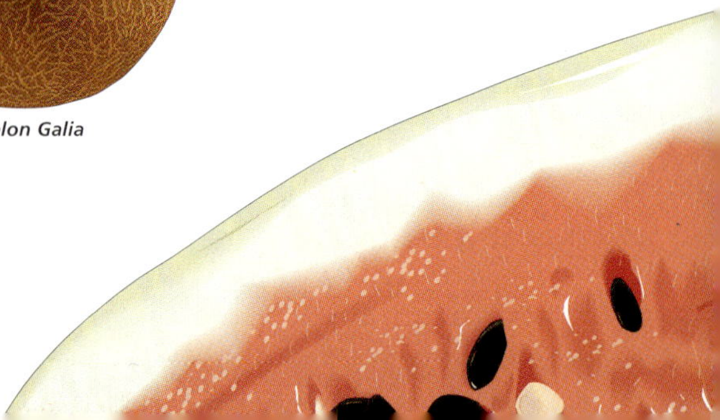

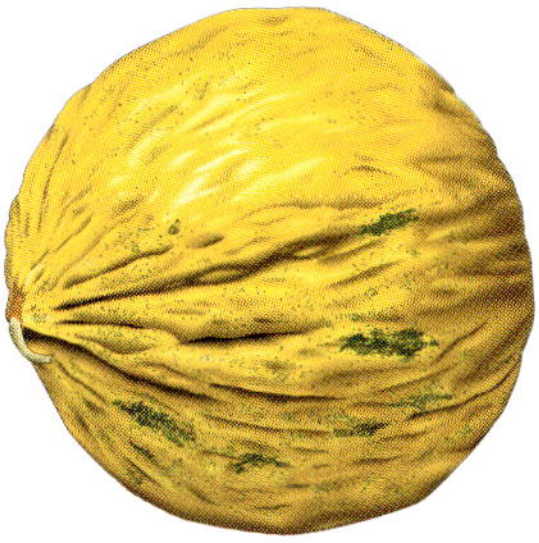

Melon Honeydew
Cucumis melo

Melon dont l'écorce lisse et ferme passe du vert pâle au jaune crème en mûrissant. Sa chair de couleur verte est très sucrée.

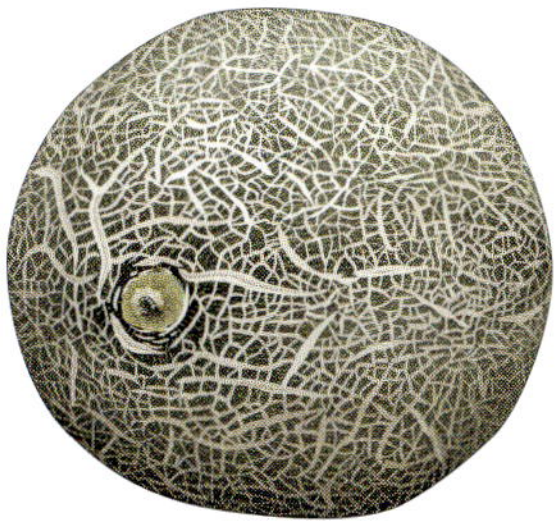

Melon Casaba
Cucumis melo

Melon de forme arrondie ou ovale. Son écorce ridée, jaune ou orangée, demeure habituellement verte près de la tige. Sa chair blanchâtre est crémeuse, mais souvent moins parfumée que celle des autres melons.

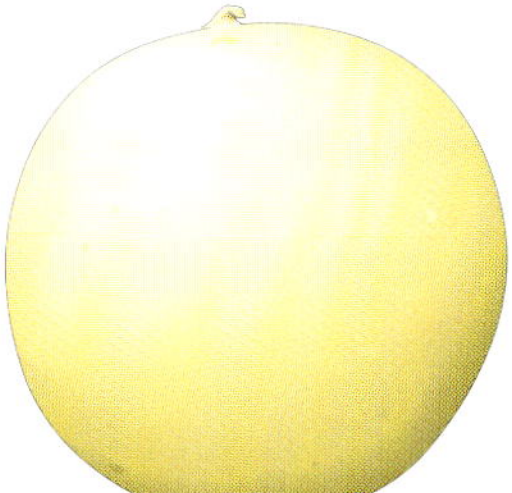

melon Honeydew

Melon de Perse
Cucumic melo

Melon de forme arrondie. Son écorce vert foncé s'orne à maturité d'une fine broderie brunâtre. Sa chair orangée est ferme.

Cantaloup
Cucumis melo var. *cantalupensis*

Ce melon à la chair orangée se trouve rarement en Amérique. La variété la plus cultivée est le charentais, qui se reconnaît à ses côtes à peine marquées et à son écorce vert pâle ; elle constitue la presque totalité de la production française. Ce que les Nord-Américains nomment « cantaloup » est en fait une variété de melon brodé.

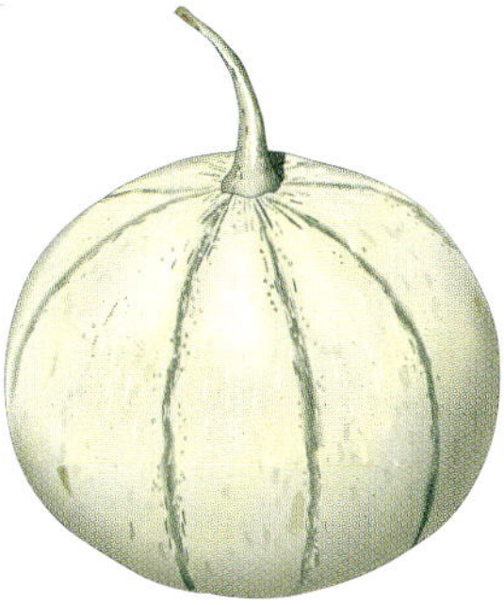

charentais

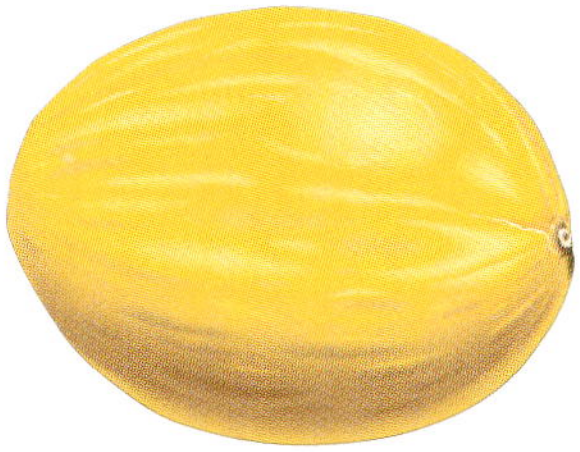

Melon brésilien
Cucumis melo

Melon, de forme oblongue, dont l'écorce lisse est de couleur jaune canari. Sa chair blanchâtre est très savoureuse et sucrée. Il est très parfumé lorsqu'il est mûr.

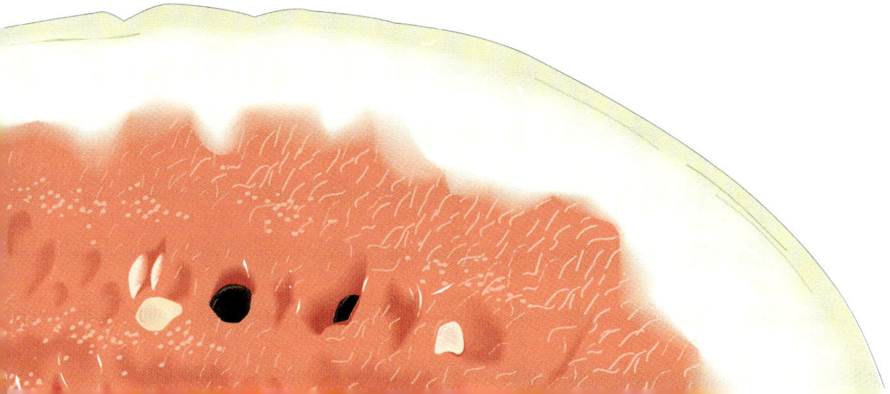

fruits tropicaux

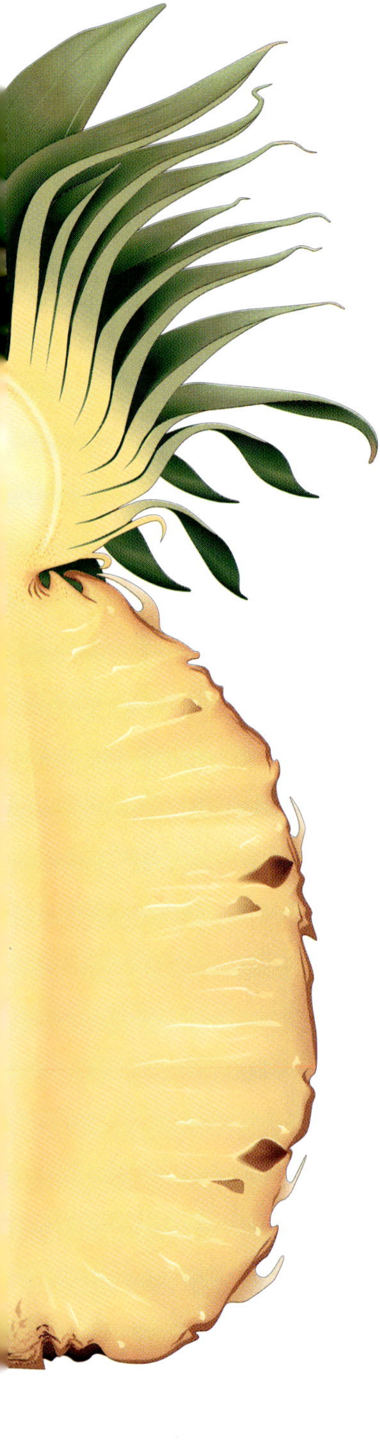

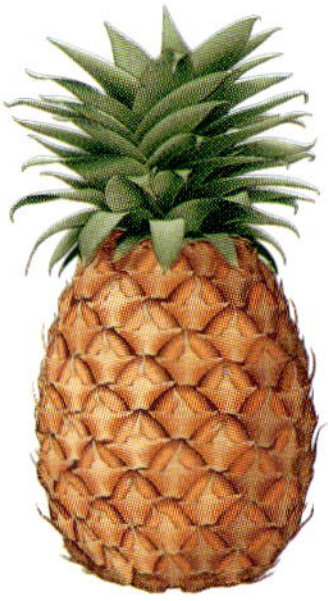

ananas Cayenne

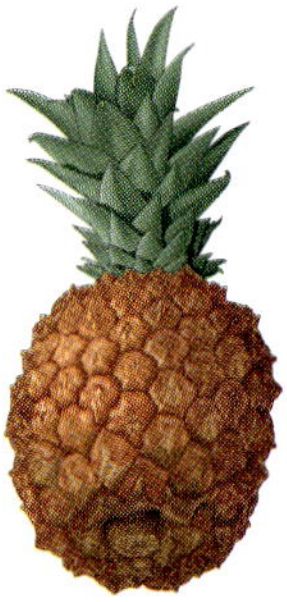

ananas Red Spanish

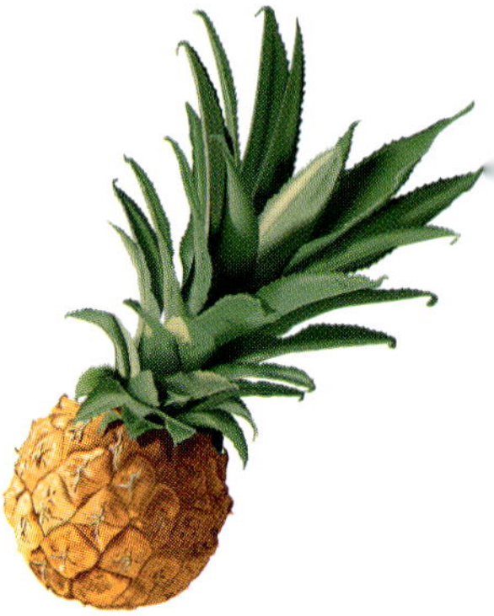

ananas Queen

Ananas

Ananas comosus

Il existe plusieurs variétés d'ananas dont la Cayenne, gros ananas à la chair jaune doré, juteuse, acide et très sucrée. Choisir un fruit lourd dont la chair cède à peine sous la pression des doigts. L'ananas fait fréquemment partie de plats aigres-doux, accompagné de canard ou de porc, et se marie bien avec les salades de poulet ou de crevettes. L'ananas frais contient un enzyme qui attendrit la viande, empêche la gélatine de prendre, fait « tourner » le lait et amollit les fruits des salades de fruits.

Banane

Musa spp.

La plupart des variétés de bananes douces sont de couleur jaune. Souvent mangé tel quel, ce fruit peut aussi être cuit au four, à l'étuvée, bouilli, sauté ou frit. Il est délicieux saupoudré de cannelle ou flambé au rhum. La coupe glacée à la banane est une présentation classique. La banane partiellement décongelée a la propriété de mousser si elle est fouettée, donnant un dessert qui ressemble à de la crème glacée. On l'ajoute en purée aux gâteaux et muffins. C'est une excellente source de vitamine B_6 et de potassium. Les croustilles de banane sont très caloriques.

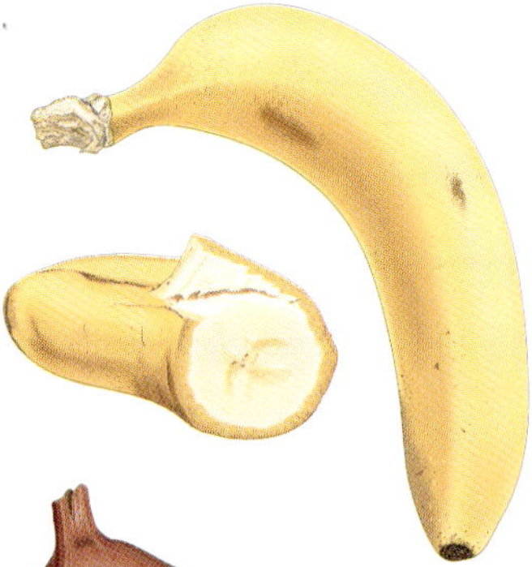

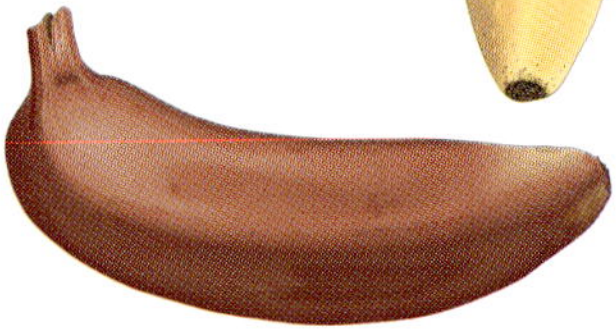

banane rouge

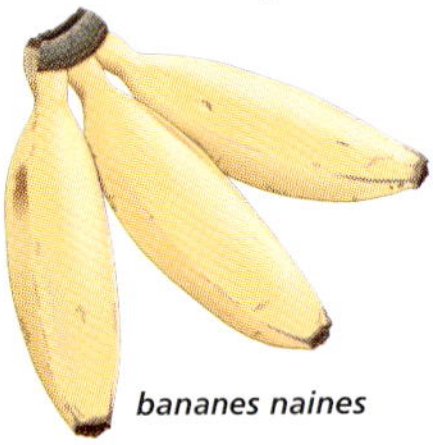

bananes naines

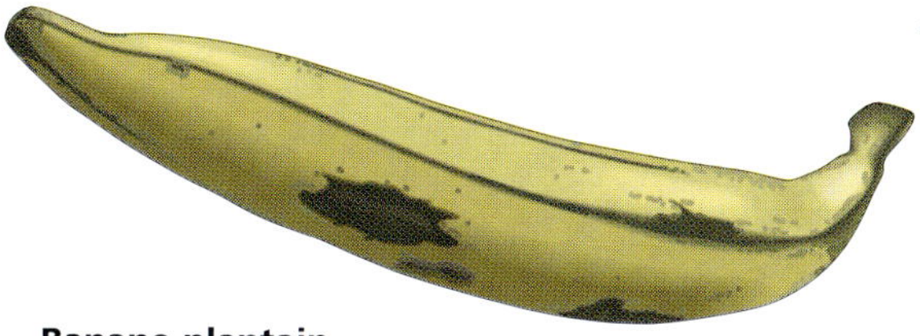

Banane plantain
Musa paradisiaca

La banane plantain, surnommée « banane à cuire », est un aliment de base de l'Afrique, des Antilles et de l'Amérique du Sud. Sa peau verte est plus épaisse que celle de la banane, et sa chair moins sucrée. Elle jaunit puis noircit lorsqu'elle est mûre. La banane plantain n'est pas comestible crue. On la cuit à l'eau ou au gril ; elle est souvent frite. On l'utilise surtout comme légume ; sa consistance ainsi que sa saveur rappellent un peu la patate douce ou, si elle est très mûre, la banane.

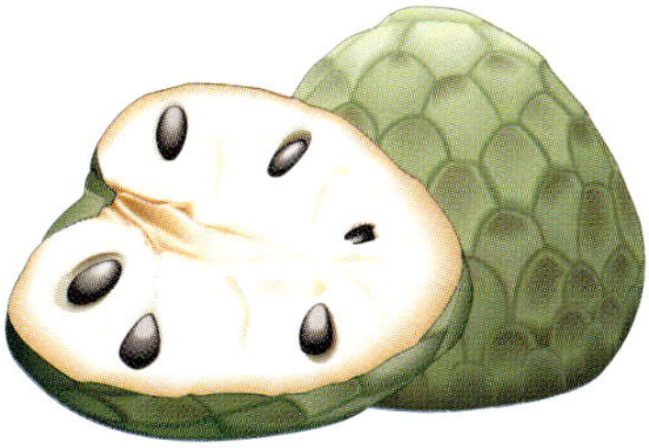

Chérimole
Annona cherimola

Fruit ovale, conique, sphérique ou en forme de cœur ; quelques variétés sont recouvertes de grandes écailles. La peau de la chérimole, de couleur bronze ou verte, n'est pas comestible. La chair blanchâtre est juteuse, sucrée, très parfumée, un peu granuleuse et acidulée. Elle renferme des graines dures non comestibles. Le fruit ne doit pas trop mûrir, car il fermente. On consomme souvent la chérimole refroidie à la cuillère avec du jus d'orange, comme au Chili. On la met dans les salades de fruits et les sorbets ; on la cuit en compote et en confiture. Son contenu en glucides est élevé.

Bilimbi
Averrhoa bilimbe

Espèce voisine de la carambole, le bilimbi possède une chair juteuse jaune verdâtre plus ferme et beaucoup plus acide que celle de la carambole. On le consomme généralement cuit. On en fait des marinades, des confitures ou de la gelée ; il est incorporé aux mets aigres-doux et remplace souvent la mangue dans les chutneys indiens.

Carambole
Averrhoa carambola

Fruit tropical commercialisé depuis peu en Occident, la carambole tranchée ressemble à une étoile. Sa fine peau, comestible, passe du jaune clair au jaune doré à maturité. Sa chair translucide est croquante, juteuse et acidulée. Selon les variétés, elle est plutôt sucrée ou sure. La carambole se mange crue ou cuite et est délicieuse arrosée de vinaigrette. Elle sert de légume d'accompagnement ; elle est cuite avec des fruits de mer, à la manière orientale. On la cuit en marinade ou en gelée. Elle a une teneur élevée en vitamine C.

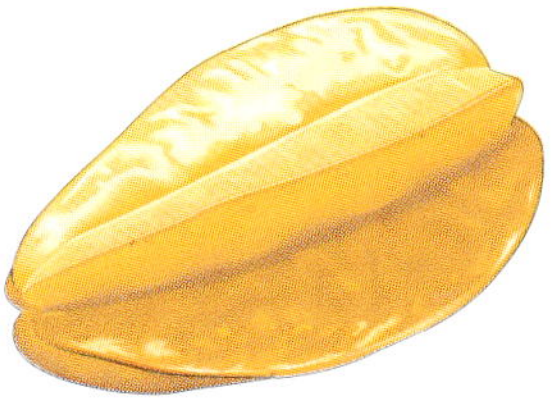

carambole

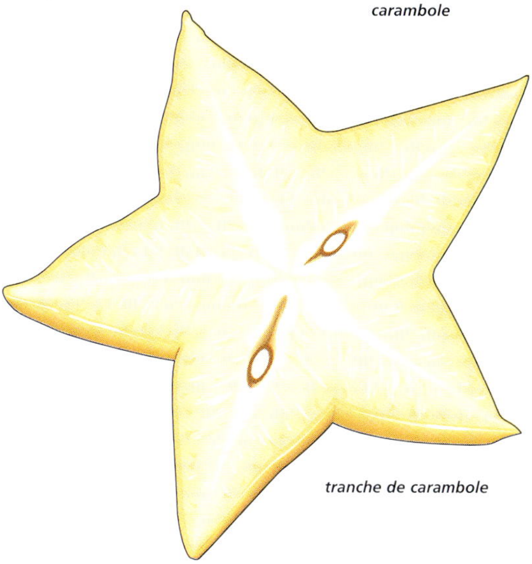

tranche de carambole

Fruit de la Passion
Passiflora spp.

Le fruit de la Passion est formé d'une épaisse peau, non comestible, qui plisse lorsque le fruit parvient à maturité. La pulpe gélatineuse enrobe des petites graines comestibles ; elle est juteuse, sucrée, acidulée et très aromatique. On mange le fruit tel quel, à l'aide d'une cuillère. Son parfum confère beaucoup de saveur aux cocktails et aux punchs. C'est une excellente source de vitamine C.

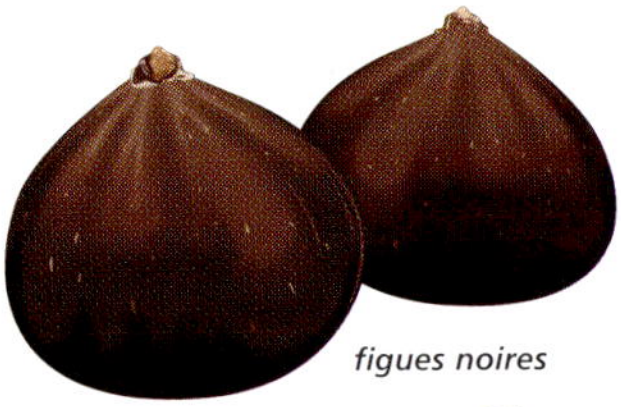

figues noires

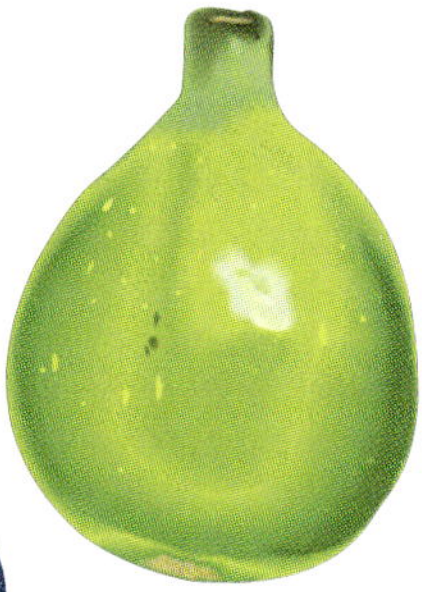

figue verte

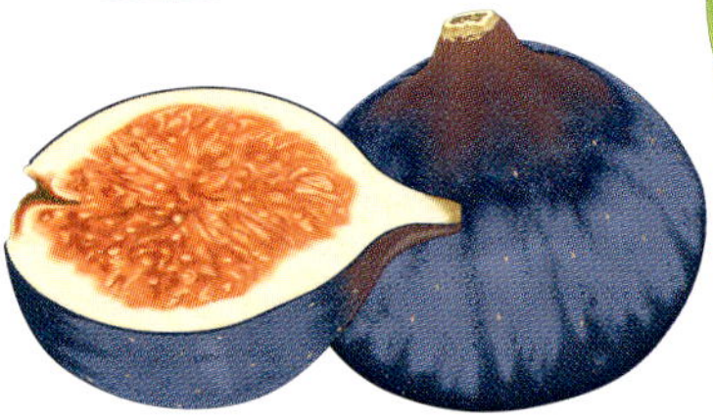

figues violettes

Figue
Ficus carica

Il existe plusieurs variétés de figues, parmi lesquelles la figue noire, la figue verte et la figue violette. La figue est souvent consommée sans autre forme de préparation. Elle accompagne aussi le fromage et le jambon. On la cuit en confiture ou on la transforme en compote. On la met dans des desserts. La figue se marie bien avec le lapin, la volaille et le gibier. Elle remplace les pruneaux dans la plupart des recettes. La figue séchée est un aliment très nourrissant et constitue une excellente source de potassium.

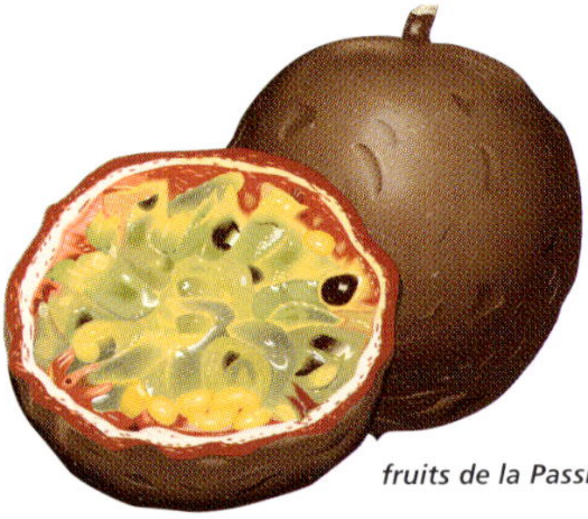

fruits de la Passion

Durian
Durio zibethinus

Ce fruit volumineux qui dégage à maturité une odeur repoussante est rarement cultivé hors d'Asie. L'intérieur est divisé en sections contenant des graines comestibles, séparées par une membrane non comestible. Sa chair est douce et crémeuse. Choisir un durian à la peau intacte et le laisser mûrir. Le durian se consomme souvent nature. On l'intègre au yogourt et à la crème glacée. En Asie, on l'accompagne de riz gluant ; en Chine, on l'intègre à des pâtisseries. Ses graines rôties ou grillées sont utilisées comme les noix.

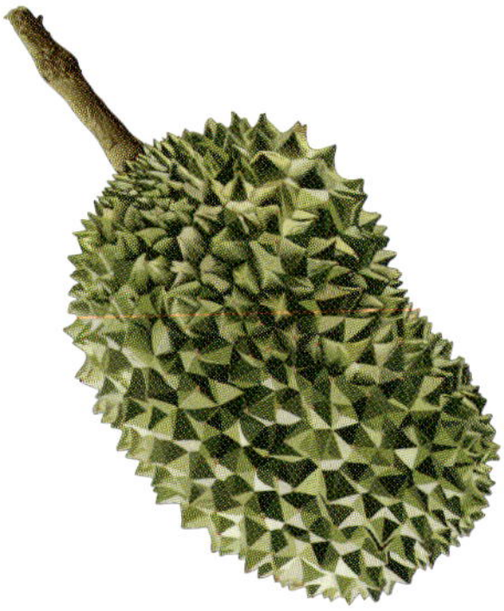

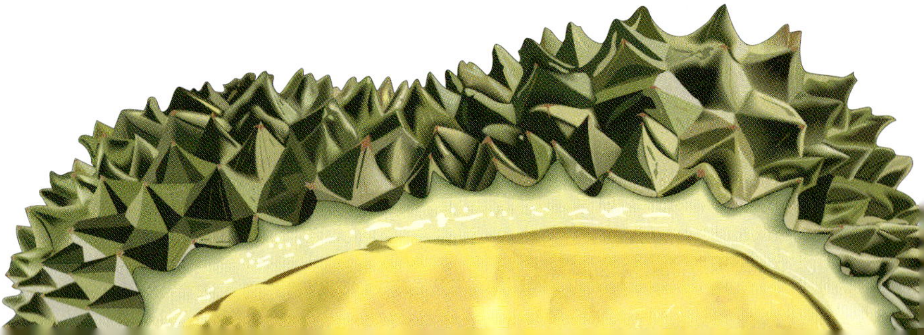

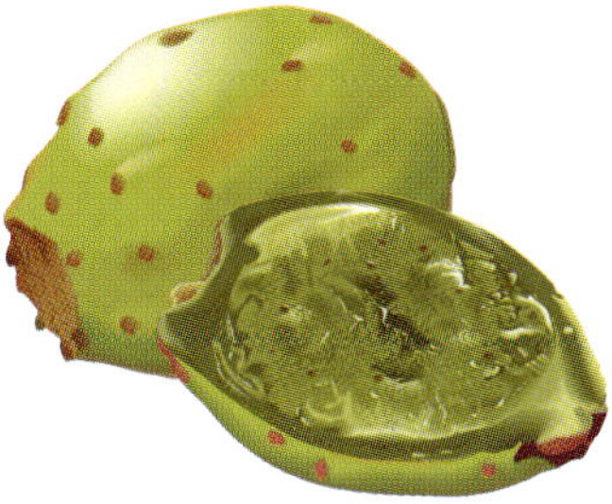

Figue de Barbarie
Opuntia ficus-indica

Fruit du figuier de Barbarie, cactus originaire d'Amérique tropicale. Sa chair est juteuse, acidulée, sucrée et parfumée. Manipuler avec soin les fruits qui ont encore des épines. Cette figue est souvent consommée nature ou arrosée d'un filet de jus de citron ou de lime. Elle aromatise divers desserts. Les longues palettes du figuier sont comestibles ; elles se mangent crues ou se cuisinent comme un légume. Au Mexique, on les met dans les salades et les omelettes. La figue de Barbarie a une teneur très élevée en magnésium et une teneur élevée en potassium.

Fruit de l'arbre à pain
Artocarpus communis

Très gros fruit ovale à peau verte bosselée, originaire du Pacifique et utilisé comme un légume.
Sa pulpe crème dont le goût rappelle celui de la pomme de terre est blanche, fibreuse et riche en amidon. Le fruit de l'arbre à pain peut être grillé, frit, bouilli ou réduit en purée pour remplacer les pommes de terre.
Son contenu en hydrates de carbone est élevé. Il est disponible frais ou en conserve dans certains marchés spécialisés.

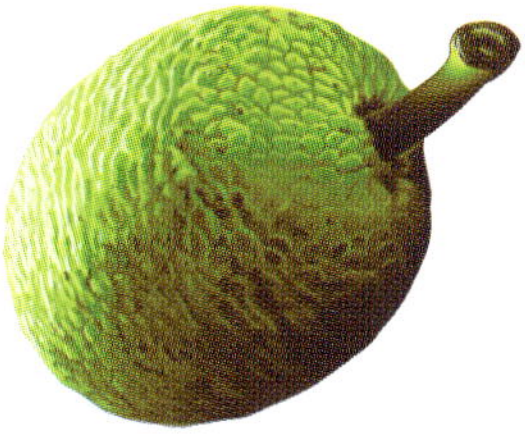

fruit de l'arbre à pain

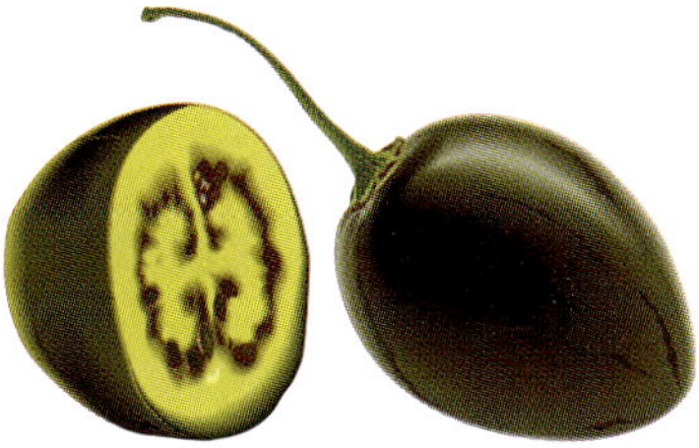

Tamarillo
Cyphomandra betacea

Fruit originaire d'Amérique du Sud longtemps nommé « tomate en arbre ».
La peau du tamarillo n'est pas comestible ; sa chair est ferme et acidulée. Très mûr, le tamarillo se mange cru, coupé en deux, salé ou sucré, parfois arrosé de jus de citron ou de lime. On le réduit en purée qui aromatise yogourt, crème glacée, sorbets et boissons. Lorsqu'il n'est pas mûr, il est souvent cuit comme un légume ; il se cuisine comme la tomate.

Goyave
Psidium spp.

Plusieurs variétés de goyaves produisent des fruits de forme, de taille, de couleur et de saveur diverses. La chair de la goyave est très parfumée et légèrement acidulée, ce qui la rend rafraîchissante. Rechercher un fruit lisse et non meurtri, ni trop mou, ni trop dur. La goyave se consomme nature ou cuite. Elle entre dans la préparation de mets sucrés ou salés. Elle est une excellente source de vitamine C et de potassium.

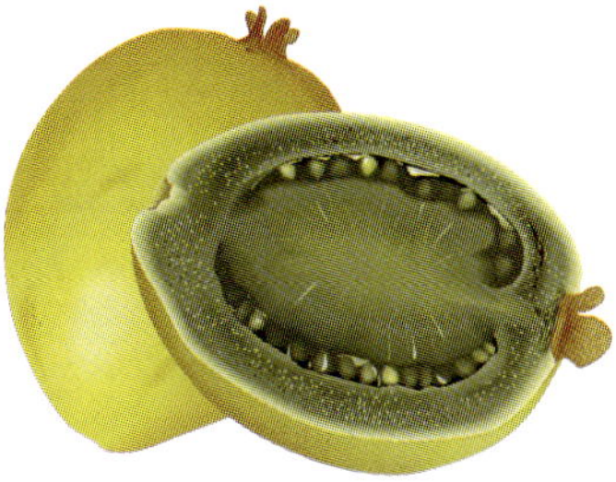

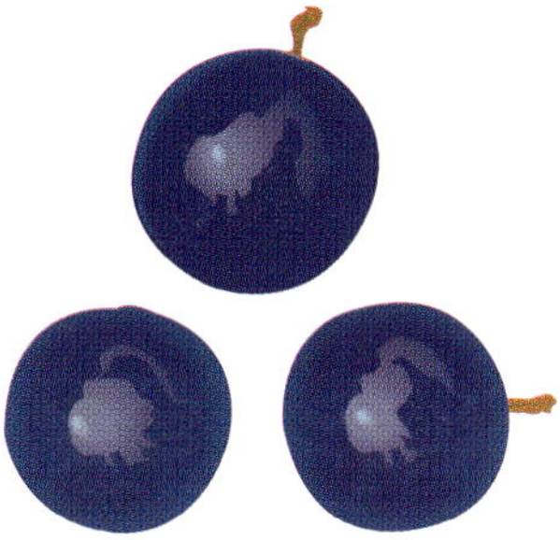

Jaboticaba
Myrciaria cauliflora

Ce fruit est peu connu hors du Brésil. Sa peau est noire ou pourpre ; sa chair translucide est blanchâtre ou rosâtre. Le jaboticaba se consomme tel quel, comme le raisin. On le met dans les salades de fruits ; il décore les assiettes de fromages. Il est aussi excellent en gelée, en confiture, en jus et en vin. C'est un fruit nourrissant, très sucré.

Feijoa
Feijoa sellowiana

La chair de ce fruit est sucrée, parfumée et a une texture légèrement granuleuse. Rechercher un feijoa parfumé, tendre au toucher. Le fruit pelé se consomme nature ou cuit. On le mange tel quel ou incorporé aux salades de fruits, yogourts et autres desserts. Le feijoa se marie bien avec les pommes et les bananes, qu'il peut remplacer dans la plupart des recettes. C'est une bonne source d'acide folique.

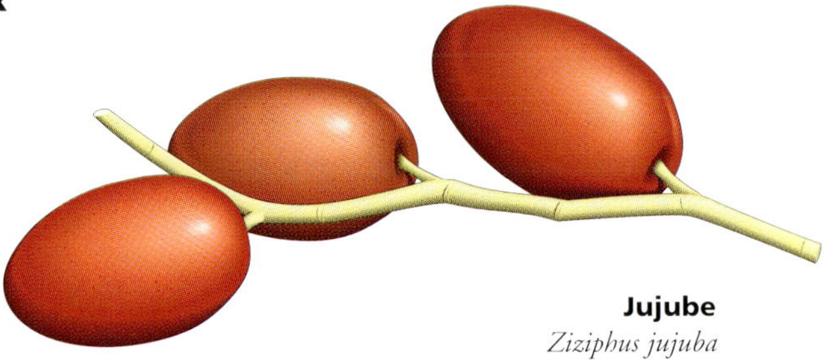

Jujube
Ziziphus jujuba

Le jujube est peu connu des Nord-Américains, qui sont plus familiers avec les friandises du même nom à base de pâte de jujube. Selon les variétés, le jujube a la taille d'une olive ou d'une datte ; il est rond ou oblong. On l'utilise comme la datte. Frais, le jujube est une excellente source de vitamine C. Séché, il offre un plus grand apport d'énergie ; c'est une excellente source de potassium.

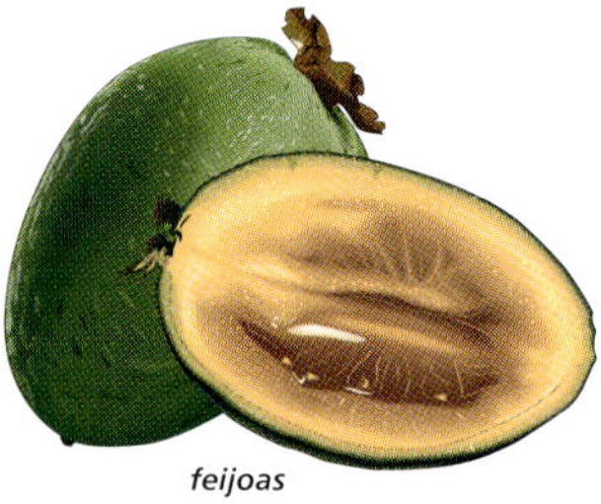

feijoas

Longane
Dimocarpus longan

Fruit probablement originaire de l'Inde et proche parent du litchi et du ramboutan. La coque lisse de couleur orange brunit et devient plutôt rigide à maturité ; le noyau qui loge au centre du fruit n'est pas comestible. Comme le litchi, le longane ajoute une note exotique aux salades de fruits. C'est une excellente source de vitamine C et de potassium.

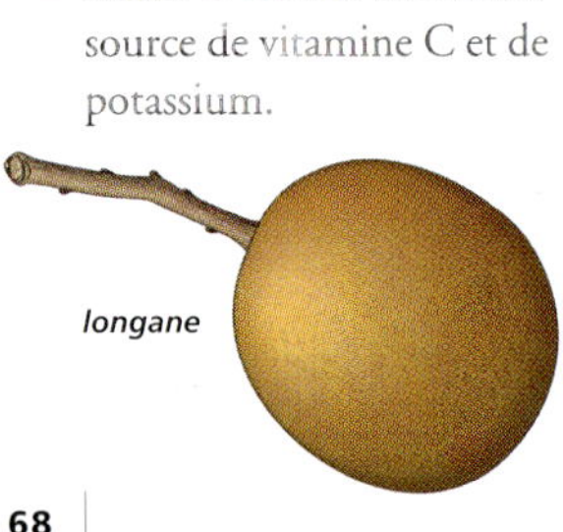

longane

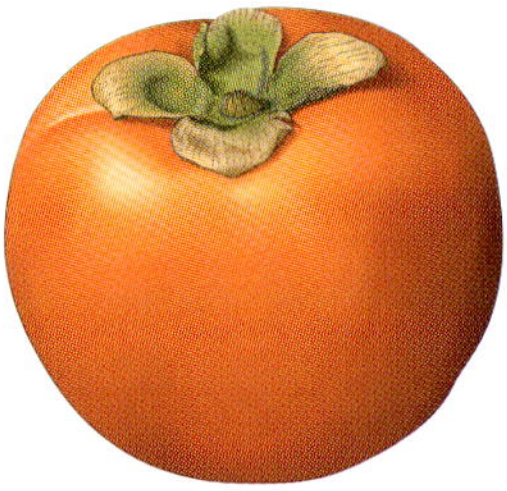

Kaki
Diospyros spp.

Fruit national du Japon. Le kaki a habituellement la taille d'une tomate et il est généralement très coloré. S'informer de la variété et ne pas se fier à la couleur, qui ne constitue pas un signe de maturation. Le kaki est délicieux nature ; il se mange à la cuillère. La variété *fuyu* se croque comme une pomme. Le kaki nappe la crème glacée, les gâteaux et les bavarois ; il décore les salades de fruits, de riz, de fruits de mer ou de volaille. Il accompagne le fromage et aromatise le yogourt et les flans. On le cuit en confiture ou on le met en conserve. C'est une bonne source de vitamine A.

Jaque
Artocarpus heterophyllus

Aliment de base de plusieurs pays asiatiques. Le jaque est de taille imposante. Sa peau verte et épineuse jaunit en mûrissant. Sa chair renferme des graines comestibles. L'écorce, le cœur et l'enveloppe des graines ne sont pas comestibles.
Le jaque se mange cru ou cuit. On le met dans les salades de fruits et la crème glacée. On en fait des chutneys ou on l'ajoute aux currys. Les graines s'utilisent comme légume ; on les rôtit comme les arachides. On en fait une farine qui sert à la confection des chapatis et des papadums indiens.

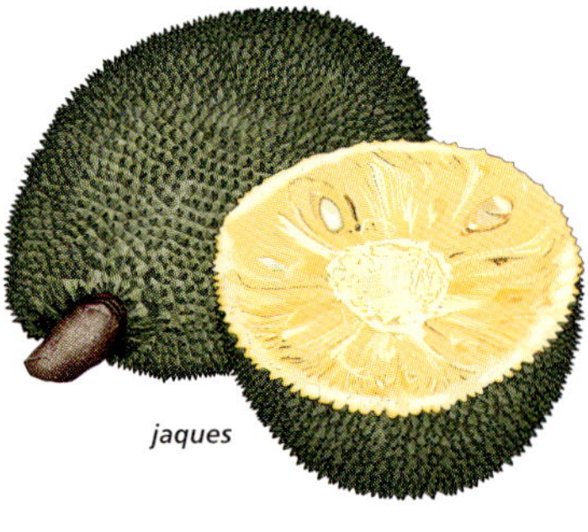

jaques

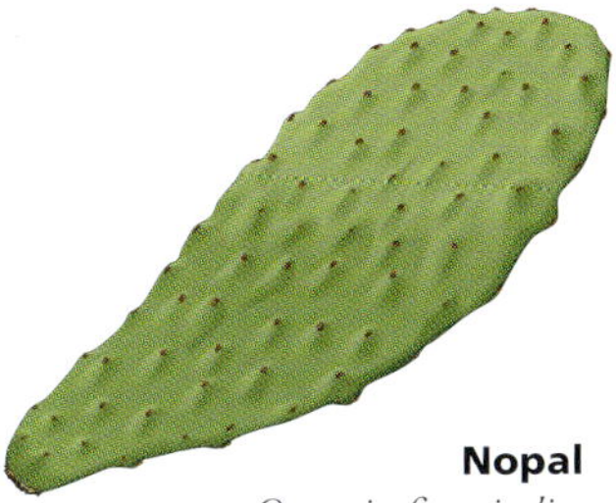

Nopal
Opuntia ficus-indica

Grandes tiges plates et charnues du cactus Nopal, très prisées au Mexique et en Amérique centrale. Le goût délicat et légèrement âcre des nopals accompagne généralement les plats aux œufs, les salades et les gratins de tomates. Pour préparer les nopals frais, on doit précautionneusement retirer les aiguilles et les yeux de la surface des feuilles. Disponibles frais toute l'année dans les marchés spécialisés, on les trouve aussi en conserve, marinés ou confits.

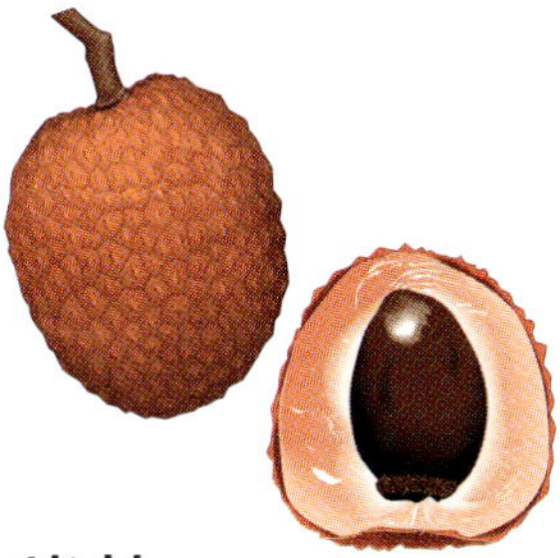

Litchi
Litchi chinensis

Le litchi est recouvert d'une coque, rouge ou rosée, qui brunit à mesure que le fruit vieillit. Sa chair translucide est juteuse, croquante, très sucrée et très parfumée. Elle enrobe un noyau non comestible. La saveur du litchi évoque la fraise, la rose et le muscat. Il s'achète surtout frais ou en conserve dans un sirop. Ce fruit constitue un dessert délicieux à lui seul. Dans la cuisine chinoise, il est associé à la viande et au poisson.

Pepino
Solanum muricatum

Le pepino ressemble à un petit melon légèrement allongé. Sa peau, qui passe du vert pâle au jaune crème en mûrissant, est rayée de pourpre.
Le pepino qui n'est pas mûr est souvent servi cuit. Il s'apprête comme la courge. À maturité, on le sert comme le melon.
Il est délicieux assaisonné de gingembre, arrosé de Grand Marnier ou de Cointreau. C'est un fruit riche en vitamine C.

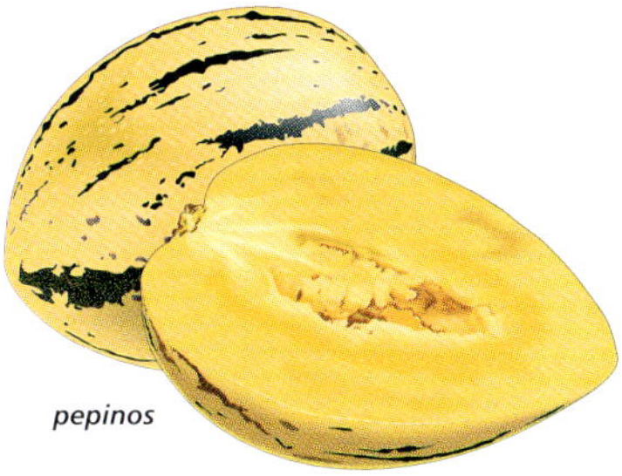

pepinos

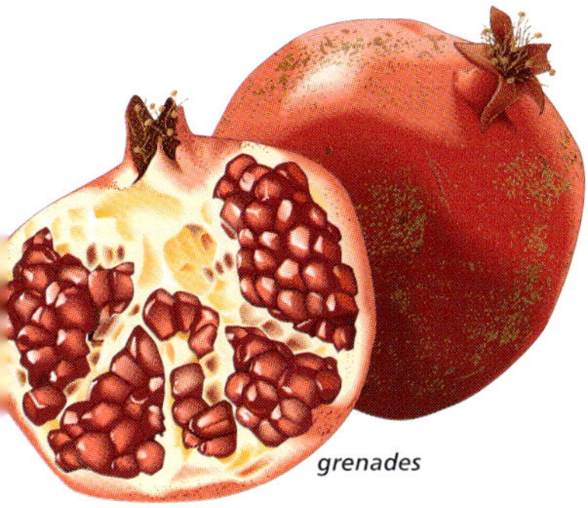

grenades

Grenade
Punica granatum

La peau coriace de la grenade n'est pas comestible. À l'intérieur du fruit, d'épaisses membranes, non comestibles, délimitent des sections remplies de graines. Les baies de grenade se consomment souvent nature. On les utilise comme ingrédient ou comme condiment. Elles décorent et assaisonnent les salades de fruits, les salades composées, les sauces, la volaille ou le poisson. La cuisine iranienne lui réserve une place importante.

Mangoustan
Garcinia mangostana

Le mangoustan est un fruit arrondi, d'aspect singulier. Sa peau épaisse n'est pas comestible ; elle durcit en vieillissant et change de couleur, devenant violacée. Sa chair, recouverte d'une épaisse membrane non comestible, est juteuse et sucrée. C'est l'un des fruits les plus succulents d'Asie. On le mange tel quel à la manière d'une orange.

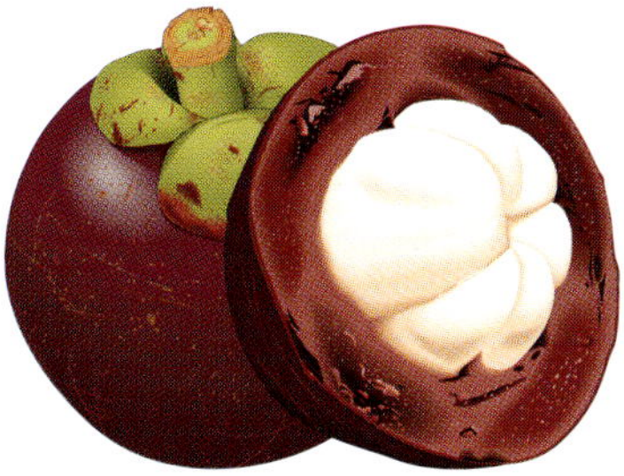

Kiwi

Actinidia chinensis

Fruit recouvert d'une fine peau brunâtre, légèrement duveteuse. Il est délicieux nature. On met le kiwi dans les céréales, le yogourt, les sorbets, les salades de fruits (l'ajouter au dernier moment). Il se marie bien avec la volaille et le poisson ; on prépare avec le kiwi une sauce aigre-douce qui accompagne les viandes. Il constitue une excellente source de vitamine C et de potassium. À poids égal, le kiwi contient près du double de vitamine C que l'orange et le citron.

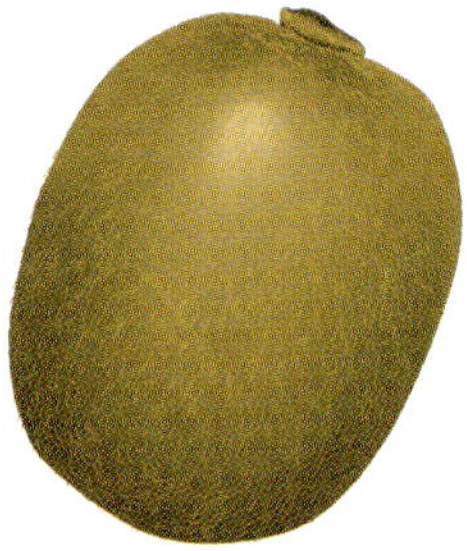

kiwi

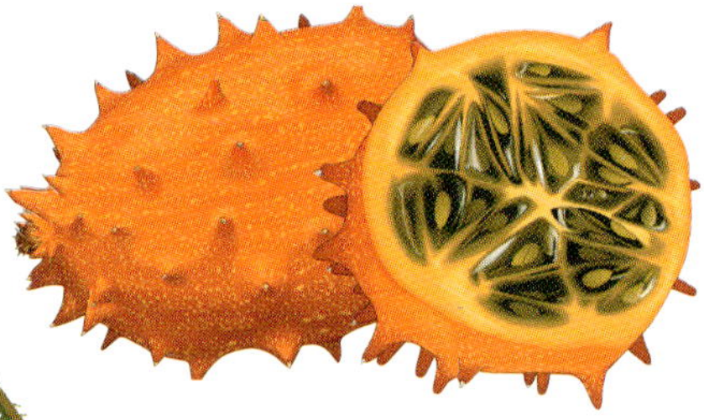

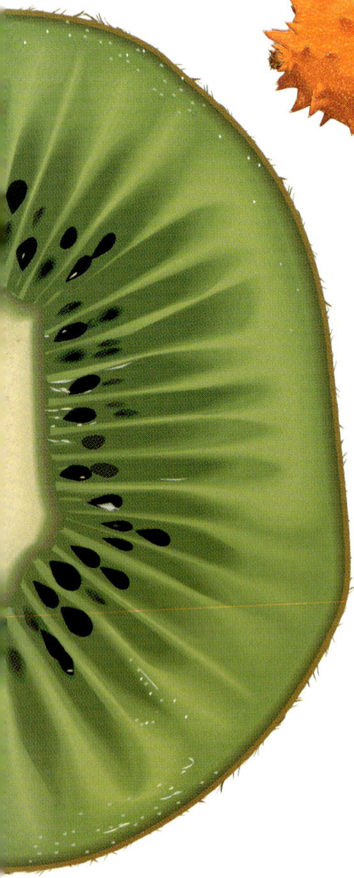

Melon à cornes

Cucumis metuliferus

Fruit tropical dont la peau non comestible est hérissée de protubérances en forme de petites cornes. Plus la couleur orangée du melon est éclatante, plus le fruit est mûr. Sa chair contient des graines comestibles. Sa saveur rappelle le melon et le concombre, avec un soupçon de lime et de banane. On le transforme en jus excellent et en vinaigrette. On en fait une boisson désaltérante avec un peu de jus de lime, du sucre et de la liqueur d'orange. La chair est incorporée aux sauces, aux salades et aux sorbets. C'est un fruit riche en vitamine C.

Ramboutan

Nephelium lappaceum

Fruit originaire de Malaisie. Sa peau est recouverte de pointes crochues qui lui donnent l'apparence d'un petit oursin. Sa pulpe est juteuse, blanchâtre et translucide. Le ramboutan a une saveur tantôt sucrée, douce et parfumée, tantôt aigrelette ou acidulée, selon les variétés. Choisir un fruit à la peau rouge clair et aux cheveux verdâtres. On utilise le ramboutan comme le litchi. Il est riche en vitamine C.

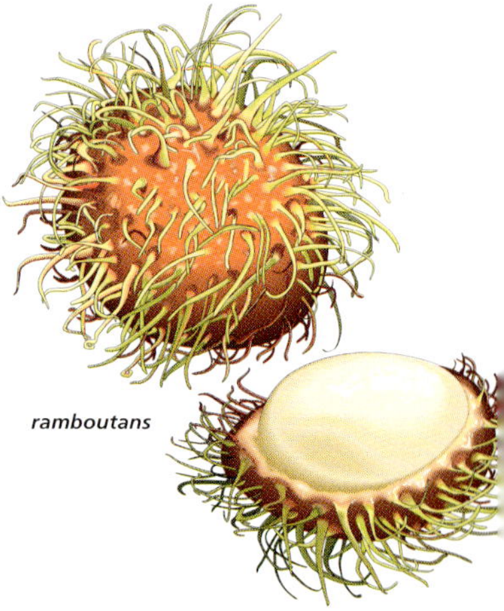

ramboutans

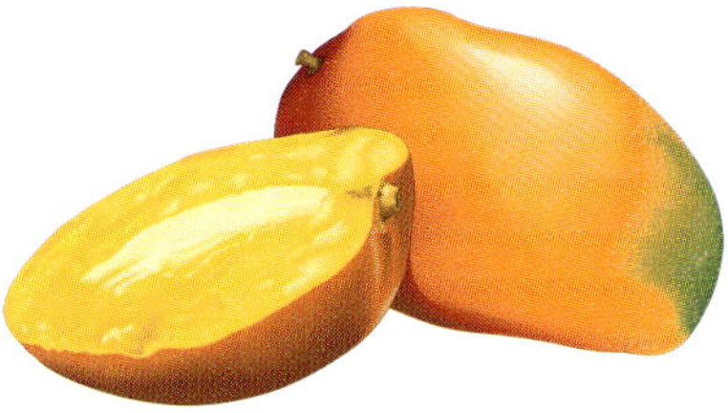

Mangue

Mangifera indica

Surnommée « pêche des tropiques », la mangue est ronde, ovale ou réniforme. Sa peau est verte, jaune ou écarlate. Sa chair est onctueuse et sucrée. La mangue est mûre lorsqu'elle cède sous une légère pression des doigts et qu'un parfum capiteux s'en dégage. On la mange nature ou on l'incorpore aux salades de fruits, aux céréales et aux sorbets. On la transforme en coulis, en confiture. Elle est délicieuse avec la volaille, le canard et le porc. En Inde, la mangue verte est un ingrédient de base pour les traditionnels chutneys. C'est une excellente source de vitamine A et de vitamine C.

Papaye

Carica papaya

Fruit de couleur jaune orangé à maturité. Sa chair juteuse ressemble à celle du melon cantaloup et ses graines sont comestibles. La papaye est délicieuse consommée à la cuillère, arrosée d'un peu de jus de lime ou de rhum. On l'ajoute dans les salades de fruits au moment de servir. On la cuit en confiture, en chutney ou en catsup. Elle se marie bien avec le jambon et le saumon fumé. La papaye verte s'utilise comme la courge d'hiver. La papaye est une excellente source de vitamine C.

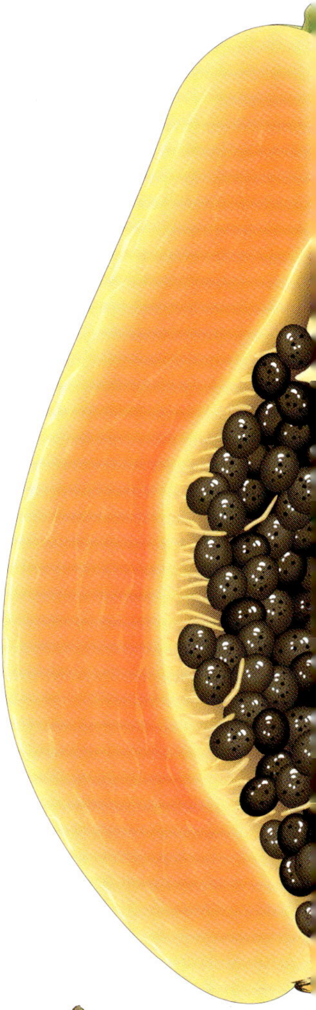

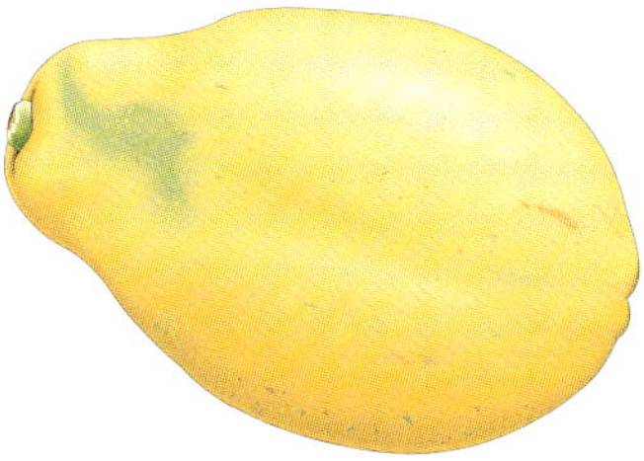

papaye

Sapotille

Manilkara zapota

La sapotille a la taille et la forme d'un œuf. Son écorce rugueuse, grise ou brune, se pèle facilement. Sa chair est légèrement granuleuse comme celle de la poire. Elle est juteuse, sucrée et très parfumée. Sa saveur est comparée au miel ou à l'abricot. La sapotille se consomme crue, telle quelle, ou dans les salades de fruits. On la cuit aussi en confiture ou on la fait pocher. C'est une source élevée de fibres.

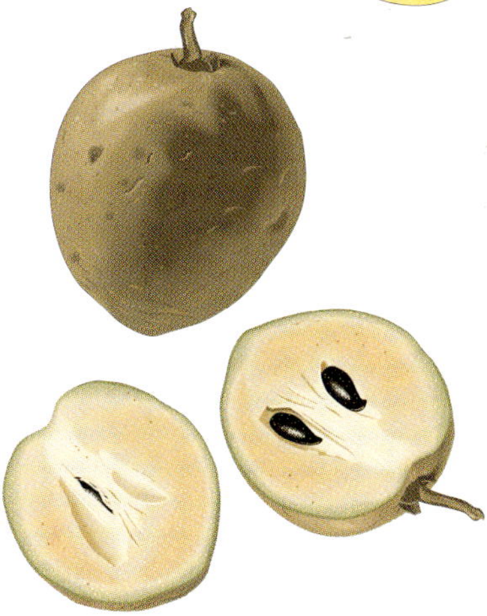

noix et graines

Les noix et graines sont consommées depuis des milliers d'années ; elles constituaient un aliment de base des peuples chasseurs-cueilleurs, ainsi que d'une multitude d'espèces animales. Les noix sont toujours prisées, car elles sont nourrissantes et nécessitent un minimum de préparation. On les consomme entières, hachées ou moulues, nature ou rôties, salées ou non, enrobées de chocolat ou de caroube. On les cuisine de multiples façons ou on les utilise pour la décoration.

ACHAT

Les noix et graines sont commercialisées sous plusieurs formes : écalées ou non, entières, en moitiés, coupées en fines tranches ou en bâtonnets, hachées, moulues, nature, rôties, avec ou sans leur pellicule brune, salées, fumées, sucrées, enrobées de sucre ou de chocolat, en beurre, en huile, en pâte sucrée ou non. Les noix non écalées sont protégées par leurs coquilles, elles se conservent plus longtemps sans rancir. Choisir des produits aux coques intactes.

Préférer les noix écalées vendues dans des pots en verre sous vide, des conserves ou des sacs scellés, ces contenants assurent un maximum de fraîcheur. S'approvisionner dans des magasins où la marchandise est constamment renouvelée.

UTILISATION

Les noix et les graines se consomment en collation, en amuse-gueule ou pour compléter ou remplacer la viande. Les noix recouvertes de leur pellicule ont une saveur plus prononcée que les noix mondées. On cuisine les noix et les graines aussi bien avec des aliments salés que sucrés et on en extrait des huiles savoureuses. On transforme les noix en beurre et en farine.

CONSERVATION

Les noix en écales se conservent plus facilement que les noix écalées, coupées, hachées ou moulues, car elles sont protégées par leur coque. Les mettre dans un récipient hermétique et les placer à l'abri de la lumière, de la chaleur et de l'humidité. Selon les variétés, les noix se conservent de 2 à 9 mois au réfrigérateur.

VALEUR NUTRITIVE

Les noix et les graines contiennent une grande quantité de matières grasses et de calories. Leur valeur nutritive varie cependant selon les espèces et les écarts peuvent être importants. Elles contiennent généralement de 3 à 10 g de protéines, de 17 à 37 g de matières grasses et de 8 à 16 g de glucides. Les matières grasses sont principalement composées d'acides gras monoinsaturés et d'acides gras polyinsaturés, à l'exception de la noix de coco qui contient surtout des acides gras saturés. Les noix et les graines ne contiennent pas de cholestérol, car ce sont des végétaux. De façon générale, elles sont des sources de fibres alimentaires.

À cause de leur haute teneur en matières grasses et en calories, et parce que les noix et les graines sont souvent salées, il est préférable de les consommer avec modération. Elles se digèrent plus facilement lorsqu'elles sont bien mastiquées ou moulues finement.

Les noix et les graines sont généralement d'excellentes sources de magnésium, de cuivre et de potassium ; elles sont aussi de bonnes sources de thiamine et d'acide folique ; elles contiennent généralement du fer, de l'acide pantothénique et de la riboflavine.

noix

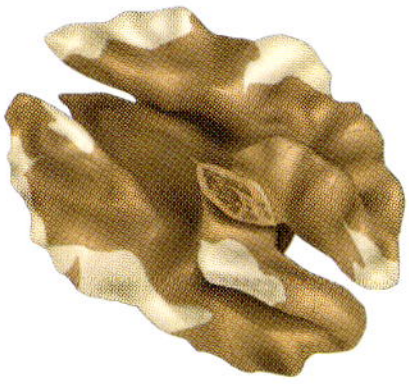
noix écalée

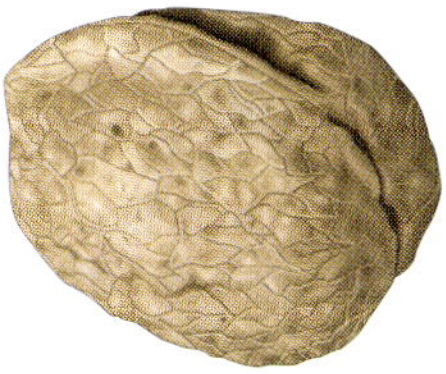
noix entière

Noix

Juglans spp.

Au Québec, on nomme « noix de Grenoble » toutes les variétés de noix produites par les noyers, à l'exception des noix blanches (noix longues). Rechercher des noix lourdes et pleines, avec des écales intactes. Les noix se consomment en amuse-gueule. On les met aussi bien dans les desserts que dans les salades, le fromage et les plats principaux. On les utilise comme condiment dans les sauces qui accompagnent les pâtes. Les matières grasses sont composées à 86 % d'acides non saturés. La noix est une excellente source de cuivre et de magnésium.

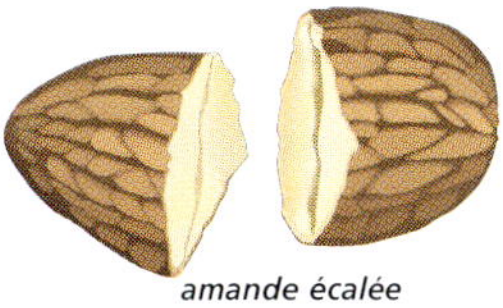
amande écalée

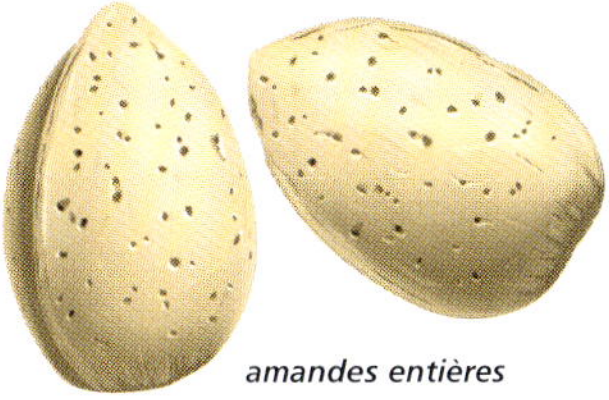
amandes entières

Amande

Prunus dulcis ou *amygdalus*

L'amande douce est l'amande comestible que l'on connaît. On utilise cette noix dans plusieurs plats, tant salés que sucrés. Des amandes effilées et dorées au beurre (l'amandine) garnissent poisson, poulet et légumes. Transformée en pâte, l'amande garnit les gâteaux, sert à la confection de bonbons et de chocolats fourrés. On en fait aussi un beurre crémeux. Les matières grasses sont composées à 86 % d'acides non saturés (65 % d'acides monoinsaturés et 21 % d'acides polyinsaturés). On extrait de l'amande amère une huile qui sert à fabriquer l'amaretto.

Noisette

Corylus spp.

La noisette est moins grasse et rancit moins rapidement que la pacane, la noix du Brésil et la noix de macadamia. On l'ajoute aux céréales, aux sauces, à la crème glacée. Transformée en poudre, elle s'incorpore aux gâteaux et aux biscuits. On la transforme en pâte ou en beurre similaire à la pâte d'amande et au beurre d'amande. La noisette est incorporée au nougat et souvent associée au chocolat. C'est une excellente source de magnésium et de cuivre. Les matières grasses sont composées à 88 % d'acides non saturés.

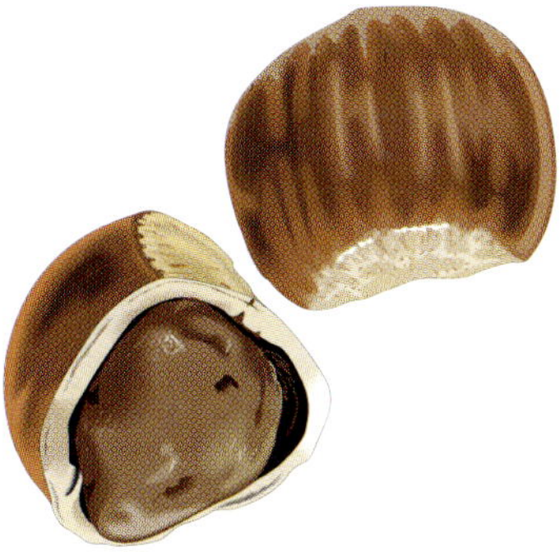

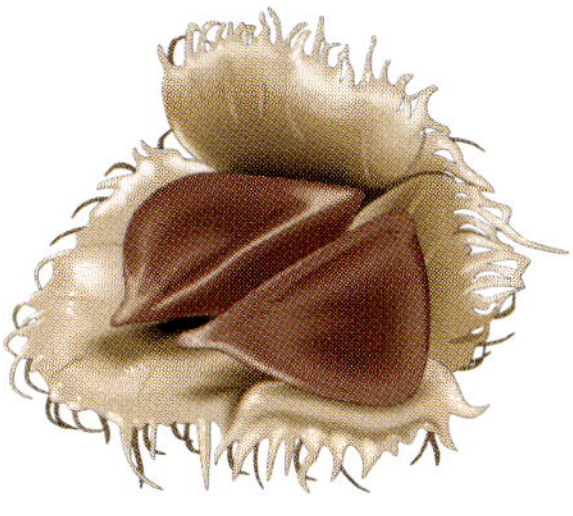
faîne

Faîne

Fagus spp.

Fruit du hêtre commun. La faîne ressemble à une petite châtaigne de couleur blanchâtre ; elle a une saveur qui rappelle la noisette. Elle est meilleure grillée. On en extrait une excellente huile comestible. Les matières grasses sont composées à 75 % d'acides non saturés.

Noix de cajou
Anacardium occidentale

La noix de cajou n'est pas vendue en écale. Elle s'utilise grillée, salée ou non. Moulue, elle se transforme en beurre crémeux dont la saveur est plus douce que le beurre d'arachide. La noix de cajou est consommée en amuse-gueule, seule ou avec des fruits déshydratés et des graines. Dans la cuisine indienne, on l'incorpore au curry d'agneau, à certains ragoûts et au riz. C'est une excellente source de cuivre, de magnésium et de zinc.

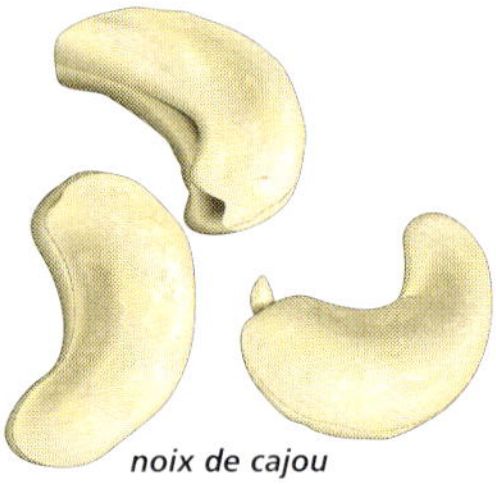

noix de cajou

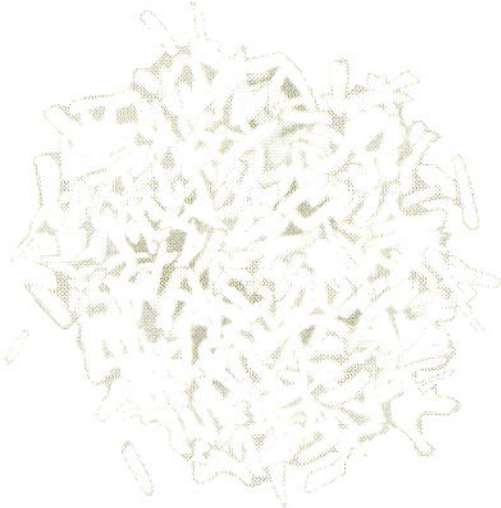

pulpe râpée

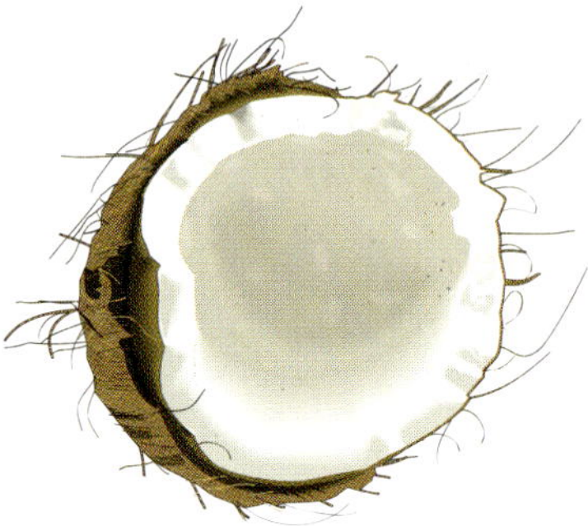

Noix de coco
Cocos nucifera

Sous une coque très dure se trouvent la chair (appelée aussi « coprah ») et l'eau de coco (ne pas confondre avec le lait de coco qu'on obtient en broyant la pulpe). La noix de coco est un ingrédient de base des cuisines asiatique, africaine, indienne, indonésienne et sud-américaine. La noix de coco fraîche est une source élevée de fibres.

Noix de kola
Cola spp.

Fruit du kolatier, arbre qui pousse en Afrique et en Amérique du Sud. Les graines de kola servent à la préparation de boissons rafraîchissantes dont le Coca-Cola. L'action du kola est moins brutale et plus prolongée que celle du café.

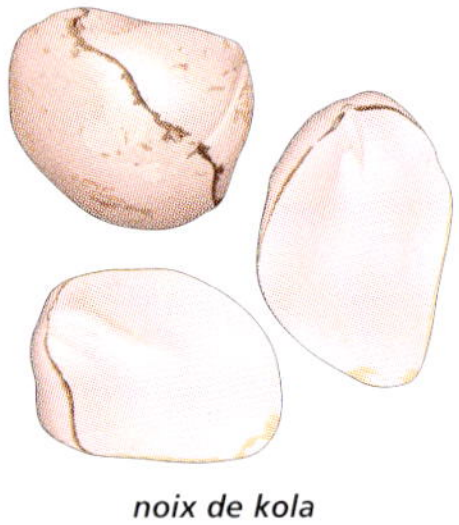

noix de kola

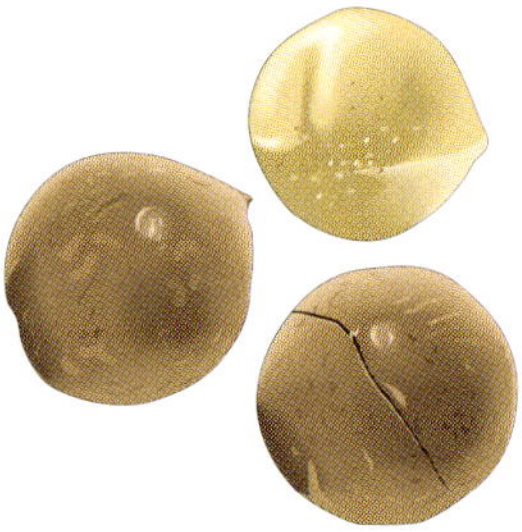

Noix de macadamia
Macadamia integrifolia

La noix de macadamia est formée d'une amande enfermée dans une coque brunâtre très dure.
Sa saveur rappelle celle de la noix de coco. Elle est souvent vendue enrobée de chocolat ou de miel.
Choisir des noix dodues, de couleur claire. Ces noix ajoutent une note croquante aux mets. On les met dans les currys, les salades, les légumes, le riz, les biscuits, les gâteaux et la crème glacée. Elles peuvent remplacer les noix du Brésil. On en fait un beurre crémeux.

Noix du Brésil
Bertholletia excelsa

Noix composée d'une graine (amande) dont la saveur rappelle celle de la noix de coco. Cette amande adhère à une coque très dure qui possède 3 faces irrégulières. On sert la noix du Brésil en amuse-gueule ; on la met dans les gâteaux aux fruits et les biscuits.
On l'utilise surtout en confiserie enrobée de chocolat. Après la noix de macadamia, c'est une des noix les plus riches en matières grasses, composée à 71 % d'acides non saturés.

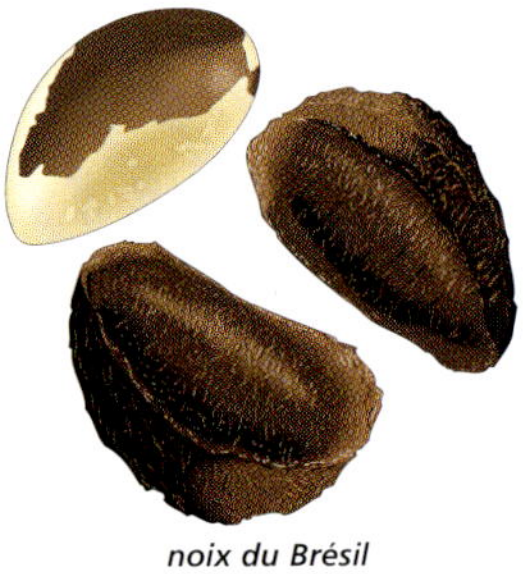

noix du Brésil

noix

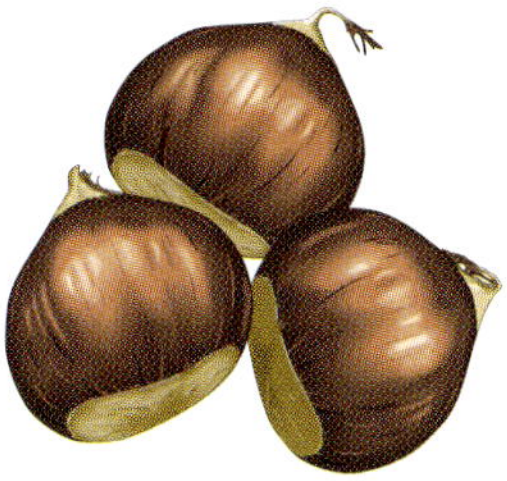

châtaignes entières

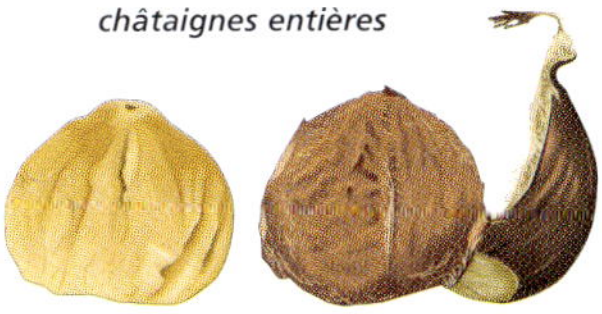

châtaigne épluchée

Châtaigne

Castanea spp.

Ce fruit est aussi nommé « marron » en cuisine. On consomme les châtaignes épluchées bouillies, étuvées, braisées ou grillées. On les met dans les farces. On les moud en farine. La purée aromatise glaces, crèmes pâtissières et bavarois. Le mont-blanc est un dessert constitué d'une purée de marrons. En Europe, les châtaignes sont associées au gibier et à la volaille ; elles servent aussi de légume d'accompagnement et remplacent les pommes de terre. Ses glucides sont composés à 40 % d'amidon ; ils en contiennent deux fois plus que la pomme de terre.

Pacane

Carya spp.

La pacane est composée d'une graine (amande) formée de deux lobes qui ressemblent à la noix. Elles sont logées dans une coque ovale et lisse, facile à casser, de couleur brunâtre. Les pacanes entrent dans la préparation de nombreux mets. En Amérique du Nord, un apprêt traditionnel est la tarte aux pacanes. Les matières grasses sont composées à 87 % d'acides non saturés. La pacane est une excellente source de thiamine, de zinc, de cuivre et de magnésium.

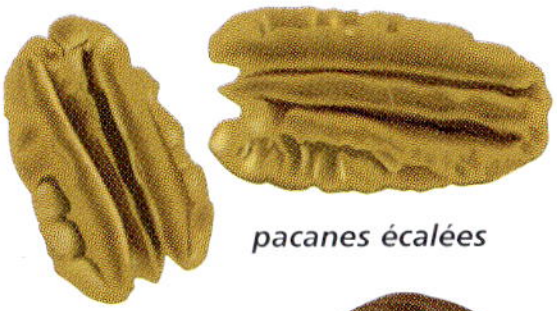

pacanes écalées

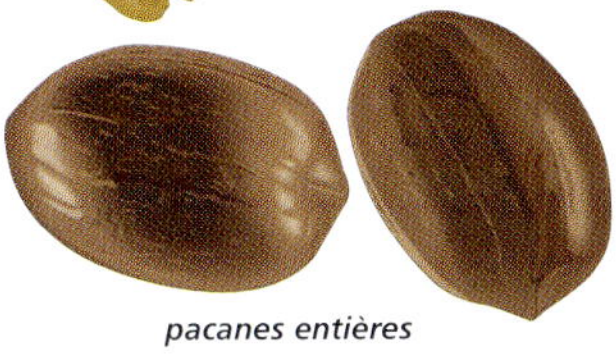

pacanes entières

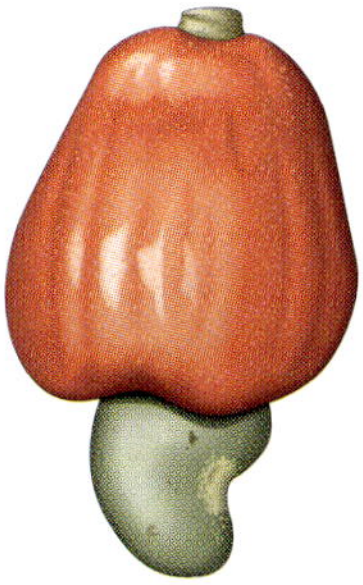

Pomme de cajou

Fruit de l'anacardier à la forme de poire, à la peau jaune orangé tachée de rouge. Ce fruit originaire du Brésil possède une chair acidulée que l'on préfère sucrée en confitures, en gelées et en compotes. La pomme de cajou sert aussi à fabriquer du vin, des liqueurs et du vinaigre. C'est à la base de ce fruit que pousse la noix de cajou.

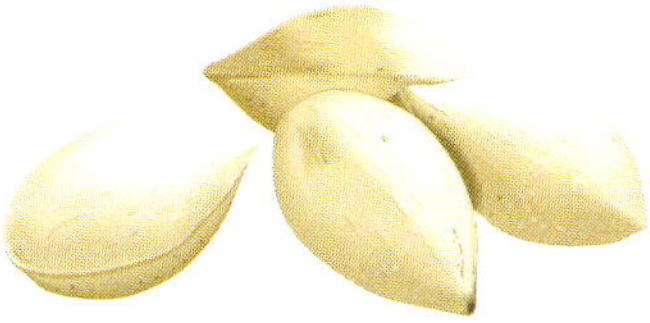

Noix de ginkgo

Ginkgo biloba

Fruit du ginkgo, arbre très ancien, originaire d'Asie. La noix de ginkgo est pratiquement inconnue en Occident. Elle est surtout disponible en conserve dans l'eau. Cette noix est consommée telle quelle ou cuite à l'orientale. Elle est une excellente source de potassium et de niacine.

Pistache

Pistacia vera

Petite graine, de couleur verdâtre et de saveur douce, logée dans une coque dont la suture latérale s'ouvre quand le fruit est mûr. On incorpore la pistache aux sauces, farces, terrines, pâtés, à la crème glacée et à la pâtisserie. Les cuisines méditerranéenne et orientale lui font une place importante. Les matières grasses sont composées à 83 % d'acides non saturés. C'est une excellente source de potassium, de cuivre et de magnésium.

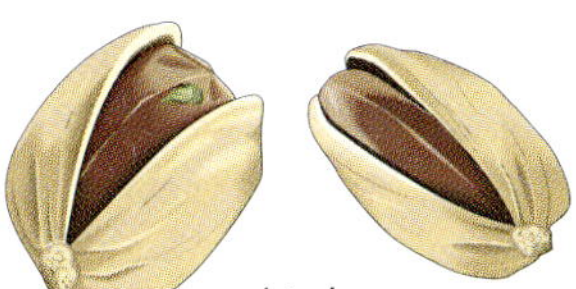

pistaches

graines

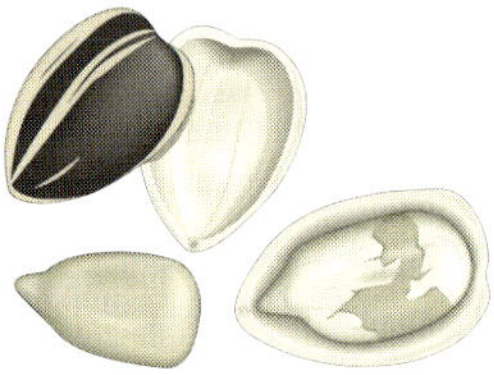

Graines de tournesol

Helianthus annuus

Les graines de tournesol sont souvent rôties à l'huile saturée ; elles sont grasses, trop cuites, trop salées et contiennent des additifs. Il est préférable de les rôtir à la maison. Elles augmentent la valeur nutritive et énergétique des mets par leur teneur intéressante en protéines et en matières grasses.

Graines de citrouille

Ces graines se consomment telles quelles ou mélangées à des noix et des fruits secs ; on peut en ajouter aux salades et aux pâtes alimentaires. Elles sont nourrissantes et constituent une excellente source de magnésium, de fer, de phosphore, de zinc, de cuivre, de potassium, de niacine et d'acide folique. Les graines rôties à l'huile contiennent en général des acides saturés et sont plus énergétiques que les graines nature.

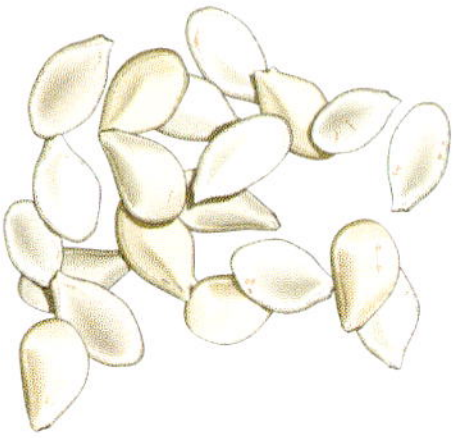

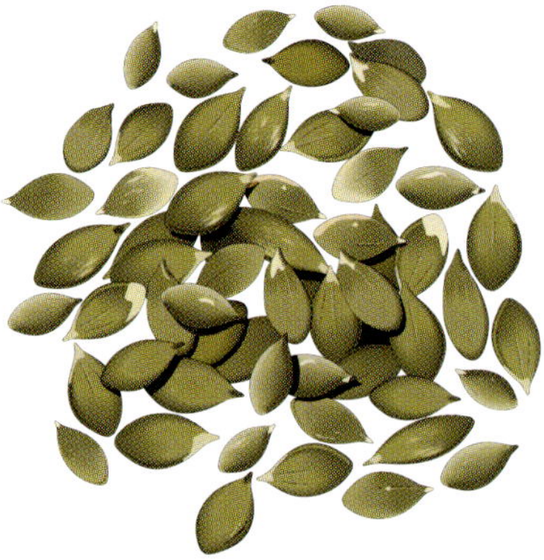

graines de citrouille décortiquées

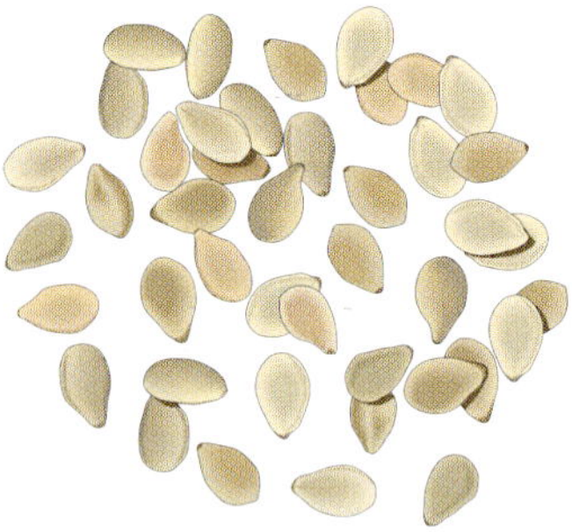

Sésame

Sesamum indicum

Les graines de sésame garnissent souvent pains et gâteaux. Elles constituent la base du halva, une friandise orientale agrémentée de miel et d'amandes. On en fait une pâte plus ou moins liquide : le beurre de sésame et le tahini (tahin en Europe). Ses matières grasses sont composées à 82 % d'acides non saturés. Les éléments nutritifs du sésame sont mieux absorbés lorsque la graine est transformée en huile, en pâte et en beurre.

Pignon

Pinus spp.

Graine produite par certaines espèces de pins. Choisir des pignons qui ne dégagent pas d'odeur rance. Les pignons se consomment le plus souvent rôtis. On les met dans les salades, farces, biscuits, gâteaux et pâtisseries. C'est un ingrédient de base du pesto italien. Les cuisines de plusieurs pays lui réservent une place de choix, notamment au Moyen-Orient, en Inde, dans le sud de la France et des États-Unis.

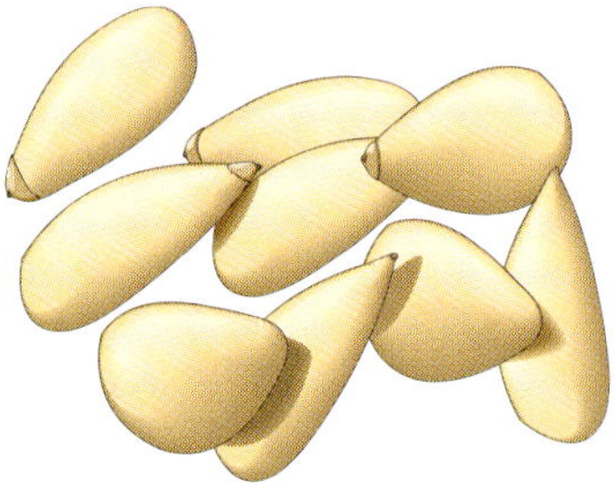

champignons

Végétal dépourvu de racine, de tige, de feuilles, de fleurs et de chlorophylle, le champignon tire sa subsistance de matières organiques déjà fabriquées, aussi le trouve-t-on fixé à des objets extrêmement variés tels le bois, le verre, le métal rouillé, le fumier, l'humus, etc.

Connu depuis la nuit des temps, le champignon a la réputation, fort justifiée d'ailleurs, de pouvoir entraîner la mort. Très peu d'espèces cependant, sur les milliers répertoriées, sont réellement vénéneuses. Par contre, de nombreuses variétés occasionnent des malaises comme de la diarrhée, des maux de ventre et des vomissements. Il est donc particulièrement important de ne jamais consommer les espèces dont on ne connaît pas exactement la comestibilité.

Même si la plupart des champignons sont comestibles, une vingtaine seulement sont réellement savoureux.

ACHAT

On peut se procurer des champignons frais, séchés, congelés ou en conserve. À l'achat de champignons frais, choisir des produits fermes et intacts. Écarter des spécimens ratatinés, tachés et visqueux, et ceux dont la tête est fendue, le pied sec et la couleur altérée, car ils manquent de fraîcheur.

PRÉPARATION

Ne nettoyer et préparer les champignons qu'au moment de les utiliser afin d'éviter qu'ils ne pourrissent et ne noircissent. Éviter de les laisser à tremper, car ils se gorgent d'eau. Pour utiliser les champignons séchés, les faire tremper au préalable 10 min dans de l'eau tiède, les égoutter, changer l'eau, puis les faire tremper à nouveau de 10 à 15 min.

CUISSON

Cuire les champignons dans des casseroles en acier inoxydable, en verre, en fonte ou en terre cuite pour éviter le brunissement. Ne saler les champignons qu'en fin de cuisson afin qu'ils ne perdent leur eau. Pour tirer le maximum de saveur des champignons, il est préférable de les incorporer en fin de cuisson dans les plats qui mijotent longtemps. Les champignons parfument agréablement une grande quantité de mets. On les ajoute notamment aux entrées, aux salades, aux trempettes, aux soupes, aux sauces, aux omelettes, aux ragoûts et aux pizzas. Ils accompagnent viande, volaille, poisson et fruits de mer. On les utilise parfois sous forme d'extrait ou de farine.

Quelques espèces de champignons peuvent être consommées crues (champignon de Paris, cèpe de Bordeaux, oreille-de-Judas, vesse-de-loup, etc.). Elles sont excellentes telles quelles ou marinées. Toutefois, la plupart des champignons ne sont comestibles qu'après cuisson. Presque tous les champignons sauvages nécessitent une cuisson plus longue que les variétés commerciales.

CONSERVATION

Placer les champignons frais (sans les laver) dans un contenant non hermétique, de préférence un sac de papier, pour leur assurer une bonne circulation d'air ou, à tout le moins, percer l'emballage de plastique qui les recouvre.

Les champignons se conservent environ 1 semaine au réfrigérateur. Ils se congèlent facilement ; il s'agit de les trancher et de les envelopper avec soin dans des sacs à congélation.

VALEUR NUTRITIVE

Les champignons sont riches en potassium et en riboflavine ; on leur attribue de nombreuses propriétés médicinales. On les dit notamment laxatifs, antibiotiques, hypocholestérolémiants et aphrodisiaques.

Bolet

Boletus spp.

Le bolet (aussi connu sous le nom de « cèpe ») est formé d'un pied trapu et d'un chapeau habituellement rond et convexe. Il peut être mangé cru, surtout le cèpe de Bordeaux, mais il est meilleur cuit. Il s'utilise comme les autres champignons. Il est délicieux cuit à l'huile, agrémenté d'échalotes, d'ail, de persil et de vin blanc.

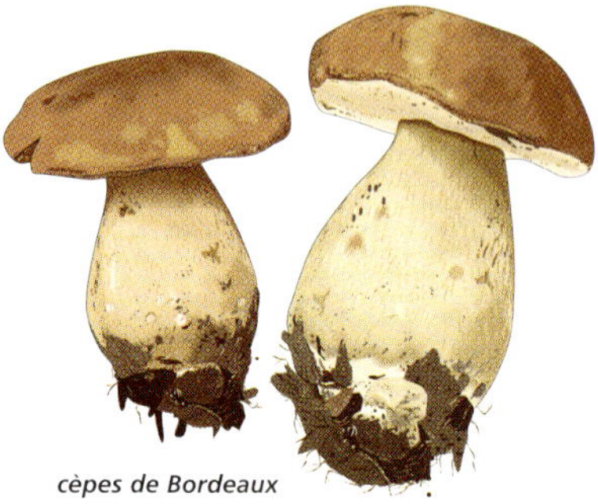

cèpes de Bordeaux

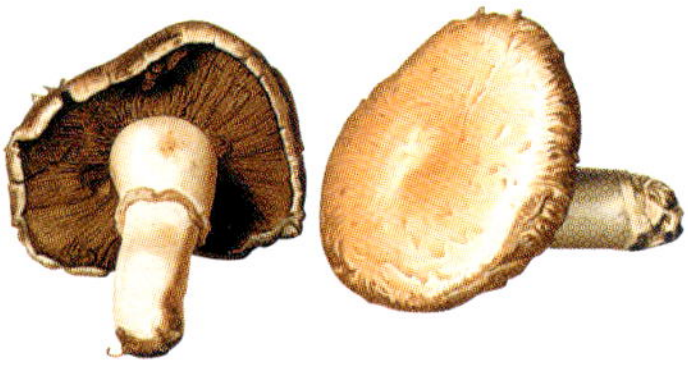

Champignon portobello

Agaricus bisporus

L'une des variétés de champignons cultivés communs les plus populaires aux États-Unis. De taille imposante, le portobello possède une saveur exceptionnelle et un parfum plus prononcé que les champignons de couche. Il est délicieux grillé et incorporé aux plats en sauce.

Truffe

Tuber spp.

Champignon souterrain qui jouit d'une grande réputation. Son prix est prohibitif. Il existe plusieurs espèces de truffes. La plus recherchée est la truffe du Périgord. La truffe blanche, en particulier celle d'Alba (en Italie), est aussi prestigieuse. On utilise les truffes crues, cuites, sous forme de concentré, de jus, de fumet ou d'essence. Elles entrent dans plusieurs apprêts, notamment les pâtés, les terrines et les foies gras. Elles parfument les farces, les sauces, les pâtes alimentaires, le riz et les œufs.

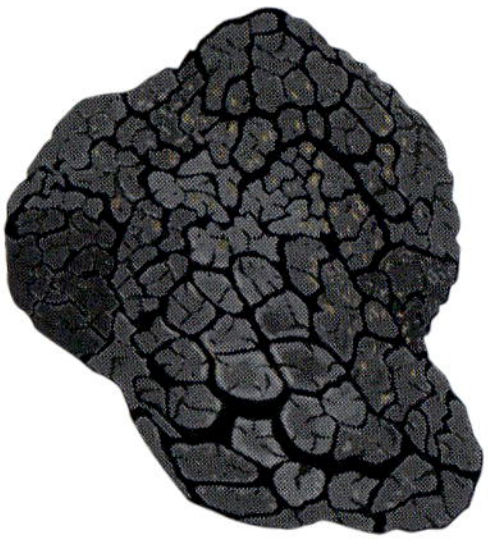

truffe du Périgord

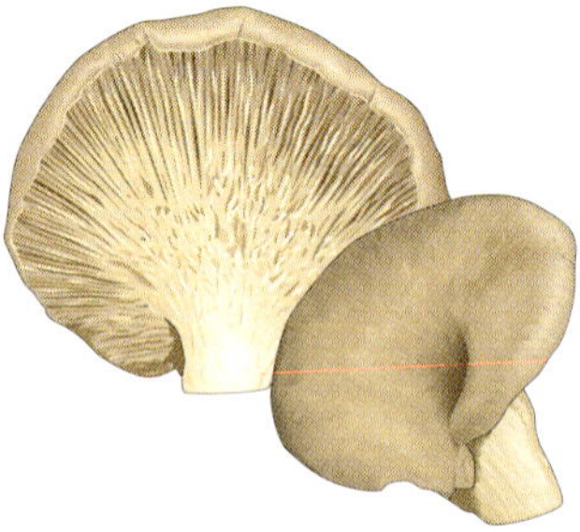

Pleurote

Pleurotus spp.

Champignon formé d'un chapeau d'assez grande dimension. Le pleurote est très estimé, en particulier le pleurote en coquille ou en forme d'huître. Il remplace agréablement les champignons de couche. Ne pas masquer sa saveur en l'associant à des aliments au goût prononcé. Il se marie bien avec le riz, les pâtes alimentaires, les œufs, le tofu et la volaille.

Oreille-de-Judas

Auricularia auricula-judae

L'oreille-de-Judas est particulièrement appréciée en Asie. Ce champignon se mange cru, blanchi ou cuit. Il confère une texture inhabituelle aux soupes, salades, légumes et ragoûts. Il absorbe le liquide de cuisson et la saveur des aliments avec lesquels on le combine. Il est riche en fer, en potassium et en magnésium.

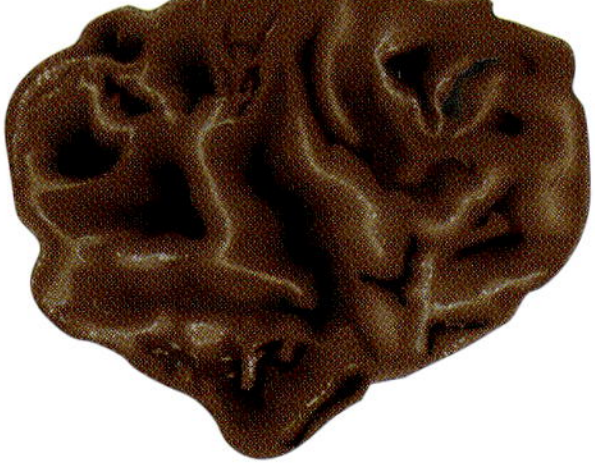

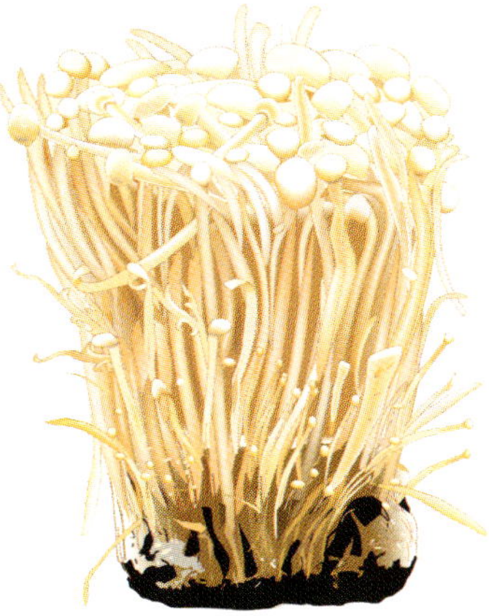

Collybie à pied velouté
Flammulina velutipes

Champignon de saveur délicate formé d'un minuscule chapeau blanc et d'un long pied. La collybie est très appréciée en Asie (où on la nomme *enokitake*) et est surtout commercialisée dans les épiceries asiatiques ; elle est vendue en bottes. Elle est délicieuse crue. Elle décore et assaisonne salades et sandwichs. On la met dans les soupes et les plats cuits à l'orientale, en l'ajoutant en fin de cuisson afin d'en préserver la délicate saveur.

Champignon de Paris
Agaricus bisporus

Champignon le plus cultivé et le plus consommé (aussi nommé « champignon de couche »). La variété de couleur café a plus de saveur que le champignon blanc. Faire revenir les champignons quelques minutes et les retirer du feu dès qu'ils commencent à rendre de l'eau. Ne pas jeter cette eau riche en saveur et en nutriments ; s'en servir pour parfumer sauces, soupes et plats mijotés. Le champignon est délicieux dans les hors-d'œuvre, les salades et les trempettes, dans les farces, les omelettes et les quiches.

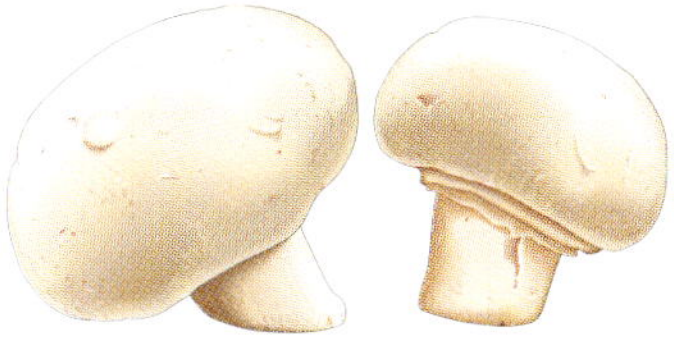

champignons de Paris

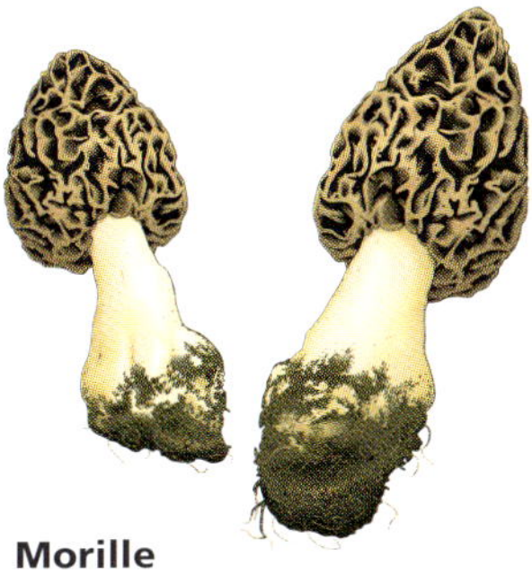

Morille
Morchella spp.

Champignon de printemps relativement rare, la morille est recherchée pour son goût particulièrement savoureux. Son chapeau est orné d'alvéoles qui lui donnent une apparence poreuse. Les plus foncées sont les plus estimées. La morille devrait toujours être consommée bien cuite ; elle est délicieuse en sauce ou farcie. La crème la met en valeur. Elle accompagne la viande, la volaille et le gibier. On la cuisine avec le riz et les œufs.

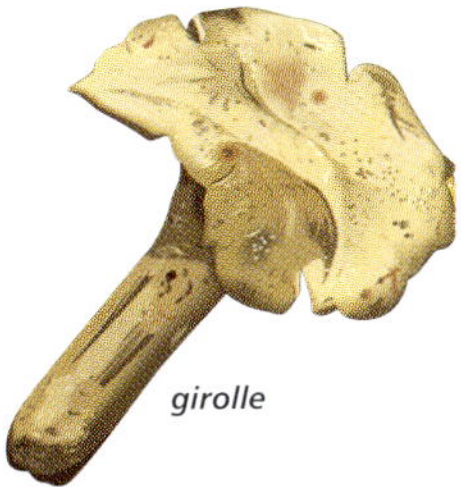

girolle

Chanterelle
Cantharellus spp.

D'une saveur délicieuse, ce champignon est fort apprécié des gourmets, particulièrement en Europe. Les meilleures chanterelles, telle la girolle, ont une chair ferme et fruitée, d'un blanc jaunâtre. Elles sont un accompagnement classique de la viande et des omelettes, et sont délicieuses dans les sauces, avec le riz, le sarrasin et le millet.

Shiitake
Lentinus edodes

Au Japon, ce champignon est l'équivalent du champignon de couche occidental. Sa chair blanche est légèrement acide, mais agréable, et son odeur est plus prononcée lorsqu'il est déshydraté. La cuisson rehausse la saveur du shiitake qui s'utilise comme les autres champignons. Il absorbe la saveur des mets auxquels on l'ajoute et est délicieux dans les mets cuits à l'orientale.

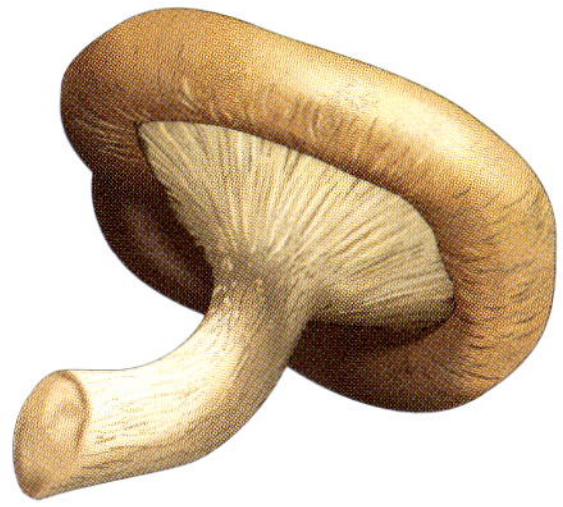

algues

Plantes généralement aquatiques croissant dans les eaux salées ou les eaux douces, les algues sont parfois appelées « légumes de mer ». Le Japon est le pays où il se consomme le plus d'algues par habitant ; c'est également le plus important producteur et exportateur d'algues, ce qui explique que l'on connaisse souvent les algues sous leur dénomination japonaise (kombu, wakamé, hijiki, aramé, etc.). Il existe près de 25 000 espèces d'algues, dont seulement environ 50 sont agréables à consommer.

ACHAT

On peut se procurer des algues fraîches ou séchées dans des magasins d'alimentation naturelle. Il est important de laver les algues avant de les utiliser, car elles contiennent souvent du sable et de petits coquillages. Éviter les algues fraîches décolorées. Les algues déshydratées sont presque toujours mises à tremper avant consommation ou cuisson (5 à 60 min ou plus). L'eau de trempage peut être récupérée pour la préparation de bouillons ou de sauces ou la cuisson de pâtes ou de céréales.

UTILISATION

Les algues sont utilisées comme aliment, comme assaisonnement, comme garniture ou comme supplément alimentaire (en poudre, en flocons, en capsules ou en comprimés). On les consomme froides ou chaudes. On peut les apprêter de multiples façons, notamment bouillies, grillées, cuites à la vapeur, frites, sautées ou marinées dans du vinaigre et du tamari.

CONSERVATION

La plupart des algues fraîches ainsi que les algues cuites se conservent quelques jours au réfrigérateur. Placer les algues déshydratées dans un contenant hermétique et les conserver dans un endroit frais, sec et à l'abri de la lumière. Les algues se congèlent, sauf le varech.

VALEUR NUTRITIVE

Les glucides sont un important constituant des algues ; ils représentent généralement 40 à 60 % de leur poids, sèches. Les algues sont pauvres en matières grasses et en calories. Elles constituent une source importante de minéraux (environ 5 à 20 % de leur poids, sèches), notamment de calcium et d'iode. Elles contiennent également une bonne quantité de plusieurs vitamines, dont la vitamine A (sous forme de bêta-carotène), de certaines vitamines du complexe B (thiamine, riboflavine et niacine, notamment) et de vitamine C.

Les algues auraient de nombreuses propriétés médicinales. On dit notamment qu'elles aideraient à prévenir ou à combattre l'artériosclérose, l'hypertension, et qu'elles seraient antibactériennes et vermifuges.

Aramé

Eisenia bicyclis

L'aramé ressemble à l'hijiki quoiqu'il soit plus doux et moins croustillant ; d'un brun jaunâtre lorsqu'il est frais, il devient noirâtre à la cuisson. L'aramé doit tremper 5 min avant une cuisson de 10 min. On le met dans la soupe au miso et les salades (il est délicieux avec une marinade composée de vinaigre, de sauce soya et de sucre). On le sert souvent comme légume d'accompagnement.

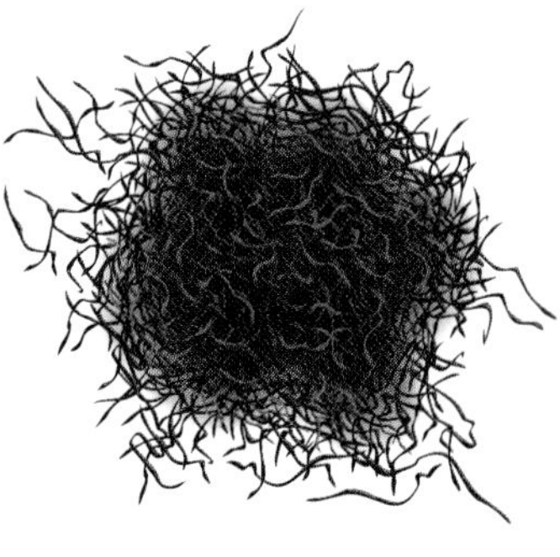

Nori
Porphyra spp.

Ces algues rouges ou pourpres deviennent noirâtres en séchant, et vertes lorsqu'on les cuit. Les nori sont habituellement vendus sous forme de minces feuilles séchées qui ont l'apparence du papier. Les nori se mangent frais, séchés ou réhydratés. On s'en sert dans la confection des sushis. On met les nori dans les soupes, les salades et les entrées.

Rhodyménie palmé
Palmaria palmata

Également nommée « dulse », cette algue est consommée depuis des milliers d'années par les peuples côtiers d'Europe de l'Ouest. Elle a une texture douce et une saveur prononcée.
Elle s'utilise crue ou cuite après trempage comme les autres algues qu'elle peut remplacer dans la plupart des recettes. Délicieux dans les soupes et les salades, le rhodyménie palmé est riche en fer.

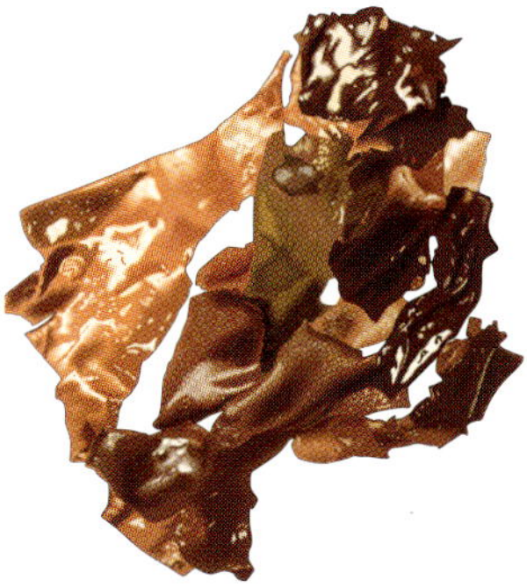

rhodyménie palmé

Spiruline
Spirulina spp.

Algue microscopique (micro-algue) qui existerait depuis plus de trois milliards d'années.
La spiruline est souvent dissoute dans du jus ou de l'eau ou incorporée dans le yogourt, les soupes, les sauces, le riz et les pâtes, juste avant de les consommer. Sa saveur et sa couleur ne plaisent pas toujours ; plusieurs personnes préfèrent donc l'ingérer en comprimés.
La spiruline est riche en bêta-carotène, en fer, en thiamine, en riboflavine, en magnésium et en protéines. De plus, elle diminuerait l'appétit.

Kombu
Laminaria spp.

Le kombu sert principalement à préparer des bouillons. Au Japon, le bouillon de kombu, nommé *dashi* est à la base de plusieurs préparations. Il est préférable de très peu bouillir cette algue (10 à 15 min). Le kombu est riche en acide glutamique qui augmente la digestibilité des aliments et attendrit leurs fibres. Il accompagne avantageusement les légumineuses dont il abrège le temps de cuisson. Le kombu est particulièrement riche en calcium, en fer, en potassium et en iode.

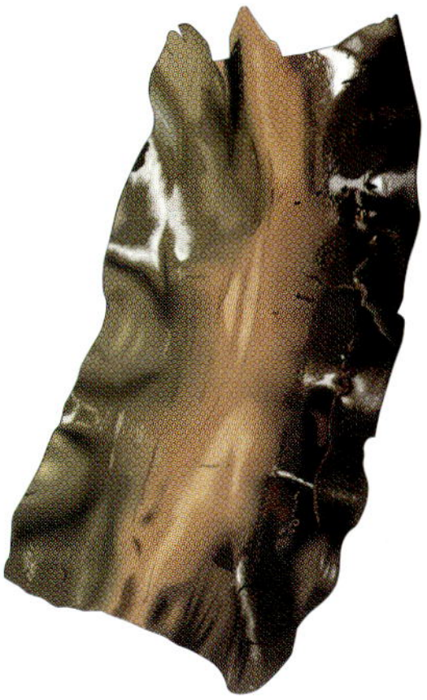

Hijiki
Hizikia fusiforme

Les minuscules brindilles d'hijiki séché augmentent 5 fois ou plus de volume lorsqu'elles sont mises à tremper. L'hijiki ressemble alors à des nouilles noires. Cette algue est souvent cuite à la vapeur (20 min), puis sautée ou mijotée. Elle est souvent mise dans les soupes, les sandwichs, les salades et les crêpes. On la sert comme légume ou on l'infuse.

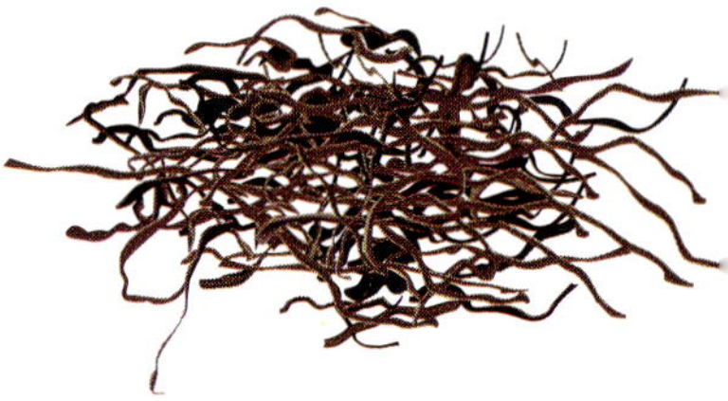

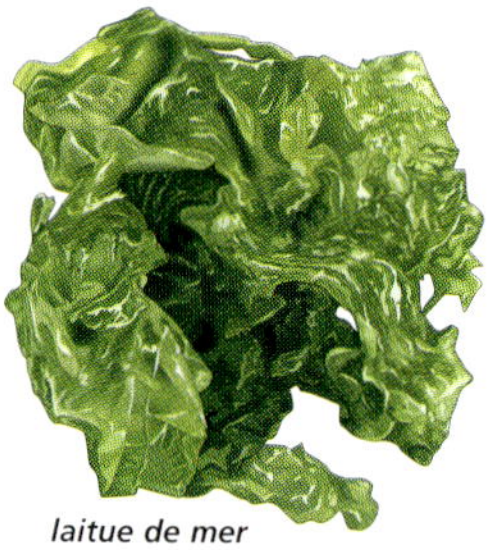

laitue de mer

Varech
Macrocystis pyrifera

Le varech géant est la plus grande de toutes les algues. Une de ses composantes, l'alginate, est utilisée comme additif par l'industrie alimentaire, notamment comme agent épaississant. Le varech moulu sert de condiment. Cette algue est particulièrement riche en iode.

Laitue de mer

Algue ressemblant à des feuilles de laitue. Elle est tendre et a une saveur identique à la laitue. On peut cuire la laitue de mer ou la consommer crue.

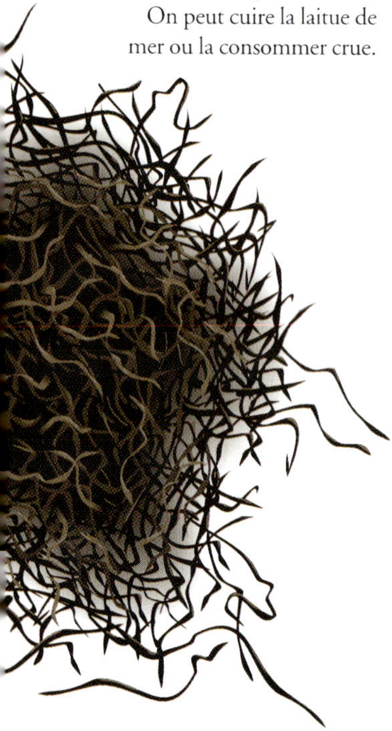

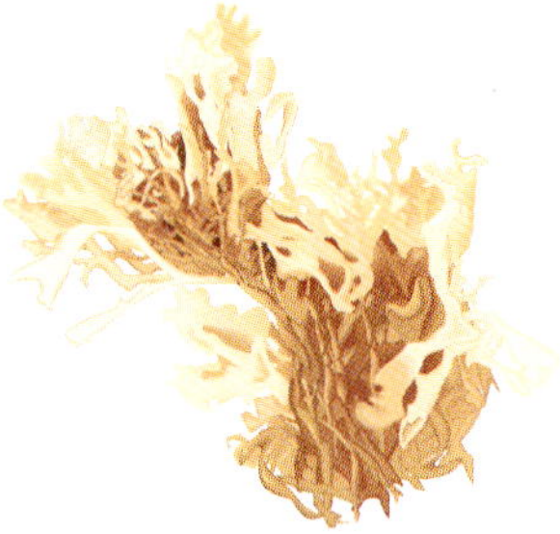

Mousse d'Irlande
Chondrus crispus

La mousse d'Irlande se trouve en abondance dans l'Atlantique Nord. Cette algue n'est comestible qu'après cuisson ; on en tire du carragheen, substance que l'on utilise abondamment comme agent stabilisant, épaississant et gélifiant. La mousse d'Irlande se met dans les soupes et les plats mijotés ou s'utilise comme légume.

Wakamé
Undaria pinnatifida

Le wakamé est comestible sans cuisson après avoir trempé de 3 à 5 min. Il est aussi souvent cuit quelques minutes. Son utilisation est variée, car sa texture et sa saveur sont délicates ; salé, vinaigré ou apprêté autrement, il est très apprécié des Japonais. Le wakamé est particulièrement riche en calcium.

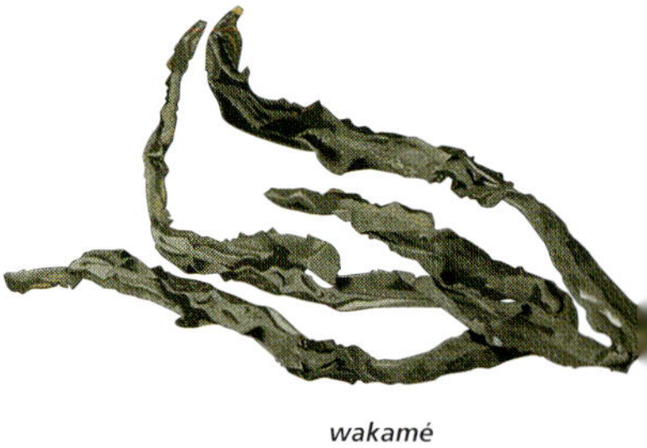

wakamé

céréales

Les céréales ont constitué la base de l'alimentation humaine depuis l'émergence de l'agriculture au Xᵉ millénaire avant notre ère. Le rôle des céréales fut tel dans l'histoire qu'il y eut une concordance entre le développement de certaines civilisations et la culture de céréales. Chaque continent a eu sa céréale de prédilection : le riz en Extrême-Orient, le blé et l'orge de l'Inde à l'Atlantique, le seigle et l'avoine en Europe orientale septentrionale, le maïs en Amérique, le millet et le sorgho en Afrique.

UTILISATION

Moulues ou concassées, les céréales occupent une place de choix dans l'alimentation humaine ; on n'a qu'à penser aux pâtes alimentaires, à la farine, à la semoule et à la fécule. On connaît mieux les nombreux usages du riz, mais les autres céréales peuvent être utilisées de façon similaire. Des grains de blé, de triticale, d'orge ou de seigle dans un potage, par exemple, ajoutent une touche inhabituelle et augmentent la valeur nutritive.

PRÉPARATION

On peut préparer les céréales en croquettes, les incorporer aux légumineuses, s'en servir pour accompagner les mets principaux, les apprêter avec des légumes, des fruits ou des épices. On peut les faire germer, les incorporer aux salades, soupes et ragoûts. On peut moudre les céréales germées et les intégrer dans la pâte à pain ou les cuire en galettes.

CONSERVATION

Les céréales se conservent dans un contenant hermétique à l'abri de l'humidité et de la chaleur. Les réfrigérer ou les conserver à une température d'environ 5 °C retarde le rancissement et prévient le développement de moisissures.

CUISSON

La cuisson des céréales s'effectue dans de l'eau, du lait ou du bouillon. La plupart des céréales entières nécessitent de 2 à 3 fois leur volume de liquide. Une plus grande quantité de liquide donne un grain mou et pâteux, alors que moins de liquide laisse le grain plus sec et dur. Le temps de cuisson des diverses céréales est variable. Il dépend du type de céréales, de leur fraîcheur et du degré de raffinage subi. La plupart des céréales entières restent légèrement croquantes après cuisson. Elles augmentent 3 à 4 fois de volume à la cuisson.

VALEUR NUTRITIVE

Les céréales contiennent généralement de 8 à 15 % de protéines. Celles-ci renferment les huit acides aminés dits essentiels, mais certains sont présents en petite quantité, les acides aminés limitants ; la lysine surtout est déficiente. On qualifie donc ces protéines d'incomplètes. Les céréales contiennent relativement peu de matières grasses, principalement concentrées dans le germe et surtout composées d'acides gras polyinsaturés. D'origine végétale, les céréales sont dépourvues de cholestérol. Elles sont très riches en glucides (habituellement de 60 à 80 %) composés principalement d'amidon. Les céréales contiennent également des minéraux ; les plus importants sont le fer, le phosphore, le magnésium et le zinc ; elles sont riches en vitamines du complexe B (niacine, thiamine et riboflavine) et en acide folique. Celles-ci, surtout localisées en périphérie du grain, sont donc pratiquement absentes des produits transformés tels la farine blanche et le riz poli (sauf s'ils sont enrichis), car une grande partie disparaît lors du décorticage ou du polissage. La vitamine E, surtout concentrée dans le germe, est aussi absente des céréales raffinées car le germe est retiré.

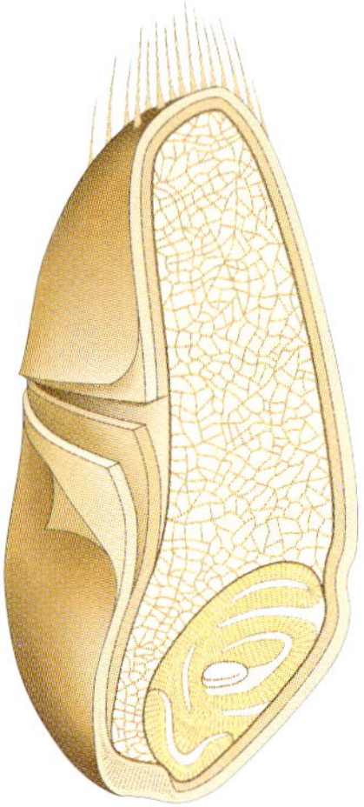

Blé

Triticum spp.

Le blé est, avec le riz, un aliment de base de l'alimentation. Un tiers de la population mondiale dépend principalement de sa culture. Le blé dur a une teneur élevée en protéines; il est utilisé pour la fabrication du pain et des pâtes alimentaires. Le blé tendre contient moins de protéines; il est utilisé pour la confection de farines à gâteaux et à pâtisserie. Le blé durum est une excellente source de magnésium, de phosphore, de zinc, de niacine et de potassium.

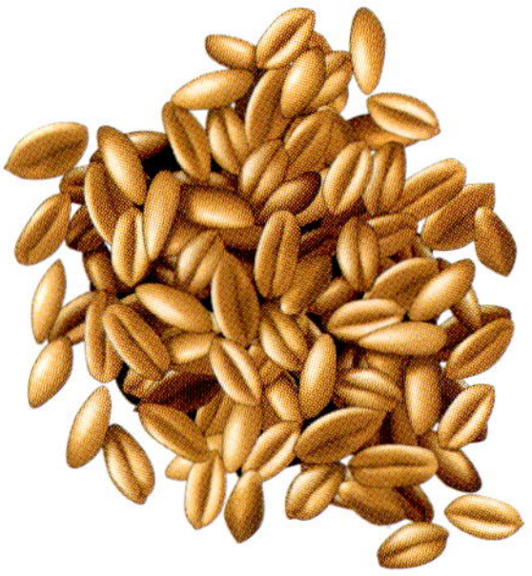

Grains de blé entiers

Triticum spp.

Grains débarrassés de leur enveloppe extérieure. Ils sont cuits tels quels ou incorporés aux soupes, plats mijotés et légumineuses. Les grains de blé entiers peuvent être consommés crus, grossièrement moulus, après avoir trempé 12 heures. Ils sont ajoutés aux müeslis, utilisés dans les produits de boulangerie, incorporés aux salades et aux pilafs; ils servent aussi à la fabrication du whisky.

Épeautre

Triticum speltum

Variété de blé cultivée intensivement en Europe jusqu'au début du XXe siècle. Les grains de l'épeautre adhèrent fortement à la balle (l'enveloppe extérieure du grain). Ils peuvent être utilisés comme le riz une fois décortiqués. L'épeautre mélangé avec du blé dur est panifiable. Sa valeur nutritive est semblable à celle du blé tendre.

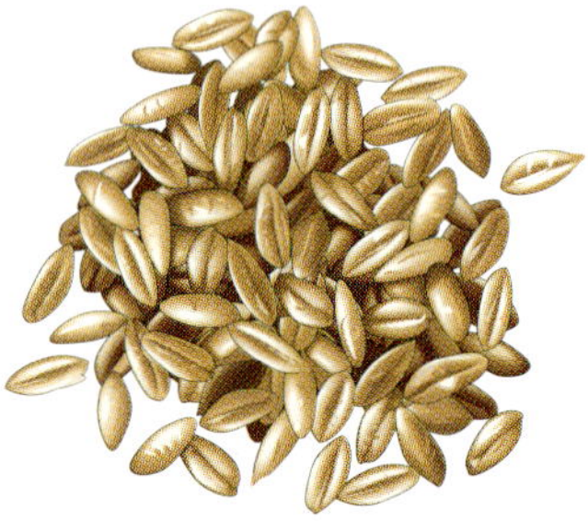

épeautre

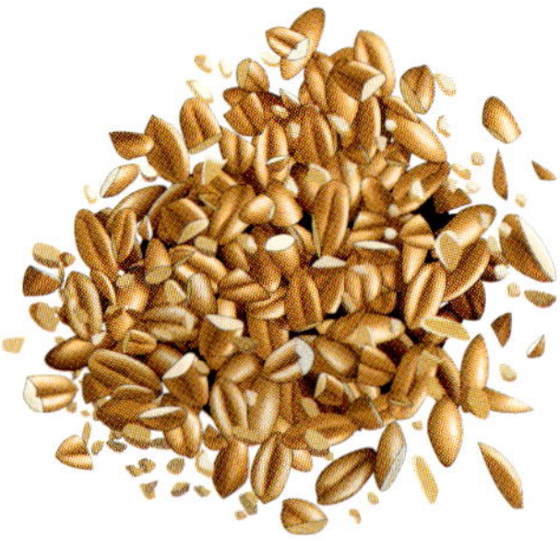

Blé concassé

Triticum spp.

Fait à partir de grains entiers brisés en morceaux. Il cuit plus rapidement et nécessite moins de liquide. On ajoute parfois du blé concassé dans la pâte à pain. Il peut être servi comme le riz, être cuisiné en crème-dessert ou consommé comme céréales.

Flocons de blé

Triticum spp.

Les flocons de blé cuits sont des céréales dont la valeur nutritive dépend du degré de raffinage et des procédés de fabrication. Les flocons crus, fabriqués de la même façon que les flocons d'avoine, doivent tremper plusieurs heures avant d'être cuits.

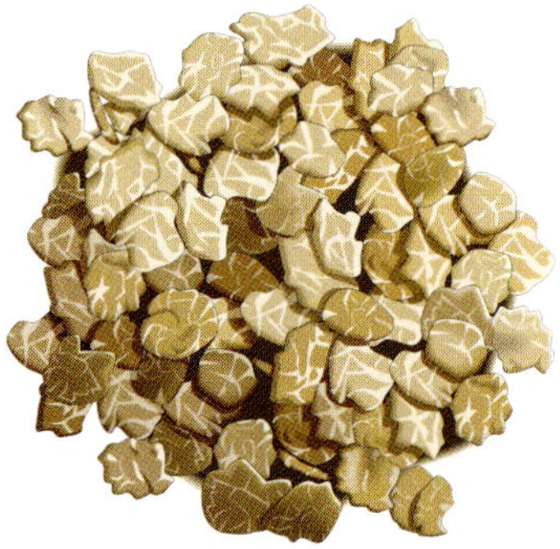

flocons de blé

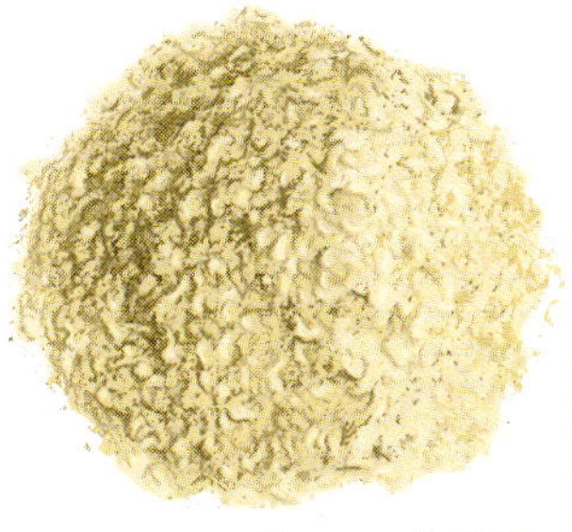

Germe de blé
Triticum spp.

Petits flocons issus du broyage du germe de grains de blé. Très riche en protéines, en minéraux et en vitamines, il augmente l'apport nutritif des préparations dans lesquelles il est ajouté (pâtisseries, céréales, pains). Il doit être stocké hermétiquement au réfrigérateur, car son contenu élevé en matières grasses le rend rapidement périssable. Souvent ajouté à certains desserts aux fruits, il peut aussi être utilisé comme liant dans les pains de viande.

Son de blé
Triticum spp.

Excellente source de fibres, de protéines, de vitamines et de minéraux provenant des enveloppes externes du grain de blé. Disponible en mouture plus ou moins fine dans les supermarchés et les magasins d'aliments naturels, il peut être saupoudré sur les céréales, mélangé à du jus de fruits, ajouté aux biscuits, gâteaux, muffins et pains et utilisé pour envelopper les aliments à frire. Il est souvent recommandé pour ses propriétés laxatives.

Blé soufflé
Triticum spp.

Fait à partir du grain débarrassé de son enveloppe extérieure, chauffé et soumis à une forte pression. Il est surtout utilisé comme céréales et en confiserie.

Semoule
Triticum spp.

D'une façon générale, le terme « semoule » désigne le produit obtenu par la mouture des grains de différentes céréales. Il désigne également la farine granulée tirée du blé durum avec lequel on fabrique les pâtes. La semoule très fine est utilisée comme céréale connue sous le nom de crème de blé, dans les potages ou comme dessert.

Couscous
Triticum spp.

Terme qui désigne aussi bien la graine que le plat national de certains pays d'Afrique du Nord. Le couscous est fait de semoule mélangée à de la farine, aspergée d'eau froide salée et pressée ou roulée. Il est utilisé comme le riz ou tout autre céréale. Il sert d'accompagnement de plats principaux; il est mis dans les salades. D'une façon traditionnelle, il est cuit à la vapeur. Il contient de la niacine, de l'acide folique, de l'acide pantothénique, du potassium et de la thiamine.

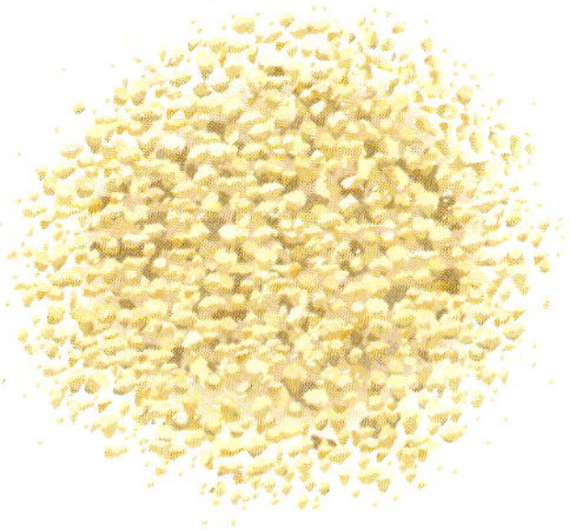

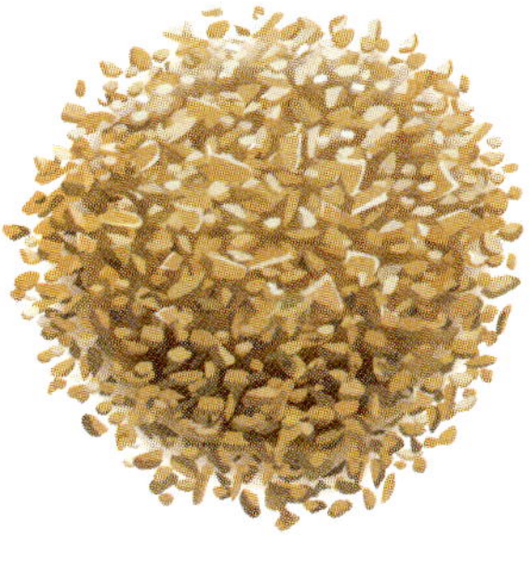

Boulghour
Triticum spp.

Grain de blé entier, dont on a enlevé le son, cuit partiellement à la vapeur puis moulu. Il en résulte une céréale au goût de noisette qui se prépare rapidement, par simple réhydratation ou par cuisson. Le boulghour se consomme comme céréale. Il entre aussi dans la composition du taboulé (salade agrémentée de persil, de tomates, de menthe, d'huile et de citron).

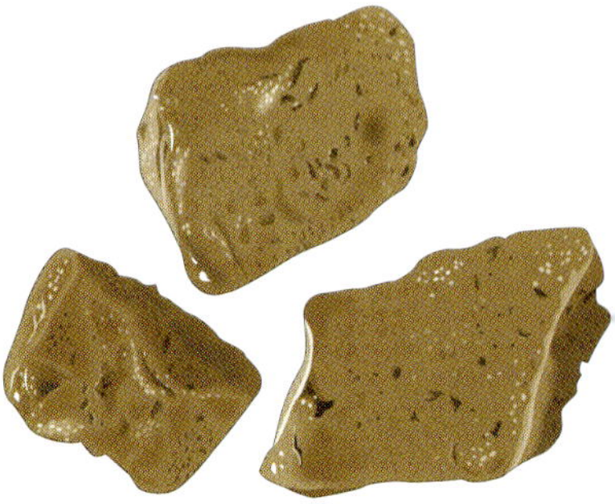

Seitan

Aliment spongieux fait à partir de gluten extrait de la farine de blé dur. Le gluten ne devient seitan qu'une fois cuit dans de la sauce soya. Le seitan a le même usage que la viande, qu'il peut d'ailleurs remplacer dans la plupart des recettes étant donné son goût et sa texture. Le seitan ne peut remplacer à lui seul la viande en ce qui concerne la valeur nutritive ; il doit être accompagné de légumineuses ou de produits laitiers pour offrir un repas de protéines complètes.

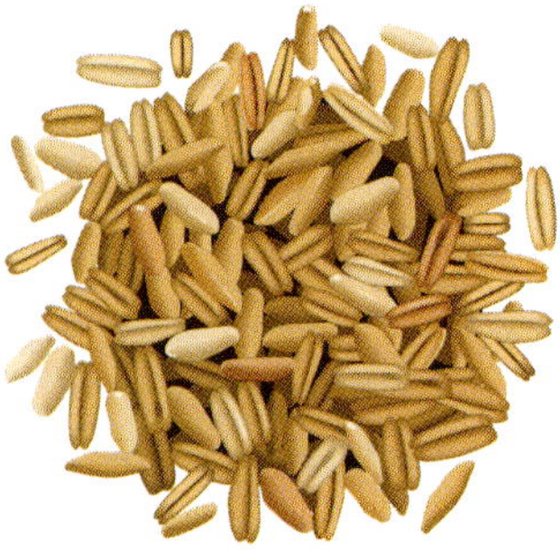

Avoine

Avena sativa

Contrairement à la plupart des céréales, le son et le germe adhèrent au grain de l'avoine, même après le décorticage. Le gruau est probablement l'usage le plus connu de cette céréale. On met aussi l'avoine dans les granolas, les müeslis, les muffins, les biscuits et les galettes. On s'en sert pour épaissir soupes, pains de viandes et pâtés, et pour confectionner carrés aux dattes, croustades aux fruits, gâteaux, bières et boissons. Son contenu en fibres solubles contribue à réduire le taux de cholestérol sanguin.

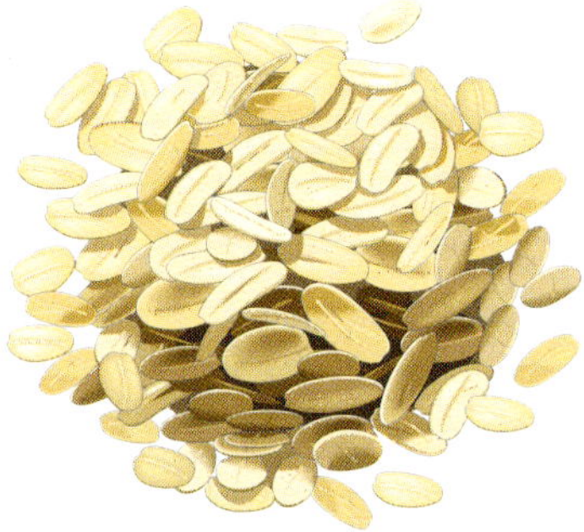

Flocons d'avoine

Avena sativa

Flocons faits à partir de grains décortiqués, cuits à la vapeur et roulés en flocons plats, dont la cuisson est plus ou moins longue selon qu'il s'agit des flocons d'avoine roulée à l'ancienne ou des flocons d'avoine roulée à cuisson rapide coupés en plus petits morceaux.

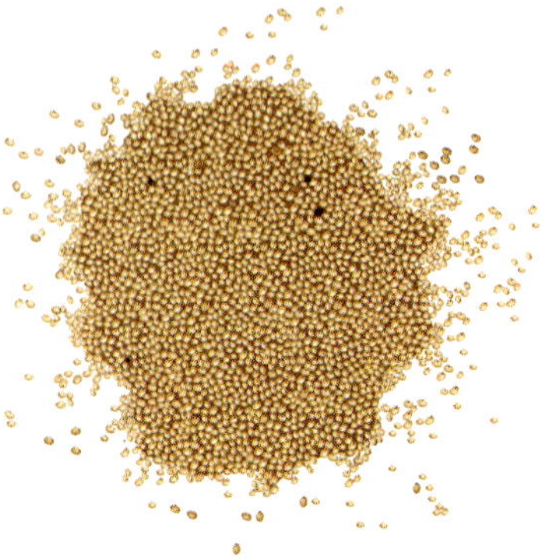

Amarante

Amaranthus spp.

L'amarante n'est pas à proprement parler une céréale, mais elle est utilisée comme telle. Sa saveur est légèrement épicée. La farine d'amarante rend les pâtisseries plus humides et plus sucrées ; on s'en sert pour préparer biscuits, crêpes ou gaufres ; on la combine à de la farine de blé pour confectionner pains et gâteaux levés. L'amarante complète bien les céréales, les légumineuses, les noix et les graines ; elle contient deux fois plus de fer et quatre fois plus de calcium que le blé dur.

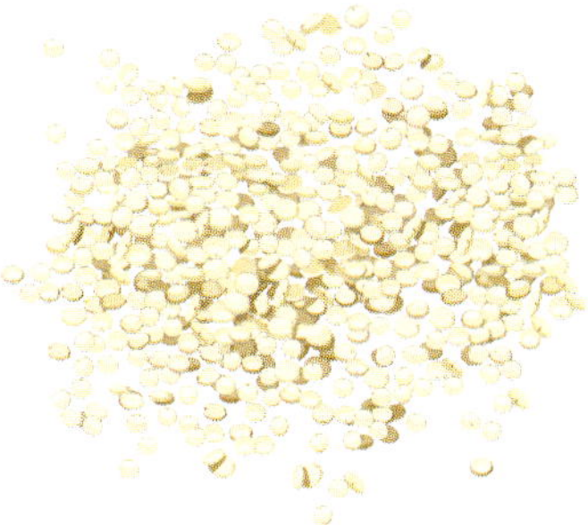

Quinoa
Chenopodium quinoa

Le quinoa remplace la plupart des céréales et le riz. Il est recouvert d'une résine qui mousse au contact de l'eau et qui doit être enlevée. On le cuit comme le gruau ; on l'incorpore aux potages, aux tourtières et aux croquettes. Moulu, il est incorporé aux pains, crêpes, muffins. En Amérique du Sud, on l'utilise pour préparer la chicha, une boisson alcoolisée. C'est une excellente source de magnésium, de fer et de potassium ; il contient plus de protéines que la plupart des céréales, et de meilleure qualité.

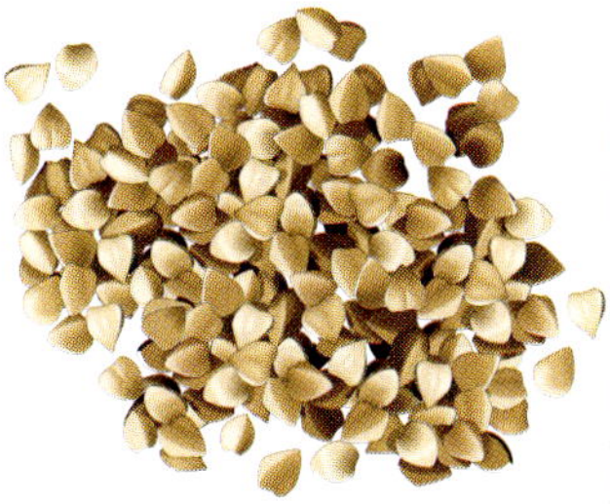

Sarrasin
Fagopyrum spp.

Céréale consommée surtout sous forme de soupe et de porridge en Russie et en Pologne, principaux pays producteurs. Le sarrasin est traditionnellement associé aux crêpes (appelées « galettes de sarrasin ») et aux fars bretons (gâteaux).
La farine de sarrasin est utilisée pour préparer les blinis (petites crêpes russes qui accompagnent le caviar) et les nouilles japonaises nommées « soba ». Le sarrasin est digestible, nourrissant et reconstituant.

Kasha

Sarrasin concassé ou entier rôti, consommé surtout en Europe de l'Est, dont la saveur et la coloration sont plus prononcées. La kasha s'utilise comme le riz ou les pommes de terre.
On la sert comme mets d'accompagnement ou on la met dans les soupes, les ragoûts et les muffins.

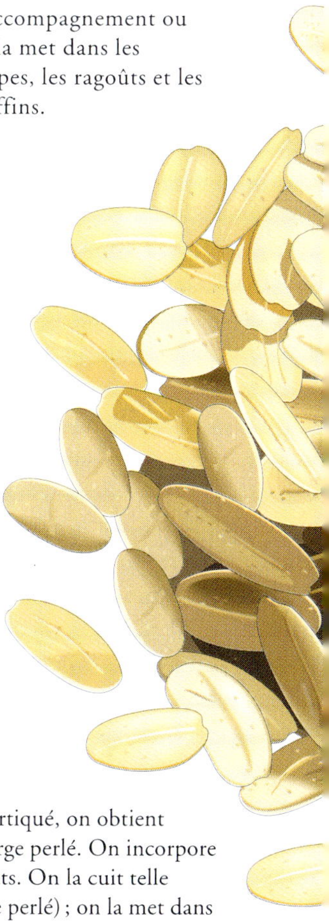

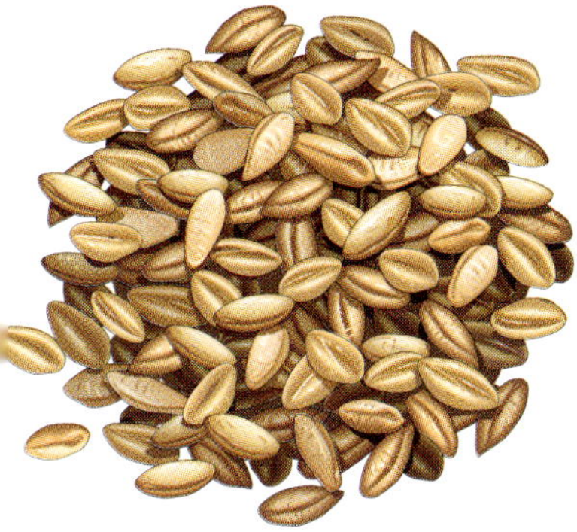

Orge
Hordeum vulgare

Selon la façon dont le grain est décortiqué, on obtient l'orge mondé, l'orge écossaise ou l'orge perlé. On incorpore cette céréale aux soupes et aux ragoûts. On la cuit telle quelle ou avec le riz (s'il s'agit d'orge perlé) ; on la met dans les pâtés, croquettes, puddings. La farine d'orge épaissit les sauces et ajoute un goût sucré aux aliments. L'orge perlé nécessite environ 30 min de cuisson et n'a pas besoin de tremper. L'orge est une excellente source de fibres solubles.

Hominy

Grains de maïs séchés sur l'épi et égrenés, pour être ensuite mis à tremper dans une solution de bicarbonate de sodium, de chaux et de cendre de bois, ce qui fait ramollir l'enveloppe. Celle-ci est ensuite retirée, et le grain dégermé. L'intérieur du grain est séché ; il ressemble alors à du maïs à éclater à la consistance plus molle (gros gruaux de maïs). Disponible en conserve, ce maïs s'incorpore aux ragoûts et soupes qui mijotent longuement.

Germe de maïs

La texture du germe de maïs est croustillante et sa saveur rappelle la noisette. On l'utilise tel quel avec du lait comme une céréale froide, ou on le met dans les aliments (salades, légumineuses, plats mijotés). Près de la moitié de ses calories provient de ses matières grasses. Il rancit très rapidement.

Maïs concassé et bouilli

Grains séchés puis transformés (hominy grits). Les granules blanchâtres s'incorporent à certains plats cuisinés, mais se consomment le plus souvent chauds comme céréales ; aux États-Unis, on les cuit en bouillie et on les sert avec des œufs et du bacon.

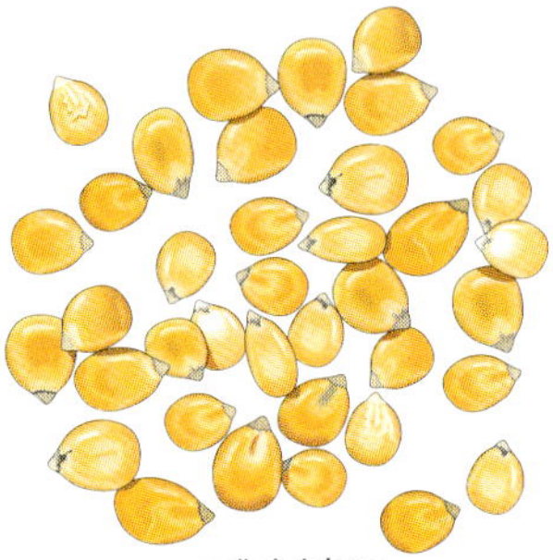

maïs à éclater

Maïs à éclater

Zea mays var. *everta*

Produit par une variété de maïs très ancien. Lorsqu'on chauffe ce maïs, l'enveloppe du grain éclate et l'intérieur gonfle. Le maïs soufflé contient les mêmes nutriments que le maïs sucré, mais en plus petites quantités.

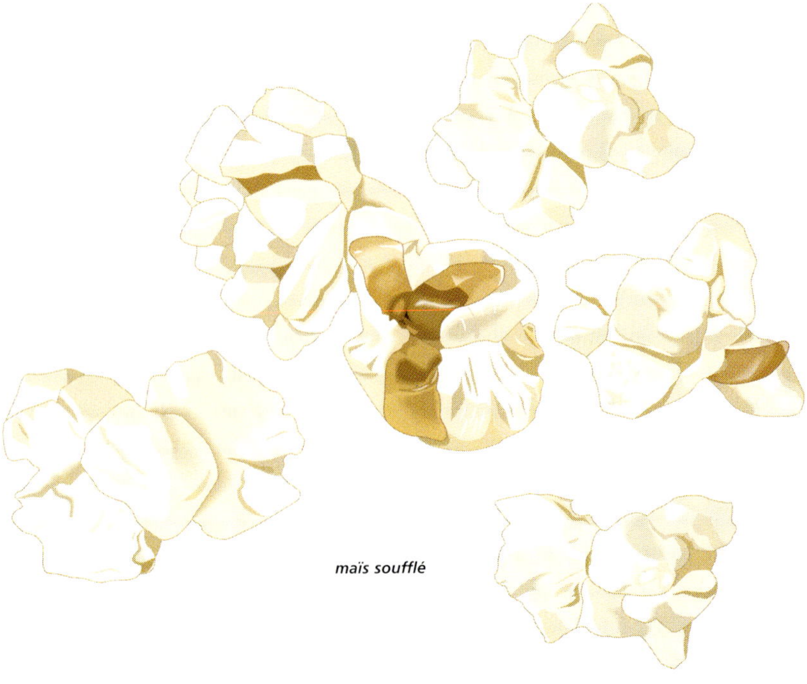

maïs soufflé

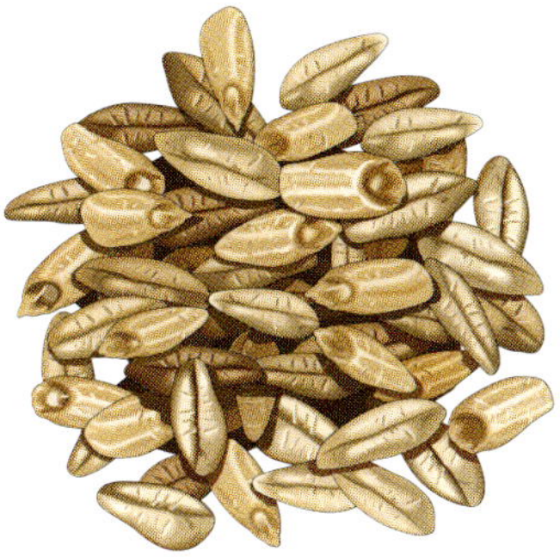

Triticale

Triticale Triticum X Secale

Céréale issue d'un croisement du blé et du seigle ; il combine la haute teneur en protéines du blé et la richesse en lysine du seigle. Le grain est consommé entier, concassé, germé, en flocons ou moulu. La farine augmente la teneur en fibres et en nutriments des préparations.
On se sert du triticale pour fabriquer des pâtes alimentaires, des tortillas et des crêpes.

Seigle

Secale cereale

Les grains de seigle entiers peuvent être cuits et consommés tels quels comme les grains des autres céréales. Ils sont très nourrissants. Les flocons sont utilisés comme les flocons d'avoine ; on les cuits en gruau ou on les met dans les müeslis et les granolas. Le whisky, la bière et certaines vodkas sont faits avec des grains de seigle.

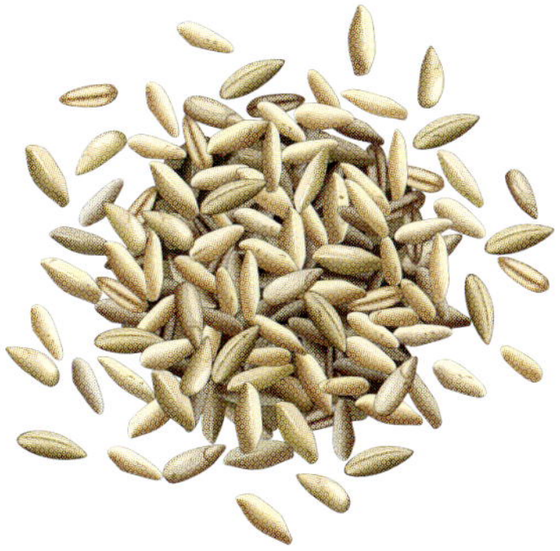

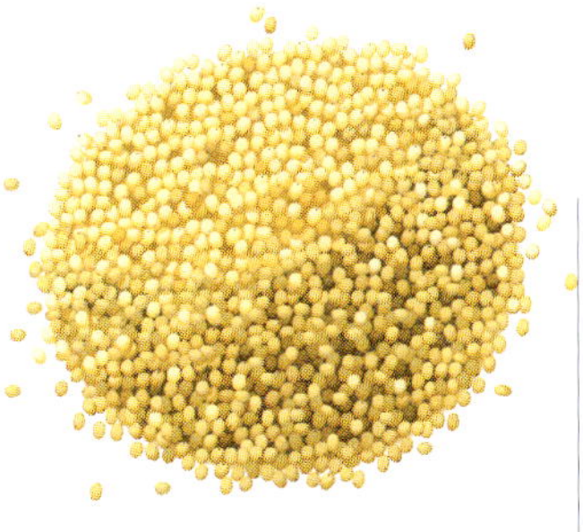

Millet

Panicum miliaceum et *Setaria italica*

Le millet peut remplacer la plupart des céréales. On l'incorpore aux potages, aux croquettes, aux tourtières, aux puddings et au müesli. Il est dépourvu de gluten. Moulu, on se sert du millet germé pour enrichir des aliments, on l'intègre aux pains, tartes, muffins et biscuits. La qualité de ses protéines est généralement supérieure à celle du blé, du riz et du maïs. C'est une des rares céréales alcalinisantes ; elle est facile à digérer et peu allergène.

Teff

Eragrostis abyssinica

Jusqu'à tout récemment, le teff (classifié avec les millets) n'était cultivé comme céréale qu'en Éthiopie. La farine donne de délicieux pains plats ou des pains desserts. Les Éthiopiens préparent un aliment fortifié nommé « faffa » (mélange finement moulu de teff, pois chiches, lait écrémé, sucre et sel).

Sorgho

Sorghum vulgare

Le sorgho (ou gros mil) est particulièrement important en Afrique, en Inde et en Chine. La farine de sorgho sert à la fabrication du pain ou à la confection de galettes.
On utilise le sorgho comme le riz ou le millet. On le transforme en bière et en boissons alcoolisées. Sa valeur nutritive est semblable à celle du maïs, mais il contient plus de protéines, moins de matières grasses et plus d'amidon que celui-ci.

riz

Le riz est la céréale la plus consommée à travers le monde après le blé. On compte 8 000 variétés de riz qui sont regroupées d'après la longueur des grains : le riz à grain court (ou à grain rond), à grain moyen ou à grain long.

L'utilisation du riz est très variée. On met le riz dans les soupes, les farces, les salades, les puddings, les tartes et les gâteaux. Il est utilisé pour les salades composées ou pour farcir les légumes. Il est à la base du risotto, du pilaf, de la paella et des currys. On en fait des pâtes alimentaires (nouilles de riz), des céréales sèches, du sirop, du vin, du vinaigre, du miso.

Le riz remplace la pomme de terre, accompagnant notamment viande, volaille, poisson et fruits de mer. Il est traditionnellement servi avec les poissons grillés et les brochettes. On le sert nature, cuit ou sauté à l'orientale. Le riz peut être moulu en farine (dans un mélangeur ou un moulin à café). Cette farine délicatement sucrée reste granuleuse ; elle confère une texture légèrement croquante aux gâteaux et pâtisseries et peut être utilisée pour les liaisons de sauces. Elle n'est cependant pas panifiable, étant dépourvue de gluten.

Le riz entre dans la fabrication de boissons alcoolisées asiatiques comme le saké et le mirin japonais, ou le chao xing (vin jaune chinois). Le saké est une boisson habituellement sucrée qui se boit chaude, tiède ou froide dans de très petites coupes et qui peut contenir de 14 à 16 % d'alcool. Le mirin est un vin plus ou moins alcoolisé (certaines variétés tirent à 8 %), salé ou sucré, qui est utilisé comme vin de cuisson dans les sauces ou les préparations.

Du point de vue nutritionnel, le riz est une bonne source de magnésium ; il contient niacine, vitamine B_6, thiamine, phosphore, zinc et cuivre ainsi que des traces d'acide pantothénique et de potassium. Son effet positif contre la diarrhée est reconnu (son eau de cuisson est particulièrement efficace). Il combattrait l'hypertension et serait astringent.

Riz à cuisson rapide
Riz blanc ayant été cuit puis déshydraté afin d'abréger le temps de la cuisson. Après celle-ci, ce riz a une apparence sèche et légère. Il a peu de goût et encore moins de valeur nutritive que le riz blanc.

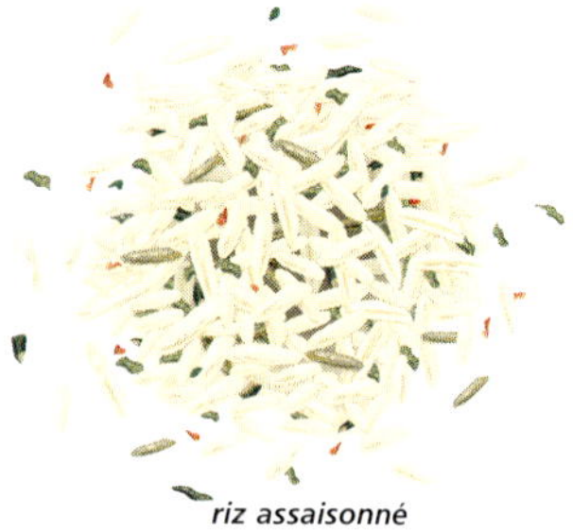

riz assaisonné

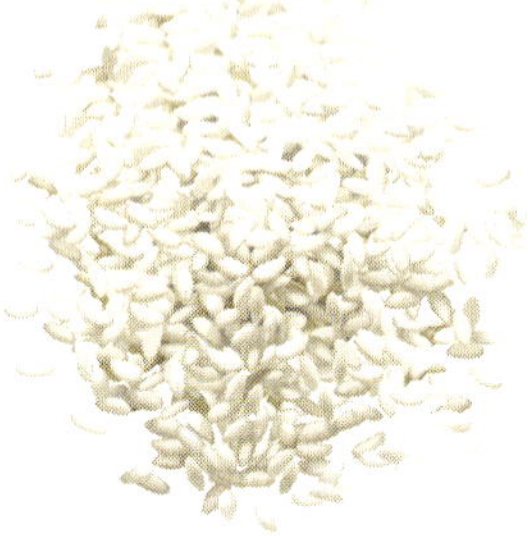

Riz arborio
Riz blanc rond indispensable au risotto italien. Il est considéré comme un des riz les plus fins, car il absorbe beaucoup de liquide de cuisson sans trop amollir.

Riz assaisonné
Riz presque toujours précuit ou étuvé, fortement assaisonné et salé, contenant un nombre plus ou moins important d'additifs.

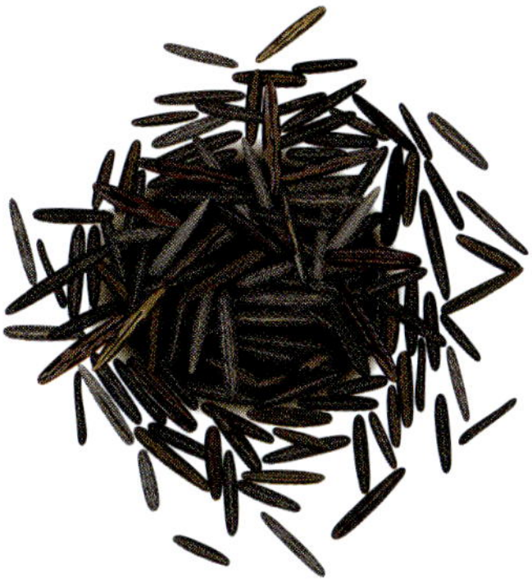

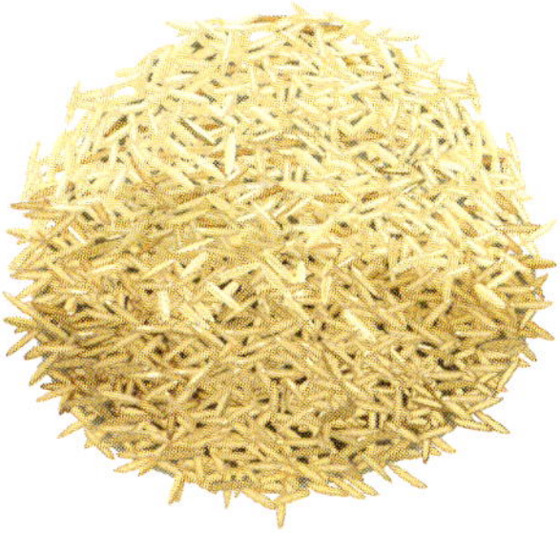

Riz sauvage

Zizania aquatica

Le riz sauvage croît principalement dans les marais et les lacs calmes du Canada et des États-Unis. Les Amérindiens le cueillent et l'apprécient depuis plusieurs siècles. Ce riz très recherché est de couleur noirâtre. Il possède une saveur de noisette prononcée. On le cuit à l'eau ou au bouillon dès qu'on l'a fait tremper. Il accompagne le gibier et se marie bien avec les champignons, les fruits et les noix. Le riz sauvage contient plus de protéines que le riz.

Riz complet

Le riz complet (ou riz brun) est un riz entier débarrassé de son écorce extérieure non comestible. En Europe, on le nomme aussi « riz cargo ». C'est le plus complet des riz ; sa saveur est plus prononcée que celle du riz blanc. Le riz brun étuvé (prêt en 25 min) est traité afin que sa cuisson soit écourtée. L'étuvage a l'avantage d'améliorer sa conservation. Même étuvé, ce riz conserve toujours le son et le germe.

Riz étuvé

Riz qui a subi un traitement à la vapeur avant d'être décortiqué. La valeur nutritive est ainsi moins affectée par le polissage. Le riz étuvé est légèrement translucide et jaunâtre, mais il blanchit à la cuisson, conserve son apparence et ne colle pas. Il est plus léger et de saveur plus délicate que le riz brun. C'est le riz le plus nourrissant après le riz brun ; il contient cependant moins de fibres.

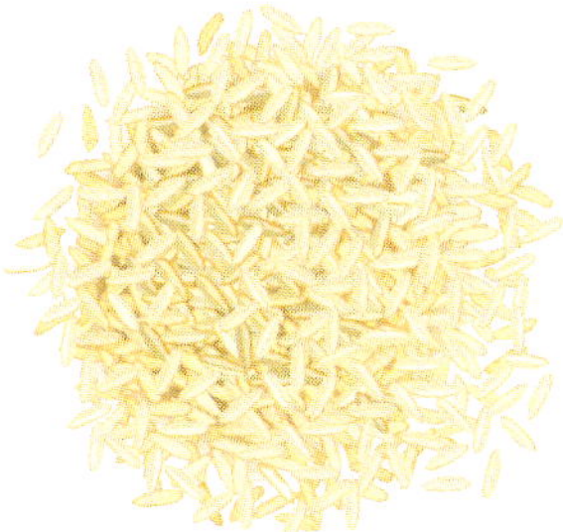

riz étuvé

Riz blanc

Riz décortiqué et poli. Il a perdu une grande partie de ses éléments nutritifs et contient beaucoup moins de fibres que le riz brun. Le riz blanc est parfois enrichi, enduit de silicate de magnésium ou recouvert d'un mélange composé de glucose et de talc (« riz poli », « riz glacé »).

Riz basmati

C'est l'un des riz parfumés les plus appréciés. Indispensable à la cuisine indienne, le riz basmati a une texture et une saveur légères et sèches. Il est très aromatique. On le met d'abord à tremper dans de l'eau, puis on le cuit dans moins de liquide, à feu doux.

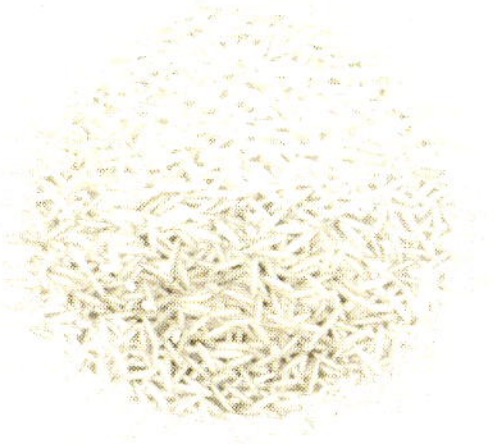

pâtes alimentaires

Produits faits essentiellement de céréales moulues et d'eau. L'origine des pâtes alimentaires est revendiquée par plusieurs pays, dont la Chine, le Japon, la France et l'Italie. Certaines sources affirment qu'elles furent introduites en Italie à la fin du XIIIe siècle par Marco Polo à la suite de son périple en Chine.

En Occident, les pâtes alimentaires de bonne qualité sont préparées avec une variété de blé dur, le blé durum, qui a une haute teneur en protéines et qui est donc riche en gluten et pauvre en amidon. Le grain de blé durum est moulu en fines particules (semoule) ou en farine. Le blé durum demeure granuleux même moulu, ce qui donne une pâte qui résiste mieux à la cuisson, et qui reste plus ferme et peu collante. Dans certains pays, dont le Canada, on enrichit les pâtes de vitamines du complexe B (thiamine, riboflavine et niacine) et parfois de fer. On retrouve également des pâtes enrichies de protéines.

Le choix d'une forme de pâtes est bien sûr une question de goût, mais dépend également de l'usage projeté. Ainsi les pâtes fines sont surtout utilisées pour les soupes et les potages. Les pâtes courbées, tordues ou en forme de tubes sont parfaites pour les sauces, qu'elles retiennent. Les pâtes rayées sont idéales pour les sauces à base de viande, tandis que les pâtes lisses le sont pour les sauces à la crème ou au fromage.

On emploie les pâtes alimentaires dans les entrées, les potages, les salades composées, les plats principaux et même les desserts.

Les pâtes doivent être saisies en étant versées dans une eau à pleine ébullition, ce qui permet d'obtenir une cuisson *al dente* (pâtes encore fermes sous la dent sans laisser d'impression de cru). Elles doivent pouvoir circuler librement dans le récipient pour cuire uniformément et ne pas coller entre elles. On doit utiliser un récipient de grande dimension afin de pouvoir cuire les pâtes à gros bouillons.

Les pâtes alimentaires ont la réputation d'être énergétiques mais très caloriques. Cependant, ce ne sont pas les pâtes elles-mêmes qui sont une source importante de calories, mais plutôt ce qu'on leur ajoute, notamment beurre, crème et fromage.

Les pâtes sont de bonnes sources d'énergie et de protéines, et elles sont peu grasses. Les glucides présents le sont surtout sous forme de glucides complexes faciles à digérer; leur action s'étend sur une période relativement longue et ils produisent une sensation de satiété. Ces particularités expliquent pourquoi les pâtes alimentaires sont recommandées aux personnes qui ont besoin d'énergie à long terme, comme les sportifs de compétition d'endurance.

Pâtes farcies

Pâtes crues, farcies d'un mélange de fromage ou de viande. Les plus usuelles sont les cannellonis et les raviolis qui peuvent être farcis de fromage, d'épinards ou de viande, mais on trouve aussi des tortellinis, des agnolottis (petits chaussons), les cappellettis (petits chapeaux), les lumaches (grosses coquilles) et les manicottis (gros cannellonis) striés dont l'extrémité est biseautée).

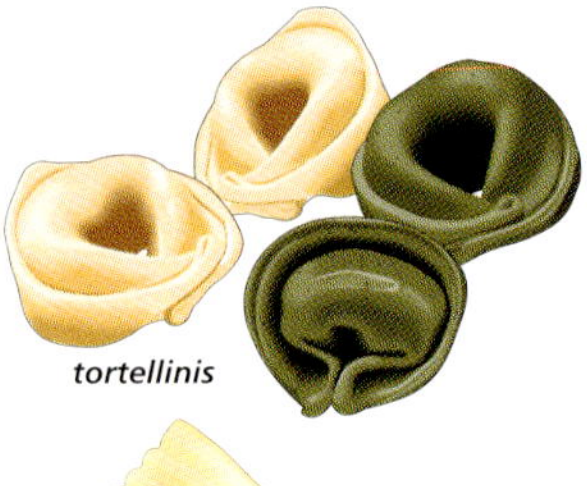

tortellinis

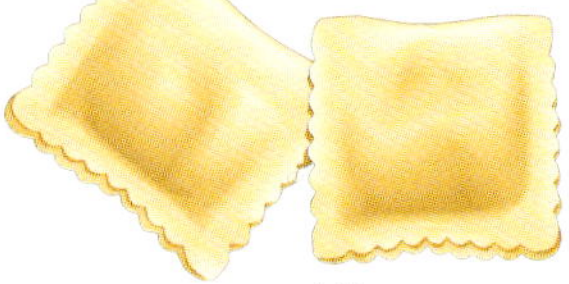

raviolis

pâtes alimentaires

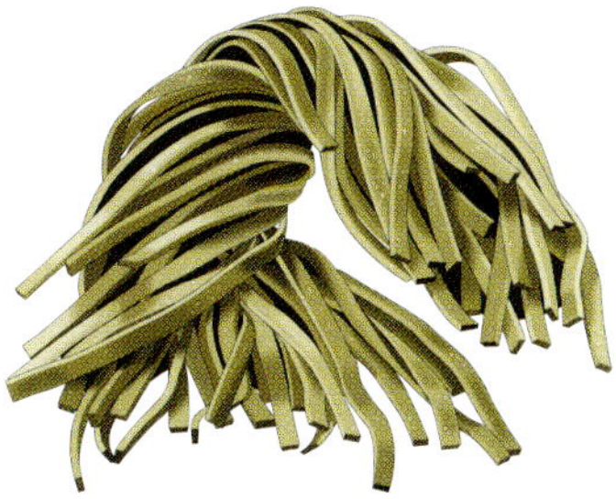

tagliatelles aux épinards

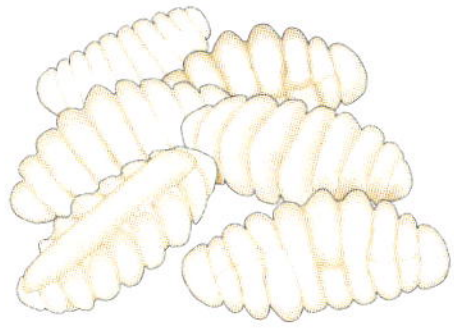

gnocchis

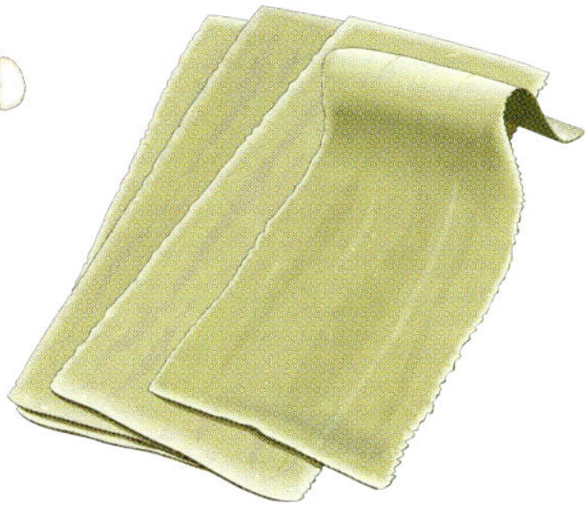

lasagnes aux épinards

Pâtes fraîches

Généralement préparées avec des œufs, les pâtes fraîches peuvent être faites maison ou achetées dans plusieurs épiceries et marchés italiens. Les pâtes fraîches préparées maison doivent être consommées dans les 2 ou 3 heures suivant leur confection ou soigneusement séchées en vue de leur conservation. Elles peuvent être conservées un mois au congélateur. La cuisson des pâtes fraîches est beaucoup plus rapide que celle des pâtes sèches.

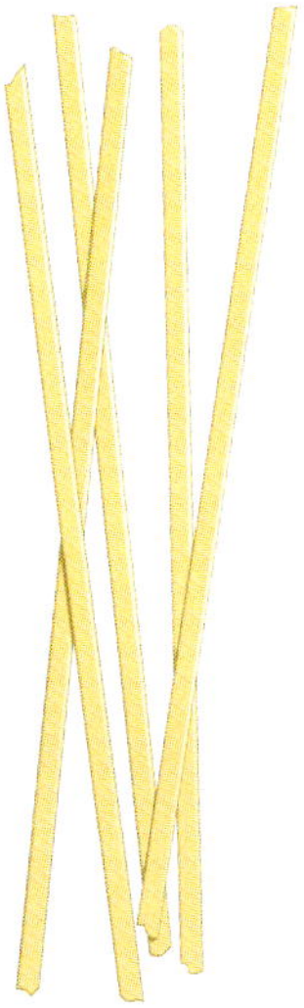

fettucines

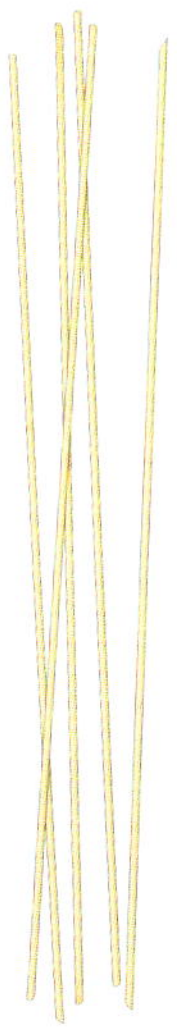

spaghettis

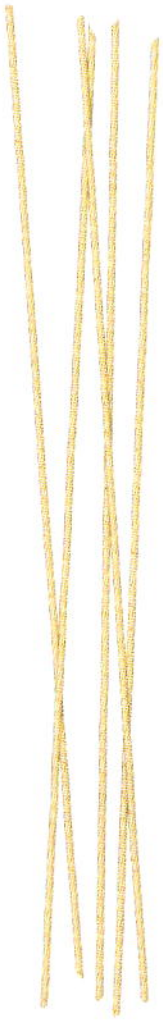

spaghettis de blé entier

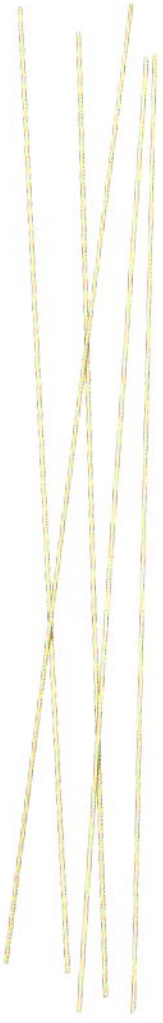

spaghettinis

Pâtes sèches

Les meilleures pâtes sèches sont confectionnées à partir de semoule de blé dur et d'eau. On en trouve plusieurs variétés (boucles, nouilles, coquilles, spaghetti, etc.) dans les épiceries ainsi que dans les marchés italiens. Entreposées dans un endroit frais et sec, elles se conservent indéfiniment. À la cuisson, les pâtes sèches quadruplent de volume.

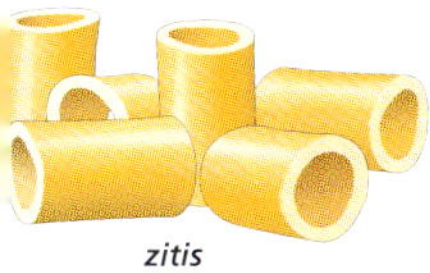

zitis

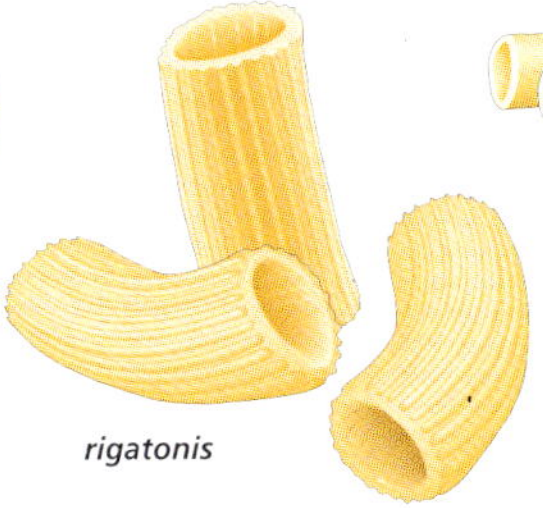

rigatonis

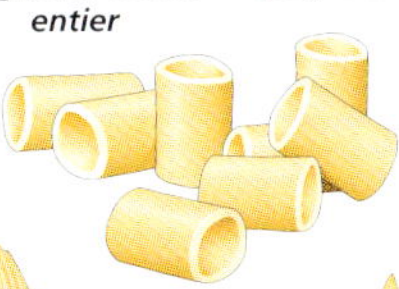

ditalis

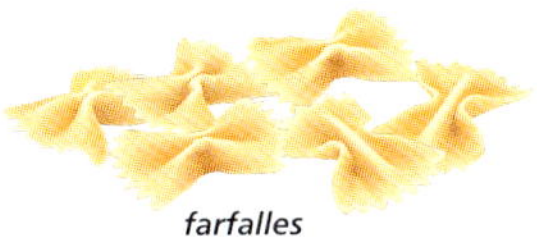

farfalles

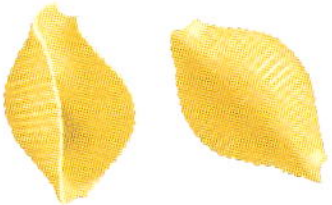

conchiglies ; coquilles

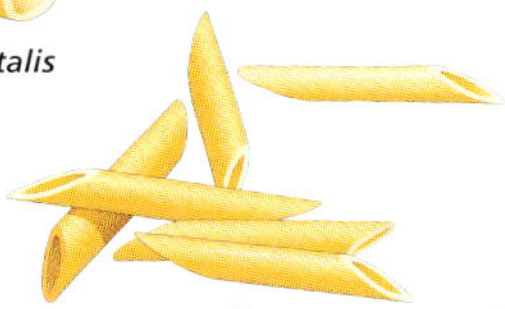

pennes ; plumes

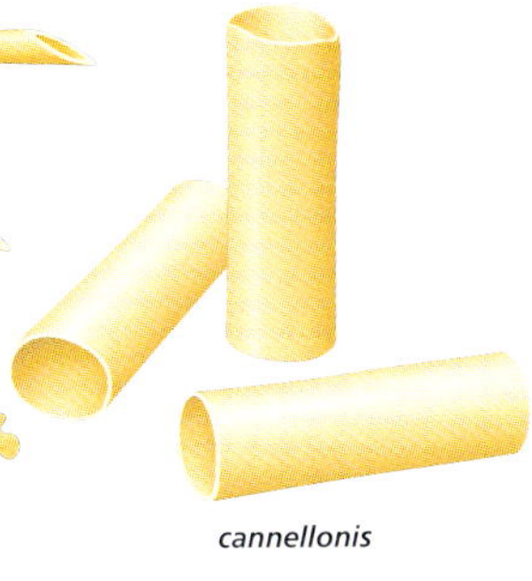

cannellonis

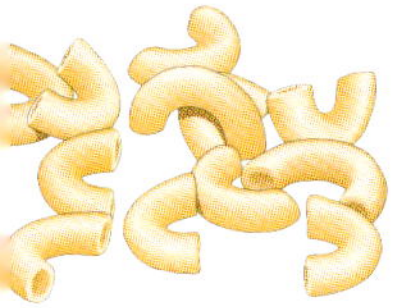

macaronis

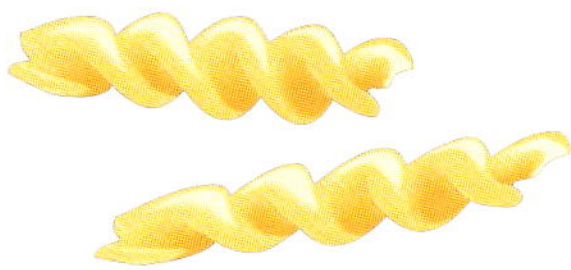

rotinis

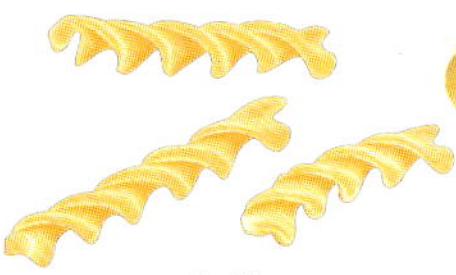

fusilis

nouilles asiatiques

L'apparition des nouilles en Asie remonte à plus de 2 000 ans; les Chinois les consommaient déjà deux siècles avant notre ère. Elles sont une des composantes essentielles de la cuisine asiatique. La plupart sont de forme allongée, elles symbolisent la longévité; seules l'épaisseur et la largeur varient. On les regroupe habituellement selon les ingrédients qui les composent : ainsi, on retrouve les nouilles de blé, les nouilles de riz, les nouilles à base de farine de haricot mungo et les nouilles de sarrasin. Dans la partie nord de la Chine, on consomme surtout des nouilles de blé, car la culture de cette céréale y est répandue, alors qu'au Sud on consomme plutôt des nouilles de riz. À l'achat, rechercher des nouilles fraîches qui le sont vraiment, c'est-à-dire souples et non collantes, ni trop humides ni cassantes. Les nouilles séchées se conservent indéfiniment dans un endroit sombre, frais et sec.

Nouilles de riz
Nouilles faites de farine de riz et d'eau. Les vermicelles de riz sont souvent frits dans l'huile d'arachide; ils forment un nid qui sert de garniture au délicieux mee krob thaïlandais. On les utilise aussi dans les soupes.

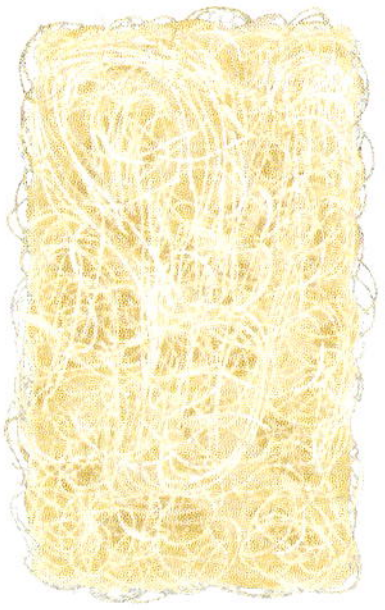

vermicelles

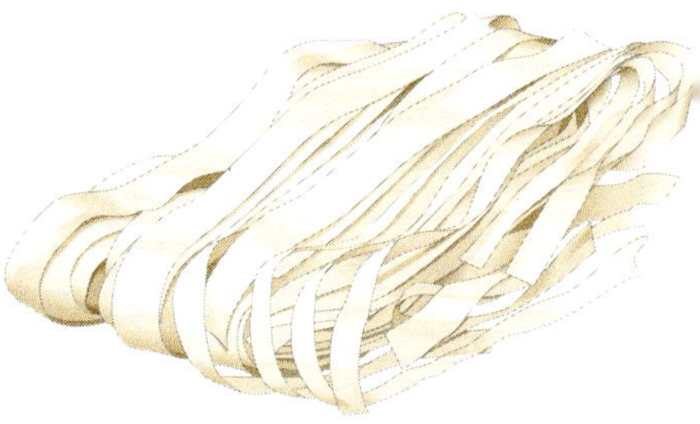

rubans

Galette de riz
Très mince feuille semi-transparente, faite d'un mélange de farine de riz, d'eau et de sel. Dans les cuisines vietnamienne et thaïlandaise, les galettes de riz sont utilisées pour la confection des rouleaux de printemps et impériaux. Avant leur utilisation, les galettes de riz doivent être amollies en les plaçant 1 ou 2 minutes dans l'eau chaude. Égouttées, elles sont ensuite farcies, cuites à la vapeur ou frites. Elles sont disponibles dans les épiceries asiatiques.

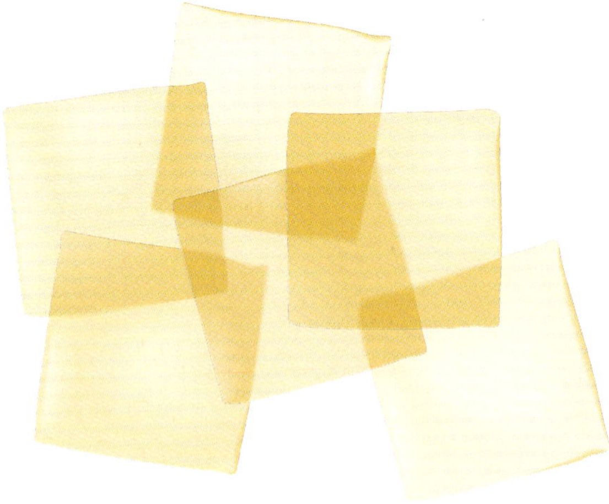

Pâtes won-ton
Fines feuilles de pâte à base de blé, d'eau, d'œuf et de sel. Farcies de viande, de fruits de mer ou de légumes, elles sont la version orientale des raviolis italiens. Elles sont disponibles fraîches ou congelées dans les épiceries asiatiques.

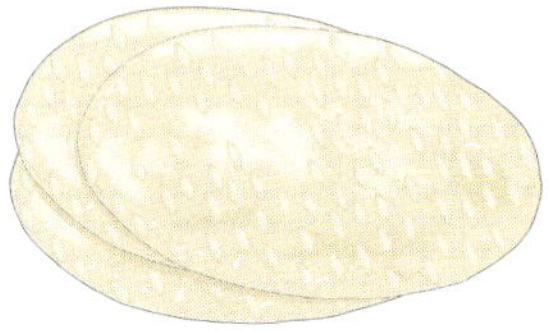

galettes de riz

nouilles asiatiques

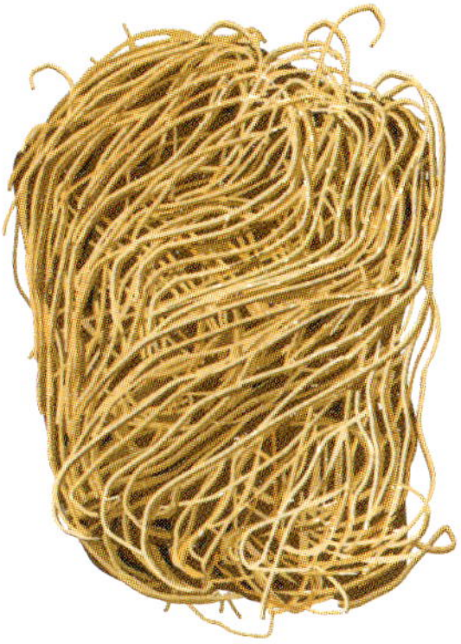

nouilles aux œufs fraîches

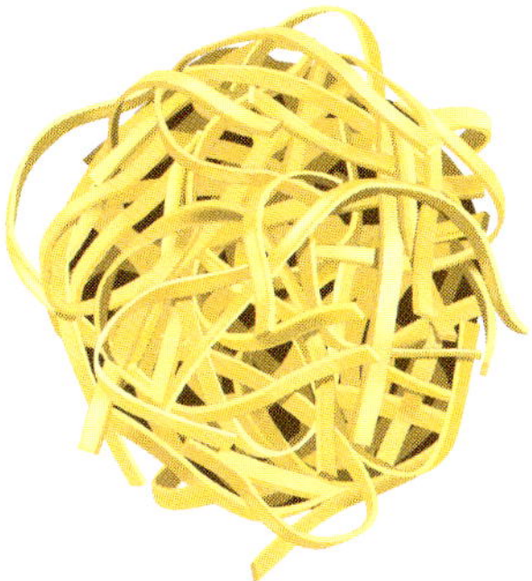

nouilles aux œufs séchées

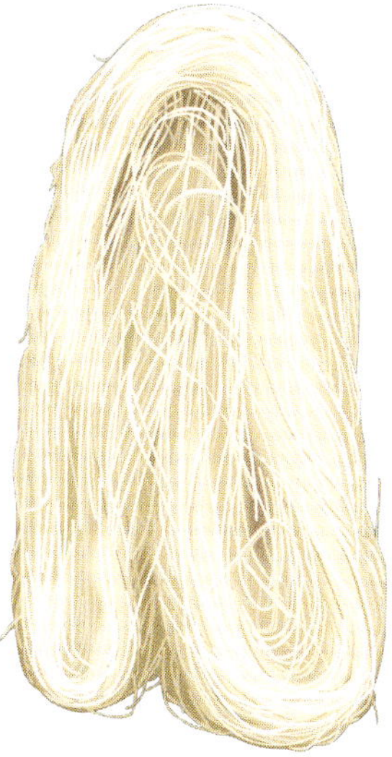

Nouilles de blé aux œufs

Nouilles de blé auxquelles on ajoute des œufs. Elles sont vendues fraîches ou séchées. Les nouilles aux œufs séchées entrent dans la préparation du chow mein ; on les cuit d'abord à l'eau bouillante, puis on les frit.

Nouilles de haricot mungo

Les nouilles à base de farine de haricot mungo sont transparentes. On les met à tremper dans de l'eau tiède ou chaude avant de les ajouter à une préparation. Elles absorbent une bonne quantité de liquide à la cuisson.

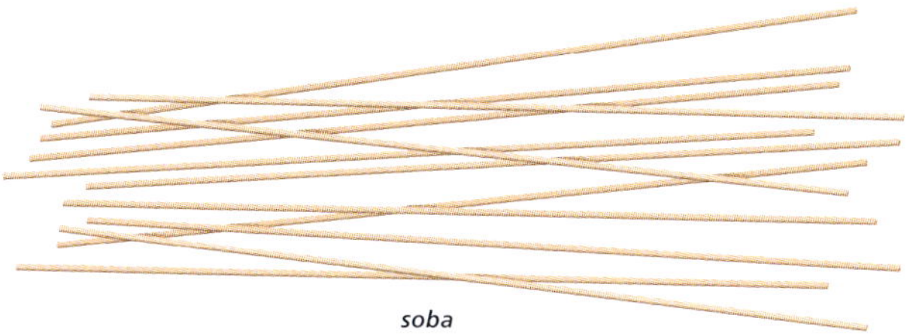

soba

Nouilles de sarrasin

Nouilles très répandues au Japon où on les nomme *soba*. Elles sont habituellement jaune-brun ou grises et disponibles fraîches ou séchées. On les sert souvent froides, avec une sauce soya.

Nouilles de blé

Les nouilles de blé chinoises sont jaunes ou blanches et sont habituellement faites de farine de blé, d'eau et de sel. Au Japon, on les regroupe selon leur calibre ; on les nomme *somen* (nouilles minces) ou *udon* (nouilles épaisses).

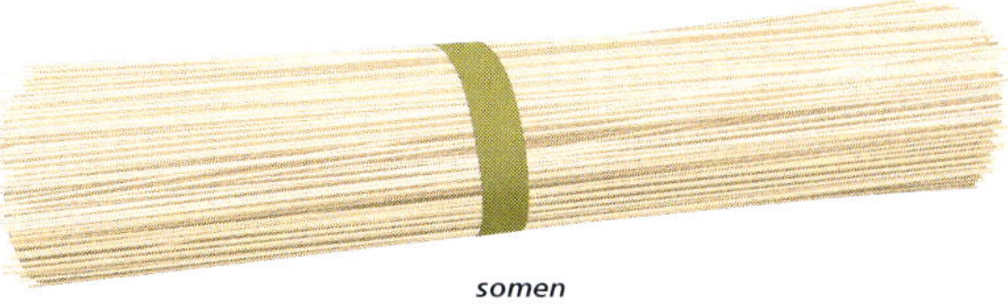

somen

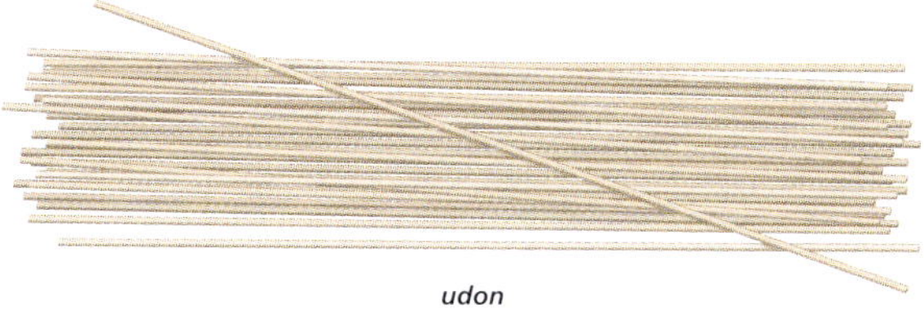

udon

farine

Produit de la mouture d'une ou de plusieurs céréales ou de certains végétaux, tels les châtaignes, les pois chiches ou les lentilles, ainsi que les pommes de terre, les arachides ou le manioc. En général, le terme « farine » est associé au blé et on précise la nature de la farine lorsqu'il s'agit d'une autre céréale (farine d'avoine, de seigle, de sarrasin, etc.).

Dans les meuneries modernes, le blé subit plusieurs opérations afin d'être transformé en farine. Les grains sont d'abord nettoyés, finement broyés, pulvérisés et tamisés pour être débarrassés du son (couches extérieures) afin d'obtenir une farine plus fine. On retire aussi le germe afin que la farine se conserve mieux ; le germe peut être laissé tel quel ou transformé en huile. La partie qui sera transformée en farine se nomme l'endosperme ou albumen farineux.

Les caractéristiques du blé utilisé détermineront la farine obtenue. Ainsi, la farine de blé tendre sera tout indiquée pour la confection de gâteaux et on réserve la farine de blé dur à la confection de pains et de pâtes.

Afin de compenser la perte d'éléments nutritifs survenue lors de la mouture (si l'on a débarrassé les grains du son et du germe), on procède souvent à l'enrichissement de la farine en lui ajoutant diverses vitamines (thiamine, riboflavine, niacine) et minéraux (fer). L'enrichissement de la farine s'effectue couramment dans certains pays, dont le Canada, les États-Unis et la Grande-Bretagne. Il n'est pas permis dans d'autres, dont la France.

Farine de blé entier
Produit de la mouture du grain entier. La farine de blé entier peut remplacer la farine blanche, mais il faut parfois en augmenter un peu la quantité. La préparation obtenue sera plus nourrissante ; la couleur sera plus foncée, la saveur plus prononcée et le volume moindre. Pour obtenir des produits légers, tamiser la farine à quelques reprises en réintégrant dans la farine le son recueilli par le tamis. Conserver cette farine au réfrigérateur.

Farine tout usage
Également nommée « farine ménagère », elle provient de la mouture et du mélange de diverses variétés de blé dur et de blé tendre. La farine ménagère a une utilisation variée. Pour de meilleurs résultats cependant, utiliser plutôt de la farine de blé dur pour le pain et de la farine de blé mou pour les pâtisseries et les gâteaux.

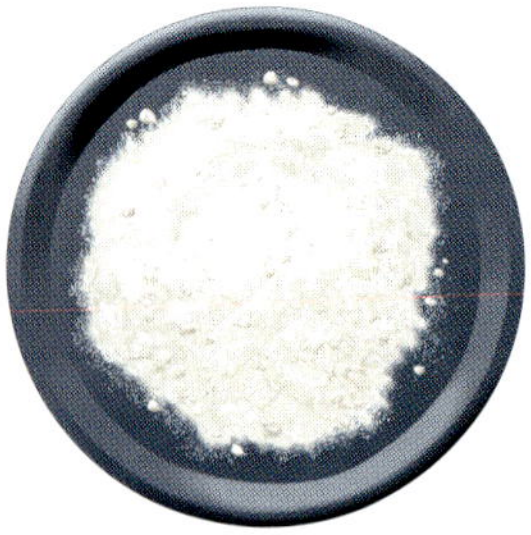

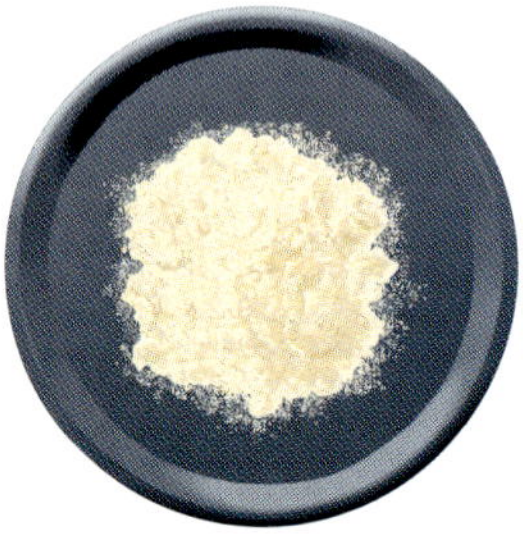

Farine d'avoine
Farine dépourvue de gluten, qui ne lève pas à la cuisson. On la combine à de la farine de blé pour préparer pains et autres aliments levés ; ces produits sont plutôt massifs.

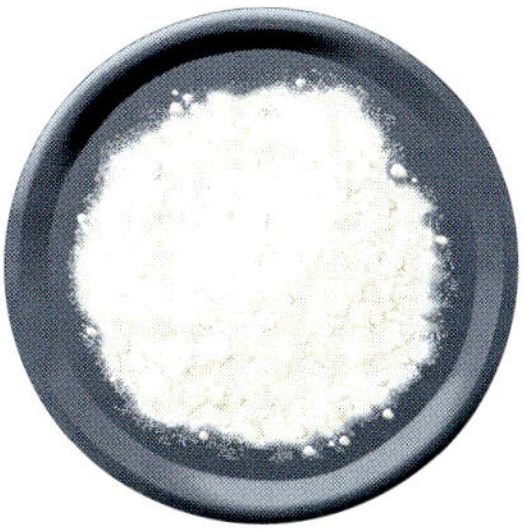

Farine non blanchie
Farine qui n'est pas blanchie artificiellement. La farine non blanchie possède un goût plus naturel, car elle ne contient pas d'additifs alimentaires. La présence d'agents de blanchiment donne un produit plus léger, au volume plus gros, à grain plus fin et de couleur moins foncée.

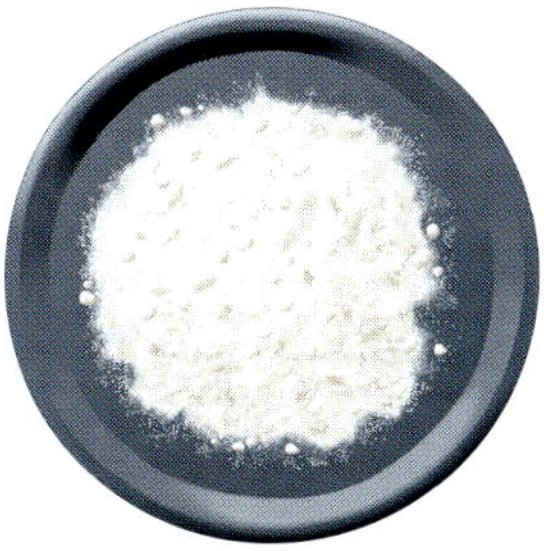

Farine à gâteaux
Farine blanche faite exclusivement de blé tendre moulu très finement. Plus riche en amidon et moins riche en protéines, elle donne des gâteaux très légers et ne peut être utilisée pour fabriquer des pains à la levure. On peut remplacer 250 ml de farine tout usage par 300 ml de farine à gâteaux.

Farine de maïs
On incorpore ce produit de la plus fine mouture du grain de maïs séché aux crêpes, gâteaux, muffins et pains. Pour obtenir des aliments qui lèvent, on la combine à de la farine de blé. La farine de maïs à grains entiers est une excellente source de magnésium, de potassium et de phosphore.

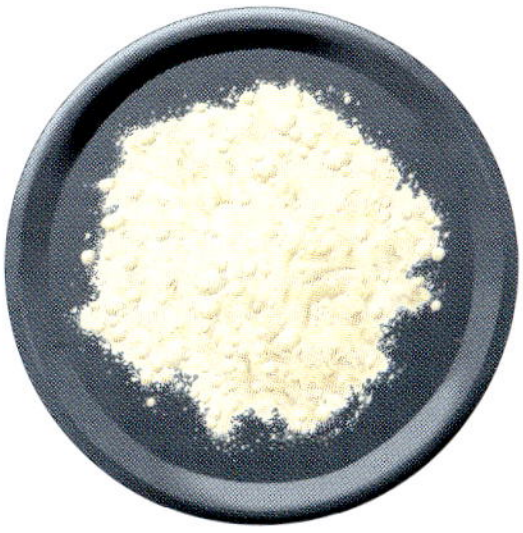

farine de maïs

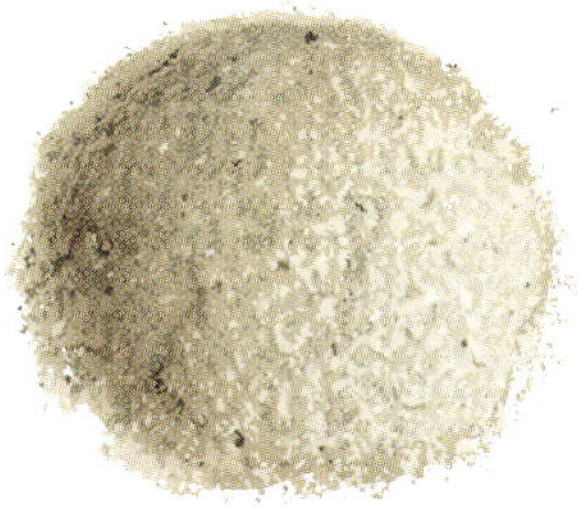

Farine de matzo
Farine obtenue à partir de la mouture du matzo, minces feuilles de pain non levé confectionnées à partir de farine de blé, d'eau et de sel et consommées par les communautés juives pendant la pâque juive. Disponible dans les marchés juifs, la farine de matzo sert d'épaississant dans les soupes et est ajoutée aux plats consommés pendant cette période.

Farine à pâtisserie
Farine provenant essentiellement de blés tendres, parfois de blés durs. D'une faible teneur en gluten, elle est finement moulue, mais sans atteindre la finesse de la farine à gâteaux ; elle sert à confectionner pâtisseries, biscuits, gâteaux. Elle ne peut servir à faire du pain à la levure.

Farine de boulangerie
La farine de boulangerie (ou farine à pain) provient d'un mélange de blés durs. Elle est légèrement granuleuse et sa teneur en protéines (gluten) est trop élevée pour l'usage domestique ; on ne l'utilise qu'en boulangerie.

Farine de pois chiches
Obtenue à partir de pois chiches séchés, cette farine est utilisée pour la confection de beignets, de pâtisseries, de pains non levés et de galettes. Parfois utilisée pour épaissir les sauces, elle entre à l'occasion dans la préparation de pâtes à frire. Peu coûteuse, elle a longtemps été une source de protéines et de minéraux privilégiée dans la cuisine indienne.

Farine de soya
Farine dépourvue de gluten. Elle contient 2 à 3 fois plus de protéines que la farine de blé et 10 fois plus de matières grasses dans le cas de la farine de soya non dégraissée. On l'utilise pour lier les sauces ou pour confectionner gâteaux, muffins et biscuits. Comme elle ne lève pas, elle ne peut remplacer totalement la farine de blé.

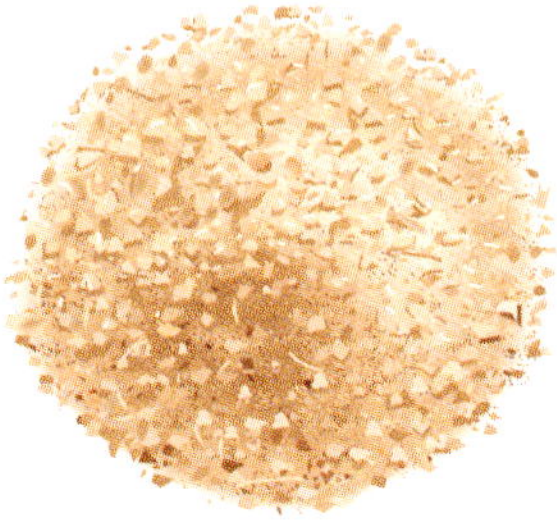

Farine de son

Farine obtenue par pulvérisation du son, enveloppe brune des grains de céréales. Séparé du grain pendant la fabrication de farine, le son ajoute une excellente portion de fibres aux préparations dans lesquelles il est ajouté.

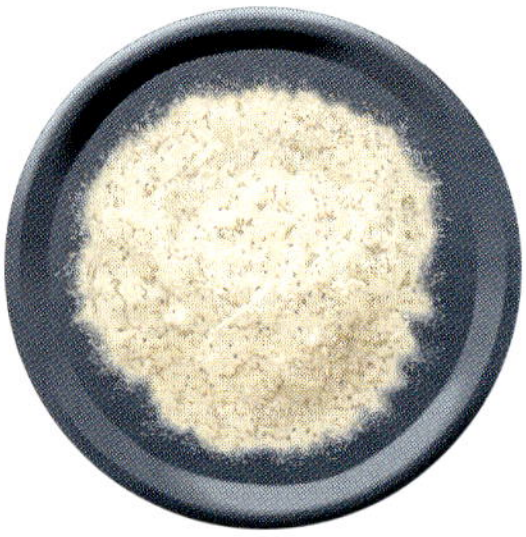

Farine de sarrasin

Farine dépourvue de gluten, qui ne lève pas à la cuisson. On l'incorpore à de la farine de blé si on désire la panifier ou en faire des aliments levés. La farine de sarrasin sert à confectionner nouilles, galettes, polentas, gâteaux et biscuits. Elle est utilisée pour préparer les blinis (petites crêpes russes) et les nouilles de sarrasin japonaises.

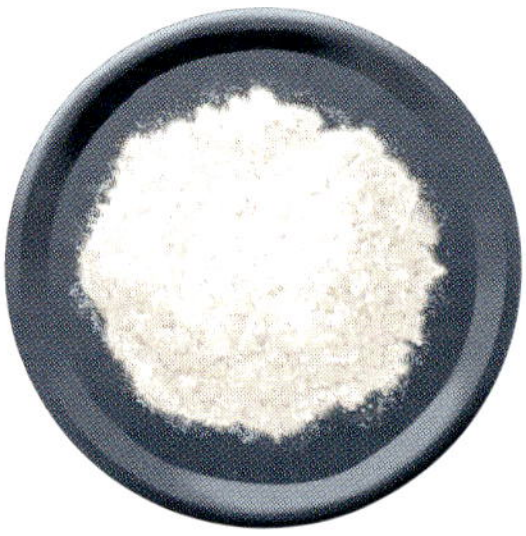

Farine de seigle

Farine dont le gluten est moins élastique que celui du blé et retient moins l'humidité. La proportion de germe et de son présente dans la farine de seigle est élevée. Grossièrement broyée, cette farine donne le fameux pain pumpernickel.

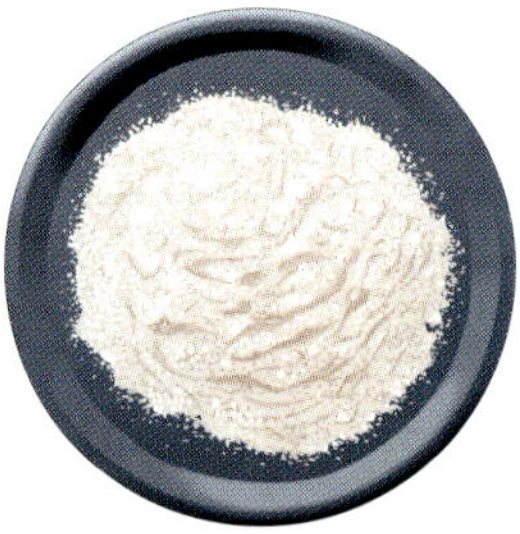

Farine de gluten

Farine de blé à grains entiers débarrassée de son amidon et contenant un taux élevé de gluten. La farine de gluten est habituellement composée de 45 % de gluten et de 55 % de farine blanche. Elle peut être utilisée avec de la farine de blé à grains entiers ou avec de la farine à faible teneur en gluten (seigle, orge, avoine).

Farine graham

Cette farine porte le nom d'un nutritionniste qui fit croisade sur le rôle essentiel du son pour le maintien d'une bonne santé. La farine graham contient habituellement des flocons de son moulus plus ou moins finement, et le germe est généralement enlevé afin que la farine se conserve plus longtemps.

Farine levante

Farine tout usage à laquelle on a ajouté du sel et des agents levants. La farine levante vise à faire gagner du temps ; elle élimine ou réduit l'ajout de levure chimique ou de bicarbonate de sodium et de sel. Cette farine n'est pas recommandée pour les pains à levure.

Semoule de maïs

Semoule obtenue par la mouture des grains de maïs séchés. La semoule de maïs donne une consistance légèrement croquante aux biscuits, muffins, gâteaux, pains. Elle est cuite en bouillie pour faire la polenta. On en fait des tamales (chaussons farcis de viande), des tortillas et des croustilles.

pain

Aliment fait essentiellement de farine, d'eau et de sel, pétri, fermenté, façonné ou moulé, et cuit au four. Le pain peut contenir un ferment qui le fait gonfler (levain ou levure), ou il peut en être dépourvu, c'est alors un pain non levé (le pita au Moyen-Orient ou le chapati en Inde, etc.).

La fermentation spontanée de la pâte (lorsque de la farine et de l'eau séjournent à la température de la pièce) est un processus long et imprévisible. Aussi apprit-on très tôt à se servir de levain, une portion de pâte fermentée non cuite prélevée d'une préparation précédente. Le levain est constitué de levure sèche, d'eau, de sucre et de farine blanche. On obtient alors une pâte acide. Le levain est moins utilisé depuis un siècle, car il doit être réactivé par l'ajout d'eau et de farine avant d'être panifié. Il a été remplacé par la levure de boulanger (nommée levure de bière), plus facile à utiliser et agissant plus rapidement et plus uniformément.

Le pain au levain lève moins que le pain à la levure, sa mie est faite d'alvéoles irrégulières et plus petites, son goût est légèrement aigrelet et plus savoureux, et il est plus digestible et se conserve mieux.

L'utilisation du pain est très variée. Il est présent sur la table de l'entrée au dessert, il constitue l'accompagnement de tous les repas. Indispensable aux sandwichs, canapés, toasts et croûtons, il est intégré à certaines soupes (soupe gratinée, gaspacho, soupe à l'ail), et est inséparable de la fondue savoyarde. Il est très populaire le matin, grillé ou non. On le cuisine en charlotte, en pudding (nommé pain perdu en Europe) quand il est rassis, on le déshydrate pour en faire des biscottes, de la panure et de la chapelure. On l'utilise dans les farces et les panades.

La teneur en protéines, en glucides, en matières grasses et en calories est relativement semblable entre les différentes variétés de pain ; la teneur en vitamines, en minéraux et en fibres est par contre très différente d'un pain à l'autre. Le grillage du pain diminue la valeur nutritive, réduisant de 15 à 20 % la teneur en thiamine, riboflavine et niacine.

Pain multigrains

Le pain multigrains contient généralement 80 % de farine blanche, de farine de blé entier, ou d'un mélange des deux. On y ajoute d'autres céréales (avoine, seigle, soya, maïs...) qui, comme elles sont pauvres en gluten, ne pourront constituer plus de 20 % des ingrédients, afin de permettre à la pâte de lever. Le pain multigrains contient habituellement deux fois plus de fibres que le pain blanc.

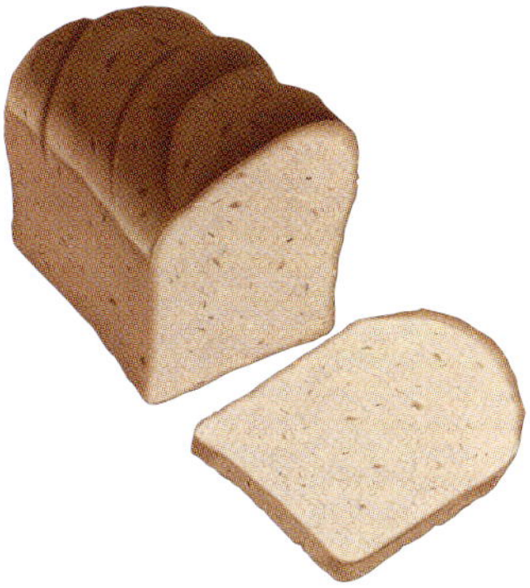

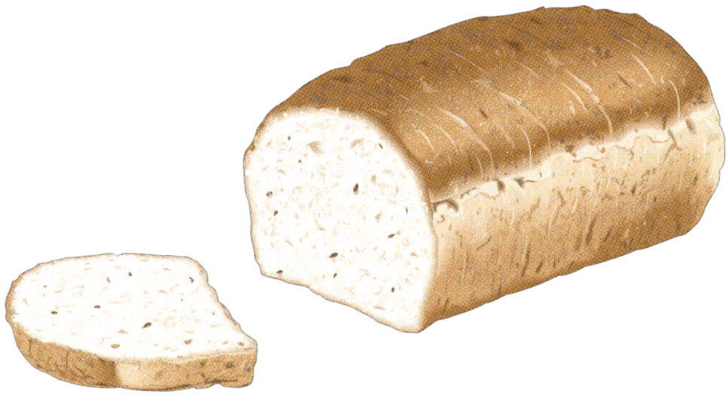

Pain complet

Pain fait à cent pour cent à partir de grains entiers. Très nutritif, il est aussi une excellente source de fibres et apporte davantage de vitamines du complexe B, de sels minéraux et de protéines que le pain blanc.

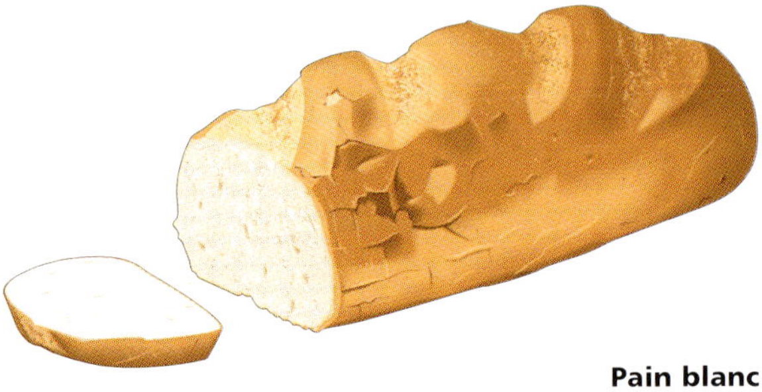

Bagel
Petit pain juif en forme d'anneau, souvent servi chaud avec du fromage à la crème qui se déguste au déjeuner, au dîner ou en collation. Le plus souvent nature et parsemé de graines de sésame, on trouve aussi des variétés de blé, de seigle et de cannelle et raisins secs. Disponible dans les épiceries juives et dans les supermarchés, le bagel se conserve 3 jours à température ambiante et peut être congelé pendant des mois.

Pain blanc
Fait à partir de farine blanche, le pain blanc est disponible sous différentes grosseurs, formes et textures. On croit souvent, à tort, que le pain blanc offre un faible apport nutritionnel ; en plus d'être une bonne source de thiamine, de niacine, de fer et d'acide folique, le pain blanc contient du phosphore, du potassium et du calcium.

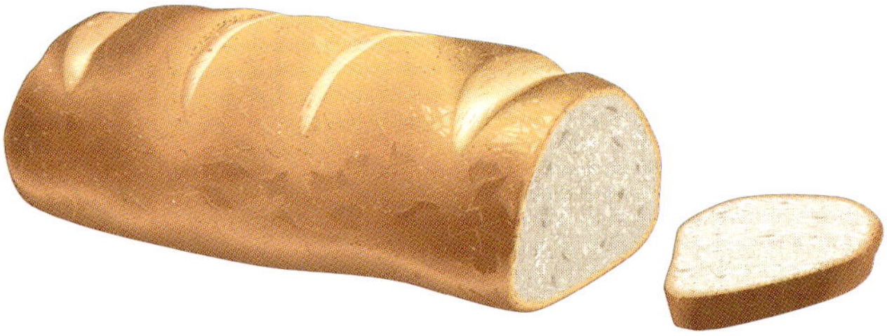

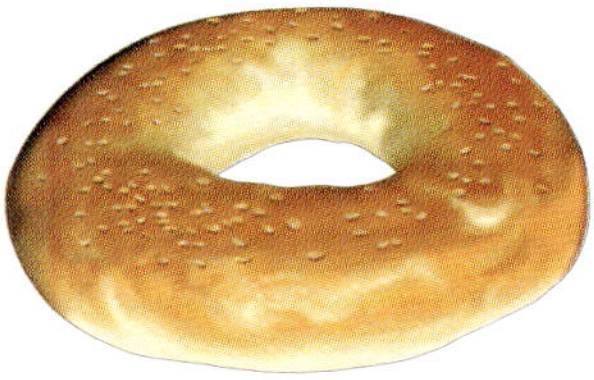

bagel

Pain de seigle
Aliment de base en Allemagne, en Russie et dans le nord de l'Europe depuis des centaines d'années, ce pain, préparé à partir de farine de seigle, accompagne bien le jambon fumé, les fromages, le hareng et les viandes froides. À la température de la pièce, il peut se conserver quatre jours. Emballé, il se conserve 6 mois au congélateur.

Croissant
Pâte abaissée en triangle et roulée sur elle-même pour former un croissant. Cette pâtisserie française très riche en beurre a été créée à Budapest en 1686 et introduite à la cour française par Marie-Antoinette. Le plus souvent servi chaud avec du beurre, on le trouve aussi fourré de chocolat, de pâte d'amandes ou de compote de fruits. Il peut aussi servir à préparer des sandwiches. Un croissant nature au beurre fournit 400 calories.

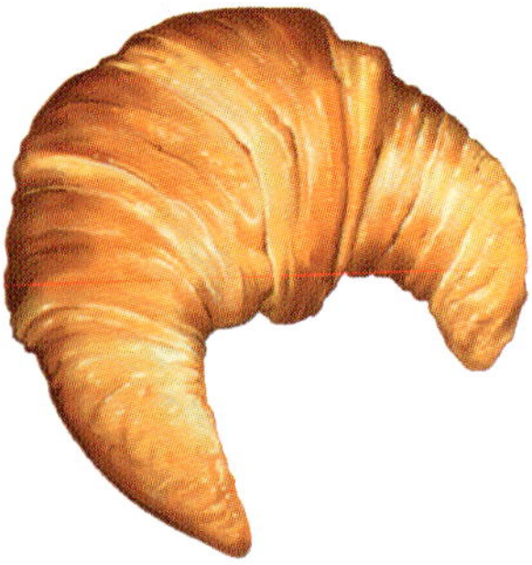

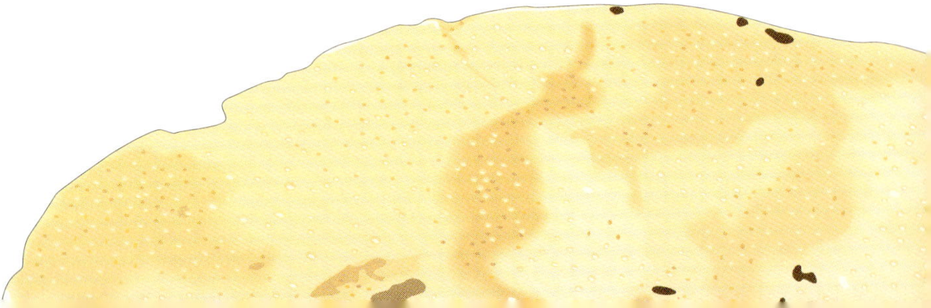

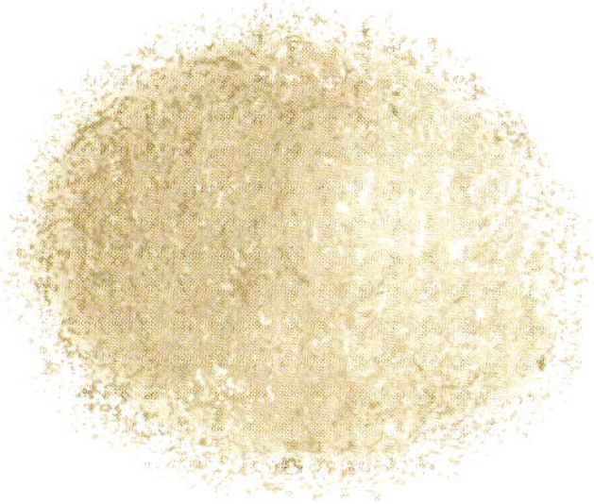

chapelure

Chapelure

Mie de pain émiettée, fraîche ou séchée, généralement employée pour paner, épaissir des sauces, gratiner ou préparer des farces. Disponible dans les supermarchés, elle se conserve très longtemps dans un contenant hermétique. Pour fabriquer une chapelure maison, mettre quelques tranches de pain au four à 300 degrés jusqu'à ce qu'elles soient complètement séchées et légèrement colorées. Laisser refroidir puis passer au robot ou émietter avec un rouleau à pâtisserie.

Tortilla

À la base de nombreux plats du Mexique (enchiladas, tacos, burritos) et de l'Amérique latine, la tortilla est une mince galette de pain non levé en forme de disque, confectionnée à partir de farine de maïs. Elle peut être mangée seule, roulée autour de garniture, cuite pour faire des croustilles ou en simple sandwich. Elle est disponible en version séchée dans les épiceries.

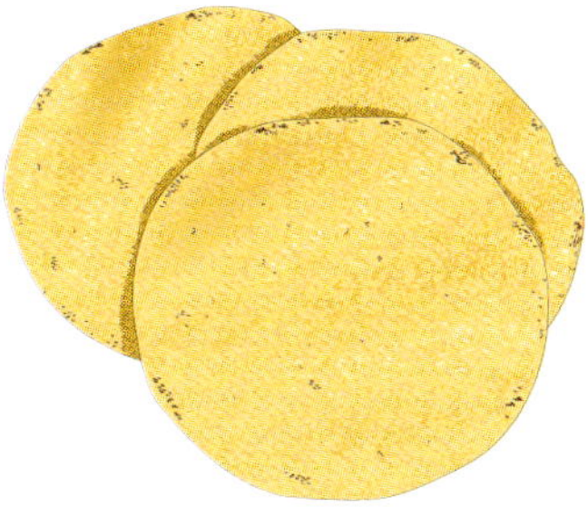

tortillas

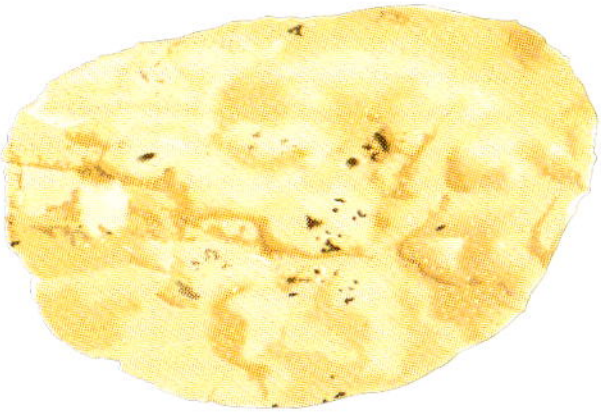

Chapati

Disque de pain plat à mie légèrement boursouflée et croustillante, originaire de l'Inde. Généralement confectionné à partir de farine de blé, de sel et d'eau, il est acheté frais dans les épiceries indiennes. Utilisé comme cuiller pour prendre d'autre nourriture ou consommé chaud avec des légumes et du riz, le chapati doit être mangé frais, car il ne résiste pas bien à la congélation.

Pâte phyllo

Pâte souple d'origine grecque aussi mince qu'une feuille, préparée à partir de farine blanche, d'huile, de sel et d'eau. Elle entre dans la confection de plusieurs pâtisseries dont le baklava et peut être garnie d'épinards et de fromage. Congelée, la pâte phyllo se conserve 1 an ; avant utilisation, faire dégeler complètement à la température de la pièce pour éviter qu'elle s'émiette.

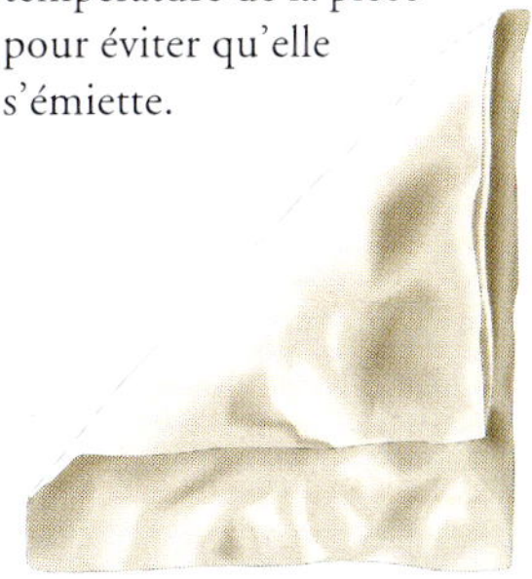

pâte phyllo

Pita

Pain plat de forme ovale, originaire du Proche-Orient dont la croûte forme une pochette qui peut être farcie d'aliments chauds ou froids. Le pain pita peut également servir de pâte lors de la confection d'une pizza rapide. Confectionné à partir de farine blanche ou de blé entier, il est disponible dans les épiceries en deux formats : petit et grand. Les variétés au blé entier fournissent trois fois plus de fibres.

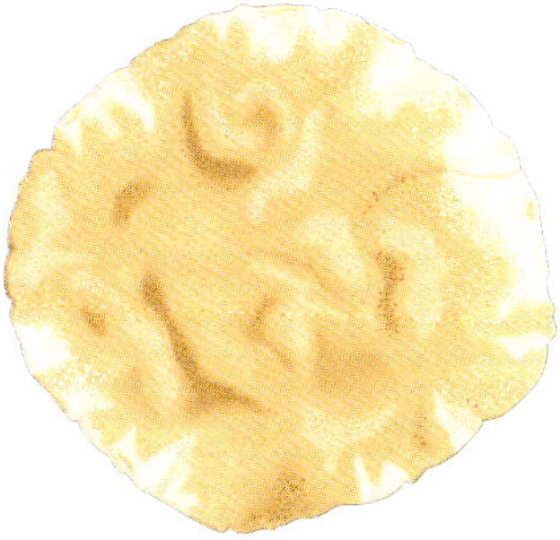

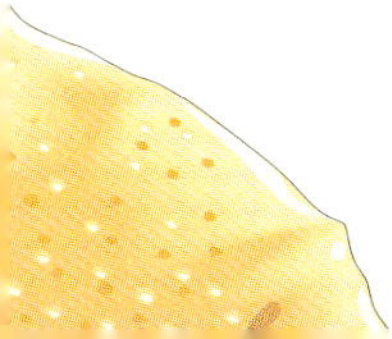

herbes, épices et condiments

Les mots « assaisonnement » et « condiment » sont souvent employés indistinctement pour désigner tout produit qui relève le goût des aliments. Les épices sont des substances aromatiques provenant de plantes qui poussent dans les régions tropicales, dont la saveur est plus ou moins parfumée, chaude et piquante. Les fines herbes sont des plantes herbacées à feuilles vertes des régions tempérées, cultivées couramment dans les potagers.

Les Européens ne découvrirent les épices qu'au début du Moyen Âge et ils en devinrent rapidement de fervents consommateurs. À l'époque, les épices étaient fort utiles pour masquer le goût déplaisant des aliments qui résistaient mal aux conditions précaires de conservation ; le seul moyen de conservation des aliments étant alors le sel.

ACHAT

Les épices sont vendues entières ou moulues. Il vaut mieux les acheter entières ou dans leur état d'origine (graines, tiges, racines) pour qu'elles conservent leur pouvoir aromatique beaucoup plus longtemps. Ne les moudre qu'au moment de les utiliser. En Inde, on grille d'abord les épices avant de les utiliser pour leur permettre de mieux exhaler leur parfum.

Les fines herbes sont commercialisées fraîches ou séchées. Les herbes fraîches ne doivent pas comporter de traces de moisissures, les tiges ne doivent pas être sèches et les feuilles, décolorées. Les fines herbes séchées sont disponibles entières, émiettées ou en poudre. Il est préférable de les acheter entières ou émiettées, car en poudre elles s'éventent plus rapidement.

Couper les herbes fraîches finement, elles transmettent ainsi plus de saveur aux aliments.

UTILISATION

Même si certaines herbes sont traditionnellement associées à des aliments, par exemple le basilic à la tomate, l'estragon au vinaigre et au poulet, la menthe aux pois et à l'agneau, ces usages ne sont pas exclusifs. Il est utile de retenir que 15 ml d'herbes fraîches peuvent être remplacés par 5 ml d'herbes séchées ou par 1 à 2 ml d'herbes en poudre.

CUISSON

Les herbes fraîches ont une saveur moins concentrée que les herbes séchées. Pour la plupart des fines herbes, une cuisson prolongée est à déconseiller, surtout à forte ébullition et à découvert. Toutefois le mijotage convient très bien au romarin, au thym, à la sauge, au laurier et à la sarriette.

Ajouter plutôt les fines herbes en fin de cuisson.

CONSERVATION

Les fines herbes séchées et les épices se conservent dans des contenants hermétiques placés dans un endroit sec, à l'abri de la lumière et de la chaleur ; le verre opaque est indiqué.

Conserver les fines herbes fraîches au réfrigérateur. Ne les laver qu'au moment de les utiliser afin de ne pas abîmer les feuilles, sauf si elles sont souillées de terre ou de sable. Enveloppées dans un papier humide et placées dans un sac de plastique, les fines herbes se conserveront quelques jours. Les fines herbes se congèlent facilement entières ou hachées, lavées ou non (si elles ont été lavées, il faut bien les essorer).

herbes

Aneth
Anethum graveolens

L'aneth est un aromate très apprécié en Scandinavie, en Russie, en Europe centrale et en Afrique du Nord. Ses graines ont une odeur qui évoque le fenouil, le carvi et la menthe. Elles aromatisent vinaigres, cornichons, sauces froides et salades variées. C'est l'herbe par excellence pour les marinades de saumon et de hareng. Elle se marie bien avec le céleri-rave, la betterave, le concombre, la crème fraîche et le fromage à la crème. On dit l'aneth diurétique, carminatif et antispasmodique. En infusion, il est excellent pour la digestion.

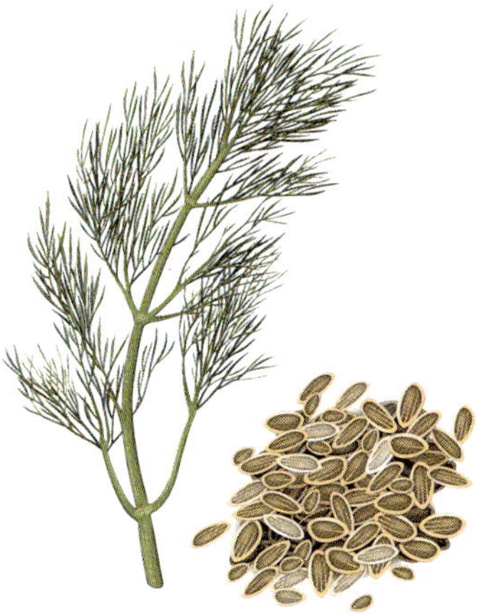

graines d'aneth

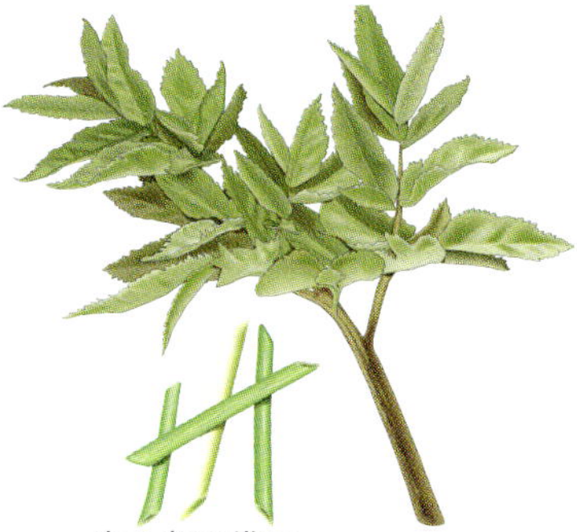

tiges d'angélique

Angélique
Angelica spp.

Plante aromatique ressemblant au céleri qu'on retrouve en abondance dans le nord de l'Europe. L'angélique a une odeur très aromatique, musquée. On l'utilise beaucoup en pâtisserie où ses tiges confites aromatisent ou décorent gâteaux, pains d'épice, puddings et soufflés. Elle assaisonne le poisson ou aromatise le vinaigre. Ses feuilles ajoutent une note inhabituelle à une salade. Ses tiges et racines servent à la confection de boissons alcoolisées.

Hysope
Hyssopus officinalis

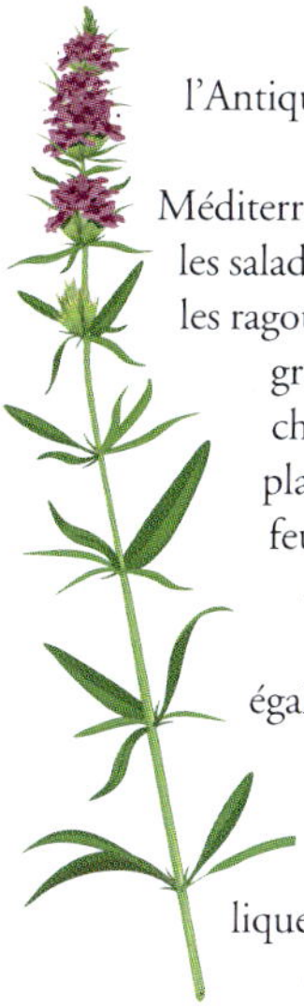

Utilisée depuis l'Antiquité, cette herbe originaire de la Méditerranée agrémente les salades, les soupes et les ragoûts, les poissons gras, les farces, les charcuteries et les plats de fruits. Les feuilles fortement aromatiques de l'hysope sont également utilisées en liquoristerie pour la confection des liqueurs Chartreuse et Bénédictine.

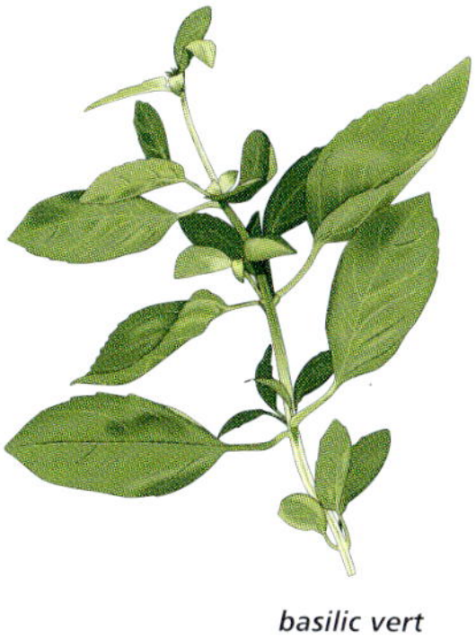

basilic vert

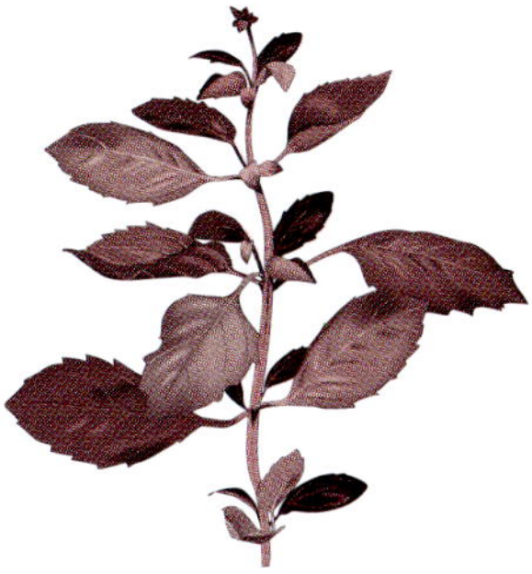

basilic pourpre

Basilic
Ocimum basilicum

Herbe très utilisée dans les cuisines méditerranéenne, thaïlandaise et vietnamienne. Ses feuilles sont de couleur verte, rougeâtre ou pourpre. Le basilic est l'herbe par excellence pour relever les tomates et les pâtes alimentaires. C'est l'assaisonnement de base de la soupe au pistou et du pesto italien. Il aromatise délicatement l'huile. On peut mettre le basilic dans le bac à glaçons recouvert de liquide et ajouter ces cubes aux soupes, sauces et ragoûts.

herbes

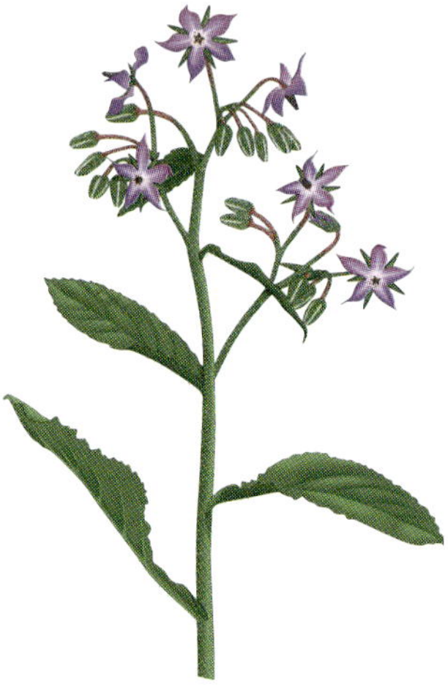

Bourrache

Borago officinalis

Plante aromatique et médicinale probablement originaire de Syrie dont les jeunes feuilles se consomment également comme légume, surtout lorsqu'elles sont jeunes et tendres. Crues, les jeunes feuilles s'incorporent aux salades auxquelles elles donnent une saveur rafraîchissante. La bourrache peut aromatiser le yogourt, le fromage à la crème ou les vinaigrettes. Elle est une excellente source de vitamine C, de vitamine A, de potassium et de fer.

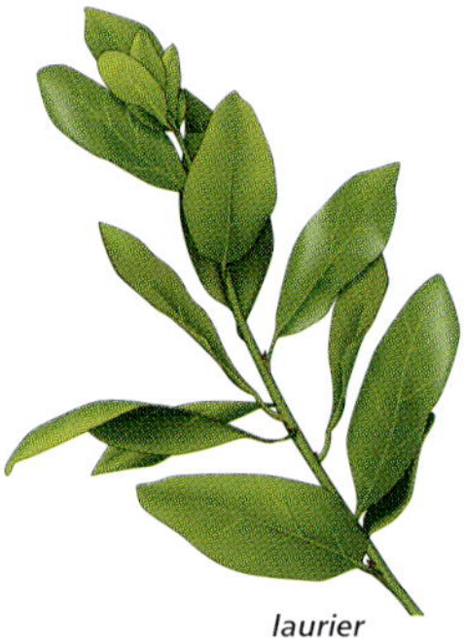

laurier

Laurier

Laurus nobilis

Les feuilles de cet arbre s'utilisent entières ou émiettées. En cuisine, on les utilise habituellement séchées, avec parcimonie. Les feuilles de laurier aromatisent bien les plats mijotés, les farces et les marinades. Elles sont un élément essentiel du bouquet garni. On dit les baies et les feuilles antiseptiques, expectorantes, antirhumatismales et digestives.

Persil

Petroselinum spp.

Il existe 3 espèces principales de persil : le persil frisé, le persil plat (dont la saveur est moins amère) et le persil bulbeux (cultivé pour ses racines blanches). Le persil est un des éléments du bouquet garni et l'ingrédient principal du taboulé. Les racines de persil se préparent comme le navet ou la carotte ; on les utilise dans les soupes et les ragoûts.

Cerfeuil

Anthriscus cerefolium

Le cerfeuil ressemble un peu au persil frisé. Il a une saveur légèrement anisée et constitue un aromate particulièrement raffiné. Avec le persil, l'estragon et la ciboulette, le cerfeuil compose le mélange nommé « fines herbes », traditionnel en cuisine française. Il aromatise potages, vinaigrettes, sauces (béarnaise, gribiche), salades, légumes, crudités, plats froids et poissons.

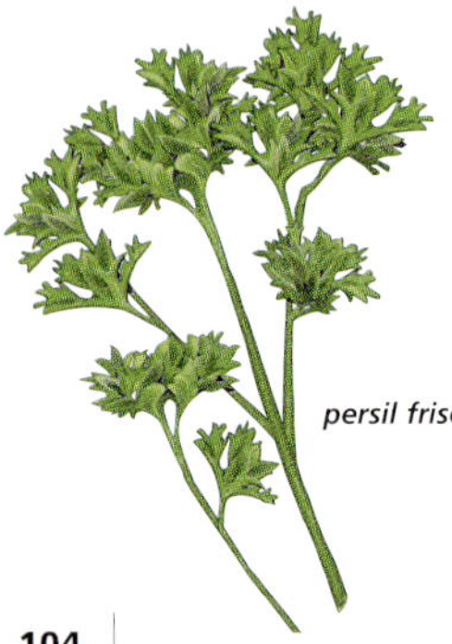

persil frisé

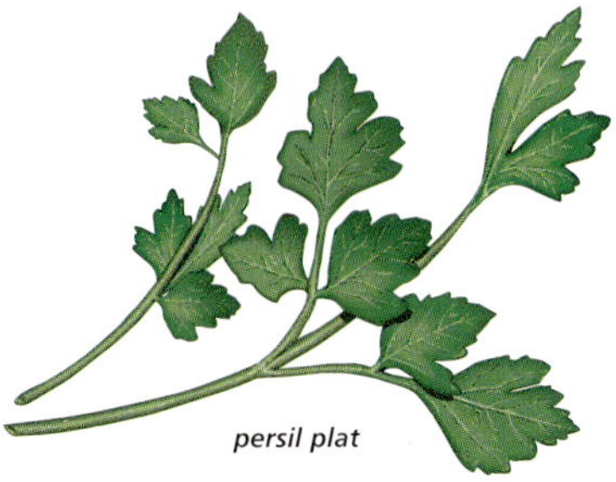

persil plat

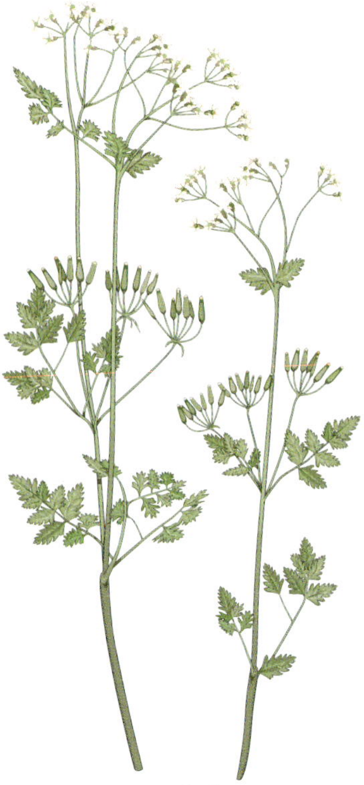

cerfeuil

herbes

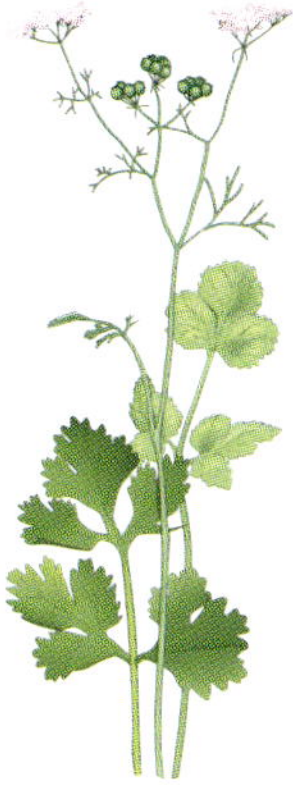

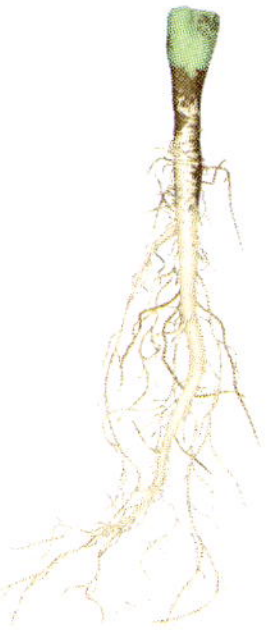

racine de coriandre

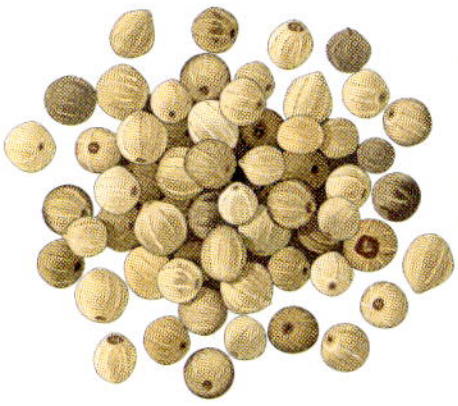

graines de coriandre

Coriandre

Coriandrum sativum

La coriandre fraîche ressemble au persil plat ; elle s'utilise comme le persil et le cerfeuil. En Orient, on la met dans les salades, les soupes, les sauces et les sandwichs. Les graines de coriandre, dont l'odeur est musquée et citronnée, assaisonnent fruits de mer, poissons, riz, currys, marinades, chutneys et gâteaux. Elles se combinent avec le persil, le citron et le gingembre, et sont un ingrédient du garam masala.

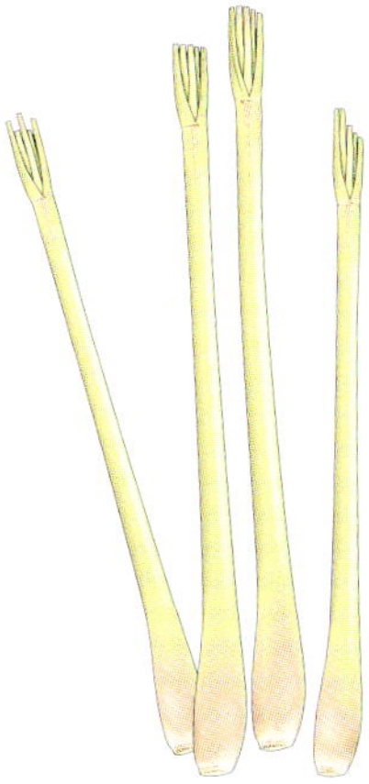

Citronnelle

Cymbopogon citratus

La citronnelle (ou jonc odorant) a une douce saveur citronnée et un bulbe ferme ; on ne consomme que la partie la plus tendre, soit de 6 à 7 cm à partir de la base. Le jonc odorant est particulièrement prisé dans les cuisines asiatiques ; il se marie bien avec le gingembre, la noix de coco, l'ail, l'échalote et le piment.

Menthe

Mentha spp.

Cette herbe assaisonne légumes (aubergine, concombre, pois, tomate), viande, gibier et crème glacée. Elle est délicieuse mélangée au citron et aromatise bien les vinaigrettes. Dans les pays anglo-saxons, on l'associe à l'agneau. La menthe verte fraîche enveloppe les rouleaux printaniers et accompagne le taboulé. Elle aromatise currys, chutneys, shish kebabs, yogourt, salades, sauces et thé. Le menthol, auquel la menthe poivrée doit ses propriétés médicinales, est absent de la menthe verte.

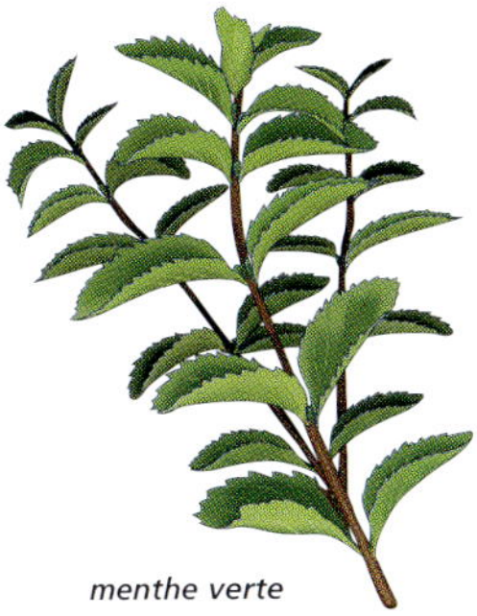

menthe verte

Bouquet garni

Brins de persil, de laurier et de thym parfois complétés par un morceau de céleri ou de poireau et liés ensemble pour former un bouquet. Frais ou séché, le bouquet garni est ajouté aux bouillons, sauces et soupes pour les aromatiser. Pour faciliter son enlèvement, le mélange d'herbes séchées est déposé dans un carré de mousseline. On peut les préparer soi-même ou les acheter déjà mélangées dans les supermarchés.

Herbes de Provence

Mélange d'herbes aromatiques qui poussent dans le sud de la France. Composées d'origan, de sarriette, de thym, de romarin et de marjolaine, elles parfument les plats de la région méditerranéenne et plus particulièrement les mets à base de tomates, les ragoûts et la viande à griller. Bien que l'on puisse préparer son mélange soi-même, on le trouve dans les supermarchés.

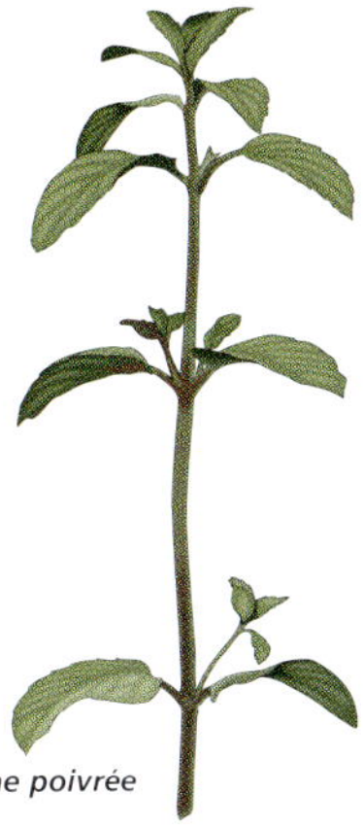

menthe poivrée

herbes

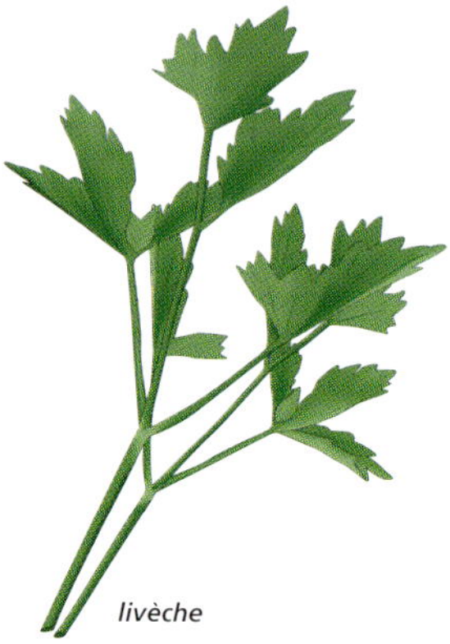

livèche

Livèche

Levisticum officinale

La livèche ressemble au céleri et fut longtemps prisée pour ses vertus médicinales. Sa saveur est très prononcée, aussi doit-on l'utiliser avec parcimonie. Les feuilles aromatisent ragoûts, fonds, potages, sauces et salades. Très estimée en Grande-Bretagne et en Allemagne, cette herbe se marie particulièrement bien avec la pomme de terre.

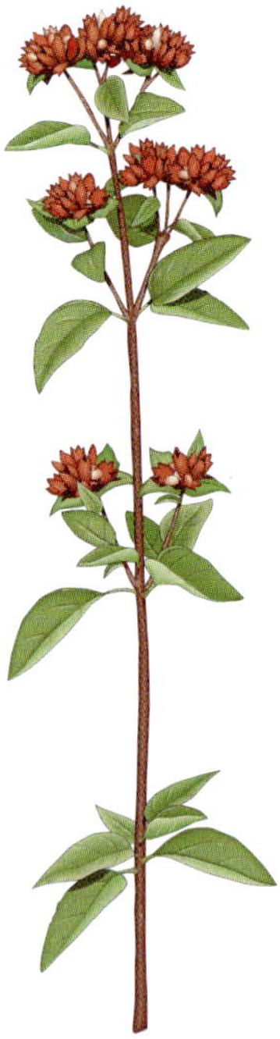

Origan

Origanum vulgare

Variété sauvage de la marjolaine ; sa saveur est un peu plus prononcée. Il est indispensable dans la cuisine méditerranéenne et aromatise les mets à la tomate.
Une branche d'origan dans une bouteille d'huile ou de vinaigre les parfumera.
Le mélange d'herbes appelé « herbes de Provence » comprend de l'origan.

Pimprenelle

Poterium sanguisorba

Herbe originaire d'Europe, populaire dans les cuisines française et italienne, dont la saveur rappelle un peu le concombre. Les feuilles de la pimprenelle accompagnent les plats de poulet et de fruits de mer et sont utilisées dans les salades, les légumes, les sauces et les potages ainsi que dans les marinades et les salades de fruits. Les feuilles sont disponibles fraîches ou séchées.

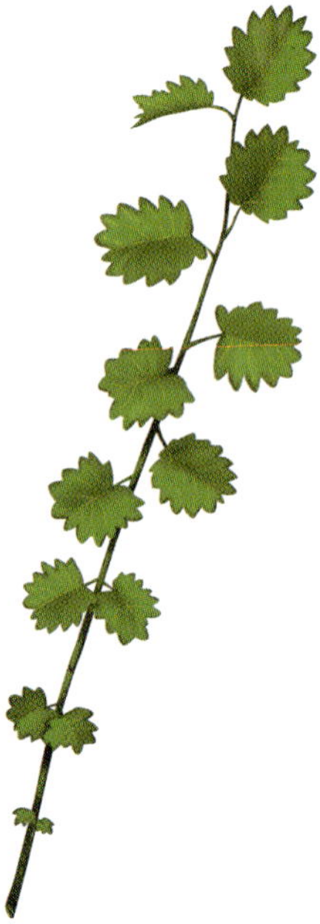

pimprenelle

Mélisse

Melissa officinalis

La mélisse (aussi nommée « citronnelle ») accompagne bien les aliments âcres. Elle est très prisée dans les pays asiatiques. Elle aromatise les currys indiens, les soupes et les sauces ; elle assaisonne salades composées, riz, poissons, compotes et jus de fruits. Les Espagnols l'utilisent pour parfumer le lait et les potages. En infusion, la mélisse fraîche serait efficace contre les maux de tête, les troubles gastriques, la nervosité et les étourdissements.

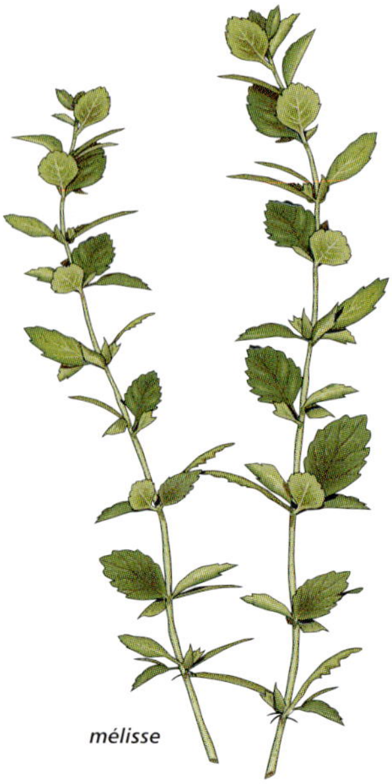

mélisse

herbes

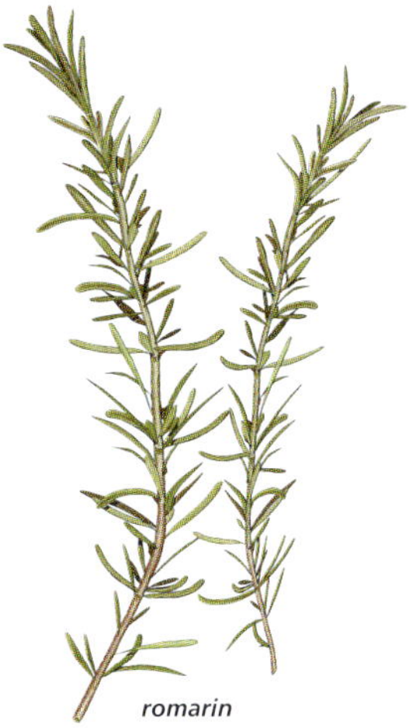

romarin

Sarriette

Satureja hortensis

Plante originaire de la région méditerranéenne. La sarriette aromatise le vinaigre et les fromages de chèvre. Elle rehausse à merveille les légumineuses, mais aussi les salades, potages, ragoûts, viandes, gibiers et farces. C'est la compagne idéale du cerfeuil et de l'estragon.

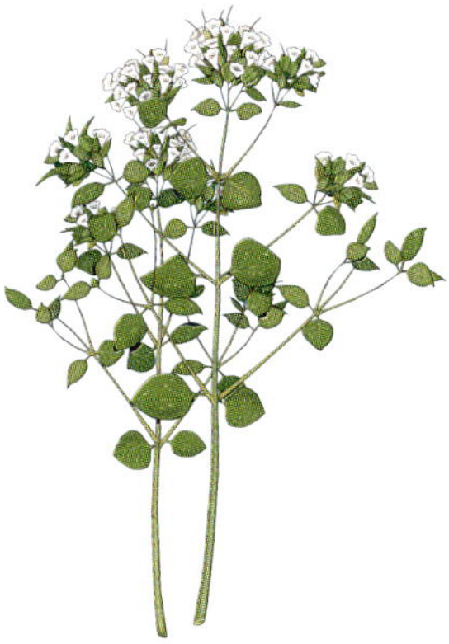

Marjolaine

Origanum marjorana

L'odeur et la saveur de la marjolaine rappellent la menthe et le basilic. Cette herbe est indispensable dans la cuisine méditerranéenne, notamment la cuisine italienne et provençale. Elle aromatise les mets à la tomate, les vinaigrettes, les farces, les légumes, les poissons, les légumineuses, les œufs, la viande et la volaille. On incorpore de la marjolaine dans le mélange d'herbes appelé « herbes de Provence ».

Romarin

Rosmarinus officinalis

Le romarin a une saveur piquante et parfumée assez prononcée. Il est très estimé dans le sud de la France et en Italie où on l'incorpore aux soupes, farces, sauces et marinades. Il aromatise les grillades de viande tels l'agneau, la volaille et le gibier rôtis ou en brochette. On le retrouve dans le mélange d'herbes nommé « herbes de Provence ».

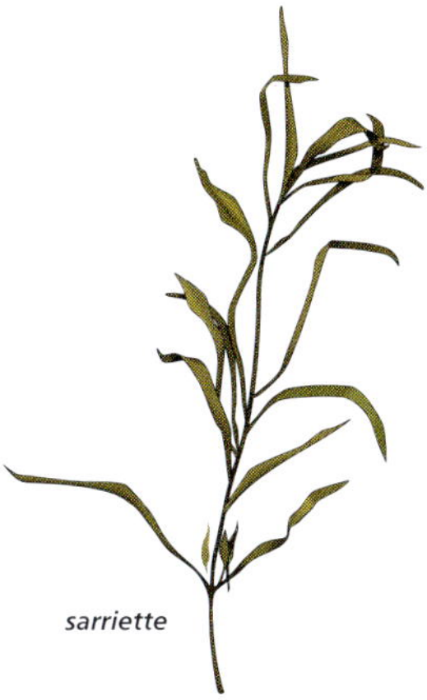

sarriette

Sauge

Salvia officinalis

La saveur piquante de la sauge aromatise de nombreux aliments. On utilise la sauge en France avec les viandes blanches, le rôti de porc et les soupes de légumes ; en Allemagne, elle parfume le jambon, les saucisses et la bière ; en Angleterre, on l'incorpore dans les farces et les sauces ; en Italie, elle est indispensable dans le saltimbocca, l'osso bucco et les paupiettes ; en Chine, elle accompagne le mouton rôti et parfume le thé. La sauge facilite la digestion des aliments gras et est réputée pour ses propriétés médicinales.

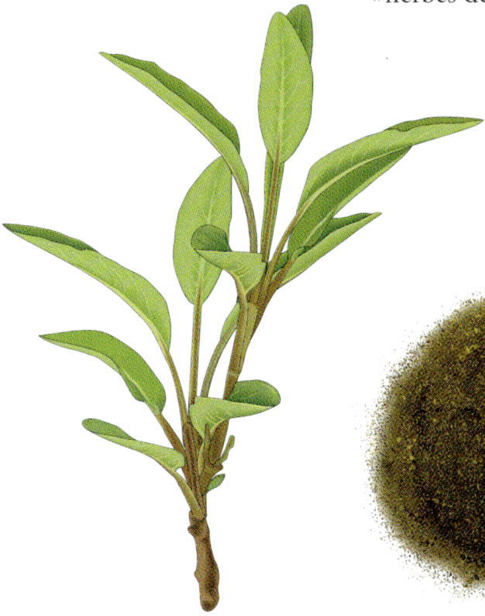

grande sauge

sauge moulue

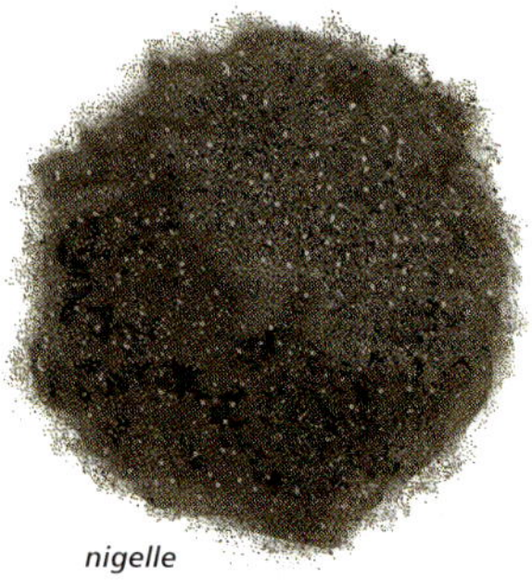

nigelle

Nigelle

Nigella sativa

Plante originaire d'Asie, du Moyen-Orient et d'Europe, qui est aujourd'hui essentiellement cultivée en Inde. Ses graines petites et noires au goût poivré remplacent souvent le poivre dans les plats de légumes, de légumineuses, dans les salades et les plats de volaille. Aussi appelée « poivrette » ou « cumin noir », la nigelle est disponible entière ou moulue dans les épiceries spécialisées.

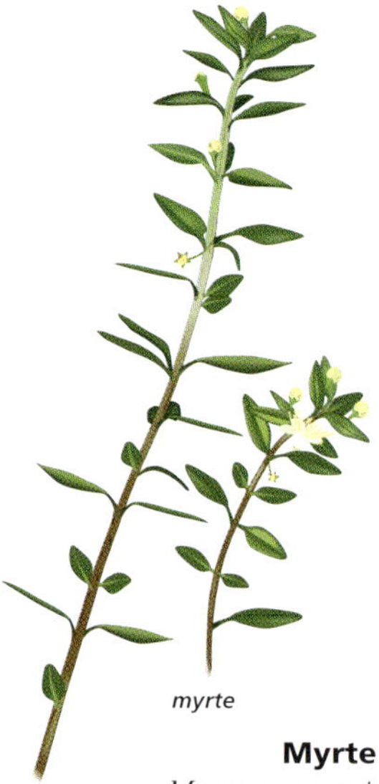

myrte

Myrte

Myrtus communis

Populaire dans les cuisines corse et sarde, la myrte est un arbuste aux feuilles très odorantes dont la saveur rappelle le genièvre et le romarin. Elle accompagne le gibier à plumes, le sanglier, la charcuterie et la bouillabaisse. L'essence obtenue de la myrte sert en liquoristerie à la préparation du nerto.

Estragon

Artemisia dracunculus

Plante aromatique qui occupe une place de choix dans la cuisine française. L'estragon aromatise œufs, poissons, fruits de mer, salades, moutarde, vinaigre et cornichons. Avec sa saveur anisée, un peu amère et poivrée, il assaisonne bien les aliments fades et supporte la cuisson. Souvent associé au poulet, l'estragon est aussi un élément indispensable de la sauce béarnaise. Il assaisonne également les sauces gribiche, ravigote et tartare.

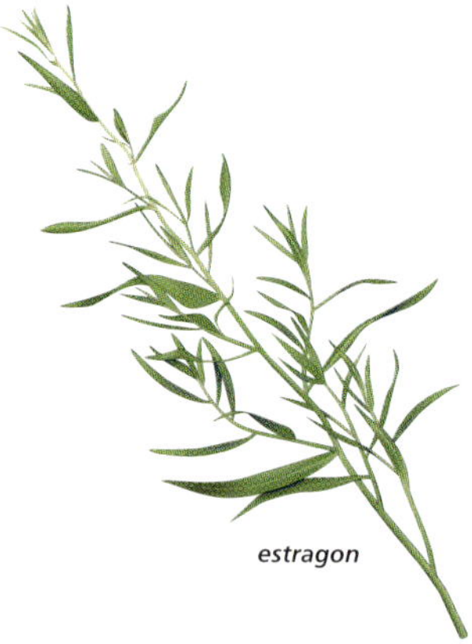

estragon

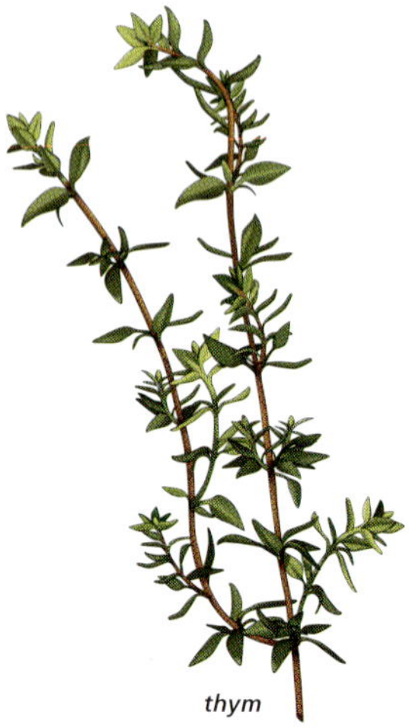

thym

Thym

Thymus spp.

Plante aromatique originaire de la région méditerranéenne. Le thym se marie bien avec sauces, œufs, légumes, farces, viandes et poissons grillés. Frais ou séché, il résiste bien à la cuisson : c'est le compagnon idéal des ragoûts, civets, soupes, cassoulets, daubes, sauces tomate et courts-bouillons. Le thym aromatise bien le vinaigre. Il est l'un des composants du bouquet garni.

herbes

Ciboulette chinoise

Allium tuberosum

Cette ciboulette occupe une place importante dans la cuisine asiatique. Elle a une saveur plus prononcée que la ciboulette cultivée en Occident. Chaque bulbe contient 4 à 5 feuilles plates de couleur vert foncé. À la fin de l'été, on blanchit souvent la ciboulette chinoise, la soustrayant de la lumière en la recouvrant, pour que ses tiges demeurent jaunâtres. Elle aromatise et décore plusieurs plats.

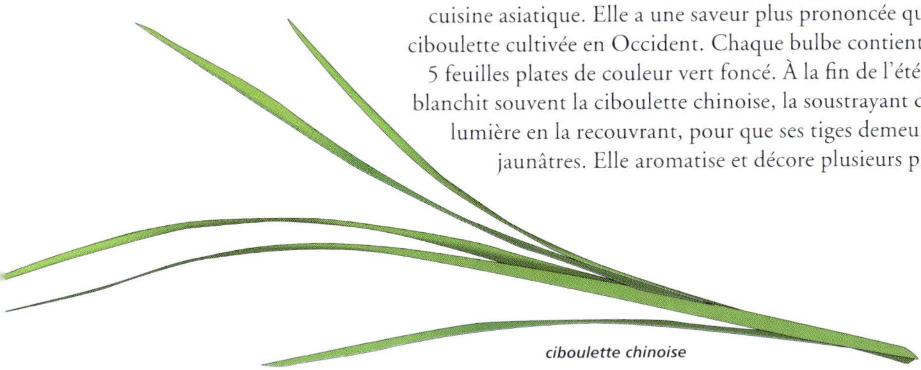

ciboulette chinoise

Ciboulette

Allium schoenoprasum et *Allium tuberosum*

La ciboulette est la plus petite de la famille de l'oignon. On ne la récolte pas en l'arrachant, mais plutôt en la coupant à l'aide de ciseaux sans la tailler trop près du sol ; elle repousse continuellement. Choisir de la ciboulette aux feuilles fraîches, d'un vert soutenu, sans signe de jaunissement, de mollesse ou d'assèchement. La ciboulette est souvent utilisée pour assaisonner un grand nombre de mets, aussi bien chauds que froids. Il est préférable de ne pas la cuire et de ne l'ajouter qu'au moment de servir.

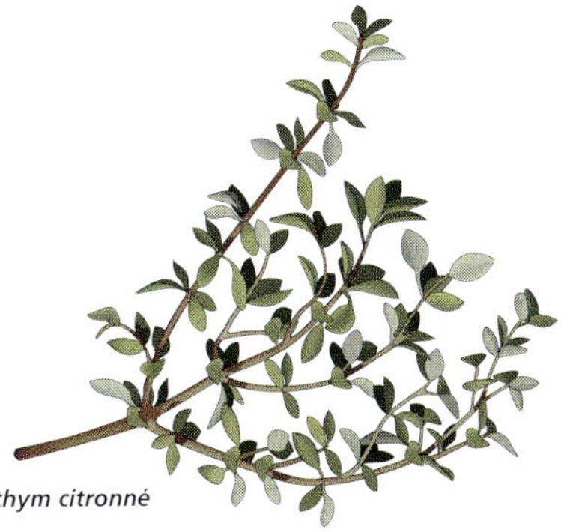

thym citronné

Thym citronné

Thymus citriodorus

Espèce de thym qui ajoute une touche citronnée aux mets. Le thym citronné se marie bien avec la volaille, le veau et les fruits de mer. La cuisson ne lui convient pas.

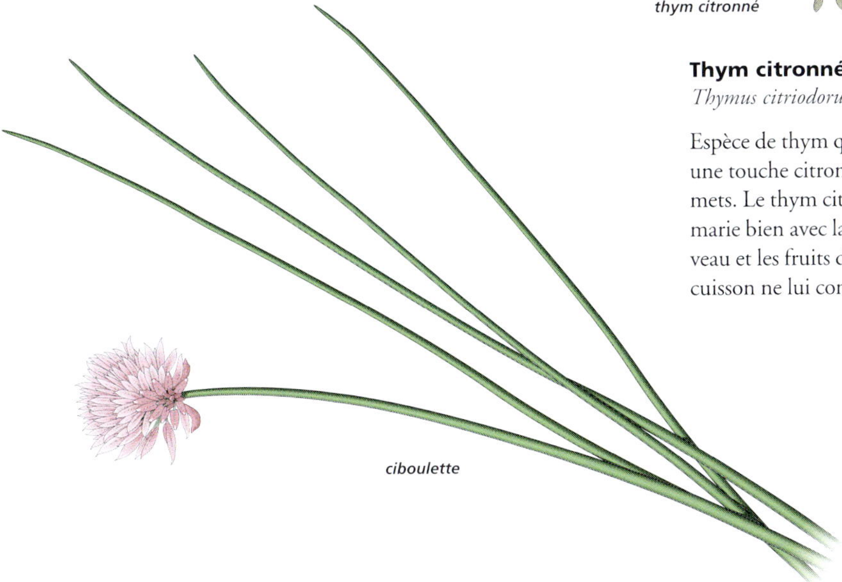

ciboulette

épices

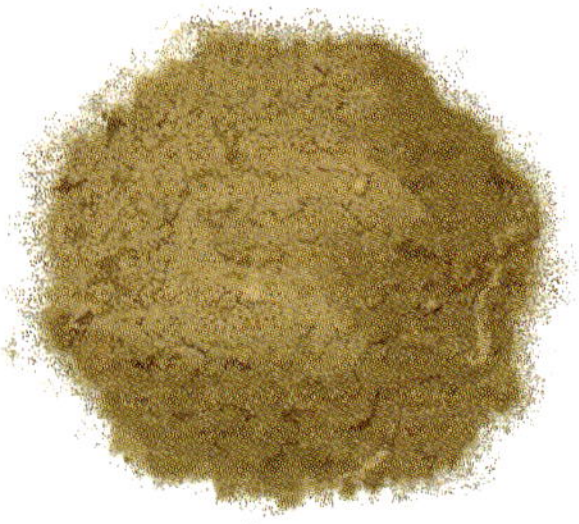

ajowan

Ajowan

Graines d'une plante originaire du sud de l'Inde, très aromatiques, dont le goût rappelle beaucoup celui du thym. L'ajowan est ajouté aux hors-d'œuvre feuilletés, aux plats de haricots, aux galettes indiennes, aux féculents et aux tubercules. En Asie, il parfume les pains, les pâtisseries et les légumes cuits. Il peut facilement être remplacé par le thym. Il est reconnu pour prévenir les problèmes de flatulence.

Anis

Pimpinella anisum

Herbe très estimée en Europe, en Afrique du Nord et en Turquie. Le fenouil, l'aneth, le carvi et le cumin rappellent sa saveur. Les feuilles d'anis sont excellentes cuites ou crues. Les graines aromatisent gâteaux, biscuits, pains, salades, soupes, légumes, poissons et volaille. On utilise l'anis en confiserie ; en liquoristerie, on fabrique le pastis (France), l'anisette (Afrique du Nord), l'ouzo (Grèce), le raki (Turquie), l'arak (Égypte) et la sambuca (Italie).

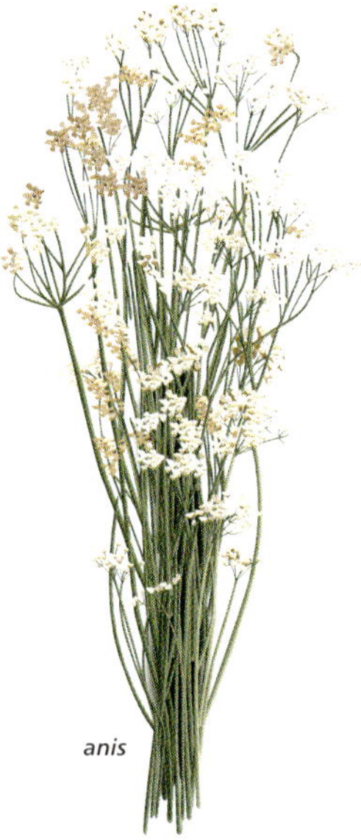

anis

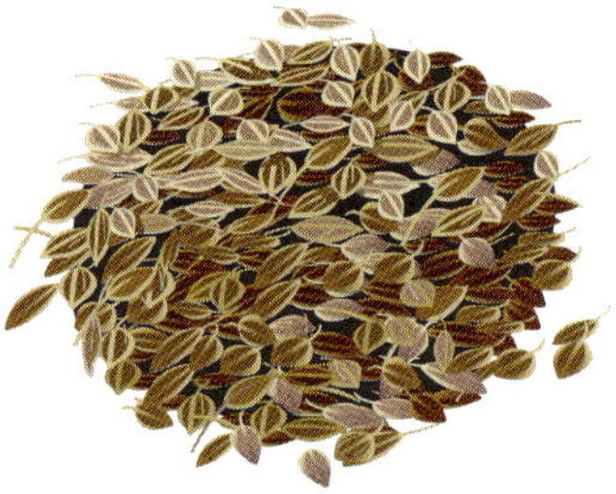

graines d'anis

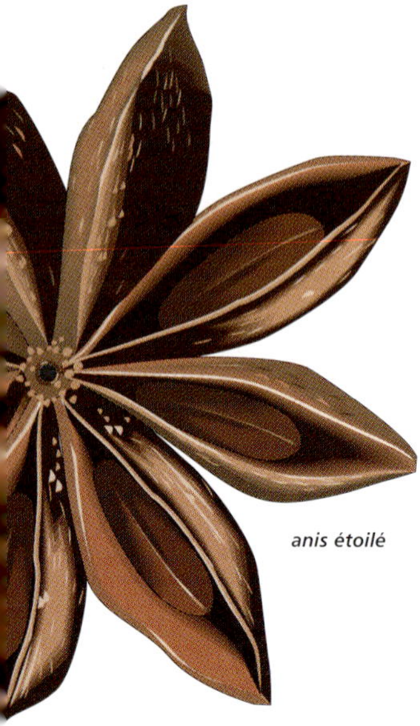

anis étoilé

Anis étoilé

Illicium verum

L'anis étoilé (ou badiane) est très apprécié des Chinois. La saveur des graines est plus forte et plus poivrée que celle de l'anis vert. Quelques graines suffisent à parfumer un plat. L'anis étoilé assaisonne le porc, le poulet, le canard, le riz, le café et le thé. Il entre dans la composition du mélange d'épices appelé « cinq-épices ».

Cinq-épices

Mélange d'épices chinois préparé pour aromatiser les viandes rôties, les marinades et la volaille, qui contient du poivre chinois, du clou de girofle, du fenouil, de la cannelle, de la cardamome, du gingembre, de la réglisse et de l'anis étoilé. Très utilisé en Chine et au Vietnam, le mélange se vend tout préparé dans les supermarchés et dans les épiceries chinoises sous la forme d'une poudre de couleur brun roux.

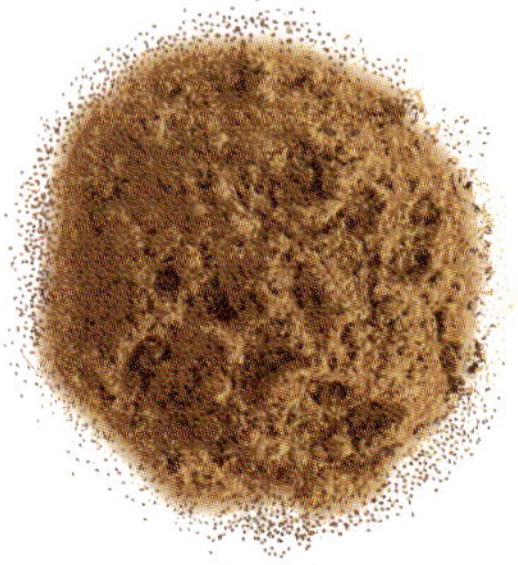

cinq-épices

Asa-fœtida

Résine séchée, extraite des rhizomes de deux espèces de fenouil géant qui poussent en Inde et en Iran. Utilisée pour parfumer les légumes, les poissons et les sauces indiennes, elle possède une odeur repoussante qui disparaît à la cuisson. Les Romains de l'Antiquité l'utilisaient en médecine ; en Inde, elle est encore prescrite pour soulager les flatulences et soigner les bronchites. On la trouve dans les marchés indiens.

Baie de genièvre

Juniperus communis

Fruit du genévrier, la baie de genièvre a un parfum résineux, un goût relevé et une saveur un peu amère. Elle est populaire dans le nord de l'Europe. Elle aromatise les marinades, le gibier, la volaille, le porc, la choucroute et les pâtés. Elle fait partie des mets dits « à la liégeoise » ou « à l'ardennaise ». C'est un élément indispensable du gin.

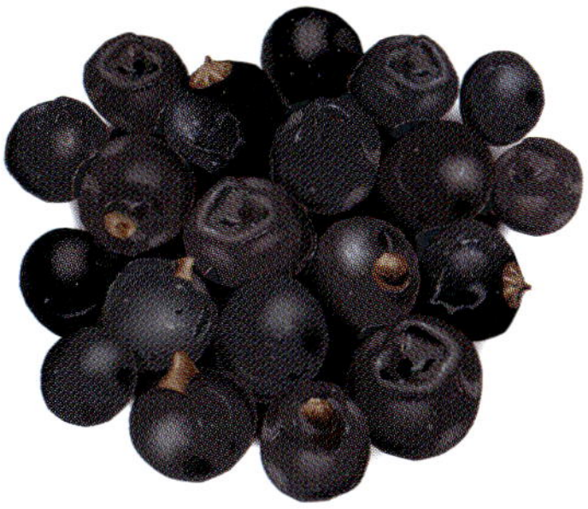

baies de genièvre

Gingembre

Zingiber officinale

Rhizome dont la pulpe très aromatique est piquante. Le gingembre frais est un aliment de base des cuisines asiatiques ; il aromatise sauces, viande, poisson, fruits de mer, riz, tofu et potages. On en fait de la confiture et des friandises confites. Au Japon, le gingembre mariné accompagne les sushis et les sashimis. En Occident, le gingembre moulu parfume gâteaux, biscuits, pain d'épices et compotes. On utilise l'huile essentielle du gingembre dans la fabrication de bières et de boissons gazeuses (*ginger ale*).

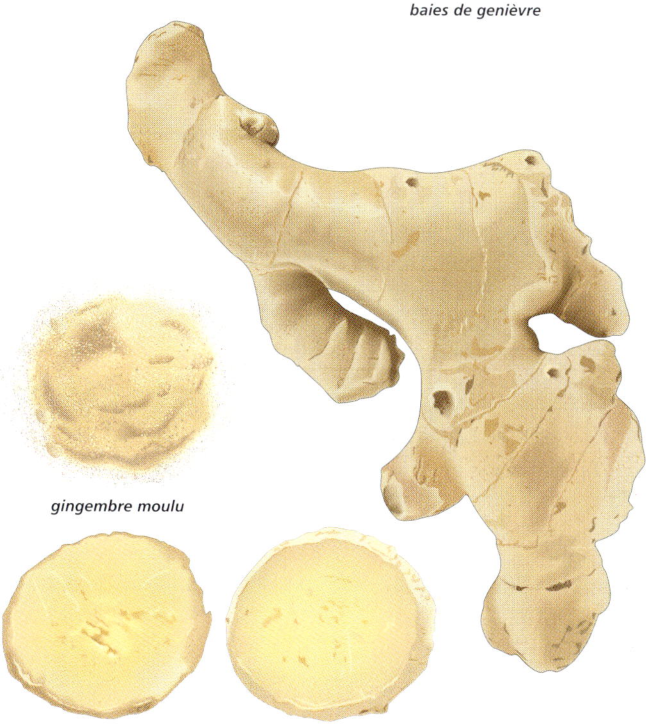

gingembre moulu

tranches de gingembre frais

Cannelle

Cinnamomum spp.

Écorce séchée du cannelier. La cannelle en bâtonnets a une saveur plus prononcée que la cannelle moulue qui, elle, s'altère plus rapidement. Cette épice aromatise gâteaux, tartes aux pommes, brioches, puddings et compotes. Dans plusieurs régions (comme l'Europe centrale, l'Italie, l'Espagne et le Canada), elle assaisonne soupes, sauces tomate, légumes, pot-au-feu et couscous. En France et dans les pays nordiques, on l'ajoute au vin chaud.

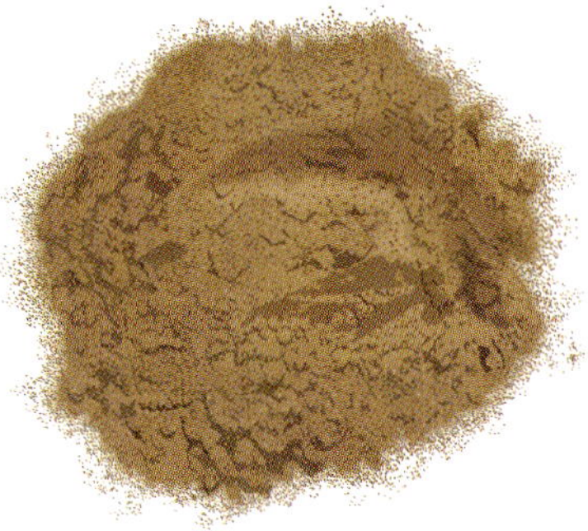

cannelle en poudre

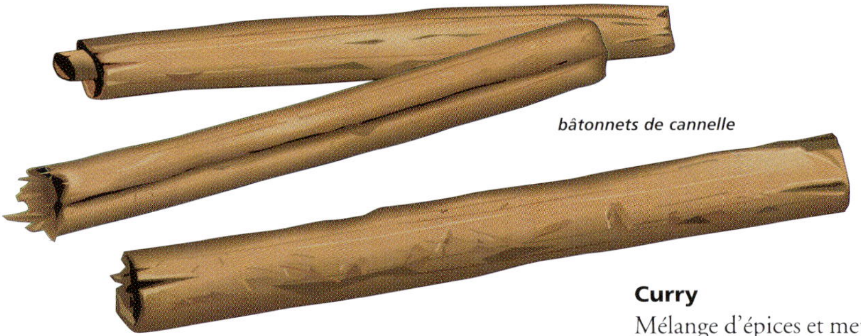

bâtonnets de cannelle

Épices cajun

Généralement composé d'ail, d'oignon, de paprika, de poivre noir, de cumin, de poudre de moutarde, de piment de Cayenne, de thym séché et d'origan séché, ce mélange d'épices parfume les ragoûts et les plats de riz louisianais. Il est également saupoudré sur les viandes et les poissons avant de les griller ou de les rôtir. La composition des mélanges vendus dans les supermarchés peut varier.

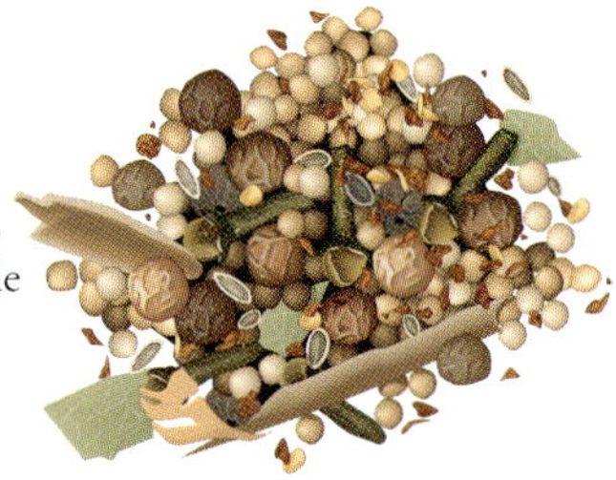

Épices à marinade

Mélange d'épices ajouté aux conserves de fruits ou de légumes, aux chutneys et aux vinaigres. Bien que les proportions et le choix des épices puissent varier d'un mélange à un autre, la recette comporte habituellement du poivre noir, des graines de moutarde blanche, des piments, des piments de la Jamaïque, des graines d'aneth, du macis, de la cannelle, des feuilles de laurier, des clous de girofle et du gingembre.

Curry

Mélange d'épices et mets que cet assaisonnement agrémente. Le curry constitue la base de la cuisine indienne. Il contient plusieurs ingrédients (cannelle, coriandre, cumin, curcuma, cardamome, gingembre, muscade, clou de girofle) et sa saveur piquante dépend de la quantité de piment ou de poivre utilisée. Cette épice assaisonne plats de viande ou végétariens, entrées, soupes, pâtes et sauces. Chauffer la poudre de curry dans un corps gras avant de l'incorporer aux mets.

épices cajun

curry

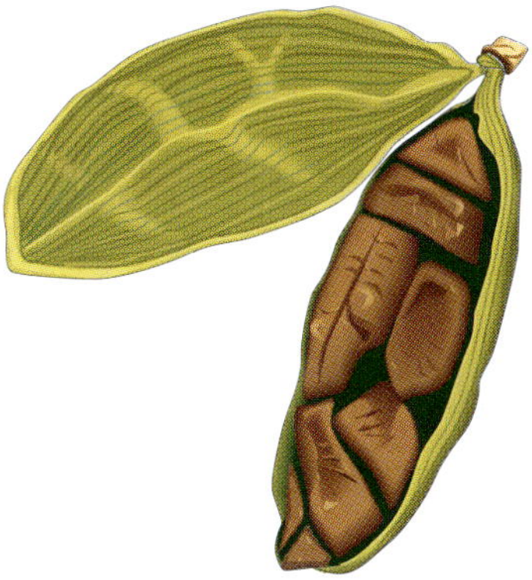
cardamome verte

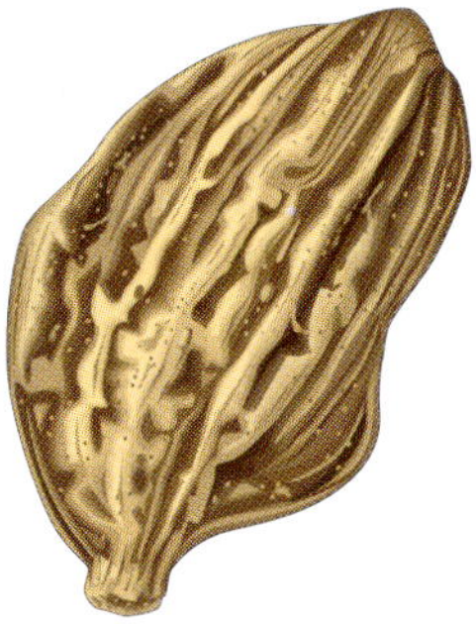
cardamome brune

Cardamome
Elettaria cardamomum et *Amomun kravanh*

La cardamome a une fine saveur poivrée. Selon qu'elle a été séchée au soleil, au four ou blanchie, la gousse de la cardamome est verte, brune ou blanche. En Occident (notamment en Scandinavie), cette épice parfume gâteaux, biscuits, compotes de fruits, marinades, charcuteries, vins et liqueurs. En Orient, elle aromatise viandes, poissons, riz, omelettes et desserts. C'est l'un des principaux ingrédients du curry indien et l'une des épices du garam masala. La cardamome parfume aussi le café en Arabie.

Feuilles de limier
Feuilles du petit limettier kaffir qui pousse en Asie du Sud-Est et à Hawaii. Utilisées comme condiment en Thaïlande et en Indonésie, leur arôme de verveine-citronnelle parfume agréablement les plats de poisson et de poulet. Elles sont vendues séchées ou fraîches dans les épiceries orientales et peuvent éventuellement être remplacées par un zeste de citron.

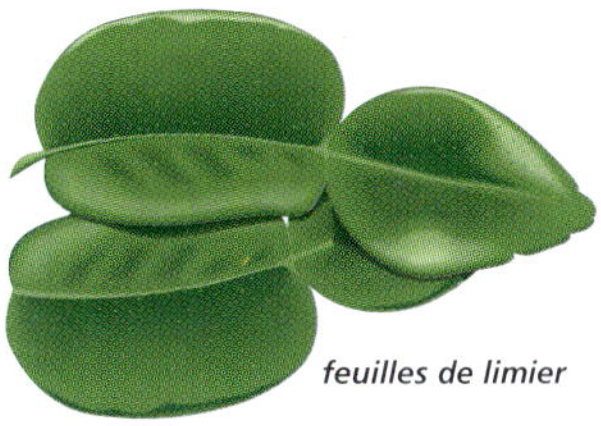
feuilles de limier

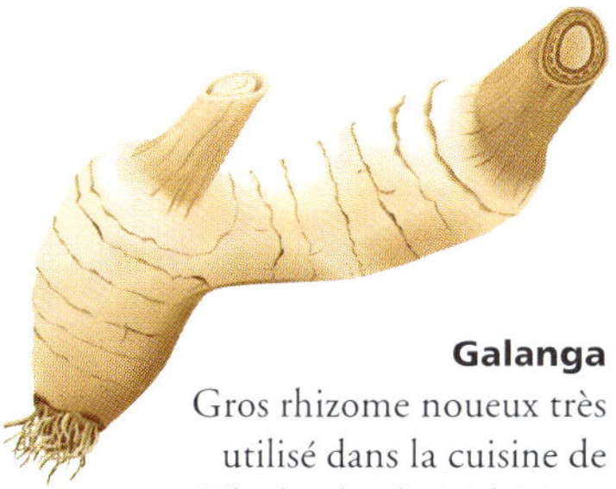

Galanga
Gros rhizome noueux très utilisé dans la cuisine de Thaïlande, de Malaisie et d'Indonésie. Sa saveur légèrement piquante remplace souvent le gingembre dans de nombreux plats. On trouve aussi une deuxième espèce beaucoup plus rare, le petit galanga, qui se mange plutôt en légume. On trouve le galanga en tranches fraîches ou séchées, entier ou en poudre dans les épiceries orientales.

Curcuma
Curcuma longa

Rhizome semblable au gingembre, réduit en poudre après cuisson. Le curcuma est aussi nommé « safran des Indes », car il a la même propriété colorante que le safran. Prisé dans le Sud-Est asiatique, il assaisonne soupes, sauces, salades, lentilles, riz, œufs, poissons et crustacés. C'est l'un des éléments du garam massala, des currys et des chutneys indiens, ainsi qu'un ingrédient de la sauce anglaise (Worcestershire).

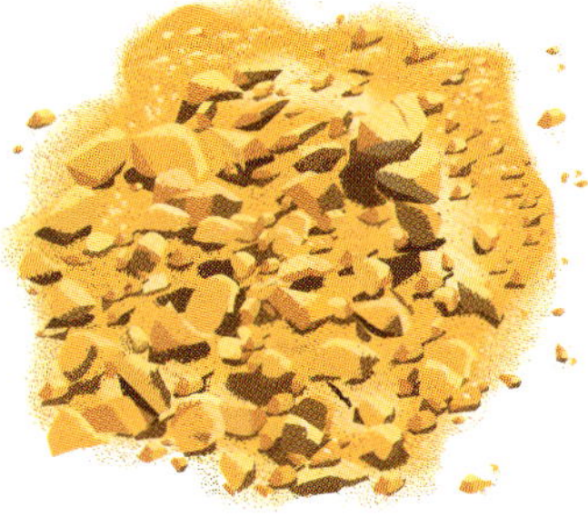
curcuma moulu

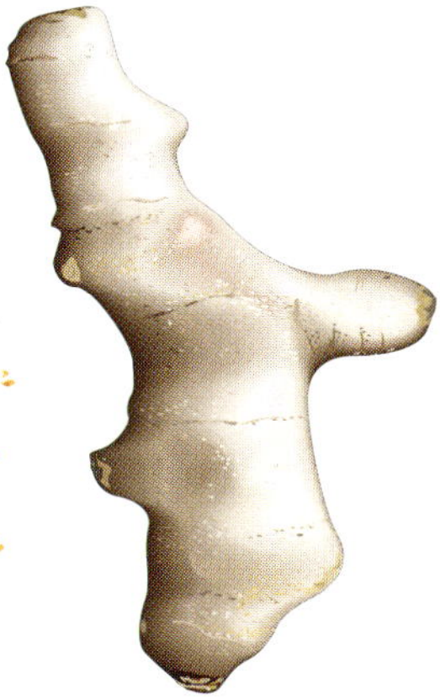
curcuma frais

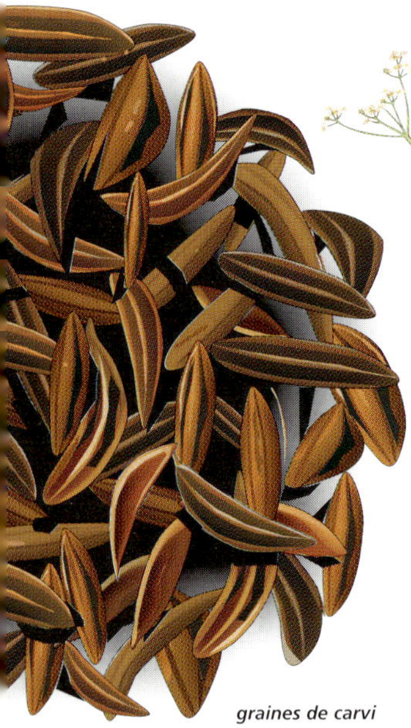

graines de carvi

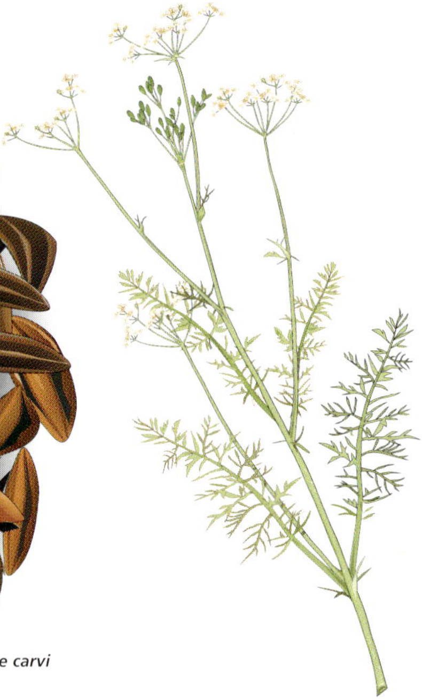

Carvi

Carum carvi

Le carvi a une saveur âcre et piquante, moins forte que celle du cumin mais plus prononcée que celle de l'aneth. Son arôme se développe dans les mets mijotés. En Inde, le carvi accompagne les currys, les lentilles et le riz. Dans les pays d'Europe de l'Est et en Allemagne, il assaisonne charcuterie, choucroute, poisson, salade de pommes de terre, pâtisserie et compote de pommes. On le retrouve aussi dans les salades, méchouis et brochettes des pays arabes.

Fenugrec

Trigonella foenum-graecum

Les graines de fenugrec laissent un arrière-goût de caramel et de sirop d'érable lorsqu'elles sont grillées. On les cuit à la manière du gruau ou on les utilise comme condiment. Elles aromatisent soupes, légumes, cornichons, chutneys et plats mijotés. Les graines germées s'incorporent dans les salades. Dans certains pays, les feuilles et les jeunes pousses sont consommées comme légumes.

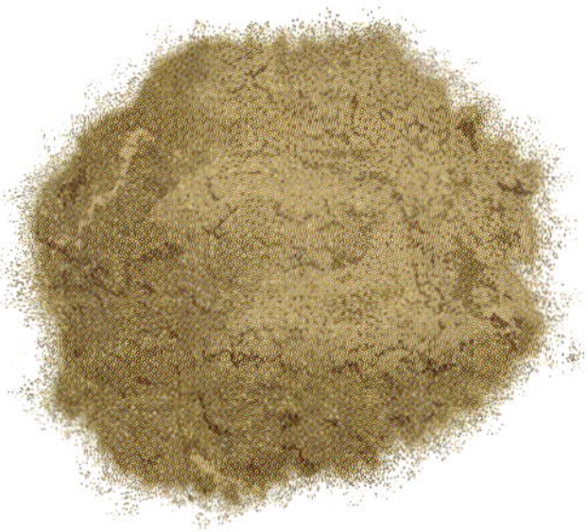

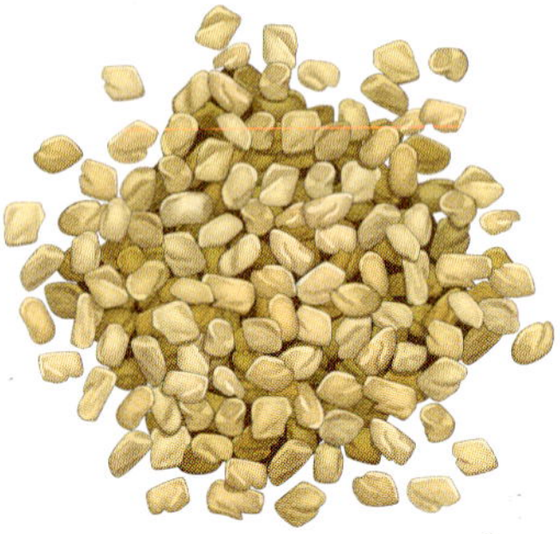

graines de fenugrec

fenugrec moulu

Garam masala

Mélange d'épices du nord de l'Inde qui se compose traditionnellement de cumin, de coriandre, de cardamome, de poivre noir, de clous de girofle, de laurier et de cannelle. Il en existe plusieurs variantes plus ou moins épicées qui peuvent rassembler jusqu'à douze épices. Généralement grillées, les épices peuvent être ajoutées aux pilafs et à certains plats de viandes.

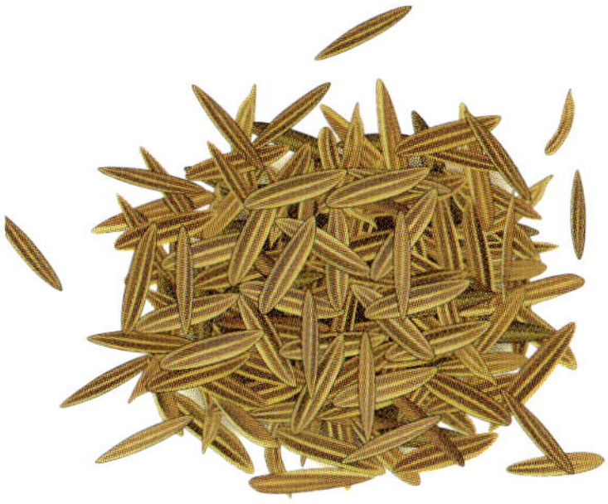

Cumin
Cuminum cyminum

Le cumin a une forte odeur et une saveur chaude un peu amère. Les cuisines arabe, indienne et mexicaine en font grand usage. Le cumin aromatise soupes, légumes, riz, légumineuses, ragoûts, bœuf, marinades et pâtisserie. C'est un des ingrédients de l'assaisonnement au chili, du curry et du ras-el-hanout. Épice majeure de la cuisine nord-africaine, on le retrouve dans les tajines et les couscous. En Europe de l'Est, on l'utilise comme condiment classique du pain, de certains fromages et charcuteries.

Macis
Myristica fragans

Enveloppe écarlate recouvrant le noyau renfermant la noix de muscade. La saveur, moins piquante et moins prononcée que la muscade, rappelle la cannelle et le poivre. Il est habituellement commercialisé sous formes de lames ou réduit en poudre. Le macis est utilisé en pâtisserie, en charcuterie et dans les mélanges d'épices. On peut l'utiliser comme la muscade qu'il remplace agréablement dans les omelettes, la béchamel ou la purée de pommes de terre.

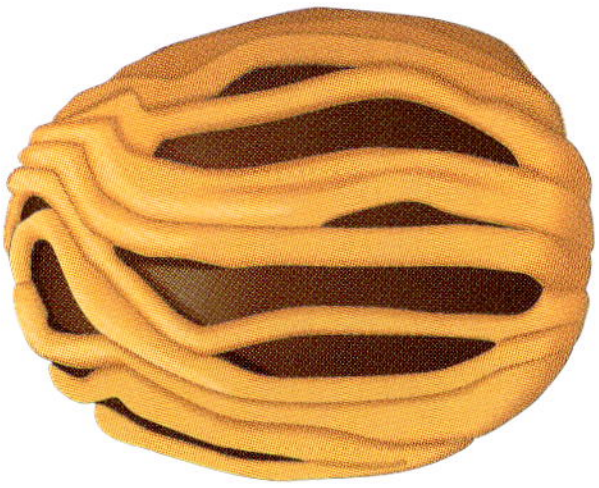

macis

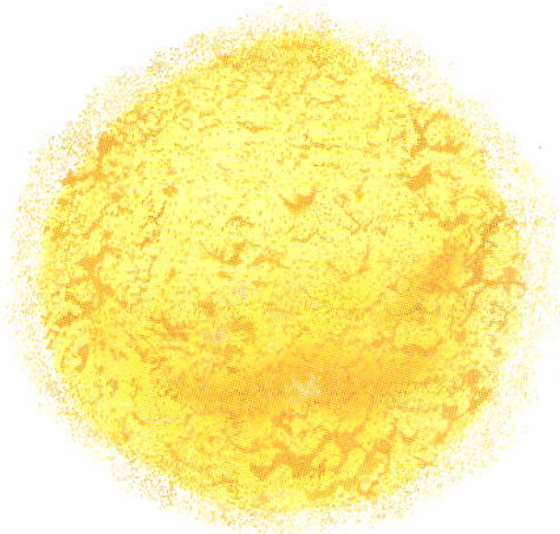

Moutarde en poudre
Moutarde traditionnellement préparée à partir de grains de moutarde bruns et blancs, à laquelle on ajoute aujourd'hui de la farine de blé, du curcuma, du sucre, du sel et des épices. Souvent utilisée comme agent de conservation, elle entre dans la préparation de marinades et de chutneys ainsi que dans les soupes et les ragoûts. Elle peut aussi être ajoutée à de la vinaigrette ou à une mayonnaise.

Clou de girofle
Syzygium aromaticum

Bouton floral séché du giroflier, cette épice à saveur piquante ressemble à un petit clou. Entier, il est associé au jambon. Il orne les oranges et les oignons dans les bouillis et les braisés ; il assaisonne les compotes de fruits, les marinades et il parfume le café. Moulu, il aromatise charcuterie, pains de viande, desserts, fruits à l'eau-de-vie et vins chauds. C'est un des ingrédients du pain d'épice. Le clou de girofle fait partie de certains mélanges d'épices (garam masala, curry, ras-el-hanout, cinq-épices).

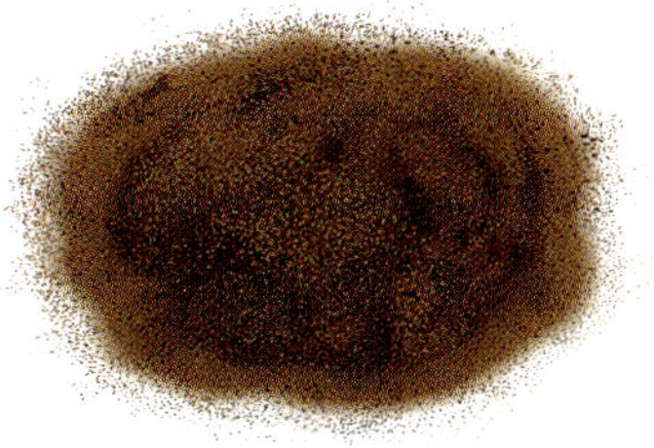

clous moulus

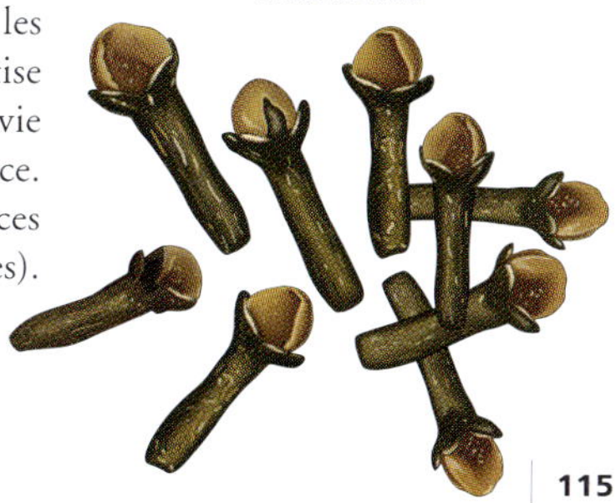

épices

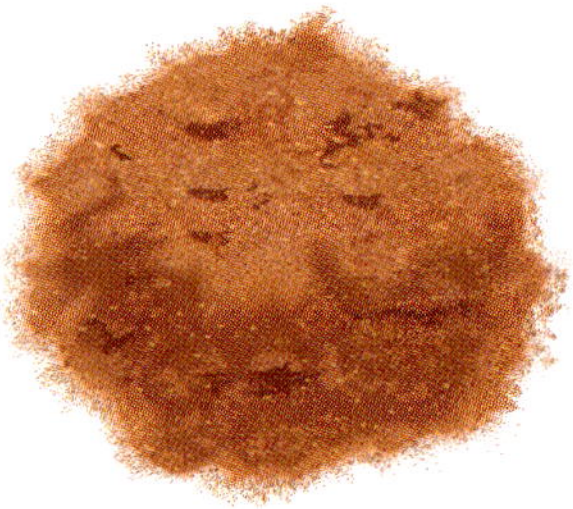

Paprika

Poudre de poivrons rouges déshydratés. Sa couleur et sa saveur peuvent être plus ou moins prononcées. Conserver le paprika au réfrigérateur et éviter de le chauffer trop longtemps. Cette épice s'utilise avec les œufs, la volaille, les fruits de mer, la mayonnaise et les fromages frais ; elle est indispensable à la goulasch hongroise.

Graines de pavot

Papaver somniferum

Ces graines de couleur gris-bleu foncé ont une saveur de noisette qui s'accroît à la cuisson. Elles aromatisent pains, gâteaux, pâtisseries (en Turquie, Égypte et Europe centrale), pâtes alimentaires, salades de pommes de terre, fromages et marinades.

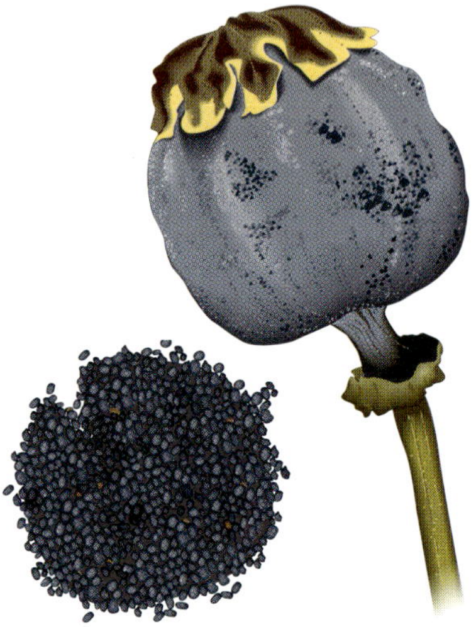

Muscade

Myristica fragrans

La muscade moulue perd rapidement sa saveur. Il est préférable d'acheter une noix de muscade et de la râper au besoin. Cette épice se marie bien avec les produits laitiers. Elle aromatise les mets à base de pommes de terre, d'œufs et de fromage, les sauces, compotes et desserts. Elle parfume plusieurs boissons. On la dit stimulante, digestive et carminative.

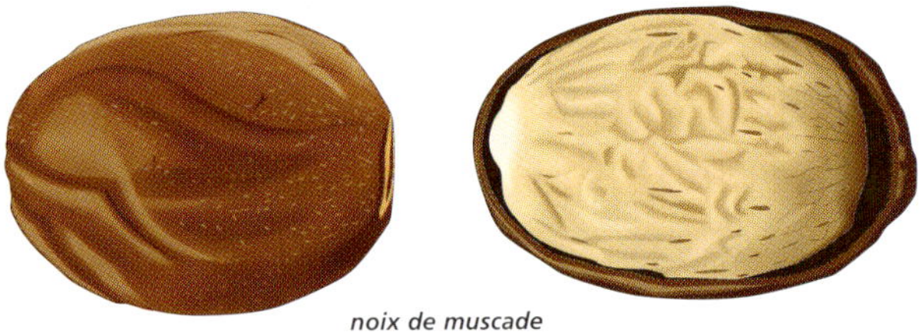

noix de muscade

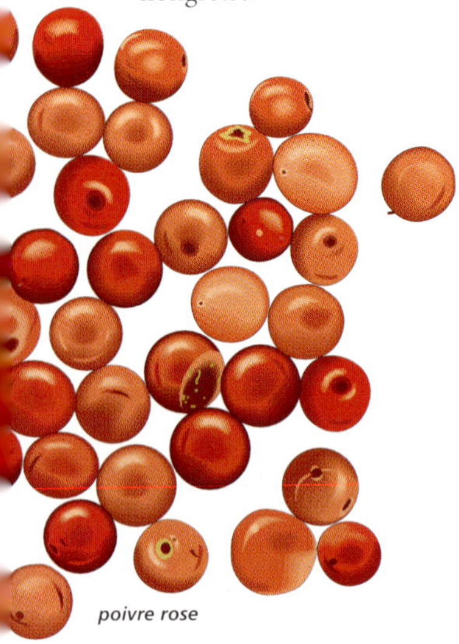

poivre rose

Poivre

Piper nigrum

Les grains de poivre vert, noir ou blanc correspondent à différents stades de mûrissement. Le poivre vert est vendu saumuré, vinaigré ou séché. Le poivre noir est le plus piquant. Le poivre rose provient d'une espèce différente ; c'est une baie déshydratée de saveur délicate. Acheter le poivre en grains et le moudre au moment de l'utiliser. Les grains entiers aromatisent charcuterie, courts-bouillons, marinades, pâtés et fromages.

poivre noir moulu

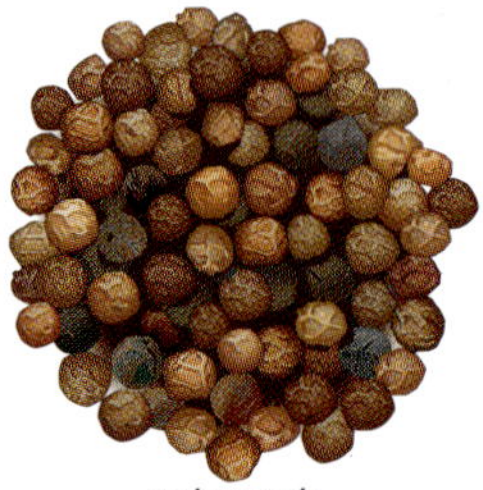

poivre noir

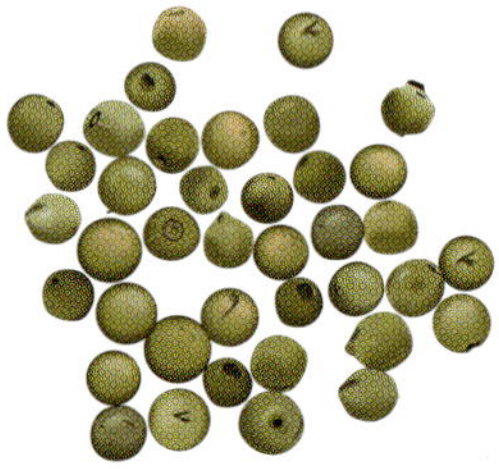

poivre vert

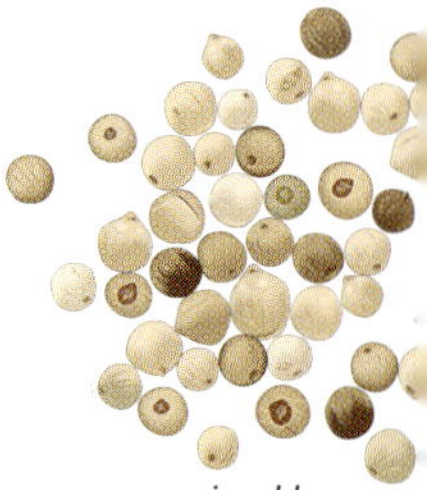

poivre blanc

épices

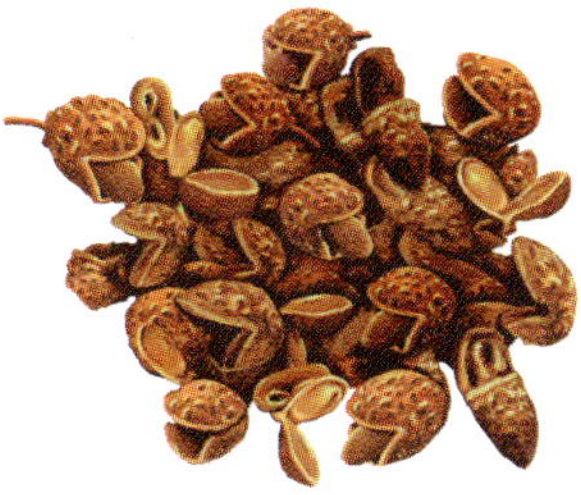

Poivre chinois

Petit fruit séché de couleur brun-rouge, provenant d'une espèce de frêne chinois, aussi appelé « poivre de Sechuan », « poivre anisé » ou « fagara ». Les baies au goût piquant assaisonnent les plats de viande et de volaille. Avant leur utilisation, les baies sont habituellement grillées et débarrassées de la graine noire amère qui se trouve au centre. Le fagara est disponible dans les marchés chinois.

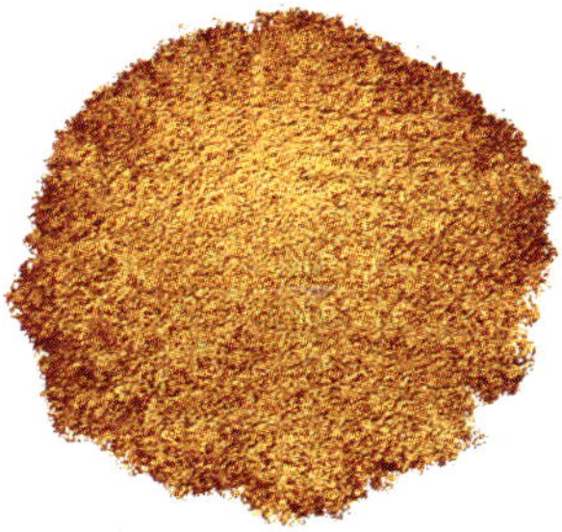

Ras-el-hanout

Mélange d'épices marocain très parfumé pouvant contenir jusqu'à cinquante ingrédients. La recette, qui peut varier, contient traditionnellement une substance aphrodisiaque, des fleurs séchées (boutons de rose et lavande) et un mélange de cardamome, muscade, galanga, poivre, cannelle, clou de girofle, gingembre, curcuma et piments forts. Vendu moulu ou entier, il accompagne le gibier, le couscous, le riz et les tajines d'agneau.

Réglisse

À ne pas confondre avec l'anis, la réglisse est extraite des racines d'une plante vivace du sud de l'Europe. Très utilisée en confiserie, elle est utilisée pour la confection de toutes sortes de pastilles et de bonbons. Elle peut aussi être infusée. En Scandinavie et en Russie, elle entre dans la composition d'apéritifs, de liqueurs et de bières. On la trouve sous forme d'extrait ou en poudre dans les épiceries spécialisées.

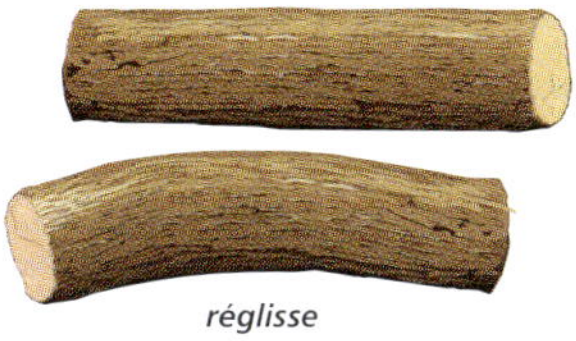

réglisse

Graines de céleri

Apium graveolens

Minuscules graines aromatiques provenant du céleri, dont le goût, légèrement âcre, parfume un grand nombre de plats. Entières ou en poudre, elles sont ajoutées aux soupes, sauces et ragoûts et peuvent aussi être utilisées dans les pains et certains biscuits salés. Elles parfument des aliments aussi variés que le jus de tomate, les canapés, les condiments et les omelettes.

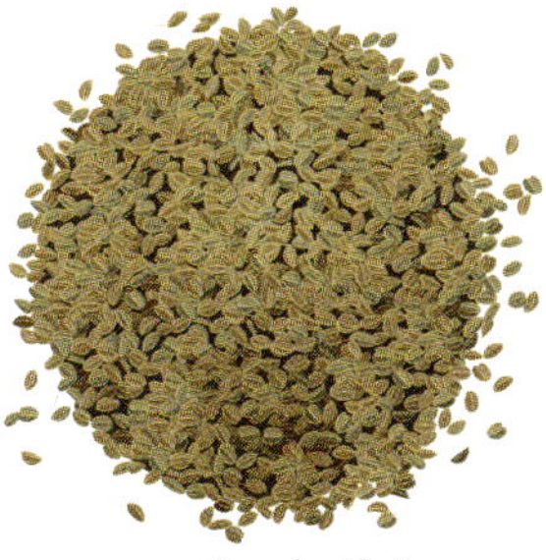

graines de céleri

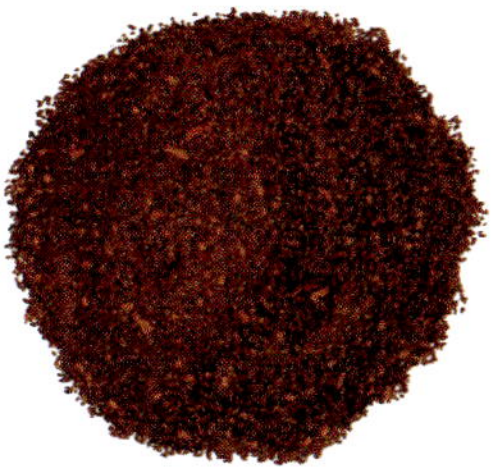

Sumac

Baies dont la couleur varie du rouge au brun ou au pourpre, provenant d'un arbuste de la région méditerranéenne.
Son goût légèrement acidulé rappelant le citron est très apprécié au Liban, en Syrie, en Turquie et en Iran où il agrémente notamment certains plats de poisson et les salades (dont la délicieuse fattouch). Les baies sont disponibles entières ou en poudre dans les épiceries orientales.

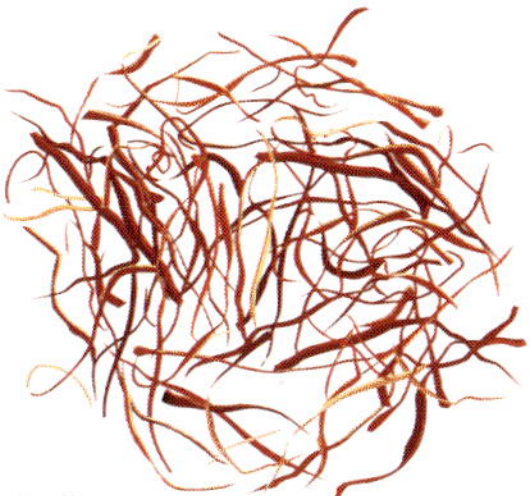

Safran

Crocus sativus

Variété de crocus dont les fleurs produisent trois filaments cueillis à la main puis séchés. C'est l'épice la plus coûteuse. Il est préférable de se procurer des filaments plutôt que de la poudre, qui est souvent falsifiée ; on les trempe dans un liquide chaud avant de les incorporer aux aliments.
Le safran assaisonne et colore potages, ragoûts, riz, currys, couscous, pâtisseries ; il est indispensable dans la bouillabaisse, la paella et le risotto alla milanese.

Piment

Capsicum spp.

Fruits de plantes originaires d'Amérique du Sud et d'Amérique centrale, les piments furent introduits en Europe à la fin du XVe siècle, à la suite des voyages de Christophe Colomb.

La saveur piquante, brûlante même, des piments provient de la capsicine ; cette substance fait saliver et elle active la digestion. Pour atténuer son effet piquant, il est préférable d'ingérer du yogourt, du pain, du riz cuit, du sucre ou des sucreries, ce qui est beaucoup plus efficace que l'eau, car la capsicine se dissout dans un corps gras, et non dans l'eau.

Le piment est beaucoup plus un condiment qu'un légume. Il est souvent séché, mariné ou cuit, puis mis en purée, forme sous laquelle il s'incorpore plus uniformément aux aliments. Il assaisonne une grande variété d'aliments et entre dans la composition de nombreux condiments. Le piment moulu entre également dans la composition des poudres de curry et des ketchups. Si l'on désire diminuer le goût brûlant des piments, on ne doit consommer ni les graines ni les membranes intérieures blanchâtres.

Lorsque l'on manipule les piments, il faut éviter de se toucher le visage, les lèvres et les yeux, car cela peut provoquer des irritations. Il faut être prudent avec les quantités et les utiliser à petites doses, car leur saveur se développe pendant la cuisson. Une façon « sécuritaire » de pimenter un plat consiste à faire revenir un piment dans l'huile et à utiliser ensuite celle-ci pour cuisiner.

Les piments séchés se déshydratent facilement et se conservent ainsi au moins un an. Placer la poudre de piments dans un récipient hermétique et la conserver dans un endroit sombre, sec et frais.

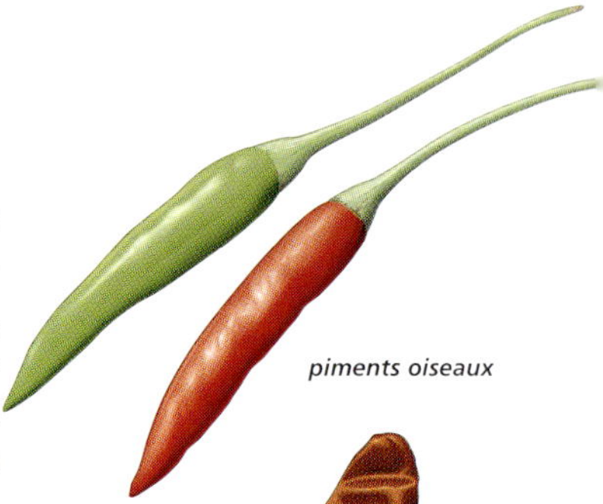

piments oiseaux

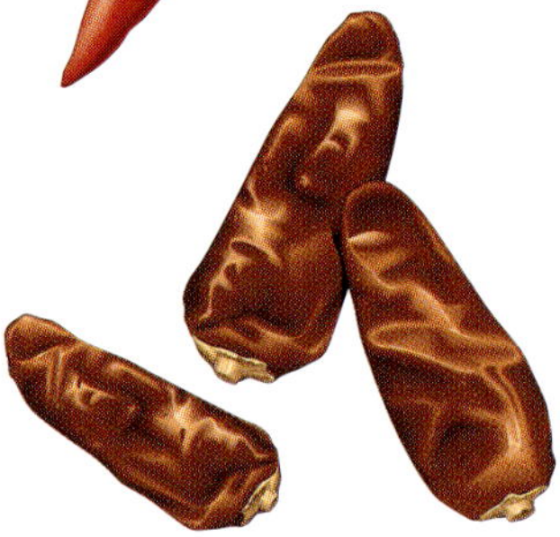

piments séchés

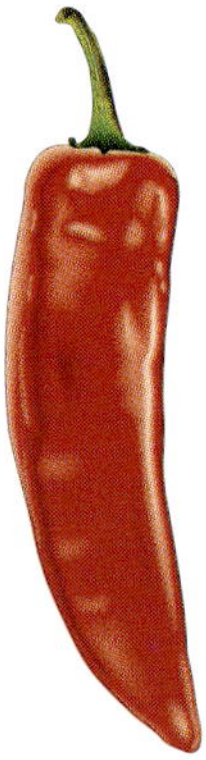

piment Serrano

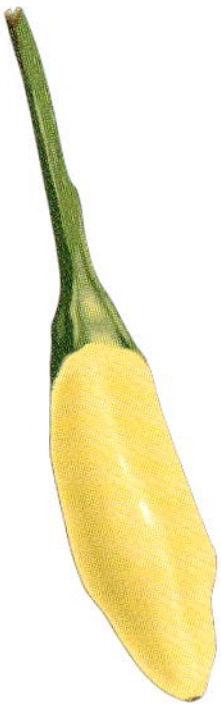

piment tabasc

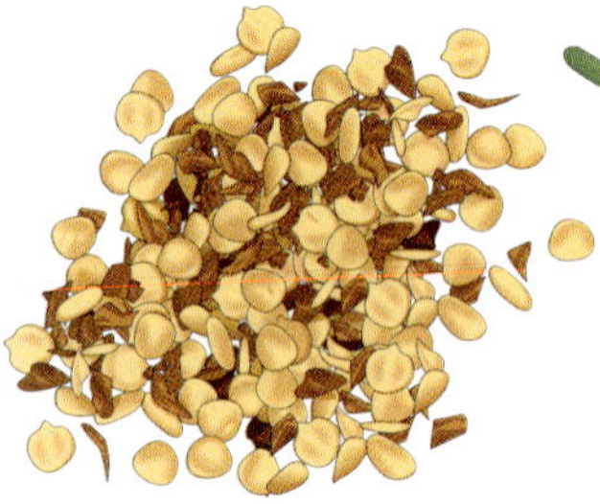

piments broyés

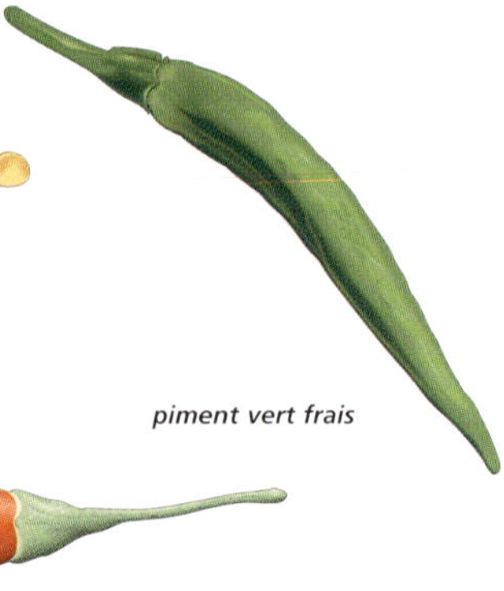

piment vert frais

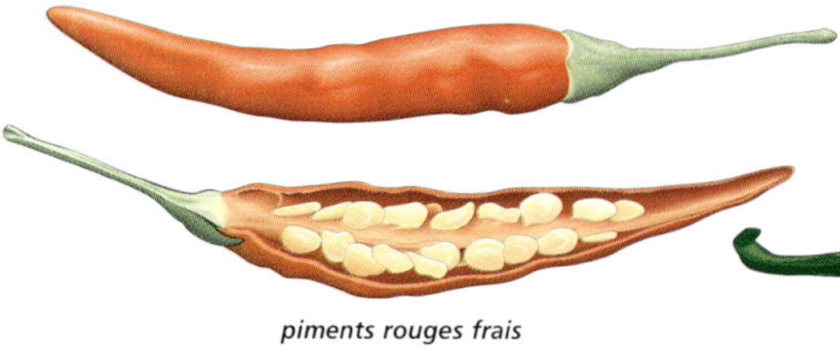

piments rouges frais

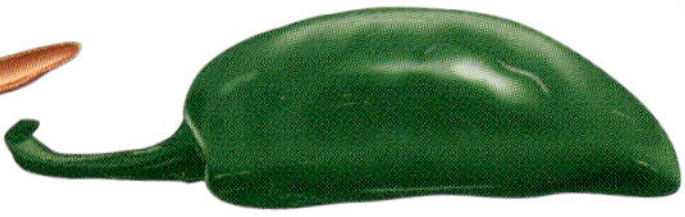

piment Jalapeño

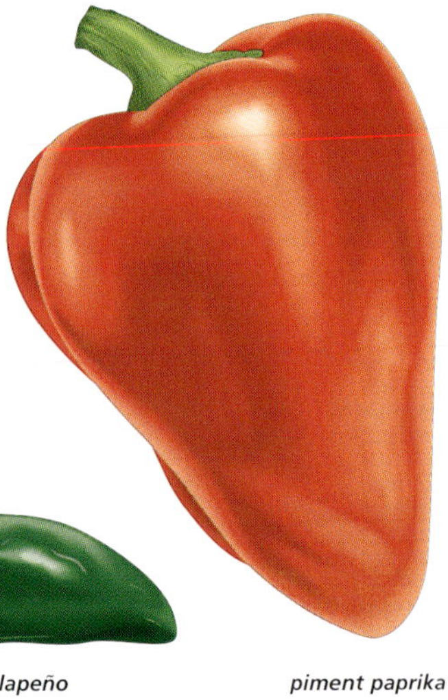

piment paprika

épices

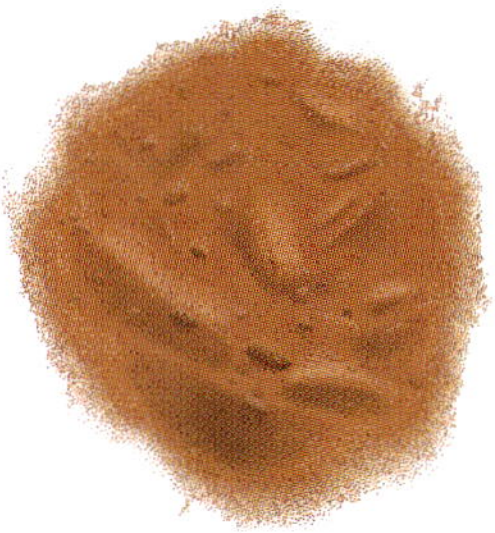

Piment de Cayenne

Poudre de piments rouges déshydratés à saveur brûlante. Le piment de Cayenne peut contenir une ou quelques variétés de piments de forme allongée et mince. Le piment de Cayenne est très utilisé en Amérique latine et en Inde. Il sert à la fabrication de la sauce Tabasco®, de l'assaisonnement au chili et du curry. Une pincée est suffisante pour assaisonner tout un plat.

Piment de la Jamaïque

Pimenta dioica

Cette épice est aussi nommée « poivre giroflée », « poivre de la Jamaïque » ou « toute-épice ». On la vend en grains ou moulue. Le piment de la Jamaïque assaisonne les viandes rôties, comme le gibier et les marinades. Il aromatise sauces, compote de pommes, gâteaux aux fruits, flans et riz. Certaines liqueurs comme la Chartreuse et la Bénédictine sont fabriquées avec cette épice.

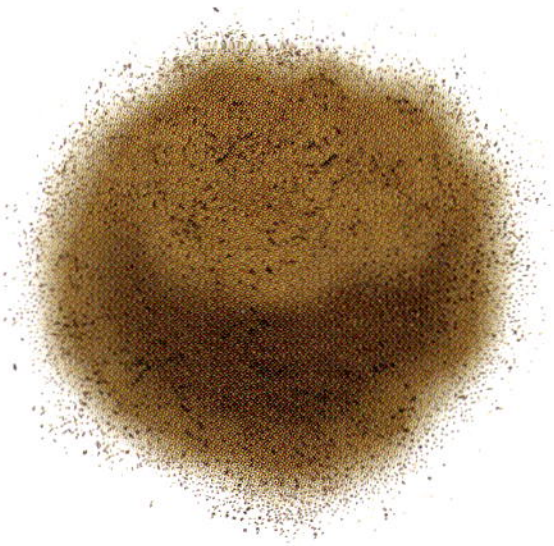

piment de la Jamaïque moulu

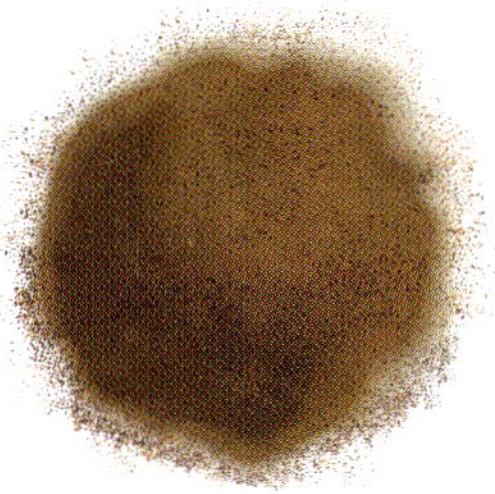

Assaisonnement au chili

Mélange d'épices à base de piments déshydratés moulus. Il peut contenir du poivre, du cumin, de l'origan, du paprika, du clou de girofle et de l'ail. Le piquant des piments employés détermine la force de l'aromate. L'assaisonnement au chili parfume et colore les riz et les pâtes alimentaires.

sauces et condiments

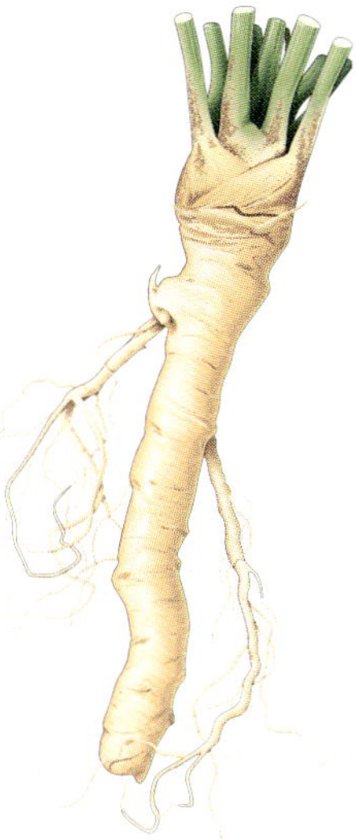

racine de raifort

Raifort

Armoracia rusticana

Plante dotée d'une racine qui ressemble au panais. Le raifort se mange cru, mariné ou cuit. On l'utilise surtout en condiment. Le raifort haché est incorporé aux sauces, vinaigrettes, préparations à sandwichs ; en sauce, il relève le goût des ragoûts, poissons fumés et fruits de mer. Il accompagne les pommes de terre, les betteraves, le céleri, la charcuterie et les œufs. On adoucit sa saveur en lui ajoutant de la crème ou du yogourt.

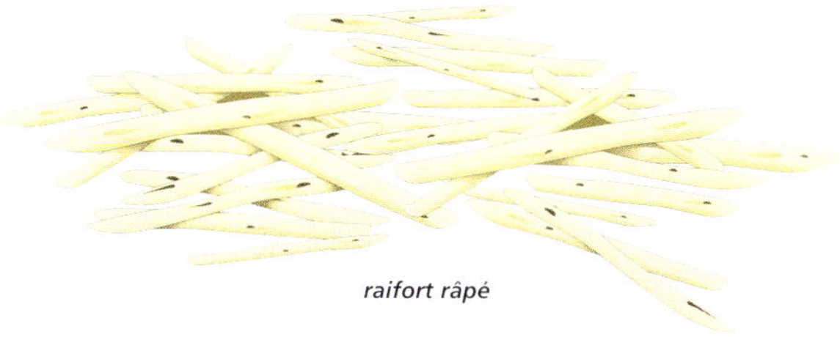

raifort râpé

sauces et condiments

Tamarin
Tamarindus indica

Fruit du tamarinier souvent vendu en pâte instantanée ou pressé en bloc compact. Le tamarin s'utilise frais, déshydraté, confit, saumuré, en jus, en pâte ou en sirop. Il sert comme aliment ou comme condiment. On le met dans les sauces, les marinades, les ragoûts, les gâteaux et les friandises. Il accompagne viande, gibier et poisson. Son acidité accentue la saveur des fruits. On s'en sert pour préparer confitures, chutneys et boissons.

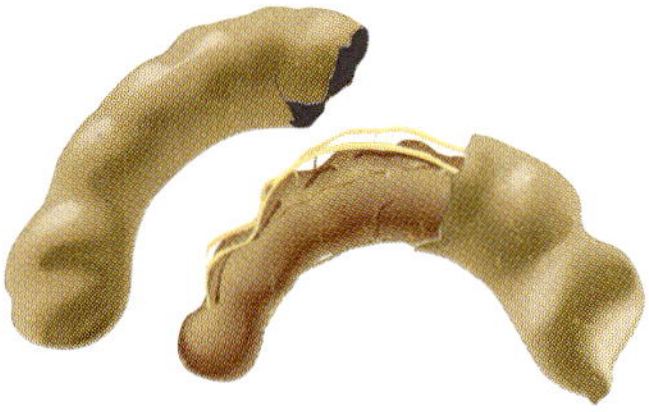

gousses de tamarin

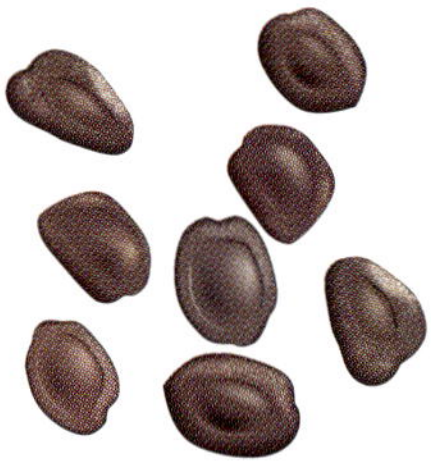

graines de tamarin

Miso
Pâte fermentée habituellement très salée, faite de haricots de soya, utilisée comme condiment. Le miso est de saveur, de couleur et de texture variées. On l'incorpore dans presque tout. Il remplace aussi bien le sel que le café ; la soupe au miso fait partie du déjeuner des Japonais. Cet aliment nourrissant est un excellent stimulant dépourvu des effets secondaires du café.

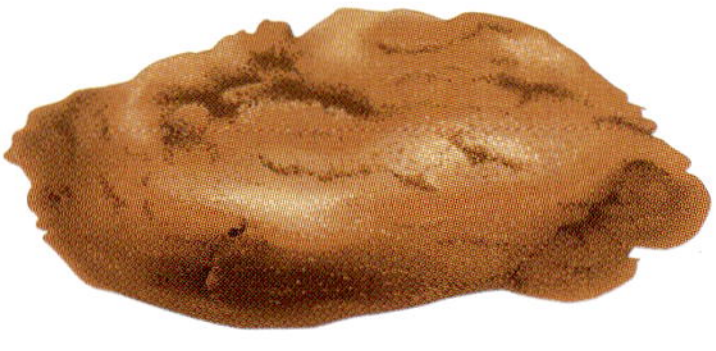

miso de riz

Wasabi
Condiment de couleur verte au goût très piquant, provenant de la racine d'une plante qui pousse au Japon. Surnommée « rose trémière des montagnes » mais aussi connue sous le nom de « raifort japonais », le wasabi entre dans la préparation de sashimi (plat japonais de poisson cru), de sushi et agrémente plusieurs plats de poisson ou de viande. On le trouve en poudre ou en pâte dans les épiceries orientales.

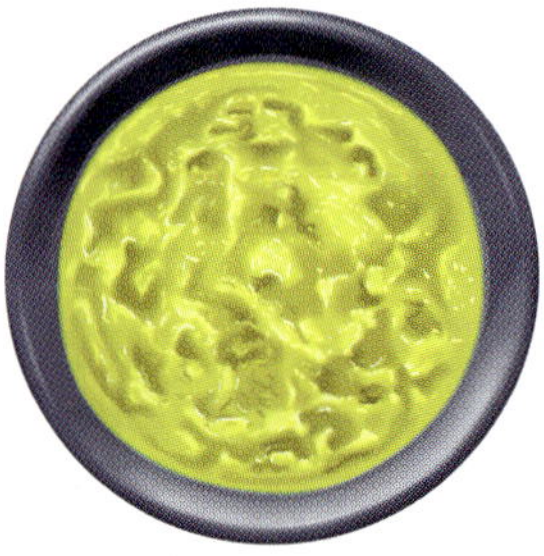

wasabi

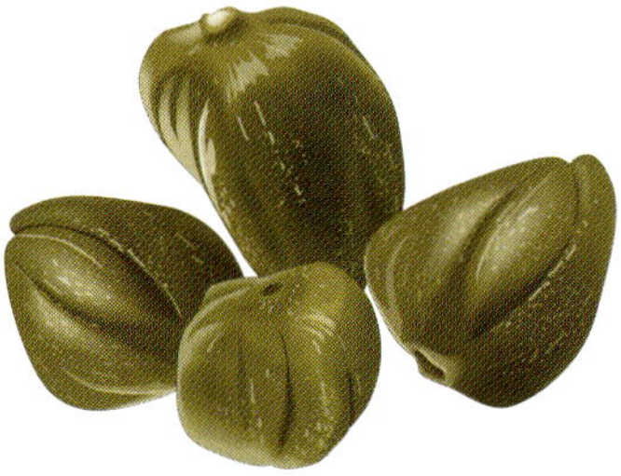

Câpre
Capparis spinosa

Bouton floral du câprier, la câpre est commercialisée confite au vinaigre, saumurée ou conservée au vin. Plus elle est petite, plus sa saveur est délicate et son arôme prononcé. Sa saveur aigrelette relève le parfum des mayonnaises, salades et sauces froides, comme la rémoulade. Elle est un ingrédient essentiel du steak tartare. La combinaison de câpres, d'olives et d'oignons est caractéristique de la cuisine méridionale.

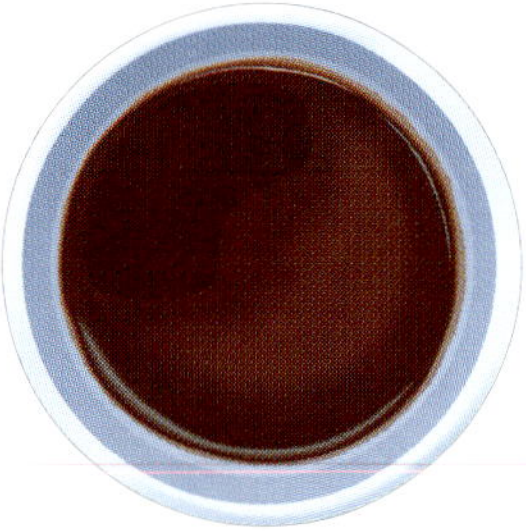

Tamari
D'origine japonaise, le tamari est fait exclusivement avec des haricots de soya ou du tourteau de soya, sans céréale. Il est consistant et foncé. Le tamari s'utilise comme la sauce soya ; sa teneur en sel est légèrement moins élevée.

sauces et condiments

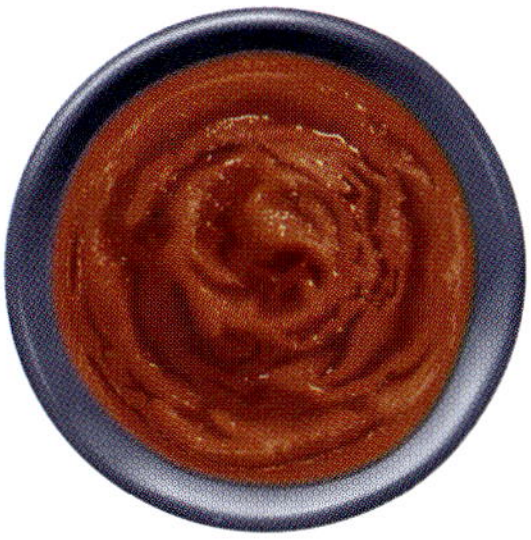

Concentré de tomate

Pâte épaisse, obtenue après réduction d'un coulis de tomates, largement utilisée dans les sauces et les ragoûts. Disponible en conserve et en tube dans les supermarchés, on peut aussi le préparer soi-même. Le concentré de tomate est aussi disponible sous le nom de purée de tomate ou de pâte de tomate.

Coulis de tomates

Purée de tomate de consistance plus ou moins épaisse préparée à partir de tomates concassées, d'ail, d'oignons, d'échalotes et d'herbes aromatiques. Le coulis de tomates, chaud ou froid, sert souvent de sauce dans les plats de poissons et de légumes. Bien qu'il soit meilleur servi aussitôt préparé, le coulis de tomates peut être congelé jusqu'à 2 mois.

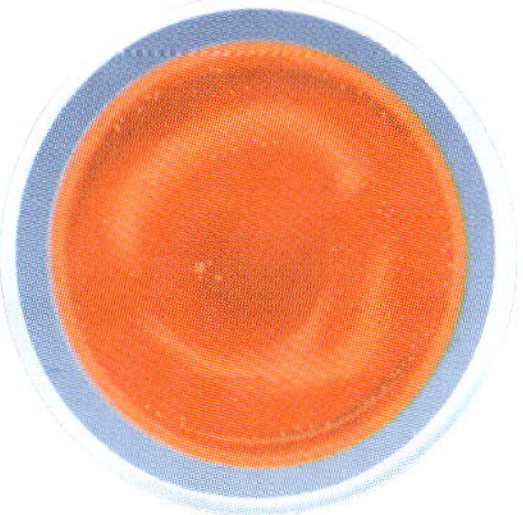

coulis de tomates

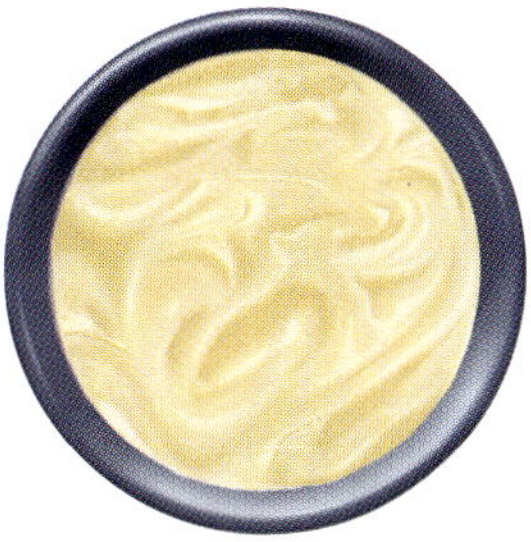

hoummos

Hoummos

Condiment libanais préparé à partir de pois chiches, d'huile de sésame, d'ail, de jus de citron et d'huile d'olive et parfois additionné de soja fermenté. Le plus souvent servi comme sauce pour les hors-d'œuvre ou les crudités, il peut aussi accompagner d'autres aliments comme le poulet. Acheté frais dans les épiceries spécialisées, on peut aussi le préparer à partir de pois chiches en conserve.

Tahini

Pâte épaisse douce et crémeuse préparée à partir de graines de sésame moulues. Son goût agréable de noisette accompagne les brochettes et le pain, parfume les légumes et les fruits et condimente les sauces. Composante essentielle de l'hoummos, le tahini est aussi utilisé dans les gâteaux et les biscuits où il peut parfois remplacer le beurre d'arachide. Excellente source de calcium et de phosphore, on le trouve dans les épiceries orientales.

Harissa

Condiment à base de piment, très apprécié au Moyen-Orient et en Afrique du Nord.
La harissa contient une purée de piments rouges, du piment de Cayenne, de l'huile, de l'ail et des épices (coriandre, menthe, carvi). C'est un condiment indispensable au couscous. Il relève le goût des potages, salades, viandes, poissons, riz, sauces et mayonnaises. On l'utilise tel quel ou délayé dans du bouillon ou de l'huile d'olive et du citron.

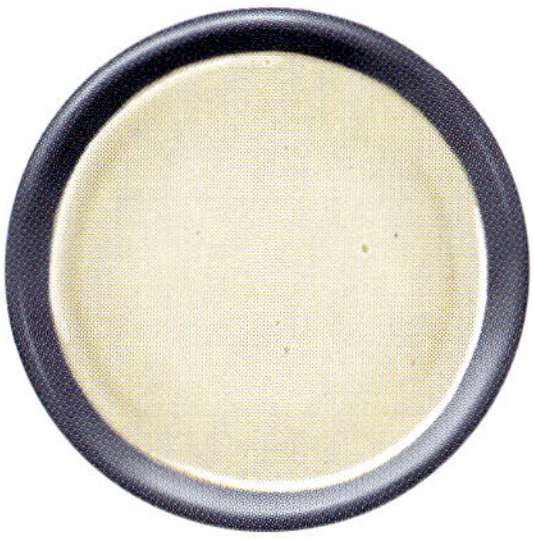

tahini

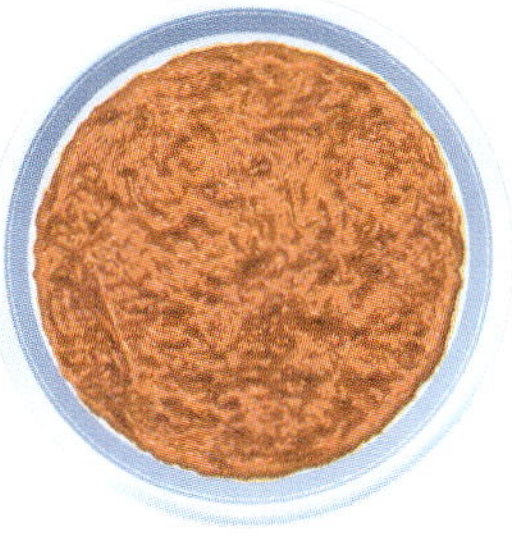

harissa

Sel

Substance composée de sodium et de chlore. Certains considèrent que la saveur du sel de mer (de couleur grisâtre) est plus pure que celle du sel gemme. Excellent agent de conservation (charcuteries, marinades, fromages, poissons), le sel stabilise la couleur, la saveur et la texture des aliments (notamment des légumes) et contrôle le développement des levures (pains, gâteaux, biscuits). Une surconsommation de sel a des répercussions négatives sur la santé.

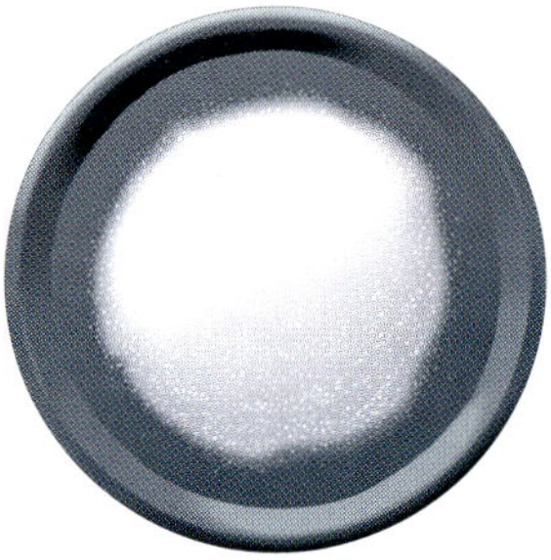

sel de table

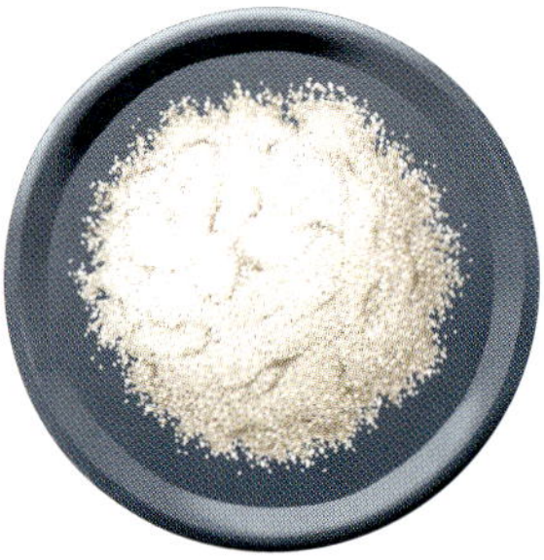

sel de mer

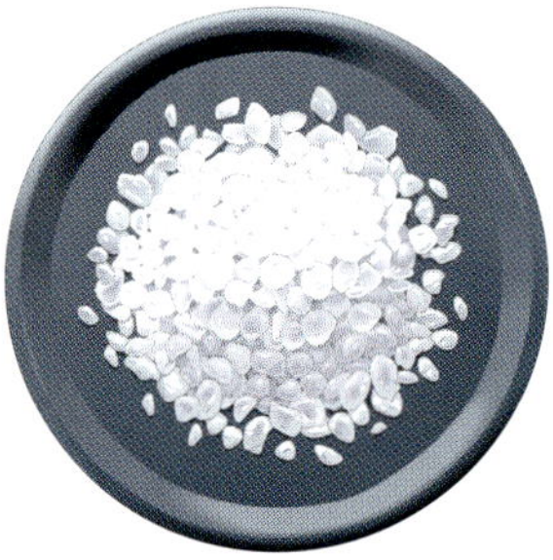

gros sel

Chutney à la mangue

Condiment d'origine indienne confectionné à partir de mangues fraîches, de sucre et de vinaigre. Cette marmelade épaisse à saveur aigre-douce est généralement assaisonnée de cumin, de cardamome, d'ail et de chili. Très appréciée en cuisine indienne, elle est aussi excellente en tartinade sur du pain et accompagne les fromages, les viandes froides et les salades. Elle est disponible dans les bons supermarchés et les épiceries spécialisées.

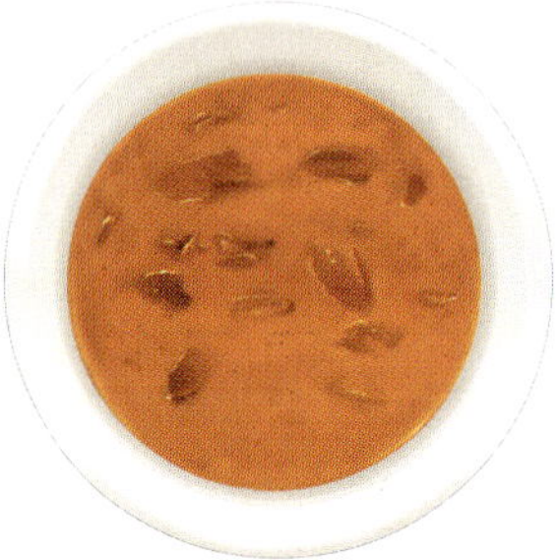

Sauce chili

Sauce rouge orangé épaisse et épicée faite à partir de piment, de sucre, de vinaigre, d'ail et d'épices, souvent utilisée pour épaissir les sauces. Utilisée comme condiment dans la cuisine chinoise, elle est aussi appréciée en Amérique centrale où elle rehausse notamment le guacamole et les plats de poisson. Elle est disponible dans tous les supermarchés.

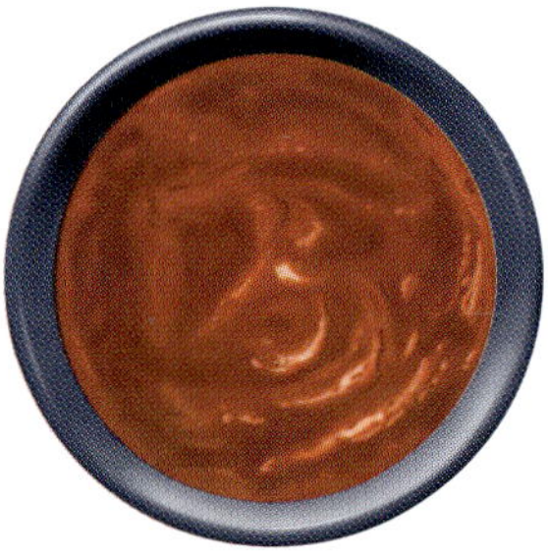

Ketchup

Sauce anglo-saxonne épaisse à saveur aigre-douce plus ou moins épicée. Le plus souvent préparé à base de tomates, le ketchup est particulièrement apprécié avec les viandes grillées et les frites, relève les sauces et les ragoûts et accompagne très bien les croquettes de poissons, les œufs, le riz et les pâtes. En raison de la grande quantité de sucre qu'il contient, le ketchup constitue une source de calories élevée.

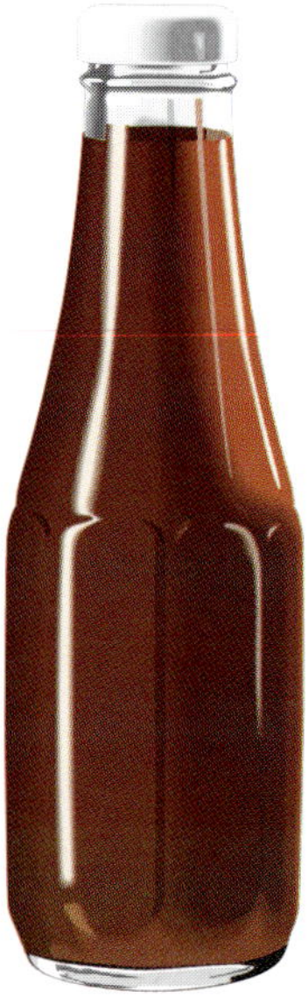

sauces et condiments

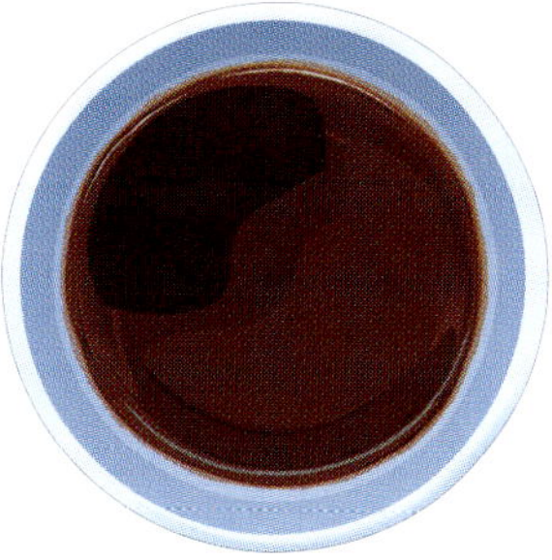

Pâte de crevettes

Pâte grise, épaisse et crémeuse, préparée à partir de crevettes salées fermentées et séchées au soleil. Sa forte saveur de fruits de mer agrémente souvent les mets asiatiques et rehausse la saveur des soupes et des braisés. Une fois le contenant ouvert, couvrir la surface d'un mince film d'huile végétale afin d'éviter l'oxydation. La pâte de crevettes est disponible dans les épiceries orientales.

Sauce soya

Condiment qui occupe une place de choix dans les cuisines des pays asiatiques. La sauce soya traditionnelle est fabriquée avec des haricots de soya et une mouture de blé. La sauce vendue dans nos supermarchés est souvent un produit synthétique qui n'a ni la même valeur nutritive ni la même saveur. La sauce soya remplace le sel, sert de marinade ou de trempette, assaisonne et colore les aliments. Elle confère du goût au tofu. Sa teneur en sel est élevée.

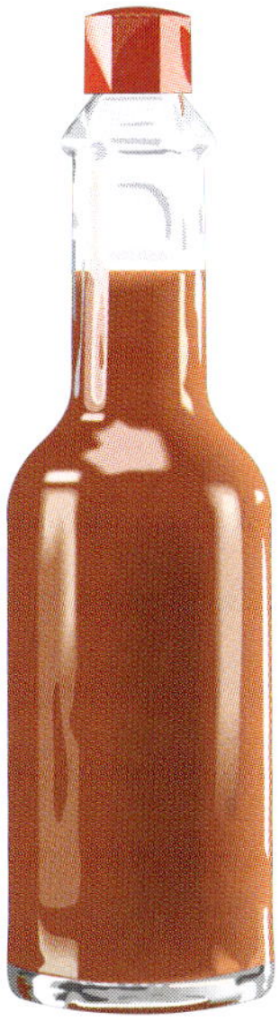

Sauce anglaise

Commercialisée sous le nom de Worcestershire, cette sauce à base de soya, originaire d'Angleterre, est devenue célèbre dans le monde entier. Elle contient généralement du vinaigre, de la mélasse, de la sauce d'anchois, des échalotes et du sucre ainsi qu'une liste d'ingrédients secrets qui varie selon les fabricants. Utilisée avec modération, elle ajoute de la saveur aux plats de viandes grillées, de crustacés, de poissons et de volailles, agrémente les soupes et bouillons ainsi que les vinaigrettes et mayonnaises.

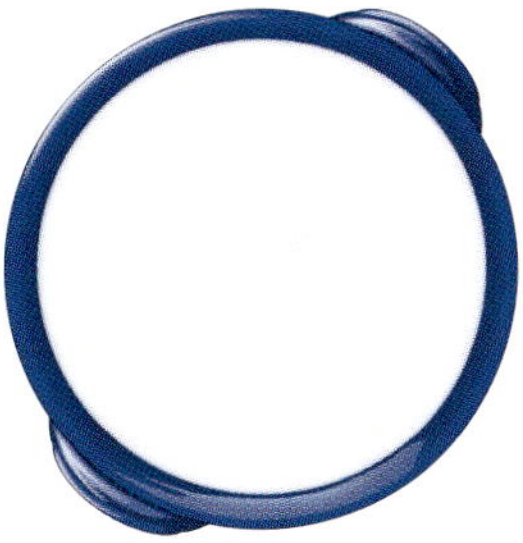

Lait de coco

Le lait de coco provient du broyage de la pulpe de la noix du même nom. Dans les cuisines asiatiques, il a un usage aussi varié que celui du lait de vache ; dans la cuisine indienne, on l'utilise pour la préparation de currys et de sauces et pour la cuisson des riz, soupes et marinades, notamment.

Sauce Tabasco®

Sauce très piquante inventée et brevetée en Louisiane. Les piments rouges tabasco sont écrasés et mis à macérer dans des tonneaux de chêne avec du sel ; ils séjournent ensuite dans du vinaigre avant d'être filtrés. La sauce Tabasco® se conserve indéfiniment. Elle aromatise soupes, sauces, trempettes, haricots, ragoûts, viande, volaille et fruits de mer. Quelques gouttes assaisonnent tout un plat.

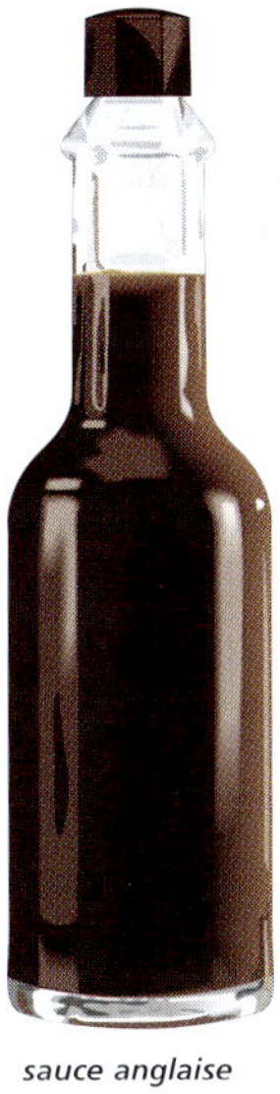

sauce anglaise

sauces et condiments

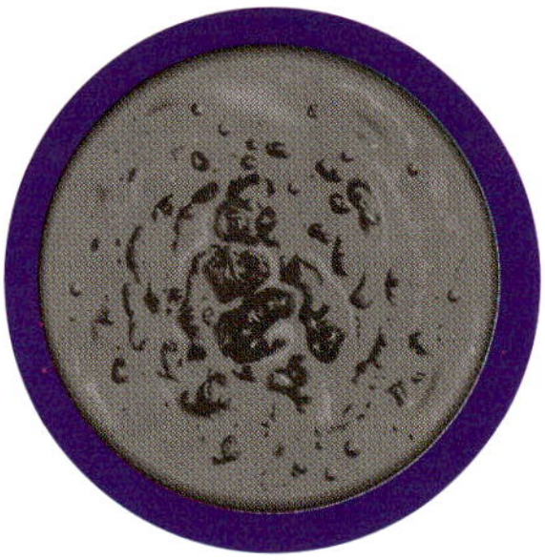

Sauce aux haricots noirs

Spécialité chinoise préparée à partir de haricots noirs séchés et fermentés, d'eau et de farine de blé, utilisée en Chine depuis des centaines d'années. Diluée, elle peut servir de marinade pour les viandes rouges et le poulet, mais peut aussi être utilisée telle quelle pour accompagner les viandes et les légumes. Disponible dans les marchés orientaux et les épiceries spécialisées, la sauce aux haricots noirs est une excellente source de protéines.

Sauce de poisson

Sauce très populaire dans la cuisine du Sud-Est asiatique, obtenue à partir de la fermentation de poissons salés, en général des anchois ou des maquereaux. Très salée et riche en protéines, elle ajoute une délicate et riche saveur aux plats de viandes, de poissons et de légumes. Disponibles dans les épiceries asiatiques, les plus connues sont le nam plat thaïlandais et le nuoc mam vietnamien.

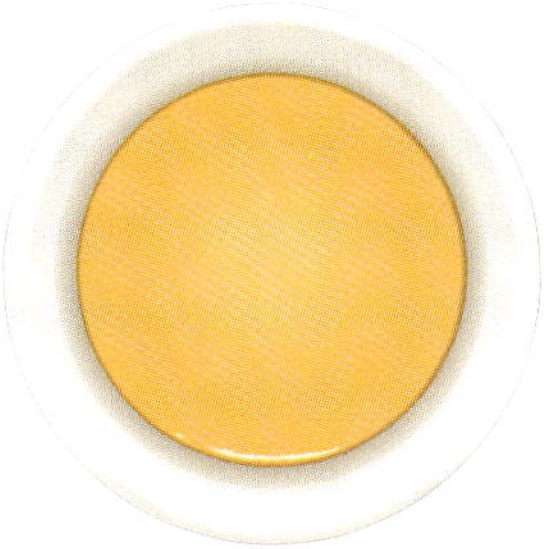

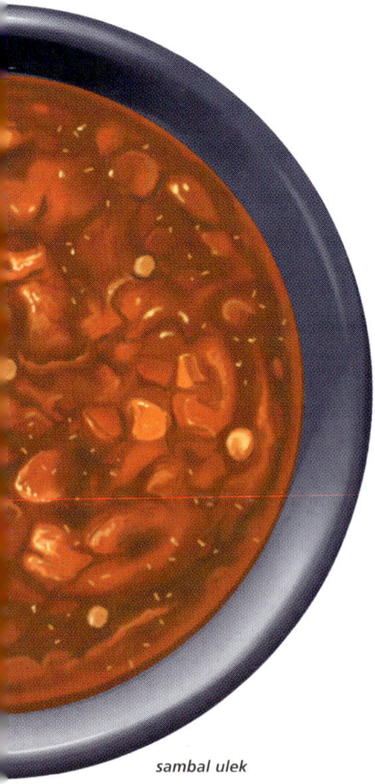

sambal ulek

Sambal ulek

Sauce indonésienne d'usages multiples au goût très piquant, préparée à partir de piment rouge, d'oignon râpé, de lime, de sel, de vinaigre et de sucre. Essentielle dans la gastronomie indonésienne, elle est utilisée à la fois comme assaisonnement, condiment ou comme sauce à hors-d'œuvre. Elle est disponible dans des épiceries spécialisées. Le sambal désigne aussi, par extension, les mets que cette sauce accompagne.

Sauce aux huîtres

Spécialité cantonaise principalement composée d'huîtres fermentées, de fécule de maïs et de caramel. Utilisée comme condiment, elle rehausse la saveur naturelle des aliments et assaisonne les viandes, les poissons, les légumes et les nouilles. Disponible dans les épiceries asiatiques, elle se conserve indéfiniment au réfrigérateur. C'est une excellente source de vitamine B_{12}.

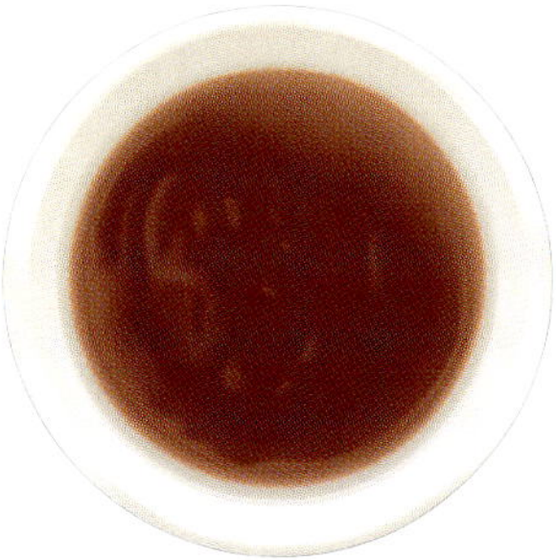

sauce aux huîtres

Sauce aux prunes

Sauce chinoise de couleur jaune orangé, semi-transparente et visqueuse, préparée à partir de prunes bouillies, de sucre et d'assaisonnements. Sa saveur aigre-douce accompagne la nourriture frite ou grillée et se marie bien avec la viande de porc et le canard rôti. Considérée comme un des plus vieux assaisonnements chinois, elle est vendue dans toutes les épiceries.

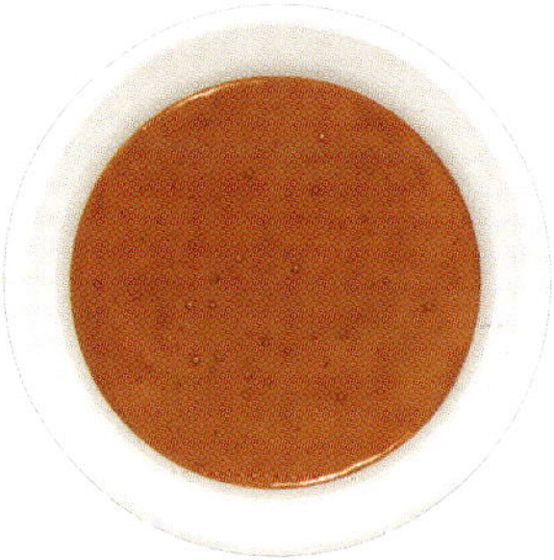

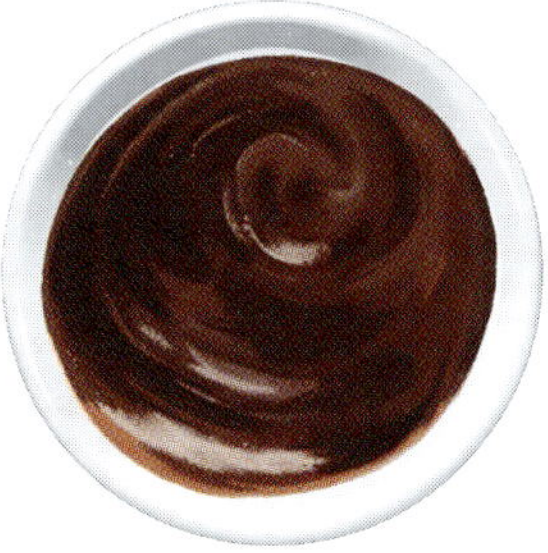

Sauce hoisin

Sauce brun rougeâtre épaisse, très populaire en cuisine chinoise et dans tout le Sud-Est asiatique. Préparée à partir de haricots de soya fermentés, de piments séchés et d'épices, elle donne d'excellentes marinades pour les viandes et les volailles, agrémente les braisés et accompagne traditionnellement le célèbre canard de Pékin. Elle est disponible dans toutes les épiceries.

Moutarde

Brassica et *Sinapis* spp.

Connue comme condiment, la moutarde est aussi une plante aux feuilles comestibles (source de vitamine C, vitamine A, fer et potassium). La moutarde condiment est obtenue par la macération des graines dans un liquide (vin, moût, vinaigre, eau) et leur réduction en pâte. Elle accompagne le lapin, le porc, le poulet et certains poissons avant leur cuisson ; elle est à la base de sauces : vinaigrette, mayonnaise, rémoulade, à la diable, Robert ou Cambridge. Les graines entières aromatisent marinades, sauces et currys.

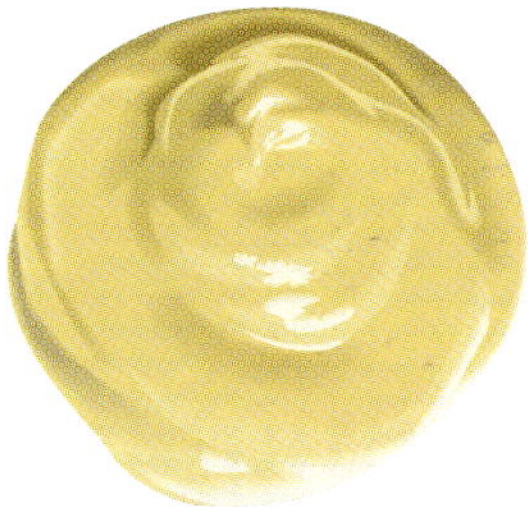

moutarde de Dijon

Moutarde de Dijon

D'appellation contrôlée depuis 1937, cette moutarde forte de couleur jaune pâle est composée de grains noirs ou bruns, d'eau, de vin blanc, de verjus (suc de raisin), de sel et d'épices. Indispensable pour la confection de sauces, elle accompagne aussi bien toutes les viandes et entre dans la confection de mayonnaises et de vinaigrettes. Dès le XIVe siècle, Dijon possédait déjà la réputation de capitale française de la moutarde.

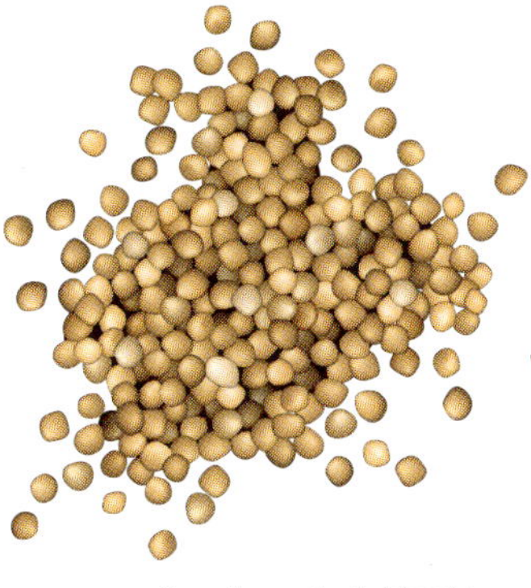

graines de moutarde blanche

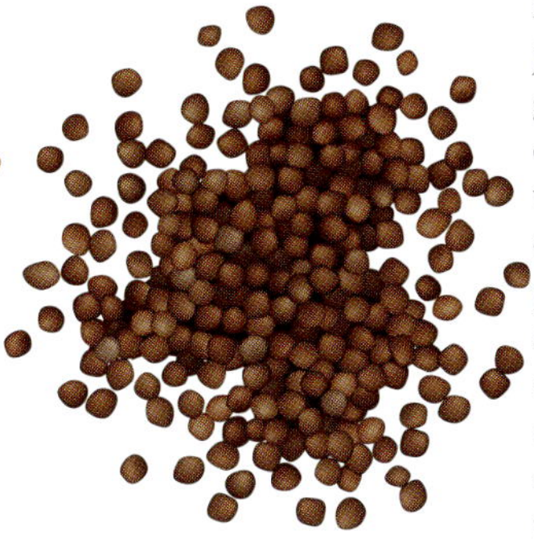

graines de moutarde noire

sauces et condiments

Moutarde de Meaux

Aussi appelée « moutarde à l'ancienne », cette moutarde originaire de la ville de Meaux, en France, est préparée à partir d'un mélange de graines noires ou brunes grossièrement concassées qui lui confèrent sa texture granuleuse et sa couleur brun-jaune. Habituellement préparée avec du vinaigre et un mélange d'herbes et d'épices, cette moutarde douce possède un goût légèrement épicé qui accompagne parfaitement les viandes froides, la charcuterie et les grillades.

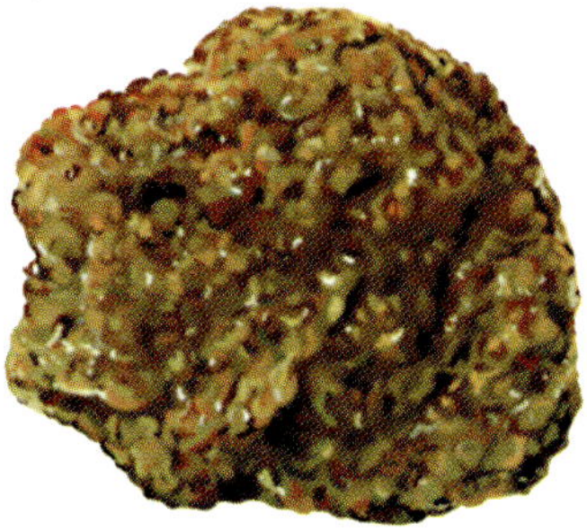

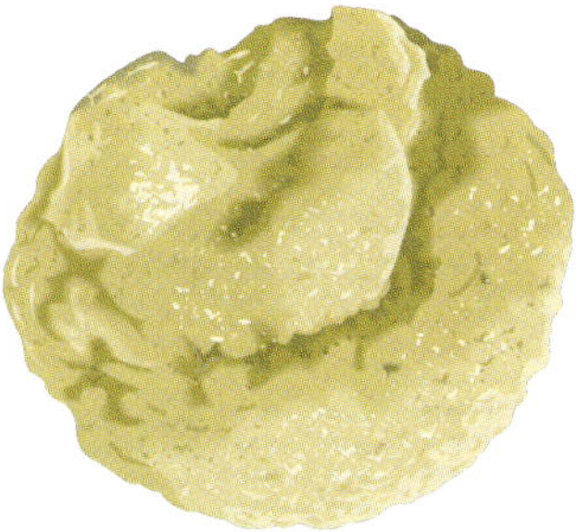

Moutarde allemande

Moutarde aigre-douce, de couleur assez foncée et légèrement sucrée. Souvent parfumée aux herbes et aux épices, son goût accompagne parfaitement les saucisses et les viandes froides. Il existe différentes variétés de moutardes allemandes, mais toutes sont préparées à partir de graines noires ou brunes, de vinaigre de vin et de caramel ; elles sont plus ou moins fortes.

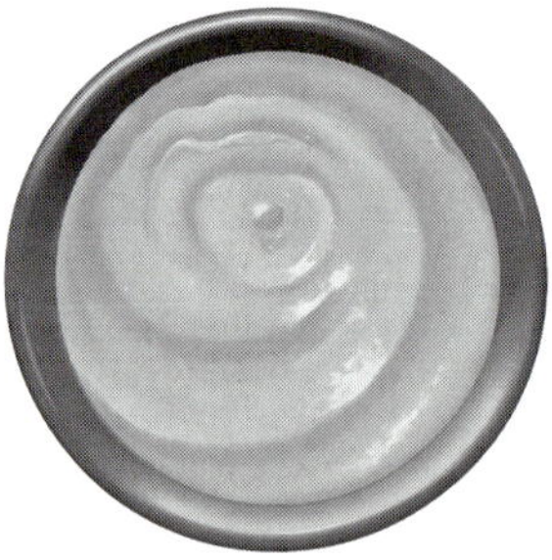

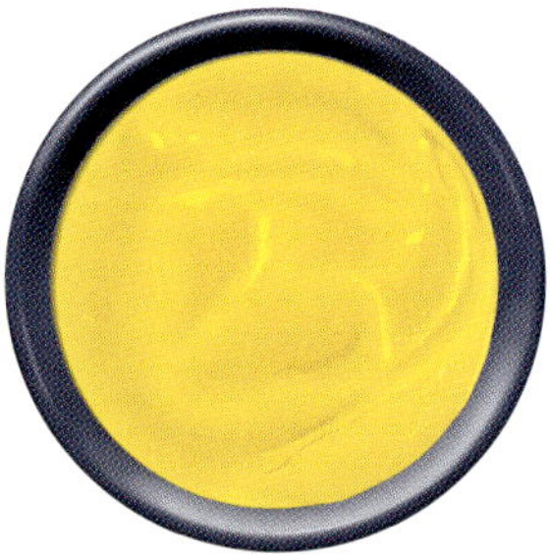

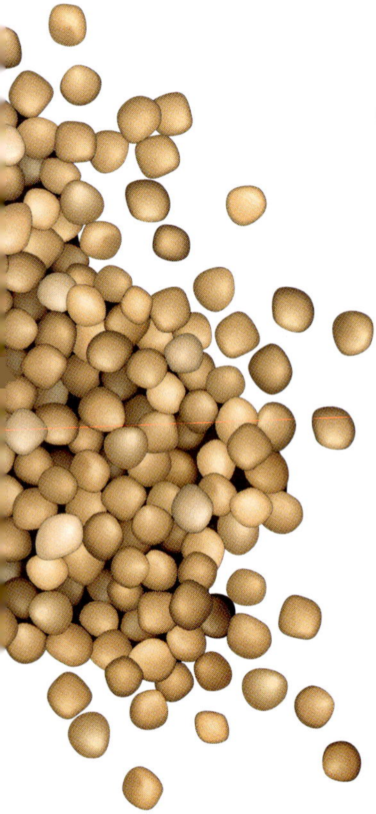

Moutarde anglaise

Moutarde jaune très forte provenant de la mouture de grains bruns et blancs. Cette moutarde que l'on trouve sous forme préparée ou en poudre contient également de la farine de blé et du curcuma, qui lui donne sa couleur caractéristique. Elle accompagne traditionnellement le rosbif et le jambon. Pour en préparer une pâte, ajoutez-y de l'eau froide puis laissez reposer 15 minutes.

Moutarde américaine

La moutarde préparée à l'américaine est obtenue à partir de graines de moutarde noires et blanches, de vinaigre, de sucre et d'épices, dont le curcuma qui lui donne sa couleur jaune éclatante. Cette moutarde de consistance assez liquide est très populaire en Amérique et notamment aux États-Unis et au Canada où elle accompagne traditionnellement les hot-dogs et les hamburgers.

vinaigres

Liquide obtenu par la transformation d'une solution alcoolisée en une solution contenant de l'acide acétique. Le vinaigre sert de condiment, assaisonnant vinaigrettes, mayonnaises et moutardes. Son action acidifiante empêche l'oxydation des fruits et des légumes, retarde l'action des enzymes qui détruisent la vitamine C, prolonge la durée des aliments par la macération, les marinades et les conserves, et donne aux aliments une saveur aigre-douce.

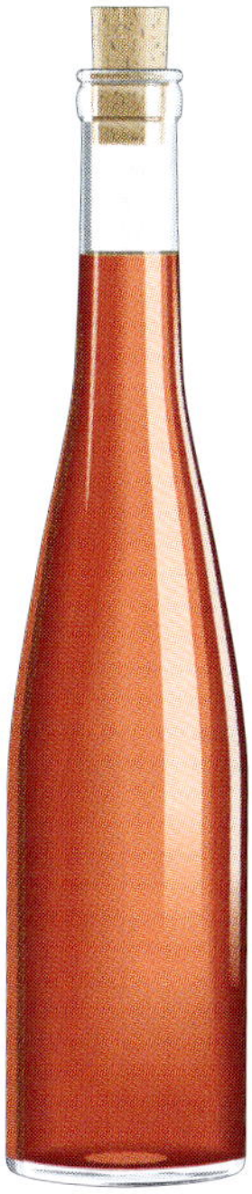

rouge

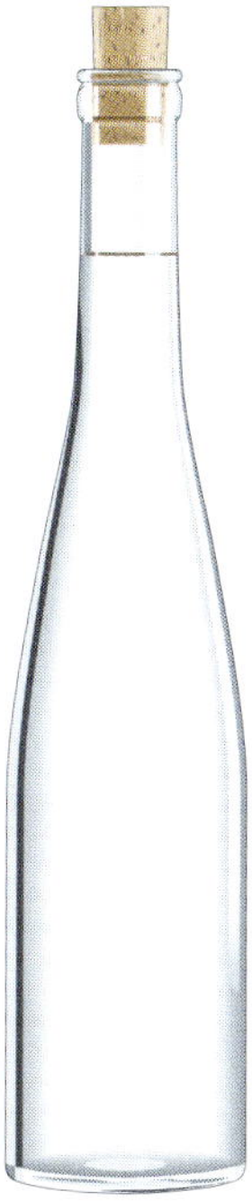

blanc

Vinaigre de vin
Vinaigre obtenu par la fermentation du vin.
Le vinaigre de vin blanc est excellent avec le poisson, les crustacés et les sauces fines comme la hollandaise et la béarnaise.
Le vinaigre de vin rouge relève le goût des aliments un peu fades ; il agrémente bien le foie de veau et les apprêts de viandes rouges.

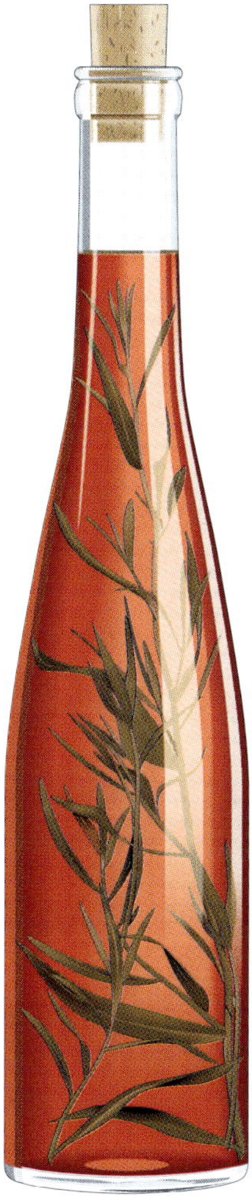

Vinaigre aromatisé
Vinaigre auquel on a généralement ajouté des fines herbes et des épices.

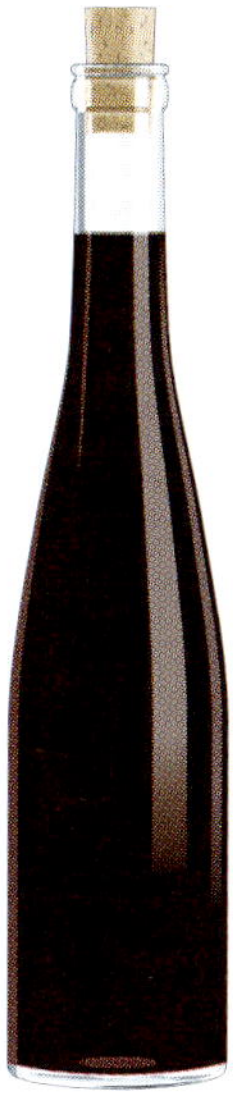

Vinaigre balsamique
Vinaigre réputé, fabriqué avec du raisin blanc sucré. Le vinaigre balsamique vieillit 4 ou 5 ans dans des fûts de bois ; le vinaigre de 10 à 40 ans d'âge est d'une saveur indescriptible.
Ce vinaigre est de couleur brun foncé, peu acide.
C'est davantage un assaisonnement qu'un vinaigre. On l'utilise en salade ; on l'ajoute sur les aliments chauds (viandes grillées, sauces). Un filet de vinaigre balsamique sur des fraises produit un résultat étonnant.

vinaigres

Vinaigre de riz
Très apprécié dans la cuisine asiatique, il provient de vins de riz aigres et fermentés. Le vinaigre de riz japonais est doux alors que le chinois, qui peut être blanc, rouge ou noir selon la variété de riz utilisée, possède un goût plus piquant. Les vinaigres de riz sont souvent additionnés de gingembre, de flocons de bonite séchée, de piments, de graines de sésame, d'oignon, de raifort et de moutarde. Ils assaisonnent les crudités, les soupes et les plats aigres-doux, et font partie des ingrédients de nombreuses marinades.

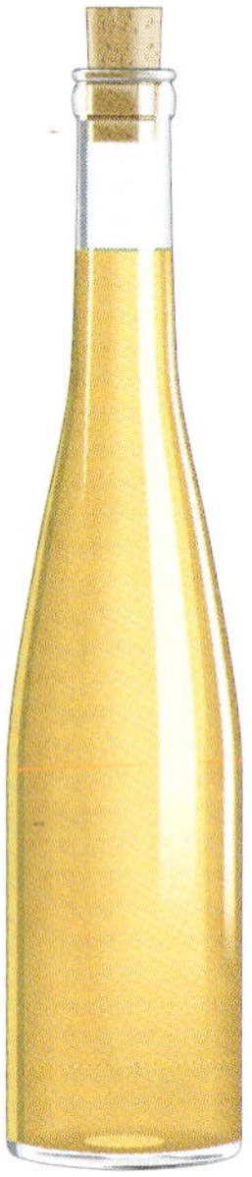

vinaigre de riz

Vinaigre de sherry
Aussi connu sous le nom de « vinaigre de xérès », ce vinaigre est originaire d'Espagne, tout comme le vin dont il est issu. D'une belle couleur caramel, ce vinaigre vieilli longuement en fûts s'utilise essentiellement dans la confection de vinaigrettes où il se combine très bien avec les huiles de noix. S'il est pasteurisé, le vinaigre de sherry se garde indéfiniment.

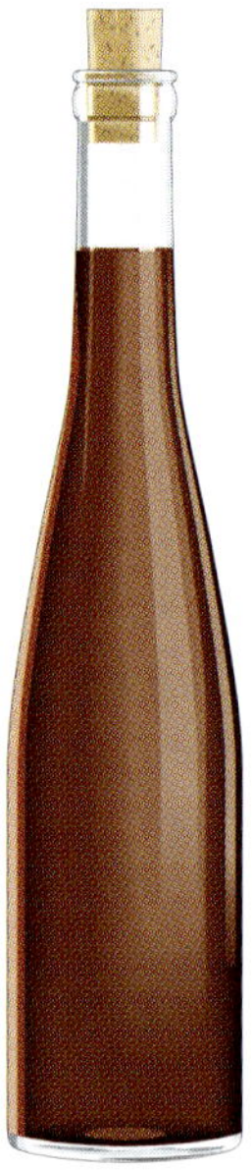

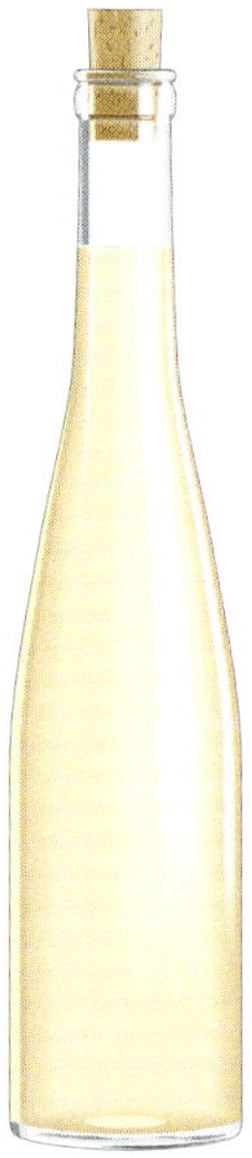

Vinaigre de malt
Vinaigre fort, obtenu à partir de jus d'orge germée, très apprécié en Grande-Bretagne et dans le nord de l'Europe. Beaucoup trop fort pour les vinaigrettes, on l'utilise surtout pour la préparation de légumes au vinaigre (concombre et petits oignons) et dans les chutneys. Le vinaigre de malt est incolore ; celui de couleur brune que l'on trouve sur le marché a été coloré avec du caramel.

Vinaigre de cidre
Vinaigre au goût fort et piquant produit à partir de cidre. Trop fort pour convenir aux salades, on l'utilise surtout pour déglacer ainsi que pour accompagner le poisson, les crustacés et les coquillages. Le vinaigre de cidre peut également fort bien remplacer le vinaigre de riz dans la cuisine chinoise et peut être utilisé pour les conserves de fruits au vinaigre. On lui attribue une action bénéfique contre l'arthrite.

Mirin

Vin de riz japonais au goût sucré, faible en alcool, créé pour ajouter saveur et richesse aux mets japonais. Le plus souvent, le mirin est combiné à de la sauce soya, du sucre et à du saké pour confectionner des sauces brunes et des bouillons. Disponible dans les marchés asiatiques, le mirin se garde indéfiniment, même une fois ouvert. La plupart du temps, le mirin est réduit avant d'être utilisé.

Saké

Boisson nationale du Japon, le saké est un vin élaboré à partir de riz fermenté. En cuisine, on s'en sert surtout comme ingrédient dans certaines marinades et sauces (teriyaki). Comme boisson, le saké se consomme tiède ou chaud.

Vin blanc

Vin obtenu de la fermentation de raisins blancs ou de raisins rouges à jus blanc. Généralement, les peaux des raisins sont séparées du jus avant la fermentation du vin. Le vin blanc se marie parfaitement bien aux plats de mollusques et de crustacés, à la volaille et à certains gibiers à plume, au jambon, au veau et au poisson.

Vin rouge

Vin obtenu de la fermentation de raisins. Les peaux et les pépins sont conservés pendant la fermentation du vin rouge ; ce sont ces éléments qui donnent couleur et tanins au vin. Le vin rouge est souvent utilisé pour déglacer et pour préparer des sauces. Il accompagne entre autres les viandes rouges, les abats et le célèbre coq au vin.

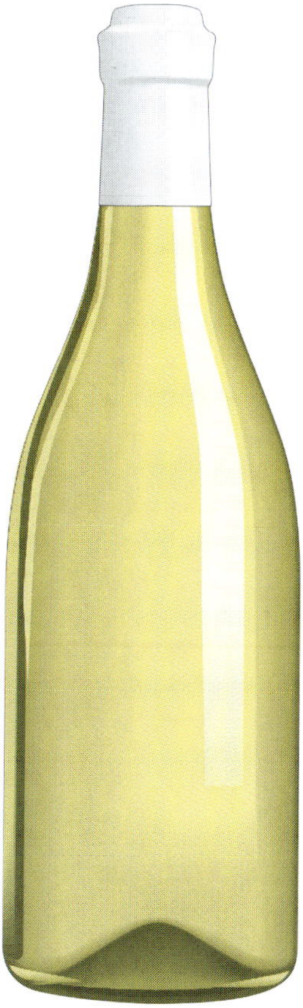

vin blanc

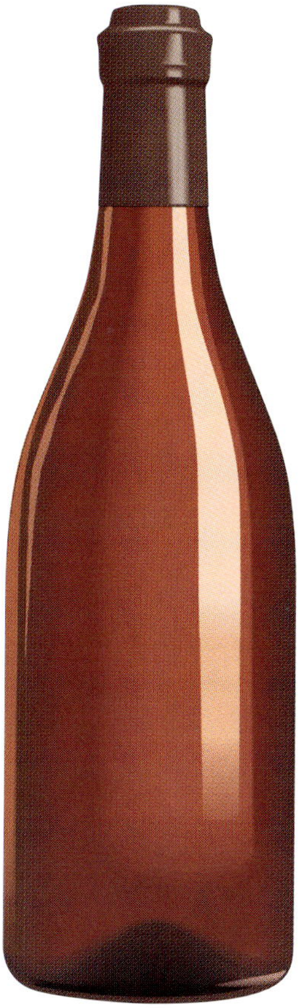

vin rouge

Madère

Vin viné qui porte le nom de l'île portugaise dans laquelle il est produit. Très apprécié comme apéritif ou digestif en Grande-Bretagne, aux États-Unis et dans le nord de l'Europe, on l'utilise principalement pour confectionner des sauces. Les madères sont préparés à partir de 4 cépages différents dont le goût varie de doux à sec ; ils ont la réputation d'être éternels ; ils peuvent facilement dépasser cent ans.

Porto

Vin viné produit au Portugal, plus ou moins doux selon le moment où la fermentation est interrompue. Tout comme le madère, le porto entre dans la confection de sauces et de potages et est utilisé dans les plats de jambon, de gibier, de volaille et d'abats. Le porto millésimé, dit « vintage », provient d'une seule vendange. Tous les autres portos ont subi un coupage.

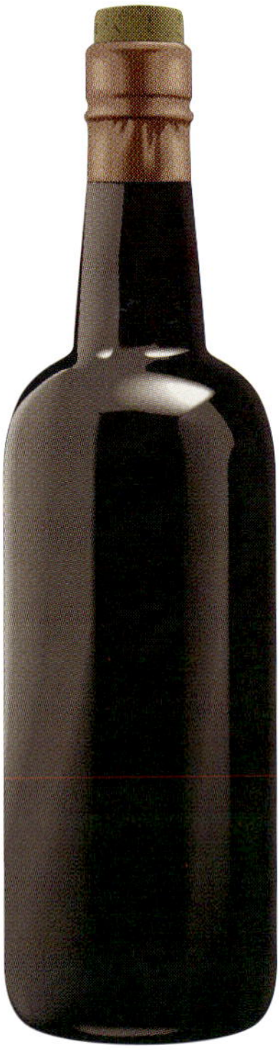

madère

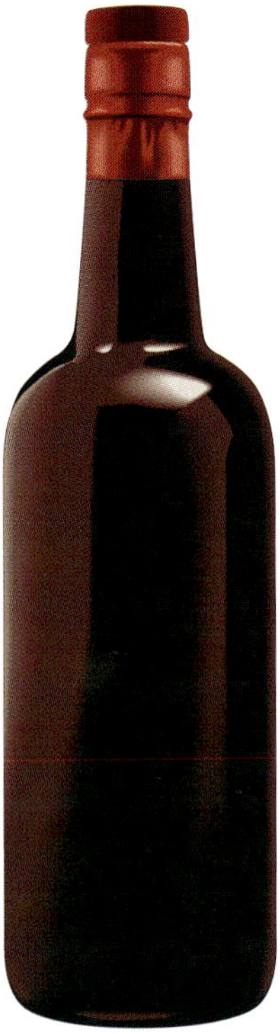

porto

Cognac

Eau-de-vie de vin portant le nom d'une petite ville de Charente et provenant de la distillation double de vins blancs issus de cépages sélectionnés. Sa maturation dans des barriques de chêne du Limousin lui confère son incomparable bouquet. Le cognac est utilisé pour flamber les plats en sauce, les macérations et les desserts tels que les crêpes, les sabayons, les fruits à l'alcool et en confiserie.

Rhum

Eau-de-vie produite à partir de la canne à sucre, plante originaire des Antilles et de la Réunion. Le rhum que l'on trouve sur le commerce provient en grande partie de la Jamaïque, de Porto Rico et de la Martinique ; selon sa provenance, il est plus ou moins léger et parfumé. Le rhum est utilisé entre autres dans les punchs, les pâtisseries, les salades de fruits et accompagne le poulet, le porc et certains poissons.

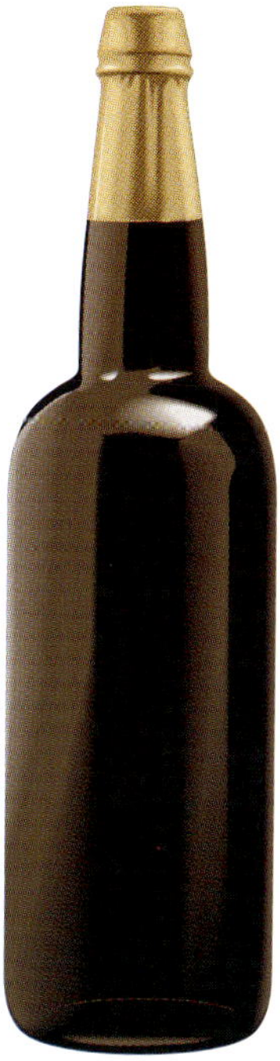

Grand Marnier
Marque de commerce d'une liqueur onctueuse à base de zestes d'oranges vertes et de cognac, servie telle quelle et fréquemment utilisée en pâtisserie. Une première étape de distillation d'écorces d'oranges macérées donne un alcoolat d'orange qui est ensuite mélangé soit à du cognac, soit à des eaux-de-vie de vin.
Le mélange, vieilli plusieurs mois en fûts de chêne, est ensuite filtré et sucré.

Bière
Boisson la plus répandue dans le monde, obtenue à partir d'eau, de malt (orge grillée) et de houblon fermentés. Il existe plusieurs variétés de bières qui se distinguent par leur couleur qui varie du blond pâle au brun presque noir ainsi que par leur goût.
La bière entre dans la préparation de plusieurs mets comme les soupes, les ragoûts et les poissons et remplace quelquefois la levure dans les beignets et les crêpes.

Xérès
Vin viné espagnol originaire d'Andalousie, qui se boit surtout en apéritif. Appelé « sherry », en anglais, le xérès est préparé à partir de raisins sélectionnés à la main, fermentés 3 mois dans des chais aérés et vieillis en fûts. Il existe plusieurs qualités de xérès variant de très sec à très doux. On l'utilise pour les desserts, les sauces et les ragoûts. Une fois ouvert, le xérès s'évente très rapidement.

bière

café

Grain du caféier ; deux variétés du genre *Coffea* occupent le gros du marché, soit la *Coffea arabica* la plus ancienne et la plus connue (environ 75 % de la production) et la *Coffea robusta*. Chacune possède un goût, un arôme et des caractéristiques, telle la teneur en caféine, qui lui sont propres.

Le café commercialisé sur le marché international est vert, donc non torréfié, car il peut ainsi se conserver longuement sans perte de saveur. Avant d'effectuer la torréfaction (rôtissage à sec et à haute température), procédé capital qui permet à la saveur et à l'arôme du café d'émerger, on procède à la sélection et au mélange des différentes variétés et sortes de café.

La durée de la torréfaction augmente l'amertume du café, mais en diminue l'acidité.
La couleur des grains torréfiés correspond à la durée de torréfaction ; les grains bruns sont torréfiés moins longuement que les grains mi-noirs et noirs.
Le café perd rapidement son arôme et sa saveur, surtout s'il est moulu et placé dans un récipient non hermétique, aussi est-il préférable de l'acheter dans un empaquetage sous vide ; l'achat d'une petite quantité qui répondra aux besoins immédiats est conseillé.

Le café est très utilisé en confiserie et en pâtisserie pour confectionner divers desserts, notamment : gâteaux moka, éclairs, glaçage et crème glacée ainsi que le café liégeois.
Il s'agit d'un entremets glacé composé de café mélangé avec de la crème et le tout, glacé.
Pour que les aliments dans lesquels on l'ajoute aient plus de goût, on le prépare très fort en diminuant de moitié la quantité d'eau habituelle. Le café sert aussi en distillerie où il aromatise diverses liqueurs.

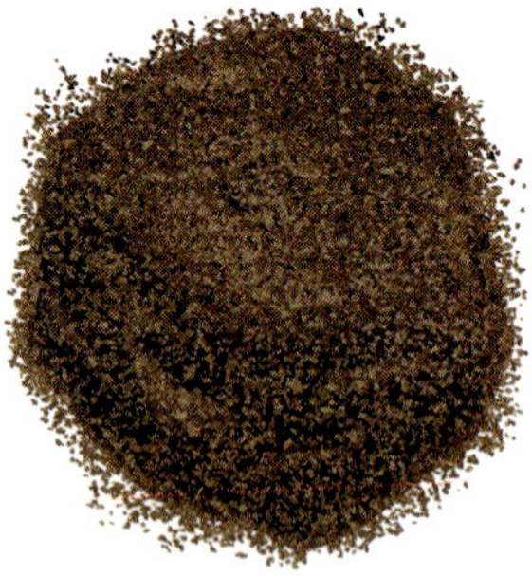

grains moulus

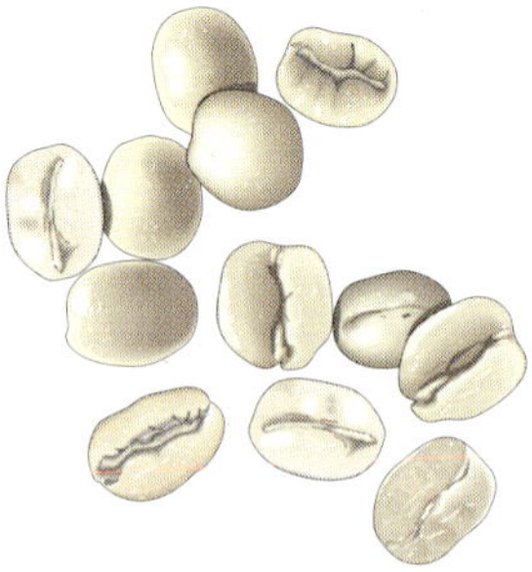

grains verts (non torréfiés)

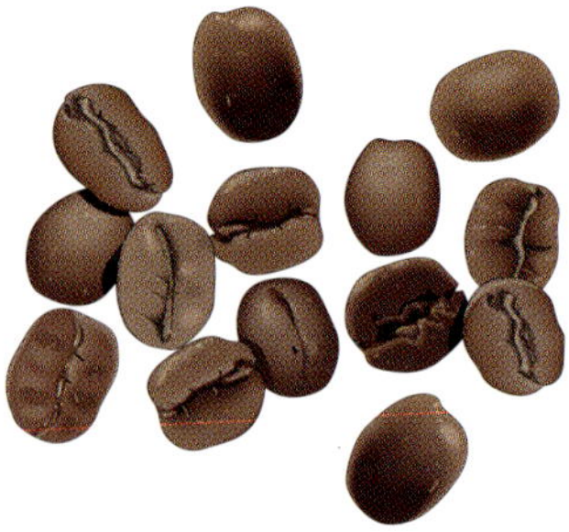

grains torréfiés

Café décaféiné

Café dont on a retiré la majeure partie de la caféine à l'aide d'un solvant avant la torréfaction. Afin d'obtenir un café décaféiné à 97 %, ce procédé doit être répété jusqu'à 24 fois. La torréfaction fait disparaître toute trace de solvant utilisé. La méthode suisse de décaféination dite naturelle est beaucoup moins répandue, car elle est plus coûteuse ; les grains sont mis à tremper dans de l'eau chaude afin d'amener la caféine en surface.

Café instantané

Poudre de café à laquelle il suffit d'ajouter de l'eau pour reconstituer immédiatement la boisson. Les grains qui donneront le café instantané sont généralement de qualité moindre, souvent de la variété robusta. Le café instantané est parfois aromatisé à l'aide d'un extrait de café concentré.

Robusta

Coffea robusta

Les grains de la variété robusta sont plus courts, ont un goût moins raffiné et une saveur plus âcre que ceux de l'arabica ; leur teneur en caféine est plus élevée, soit 2 %. Appelé « robusta » parce qu'il est produit par des plants plus résistants aux maladies et à la chaleur que la variété arabica, ce café, cultivé principalement en Afrique, est moins coûteux.

Arabica

Coffea arabica

Ces grains passablement gros et allongés produisent un café au goût doux, fin et parfumé qui est l'un des plus appréciés ; son taux de caféine est peu élevé, 1 % seulement. L'espèce arabica est surtout cultivée en Arabie, en Éthiopie, au Brésil, au Mexique et en Colombie. On le trouve également dans quelques régions montagneuses d'Asie et d'Afrique, notamment au Kenya.

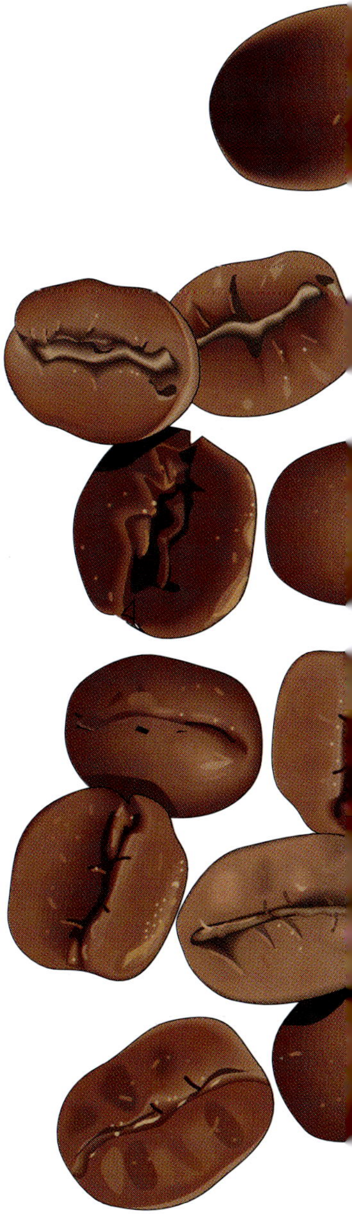

thé

Feuilles séchées du théier. Le thé est la boisson la plus consommée après l'eau. Les meilleurs thés proviennent du bourgeon terminal, dit « pekoe », et des deux feuilles qui le suivent. Le terme « pekoe » ne désigne donc pas une variété de thé mais bien la partie de la plante d'où il provient. Les feuilles de thé subissent divers traitements préalables à la consommation. Selon le procédé utilisé, on obtient du thé noir (fermenté), du thé oolong (semi-fermenté) et du thé vert (non fermenté).

L'achat du thé en vrac est presque toujours plus économique que l'achat du thé en sachet ; de plus, ce thé est souvent meilleur car les feuilles sont complètes.

Le thé est bien connu comme boisson chaude que l'on boit telle quelle ou agrémentée de sucre, de lait, de citron, de menthe, d'orange, de vanille, de clou de girofle, et suivant des traditions bien différentes, tant au niveau de la préparation que de la dégustation, selon les pays. Il peut aussi se boire froid ; les Nord-Américains sont particulièrement friands de cette boisson. Comme le café, le thé aromatise certains aliments, particulièrement les sorbets et les pâtisseries. Des pruneaux et autres fruits secs trempés dans du thé froid acquièrent une saveur très agréable. Le thé vert sert à aromatiser les nouilles soba.

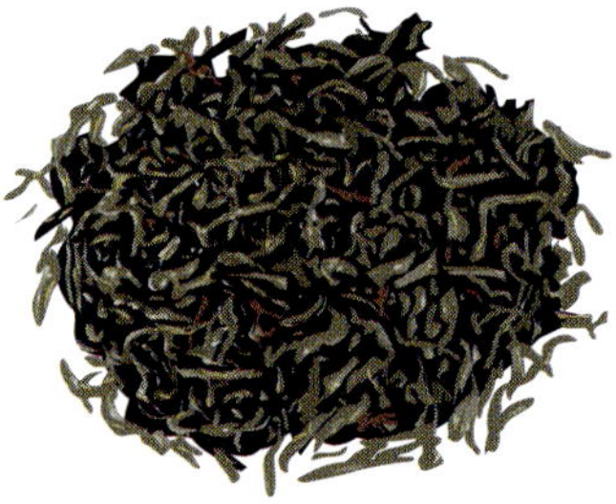

Thé oolong
Thé qui provient de Taiwan. Le thé oolong n'est qu'à demi fermenté. La saveur de ses feuilles de couleur brun-vert est plus riche que celle du thé vert, mais plus délicate que celle du thé noir.

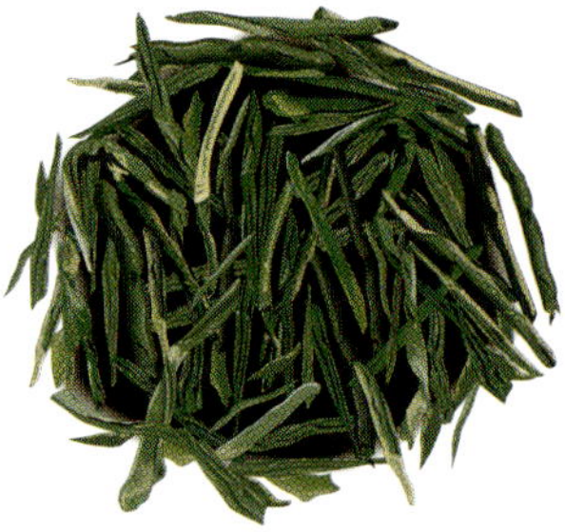

Thé noir
Le thé noir accapare plus de 98 % de la production mondiale. C'est un thé fermenté. Le Sri Lanka, l'Inde et la Chine fournissent les principaux thés noirs. Les thés de l'Inde particulièrement parfumés comprennent le darjeeling.

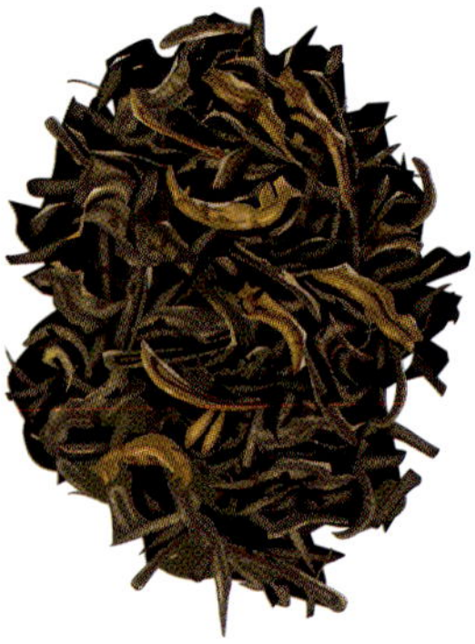

thé oolong

Thé vert
Thé produit sans fermentation, il est chauffé quelques minutes à la vapeur, puis roulé et desséché comme le thé noir. On le torréfie dès qu'il est cueilli. Le thé vert est plus astringent que le thé noir. Il est estimé en Chine, au Japon et dans les pays musulmans.

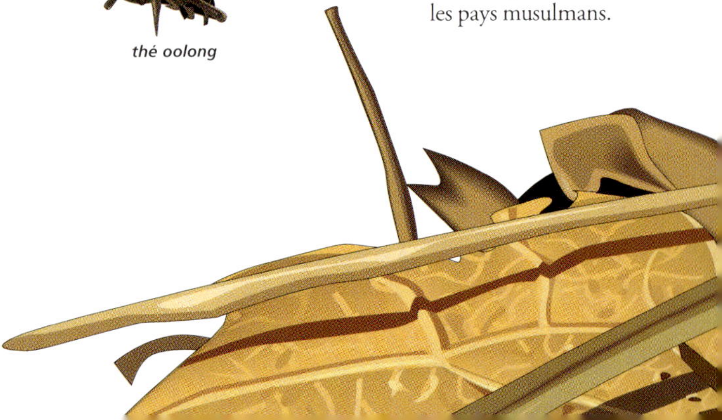

tisanes

Infusion de plantes comestibles ou d'herbes aromatiques séchées. Les tisanes se boivent généralement chaudes; certaines sont délicieuses froides (églantier, verveine odorante). On attribue aux tisanes des vertus apaisantes, digestives, toniques ou curatives.

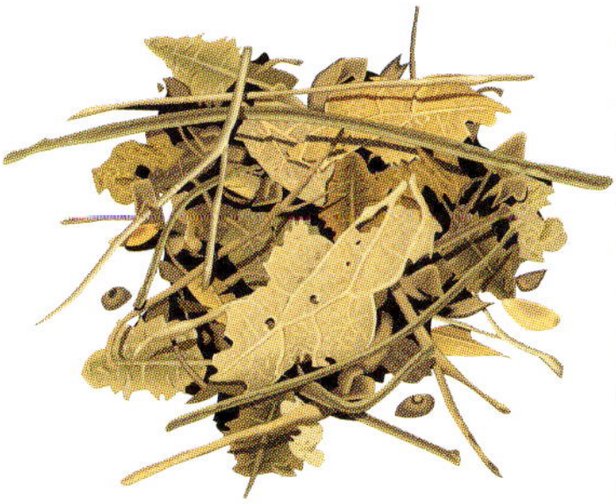

Tilleul
Arbre dont les fleurs odorantes sont utilisées séchées, pour préparer des infusions aux propriétés calmantes, sédatives et adoucissantes. Le tilleul peut également être utilisé en cuisine pour aromatiser des glaces, certains entremets ainsi que pour relever certaines sauces à la crème. Il aromatise aussi agréablement le poulet et le poisson cuits à la vapeur.

Verveine
Plante herbacée originaire d'Europe dont les feuilles séchées étaient autrefois utilisées pour soigner les dépressions nerveuses et les plaies. Le plant entier est aujourd'hui utilisé pour préparer des infusions aux propriétés digestives et sédatives. Cette plante ne doit pas être confondue avec la verveine-citronnelle, arbuste remplaçant souvent la citronnelle en cuisine et utilisé dans la liquoristerie et en parfumerie.

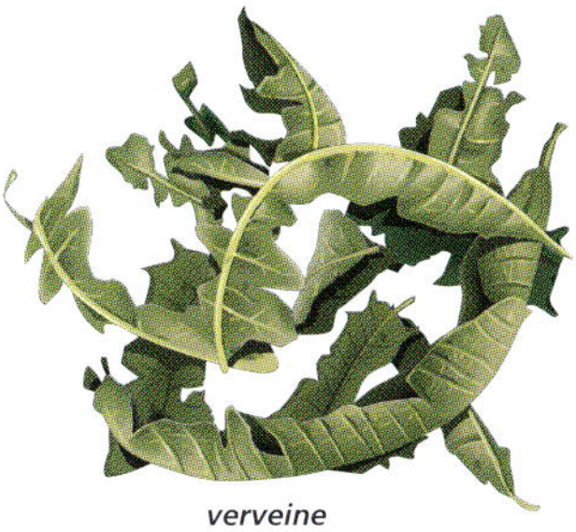

verveine

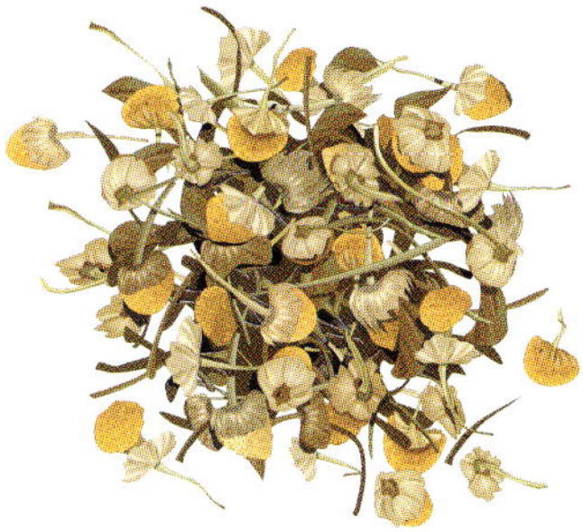

Camomille
Plante qui pousse à l'état sauvage dans toute l'Europe et dans certaines régions d'Amérique. Ses fleurs aromatiques semblables à des marguerites sont utilisées en combinaison avec le feuillage pour préparer des infusions aux propriétés digestives et calmantes. La camomille est largement utilisée dans l'industrie pharmaceutique pour préparer des crèmes, lotions et shampooings aux propriétés adoucissantes.

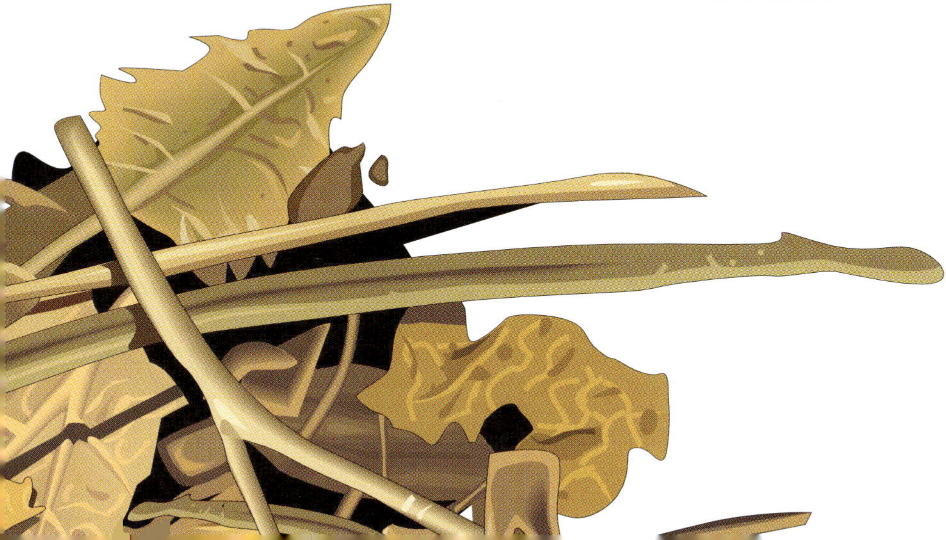

produits laitiers

lait

Le terme « lait » sans aucune désignation de l'espèce animale fait référence au lait de vache. Le lait est surtout commercialisé pasteurisé et homogénéisé. Il occupe une place importante dans la cuisine de plusieurs pays, particulièrement des pays occidentaux. Sa consommation est beaucoup moins fréquente en Asie et en Afrique. Le lait entre dans la composition d'une multitude d'aliments, notamment de soupes et potages, de sauces telle la béchamel, de crêpes, de gâteaux, de pâtisseries, de desserts tels flans, crème anglaise, crèmes cuites ou entremets, de purée et de certains plats cuisinés.

Il est important de souligner que le lait « brûle » très facilement. Il est préférable de chauffer le lait à feu lent, si possible au bain-marie, car il renverse rapidement dès que l'ébullition est atteinte, et colle au fond de la casserole, formant un précipité qui tend à roussir.

Les protéines du lait sont excellentes. C'est un des rares aliments à fournir autant de calcium.

Lait homogénéisé
Lait contenant du gras passé sous pression à travers de petites ouvertures. Les globules gras fractionnés en particules demeurent en suspension dans le liquide et ne peuvent s'agglomérer à la surface du lait.

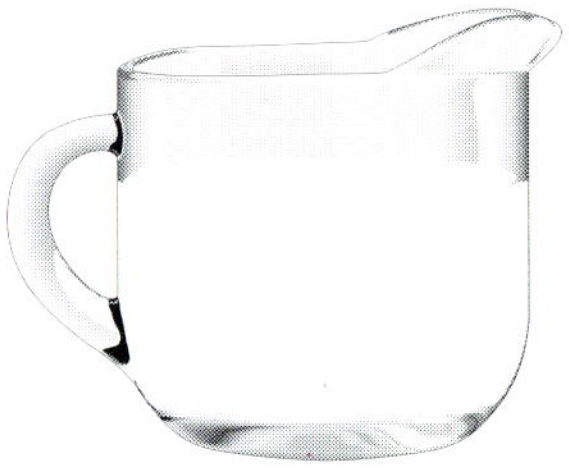

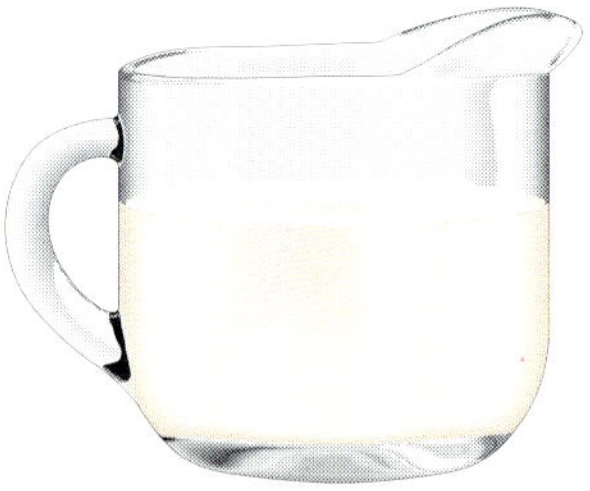

Lait concentré
Lait dont environ 60 % de l'eau a été évaporée sous vide. Le lait concentré contient au moins 7,5 % de matières grasses et 25,5 % de solides du lait. Il a une coloration plus foncée que le lait ordinaire et une saveur caramélisée. Il est nourrissant et énergétique. Le lait concentré est enrichi de vitamine D et de vitamine C. S'il s'agit de lait écrémé ou partiellement écrémé, on lui ajoute aussi de la vitamine A.

Lait entier
Lait qui contient généralement 3,5 % de matières grasses, enrichi de vitamine D. Une couche de crème se forme à sa surface s'il n'est pas homogénéisé.

Lait pasteurisé
Lait chauffé sous le point d'ébullition pour détruire la plupart des bactéries pathogènes. Cette méthode favorise la conservation de la saveur et de la couleur ainsi que de la teneur en nutriments comme la thiamine, la vitamine B_{12} et la lysine.

Lait écrémé
Ce lait contient un maximum de 0,3 % de matières grasses. On y ajoute de la vitamine A pour compenser les pertes survenues avec le retrait des matières grasses. Il est également enrichi en vitamine D.

Lait partiellement écrémé
Lait contenant 1 ou 2 % de matières grasses. Il a presque la même valeur nutritive que le lait entier, à l'exception des matières grasses. On lui ajoute de la vitamine A et de la vitamine D.

Lait cru
Lait non traité. La vente du lait cru est illégale au Canada, dans plusieurs États américains et dans de nombreux pays d'Europe. La consommation de lait cru est très risquée, car le lait est un milieu propice à la multiplication bactérienne.

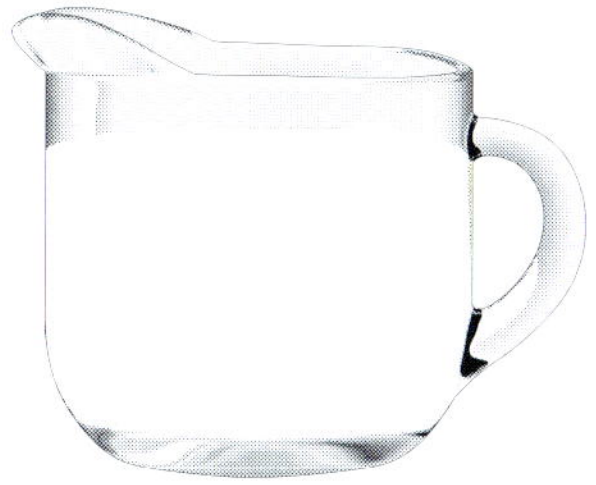

Lait de chèvre
Lait plus blanc que le lait de vache et dont la saveur est plus prononcée. Les matières grasses du lait de chèvre contiennent un peu moins de cholestérol que celles du lait de vache entier et sont plus digestibles.

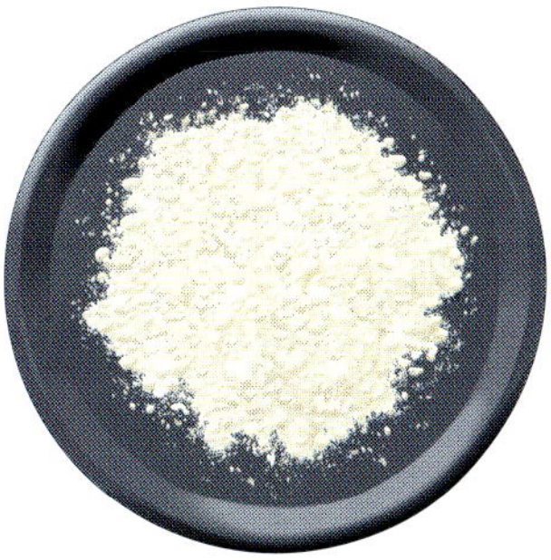

Lait en poudre
Lait déshydraté, qui est enrichi de vitamines A et D (exception faite du lait entier qui n'a pas à être enrichi de vitamine A). Un emballage non entamé se conserve 1 an à la température ambiante, et 1 mois lorsque le contenant est entamé. La poudre de lait entier contient un minimum de 26 % de matières grasses ; la poudre de lait semi-écrémé en contient 9,5 % et la poudre de lait écrémé, 0,8 %.

Lait concentré sucré
Lait entier concentré auquel on a ajouté du sucre. Il contient de 40 à 45 % de sucre (et renferme 8 % de matières grasses et 28 % de solides du lait). Ce lait est très calorique et riche en matières grasses. L'ajout de vitamine D est optionnel mais l'ajout de vitamine A est obligatoire. Le lait concentré sucré sert à la préparation de multiples desserts et friandises.

Lait aromatisé
Lait auquel on ajoute un ingrédient qui lui confère de la saveur. Le plus connu des laits aromatisés est sans doute le lait au chocolat. Il existe d'autres laits aromatisés dont les laits maltés, les laits à saveur de fruits ou de vanille et les boissons au lait contenant du jus de fruits.

Lait glacé
Le lait glacé contient moins de matières grasses que la crème glacée (entre 2 et 7 % de matières grasses) ; son contenu en sucre est presque aussi élevé sinon plus. Il est parfois légèrement moins onctueux et moins savoureux. Le lait glacé à la vanille mou est une excellente source de vitamine B_{12}.

Lait microfiltré
Lait traité par un procédé de filtration qui permet d'éliminer 99,9 % des bactéries que l'on retrouve dans le lait. La microfiltration augmente la durée de conservation du lait sans diminuer la valeur nutritive.

Lait UHT
Lait conditionné dans des contenants aseptiques scellés ; il se conserve dans son emballage à température ambiante pendant 3 mois. Une fois l'emballage ouvert, on doit le consommer dans les jours suivants, plus rapidement que les autres laits.

Babeurre
Liquide au goût aigrelet qui se sépare de la crème lors de la fabrication du beurre. Il est aussi appelé « lait de beurre ». Aujourd'hui, on obtient le babeurre en ajoutant une culture bactérienne à du lait. C'est un émulsifiant naturel utilisé en boulangerie, en pâtisserie et dans la confection de crème glacée. Il est excellent pour préparer des sauces fraîches additionnées d'herbes aromatiques et de jus de citron. On remplace le babeurre par du lait frais (250 ml) auquel on ajoute 10 ml de vinaigre.

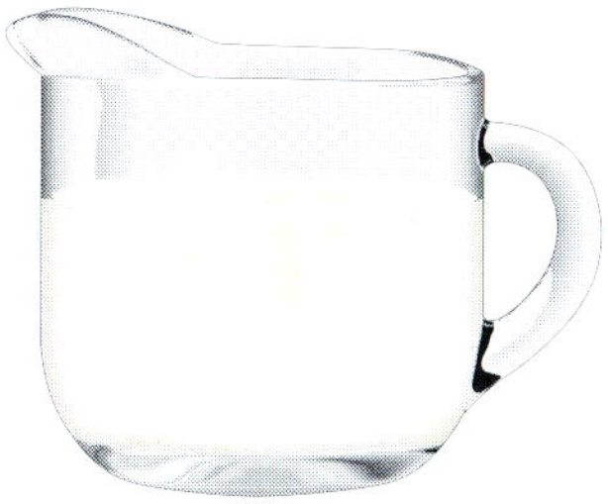

Crème

Matière grasse du lait qui remonte à la surface lors de la première étape de fabrication du beurre. La crème est vendue pasteurisée après avoir été homogénéisée et, dans certains cas, stérilisée normalement ou stérilisée selon le procédé « Ultra Haute Température » (UHT). La crème doit subir des traitements thermiques plus sévères, car elle contient plus de bactéries que le lait dont elle provient.

La crème est très utilisée en cuisine (surtout en cuisine française), car elle confère aux aliments une saveur et une texture difficilement égalables. Elle est incorporée notamment dans le café, la vinaigrette, les potages, les sauces, les omelettes, les terrines, les desserts, la confiserie et les digestifs. Fouettée, la crème décore et enrichit pâtisseries, soufflés, tartes, glaces, charlottes, bavarois, sauces et fruits. Elle est indispensable pour confectionner le vacherin ainsi que les choux à la crème.

La crème est énergétique, car elle est plutôt riche en matières grasses. Cet ingrédient cède souvent la place au yogourt et au lait dans les préparations, chez ceux qui se préoccupent de diminuer leur consommation de matières grasses.

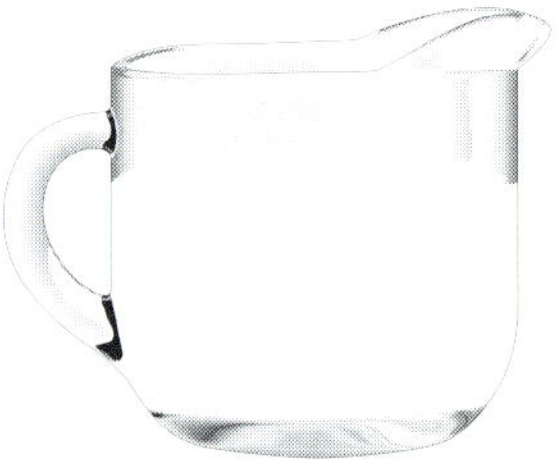

Crème à fouetter

Au Canada, la crème à fouetter contient entre 32 et 40 % de matières grasses. Aux États-Unis, on distingue la crème à fouetter plus légère (entre 30 % et 36 % de matières grasses) et la crème à fouetter épaisse (plus de 36 % de matières grasses). En Europe, cette crème est appelée « crème épaisse » et contient au moins 30 % de matières grasses. On obtient la crème Chantilly en ajoutant du sucre et de la vanille à la crème fouettée.

Crème à café

Crème qui renferme 10 % de matières grasses. Comme son nom l'indique, on s'en sert dans le café en Amérique du Nord.

Crème champêtre

Crème épaisse légère qui ne contient qu'entre 12 et 30 % de matières grasses tout en possédant la consistance de la crème à 35 % de matières grasses. On peut la fouetter.

Crème de table

Crème plus liquide, qui contient entre 15 et 18 % de matières grasses. En Europe, cette crème se nomme « crème fluide » ou « crème fleurette » et contient entre 30 et 35 % de matières grasses.

Crème fraîche

La crème fraîche, ingrédient important de la cuisine française, est pasteurisée et on lui ajoute un ferment lactique qui lui confère un goût un peu acide, sans être sur. On peut la préparer soi-même en utilisant une partie de babeurre pour deux parties de crème à fouetter (épaisse), et en chauffant ce mélange à 25 °C. On laisse reposer entre 6 et 8 h avant de l'entreposer au réfrigérateur. La crème fraîche est indispensable pour les sauces et liaisons en cuisine française.

Crème aigre

La crème aigre (appelée « crème sure » au Canada) est fabriquée à partir de crème pasteurisée fermentée par une culture bactérienne. Elle confère un goût acidulé aux aliments ; elle assaisonne soupes, trempettes, sauces, goulasch, pains et gâteaux. Aux États-Unis, la pomme de terre cuite au four est accompagnée de crème aigre. La sauce smitane et le bortsch sont d'autres utilisations typiques.

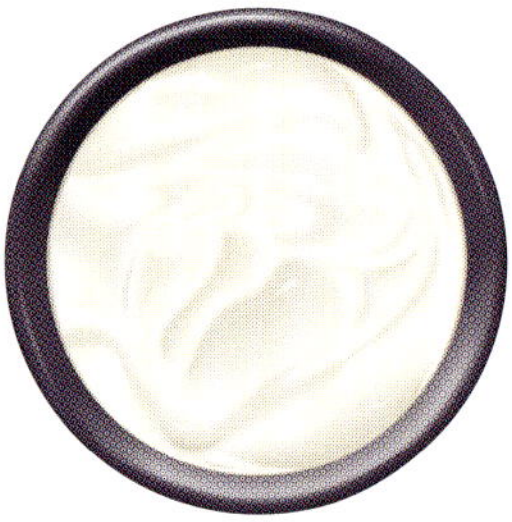

Beurre
Substance grasse et onctueuse obtenue par le barattage de la crème.

Le beurre est fabriqué non seulement avec du lait de vache mais aussi avec le lait d'autres mammifères, tels les laits de chèvre, de bufflonne, de chamelle, etc. Il est l'ingrédient de base de la cuisine de plusieurs pays, car il confère une saveur inégalée aux aliments. On le retrouve notamment dans les sauces (beurre manié, roux, sauce béarnaise, sauce hollandaise), la pâtisserie (crème au beurre, pâtes feuilletées), les crèmes et les potages.

Le beurre brûle à une température plus basse que l'huile et la margarine, c'est pourquoi il faut éviter de le chauffer à feu vif. On peut l'utiliser en combinaison avec de l'huile, ainsi il se décomposera moins rapidement.

On devrait consommer le beurre modérément, car il constitue une source importante de matières grasses, d'acides gras saturés et de cholestérol.

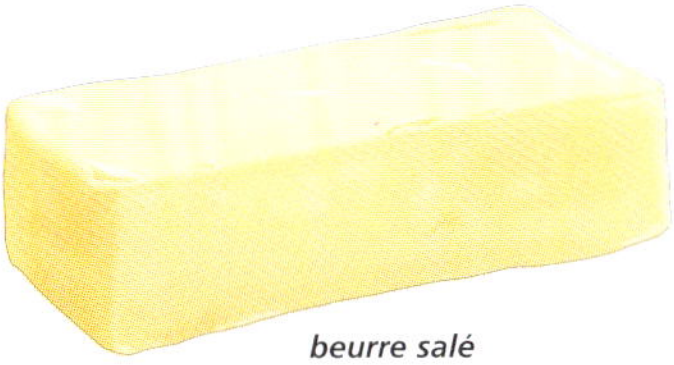
beurre salé

Beurre allégé
Beurre contenant beaucoup plus d'eau que le beurre ordinaire. On l'utilise seulement pour tartiner. Le beurre allégé contient deux fois moins de matières grasses et de calories que le beurre ordinaire, 46 % moins de cholestérol et 25 % moins de sel.

Beurre fouetté
Le beurre fouetté renferme un peu moins de calories (69 calories/10 g) et de matières grasses (7,8 g /10 g) que le beurre ordinaire. Il ne devrait pas remplacer le beurre ordinaire pour les recettes. On l'utilise pour tartiner.

Yogourt
Lait qui a fermenté sous l'action de ferments lactiques. Le yogourt se consomme tel quel et peut être cuisiné. On l'ajoute aux mets salés et sucrés. C'est un ingrédient important dans la cuisine du Moyen-Orient et de l'Inde. Nature, il remplace la crème, et peut être ajouté à la mayonnaise ou à la vinaigrette. La teneur en matières grasses, en glucides et en calories des yogourts commerciaux est très variable.

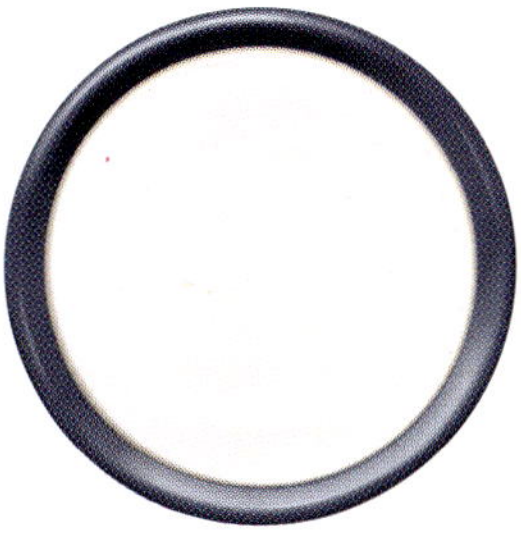

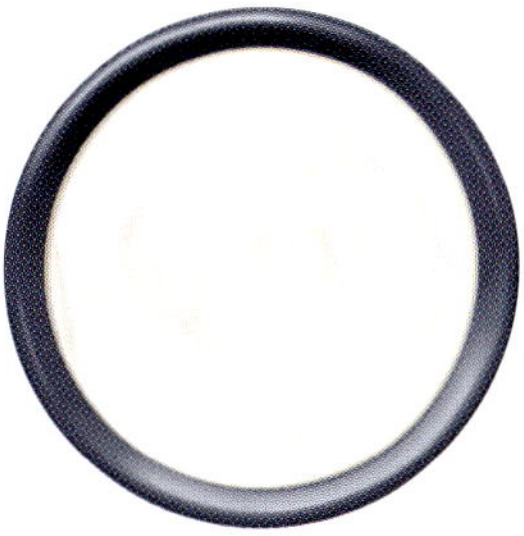
yogourt nature

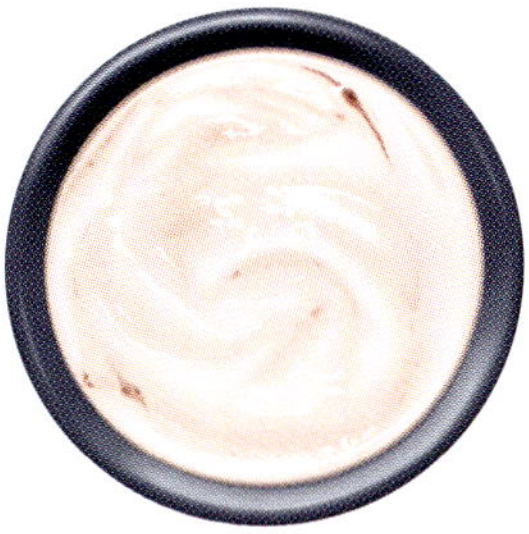
yogourt aux fruits

Kéfir
Lait fermenté par l'action de bactéries et de levures. Il est légèrement gazeux et alcoolisé avec une saveur piquante, un peu amère. C'est une boisson bien connue en Europe de l'Est, en Russie et au Moyen-Orient. Le kéfir est délicieux servi glacé et garni de feuilles de menthe, ou versé sur des fruits.

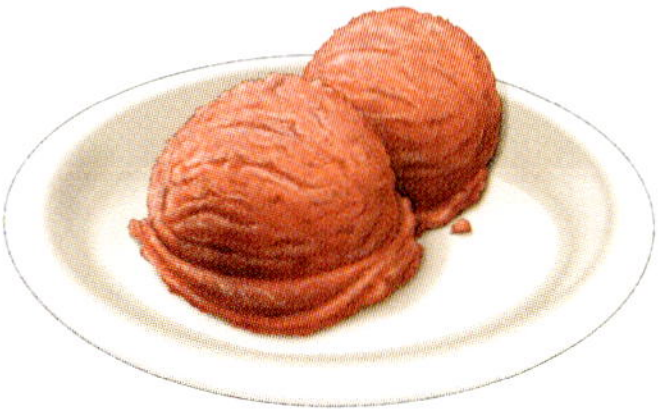

Koumis
Lait ressemblant au kéfir, mais plus alcoolisé (jusqu'à 2,5 % d'alcool). Il est fabriqué avec du lait de jument, d'ânesse ou de vache. Sa saveur rappelle le vin blanc. On le consomme traditionnellement en Asie centrale.

Toffuti
Produit à base de lait de soya auquel on ajoute de l'huile végétale et du sucre. Le tofu glacé est dépourvu de lactose. Comparé à la crème glacée, le toffuti renferme très peu d'acides gras saturés et est exempt de cholestérol ; il contient deux fois moins de protéines et autant de calories.

Granité
Sorte de sorbet à l'italienne fait d'un sirop peu sucré parfumé de fruits, de liqueur ou de café. Congelé à moitié, avant qu'il ne devienne trop dur, le granité a une texture granulée. On le sert en trou normand ou en rafraîchissement.

Sorbet
Traditionnellement fait avec du jus ou de la purée de fruits. Le sorbet ne contient pas de jaune d'œuf ni matière grasse, mais peut renfermer du blanc d'œuf, ainsi que du lait ou des solides du lait. Le sorbet commercial n'est souvent qu'un mélange d'eau et de solides du lait aromatisé artificiellement, qui contient jusqu'à 2 fois plus de sucre que la crème glacée.

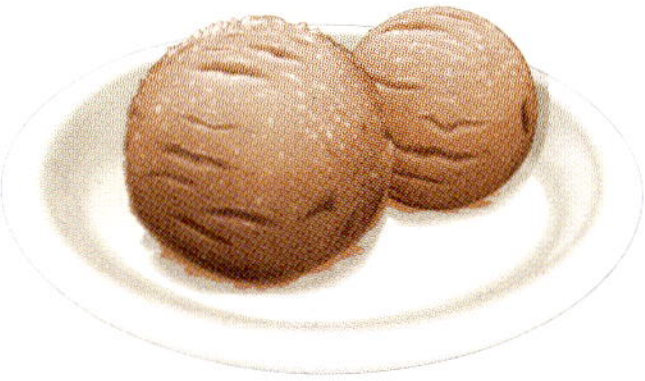

Crème glacée
La crème glacée (appelée aussi « glace » en Europe) est une préparation sucrée et parfumée à base de produits laitiers solidifiés. Elle est habituellement consommée en dessert ou en collation. Elle connaît cependant quelques utilisations culinaires inusitées, comme dans l'omelette norvégienne ou le gâteau alaska où elle va au four sans fondre.

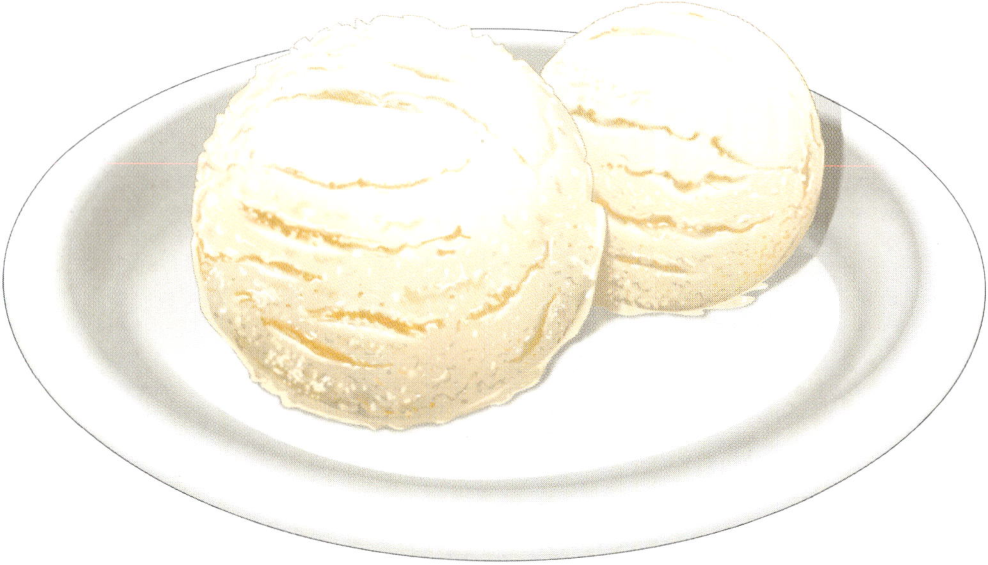

fromage

Produit obtenu par la coagulation et l'égouttage du lait, de la crème ou de leur mélange. Plus d'un millier de variétés de fromages sont répertoriées à travers le monde et la France à elle seule en compte pas moins de 350. La qualité, la valeur nutritive et les caractéristiques du fromage varient selon de multiples facteurs, notamment le type de lait utilisé (de vache, de chèvre, de brebis, de jument, de renne, de yack, de bufflonne), le procédé de fabrication et les préférences locales. Pour les connaisseurs, l'uniformisation des méthodes de production, incluant la pasteurisation presque systématique du lait, banalise trop souvent la saveur des différents fromages, au profit toutefois de règles d'hygiène strictes sur la prolifération des micro-organismes.

La classification des fromages est complexe et peut tenir compte de divers facteurs. Ils sont généralement classés selon leur fermeté qui varie selon le degré d'humidité. Les pâtes dures contiennent aussi peu que 30 % d'humidité tandis que les pâtes molles ou fraîches peuvent en contenir jusqu'à 80 %. On retrouve donc les fromages frais (ou non affinés), les fromages affinés à pâte molle, à pâte demi-ferme, à pâte ferme, à pâte persillée; les fromages fondus et les fromages de chèvre.

Le fromage se consomme au repas ou en collation et il est utilisé abondamment en cuisine, comme ingrédient de base ou comme condiment, soit pour farcir, recouvrir des viandes ou légumes ou soit comme ingrédient principal d'un dessert. Il s'apprête aussi bien avec les mets salés (salades, sauces, soupes, croquettes, pizzas, pâtes alimentaires, crêpes, soufflés, fondues, raclette, croque-monsieur, omelettes) que sucrés (gâteaux, tartes, beignets); c'est surtout le fromage frais qui est employé en pâtisserie.
Le fromage étant généralement salé, il importe d'en tenir compte lors de l'assaisonnement du plat, particulièrement dans le cas des fromages bleus dont le goût salé s'accentue à la cuisson.

Le fromage est un aliment nourrissant; sa valeur nutritive varie selon la teneur en matières grasses du liquide utilisé (lait, crème) et le procédé de fabrication. Plus le fromage est ferme, plus il contient une proportion importante de calcium et de protéines tandis que les fromages frais contiennent peu de calcium mais sont une source de protéines; les fromages à la crème sont pauvres en protéines et en calcium. Le fromage contient moins de minéraux que le lait, mais il n'en demeure pas moins une bonne source. Toutefois, le sodium est habituellement présent en quantité appréciable.

Contrairement à la croyance populaire, le fromage ne peut en aucun cas causer la constipation.

Fromages à pâte filée

Fromages obtenus par le pétrissage et l'étirement du caillé. Ce procédé leur donne une texture souple. Dans cette catégorie, on trouve la mozzarella, le provolone, les bocconcini et le caciotta.

provolone

bocconcini

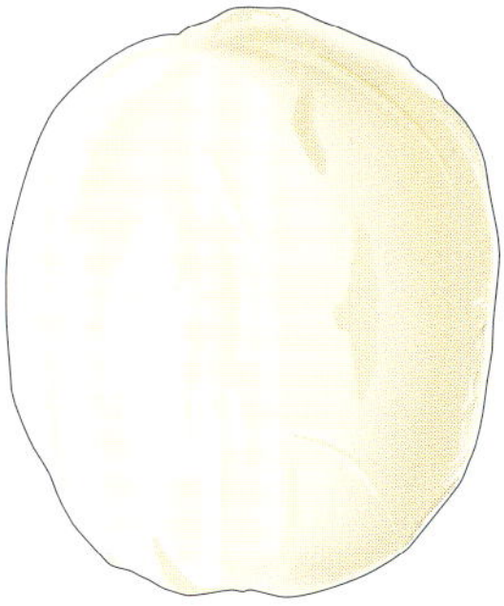

mozzarella

Fromages frais

Fromages égouttés qui ne sont ni affinés, ni fermentés (cottage, ricotta, mascarpone, fromage à la crème, petit suisse, quark). Ils ne sont pas vieillis et doivent être consommés rapidement. Les fromages frais contiennent jusqu'à 80 % d'eau ; ils sont généralement maigres et peu énergétiques. Les fromages frais sont lisses, de saveur douce ou légèrement acidulée. On les utilise en pâtisserie et comme entremets. Ils contiennent peu de calcium, mais sont une source de protéines.

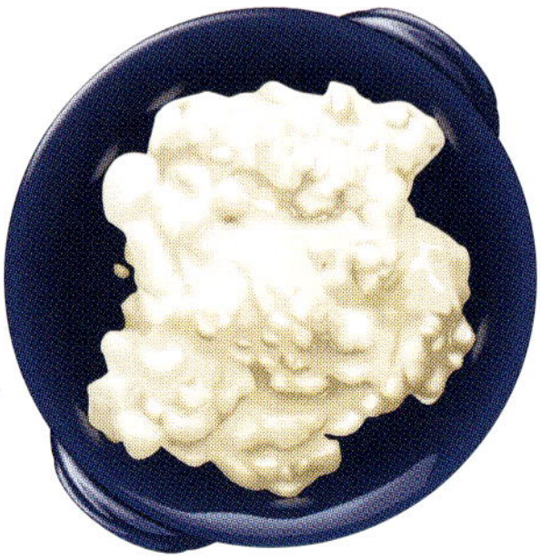

cottage

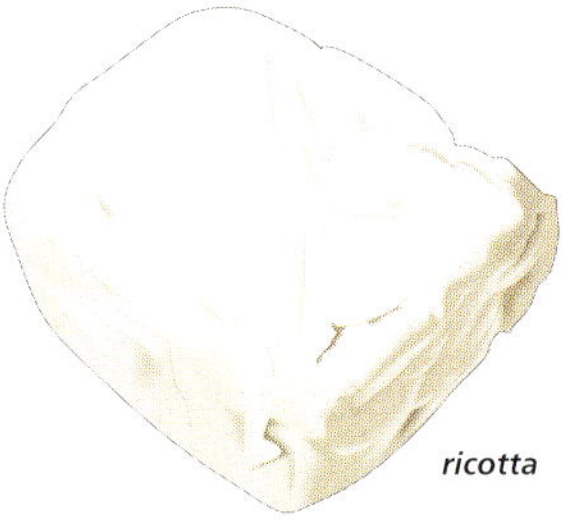

ricotta

fromage à la crème

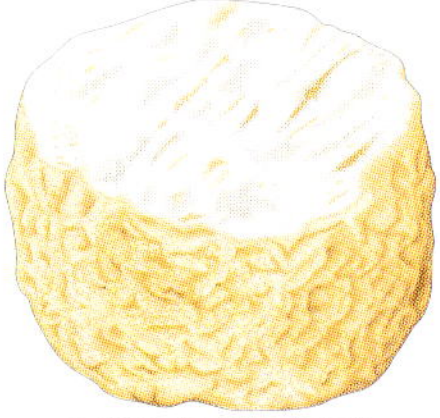

crottin de Chavignol

Fromages de chèvre

Fromages à pâte molle et à croûte naturelle fabriqués à cent pour cent de lait de chèvre (pur chèvre) ou mélangés à du lait de vache. Ces fromages (chabichou, crottin de Chavignol, chevrotin) sont plus blancs que le fromage de vache et de saveur plus prononcée. La plupart sont fabriqués à partir d'un mélange de lait de chèvre et de lait de vache, ce qui les rend doux et crémeux. Dans cette catégorie on trouve le feta, fabriqué à partir de lait de brebis, de vache, ou d'un mélange avec du lait de chèvre.

chèvre frais

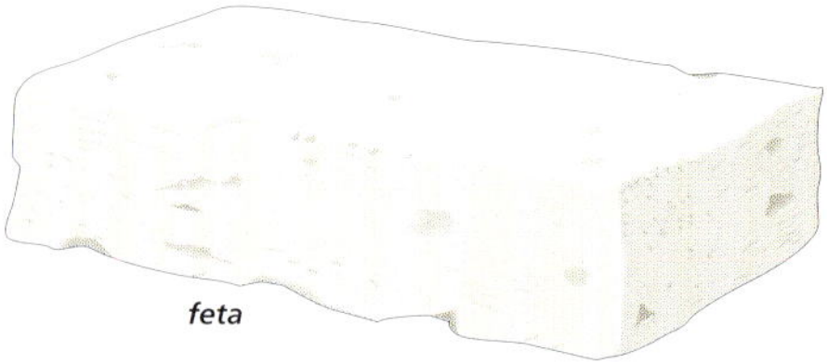

feta

Fromages fondus

Fromages fabriqués à partir de fromages à pâte pressée, refondus, additionnés de lait, crème ou beurre. On ajoute à la pâte des agents stabilisateurs, des émulsifiants, du sel, des colorants, des édulcorants et des assaisonnements. En Amérique du Nord, ces fromages sont surtout faits avec du cheddar tandis qu'en Europe l'emmenthal et le gruyère prédominent. Ils portent des noms différents selon la quantité de fromage qu'ils contiennent (fromage fondu, préparation de fromage fondu, fromage à tartiner).

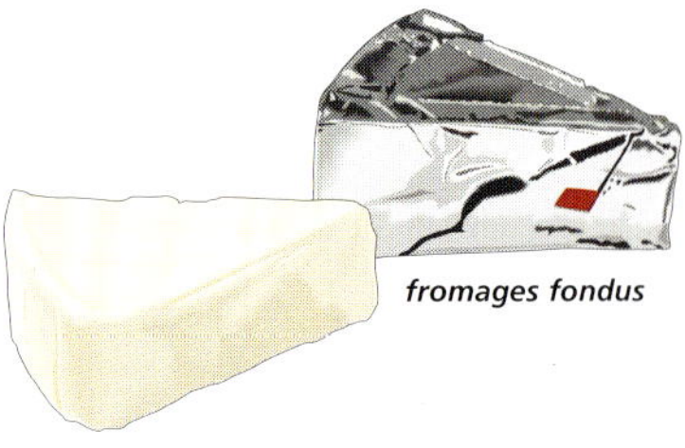

fromages fondus

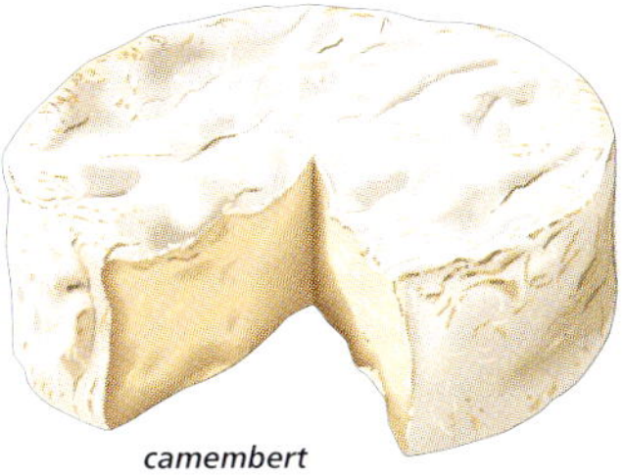

camembert

Fromages à pâte molle

Fromages affinés, égouttés et moulés, mais non pressés et non cuits. Le taux d'humidité varie entre 50 et 60 % et les matières grasses représentent 20 à 26 % du poids.
Les fromages à croûte fleurie sont recouverts d'une couche de duvet blanc (camembert, brie) ; dans certains cas, cette croute comestible contient plus de vitamines que la pâte.
Les fromages à croûte lavée sont des fromages soumis à des lavages de saumure (munster, pont-l'évêque, bel paese).
Les fromages à pâte molle sont à point lorsque la pâte est crémeuse et de couleur uniforme ; la croûte doit être moelleuse, non craquelée.

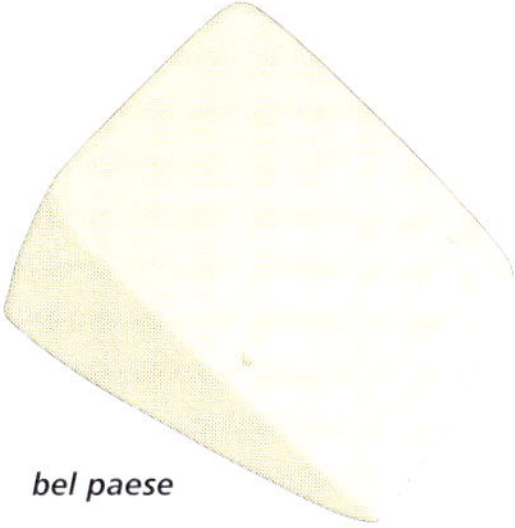

bel paese

coulommiers

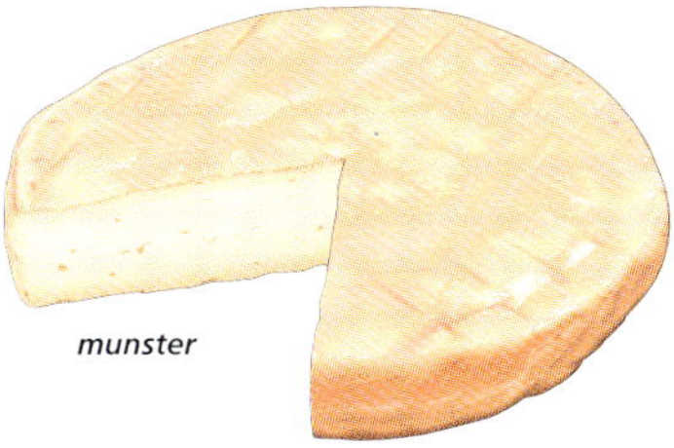

munster

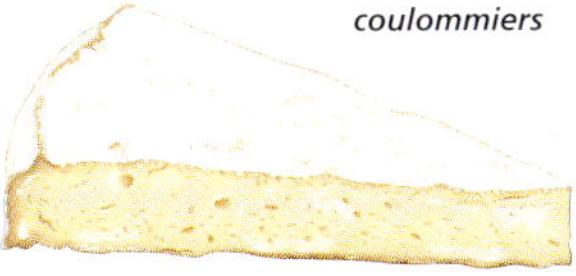

brie

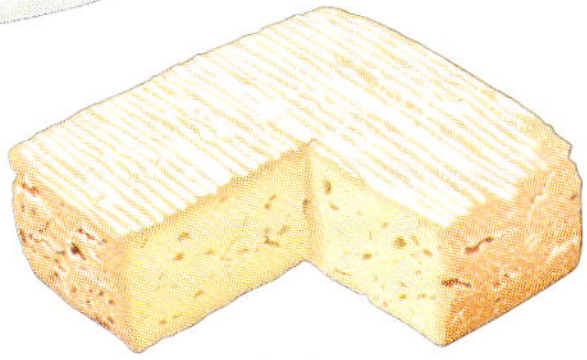

pont-l'évêque

Fromages à pâte demi-ferme

Fromages à pâte pressée non cuite qui subissent une période d'affinage assez longue en atmosphère fraîche et très humide. Les fromages à pâte demi-ferme (cheddar, cantal, reblochon, gouda, édam, fontina, tomme, monterey jack) ont une consistance dense et une pâte de couleur jaune pâle. Ces fromages ne doivent être ni desséchés ni trop friables, la pâte près de la croûte ne doit pas être plus foncée. Le fromage à pâte mi-dure contient entre 40 et 60 % d'humidité.

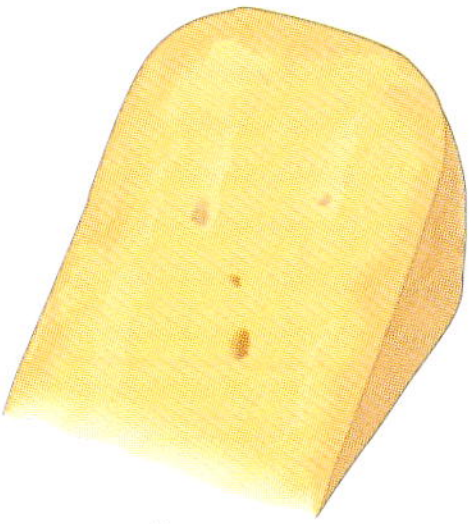

gouda

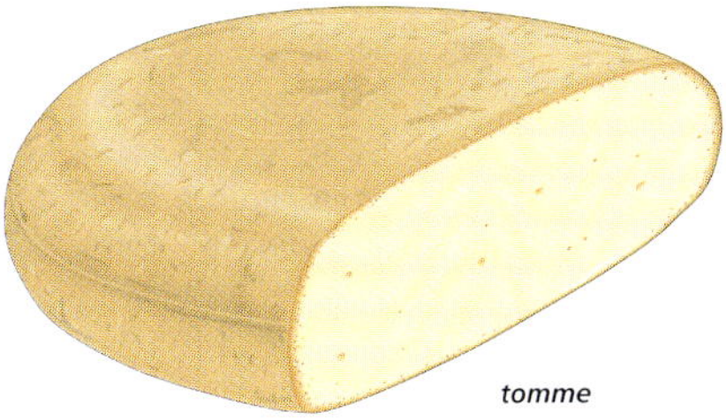

tomme

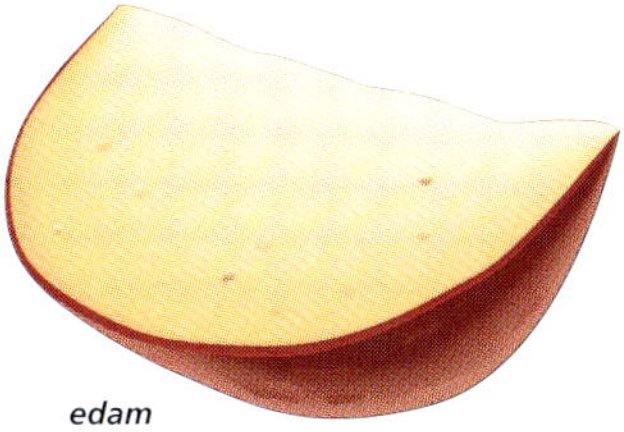

edam

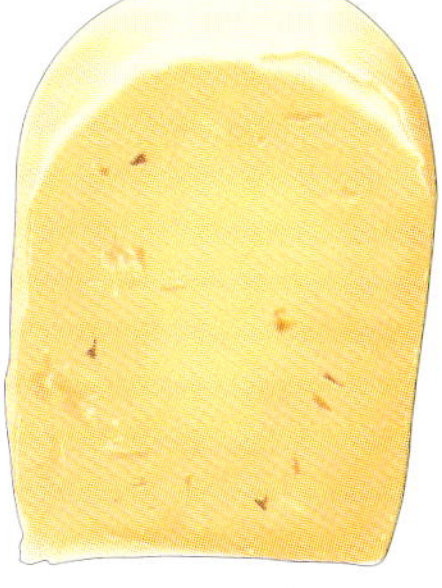

monterey jack

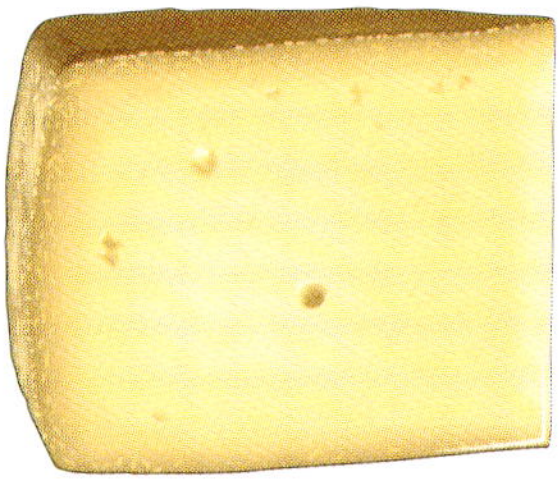

raclette

Fromages à pâte ferme

Fromages à pâte pressée et cuite. La texture de la pâte est généralement ferme, mais peut être parfois granuleuse comme dans le cas du parmesan. Ces fromages doivent être de couleur et de consistance uniformes et avoir une croûte ferme. Éviter les fromages desséchés ou bombés, pâteux ou trop granuleux, dont la croûte est fissurée. Le fromage à pâte dure contient un maximum de 35 % d'humidité.

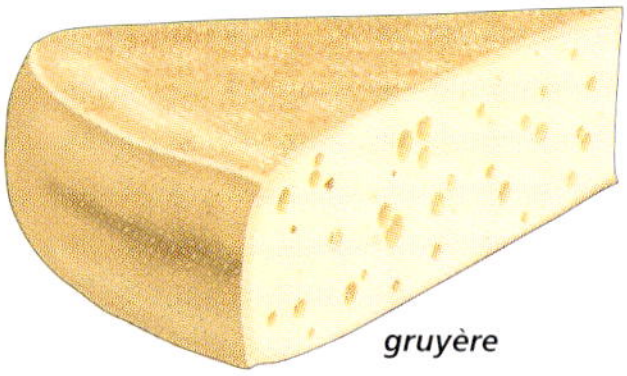

gruyère

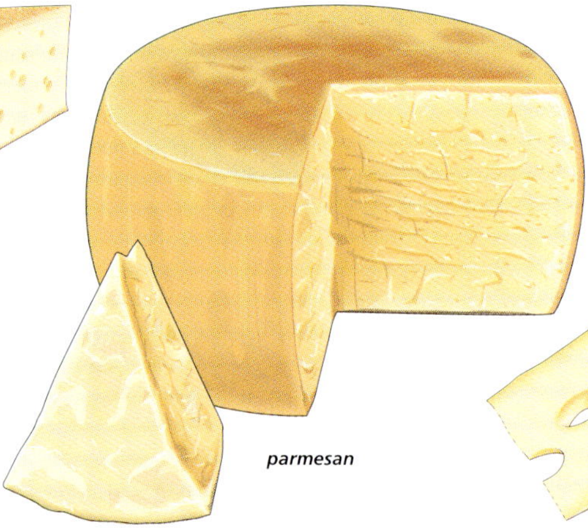

parmesan

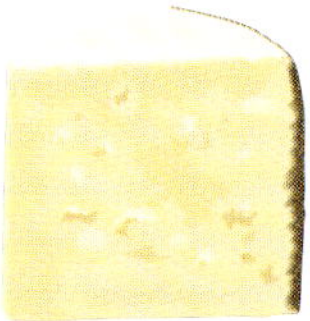

romano

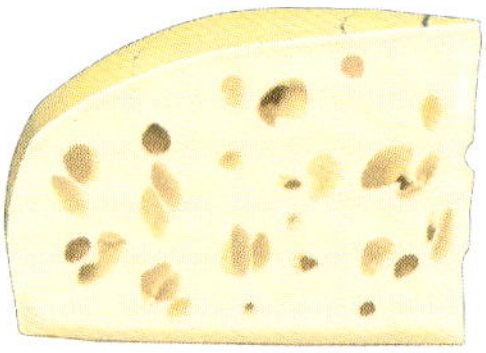

emmenthal

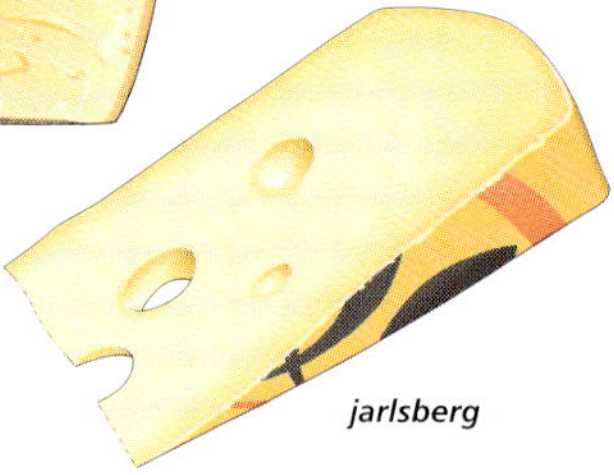

jarlsberg

Fromages à pâte persillée

Fromages ni cuits ni pressés, dont le caillé est ensemencé de moisissures. Ces fromages (roquefort, gorgonzola, bleu de Bresse, bleu danois, stilton) ont un goût poivré, fort et piquant et leur texture est habituellement friable. Les fromages persillés sont particulièrement riches en sodium.

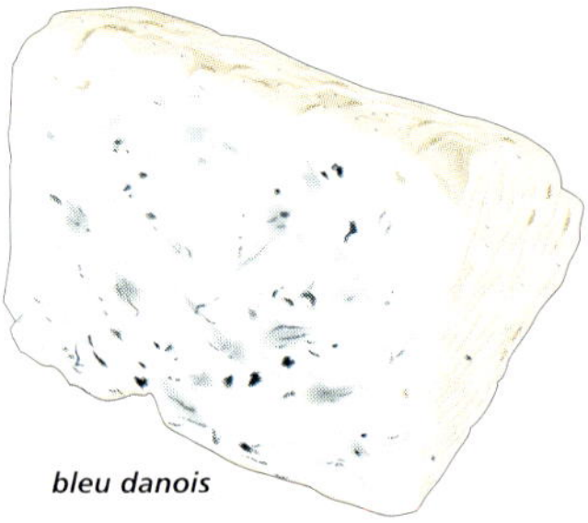

bleu danois

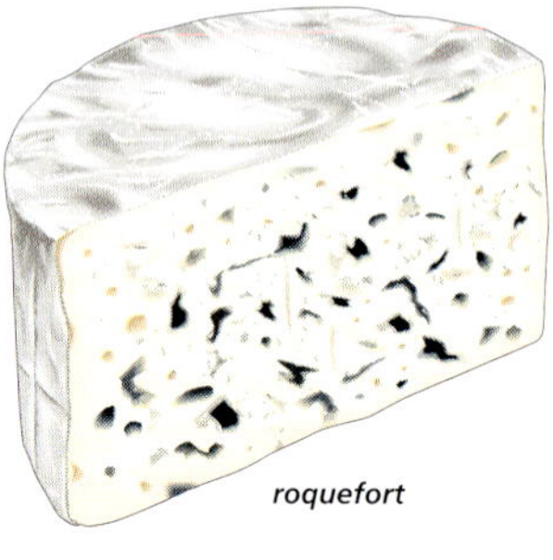

roquefort

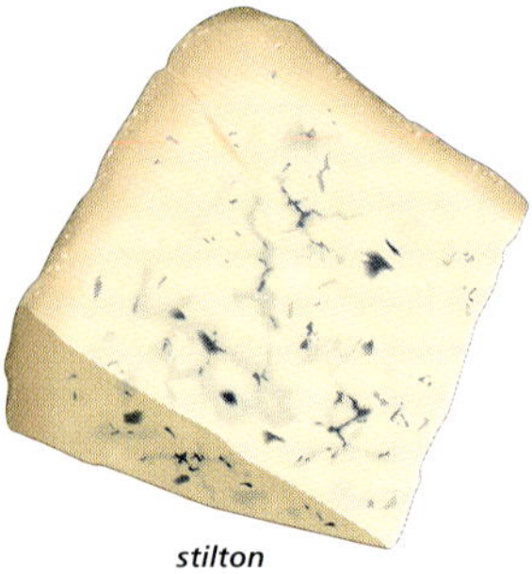

stilton

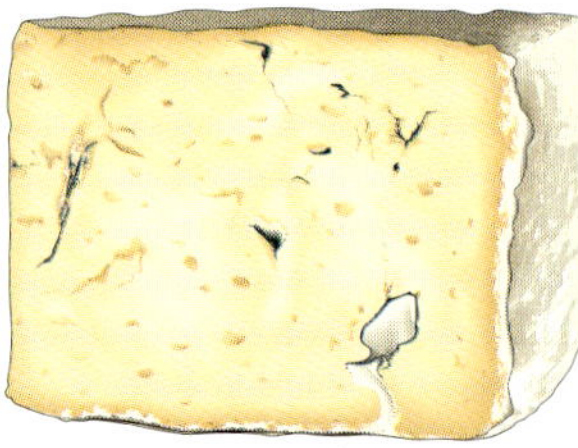

gorgonzola

sucres, cacao et caroube

Substance soluble dans l'eau de saveur douce, le sucre est extrait de la canne à sucre et de la betterave sucrière. Pendant des millénaires, le seul édulcorant connu en Occident fut le miel. Les Européens découvrirent le sucre de canne principalement lors des croisades. Au XVe siècle, la découverte des Amériques et la présence des Européens aux Indes orientales et dans les îles de l'océan Indien devaient marquer le début d'une grande expansion de la culture sucrière ; les Antilles notamment furent et demeurent encore aujourd'hui un important centre de production.

Au cours du XXe siècle, la consommation de sucre a atteint un niveau encore jamais égalé ; elle approche les 50 kg dans plusieurs pays industrialisés. Depuis le début des années 80, la consommation de sucre raffiné tend à diminuer ; des études récentes évaluent la consommation annuelle de sucre par tête à 19,5 kg au Canada.

Le sucre est souvent « invisible », car on le consomme sans en déceler la présence. On estime ainsi qu'entre 75 et 80 % du sucre ingéré provient des aliments transformés ; c'est le cas des charcuteries, des pizzas, de la sauce soya, des bouillons en cubes, des sauces, du beurre d'arachide et de la mayonnaise.

Une centaine de substances sucrées ont été identifiées en chimie alimentaire (glucose, fructose et maltose, notamment). On les regroupe sous le terme de « glucides » ou d'« hydrates de carbone ». Les glucides sont composés de carbone (C), d'hydrogène (H) et d'oxygène (O) ; ils forment une des trois classes d'aliments essentiels au bon fonctionnement du corps humain avec les protéines et les gras.

Il n'y a pas que les aliments sucrés qui contiennent des glucides, les céréales, les pâtes alimentaires, les légumes, les fruits et en fait la plupart des aliments renferment des proportions plus ou moins importantes de glucides naturels. Le miel, le sirop d'érable, le sirop de maïs, le sucre et la mélasse en sont presque exclusivement constitués.

UTILISATION

Le sucre raffiné a de multiples usages en cuisine. On s'en sert notamment pour modifier la texture des aliments, pour relever leur saveur, pour adoucir les aliments au goût acide ou aigrelet, pour nourrir la levure (lors de la fabrication du pain par exemple) et comme moyen de conservation.

Le sucre est indispensable pour confectionner divers aliments, notamment meringues, crèmes glacées, sorbets, sirops et friandises. Le sucre est également utilisé comme condiment, car il rehausse la saveur des autres aliments (légumes glacés, jambon glacé, mets à l'aigre-doux). Il est sans contredit un des ingrédients principaux de la pâtisserie et de la confiserie.

VALEUR NUTRITIVE

La valeur nutritive du sucre est très limitée. Il ne contient ni protéines, ni matières grasses, ni fibres et il est dépourvu de vitamines et de minéraux.

Le sucre et les aliments très sucrés sont souvent qualifiés d'aliments « à calories vides » à cause de leur carence en éléments nutritifs.

Comme le sel, le sucre a un pouvoir de rétention des liquides, c'est pourquoi on peut ressentir la soif après l'ingestion d'aliments sucrés.

sucres

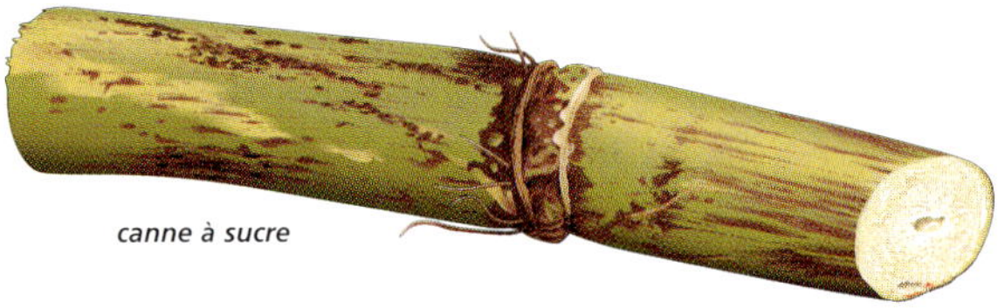

canne à sucre

Sirop de canne

Sirop très sucré, de couleur jaune doré ou clair, extrait de la canne à sucre, et surtout utilisé dans la cuisine antillaise et en pâtisserie. Il est disponible dans les épiceries spécialisées.

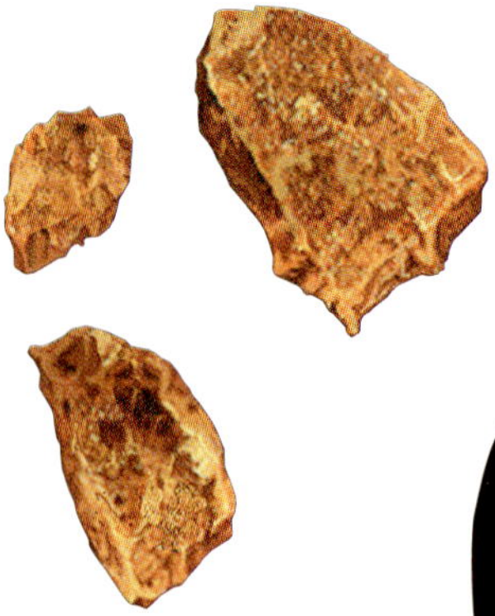

Sucre de palme

Principalement utilisé dans la cuisine asiatique, ce sucre provient de la sève de certaines espèces de palmiers ou du jus de la canne à sucre. Disponible sous plusieurs formes, on le trouve principalement sous forme de beurre que l'on peut tartiner ou encore sous la forme d'un pain solide que l'on peut émietter sur des céréales ou utiliser pour confectionner des bonbons. Le sucre de palme est disponible dans les marchés asiatiques.

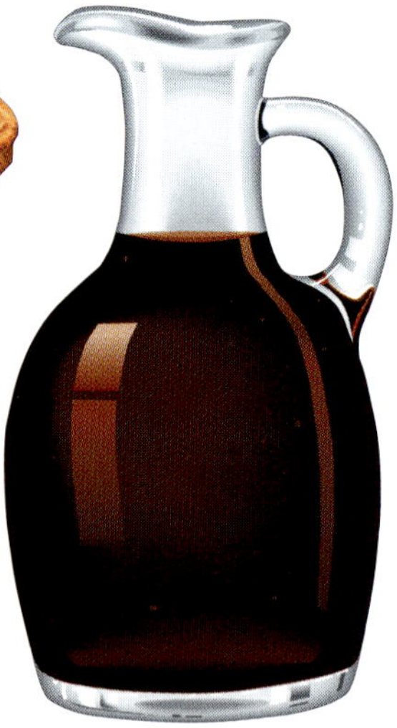

Mélasse

Résidu du raffinage du sucre qui provient de la canne à sucre. La couleur et la teneur en sucre de la mélasse sont variables. La mélasse de troisième et dernière extraction est noire, moins sucrée et de saveur prononcée ; c'est celle qui contient le plus d'éléments nutritifs.

Sucre brut

Résultat de la première extraction de la betterave à sucre ou de la canne à sucre. Le sucre brut contient de 96 à 99 % de sucrose. La plus grande partie de ce produit est raffinée pour obtenir le sucre blanc granulé. La vente du sucre brut est interdite aux États-Unis, à moins qu'il n'ait été débarrassé des impuretés ; partiellement raffiné, on le nomme « turbinado » ou « demerara ».

Sucre liquide

Sirop de sucre sous forme de solution claire contenant un sucre hautement raffiné. On utilise le sucre liquide dans les aliments en conserve, la confiserie, la pâtisserie et la crème glacée.

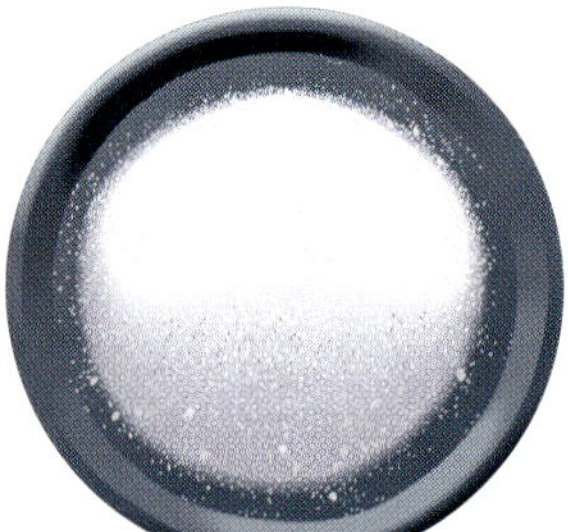

Sucre blanc

Sucre courant (aussi nommé sucre de table, sucre semoule ou sucre granulé). Le sucre blanc est constitué de cristaux de sucre pur obtenus après un raffinage total. Il contient 99,9 % de sucrose.

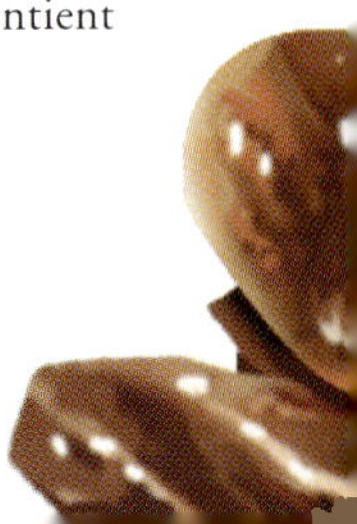

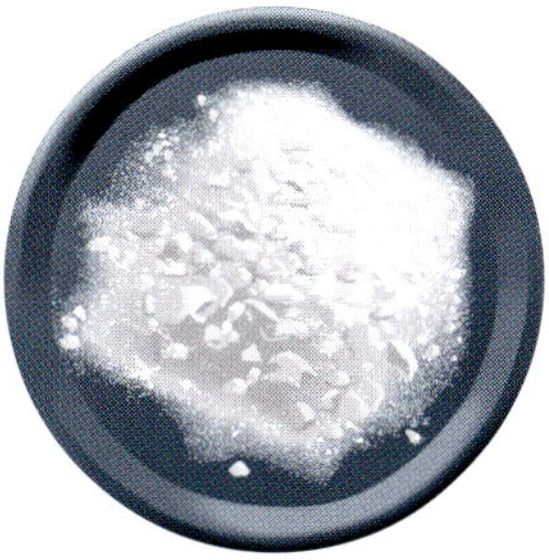

Sucre glace

Sucre blanc pulvérisé (nommé « sucre en poudre » au Québec) auquel on ajoute environ 3 % de fécule de maïs afin d'empêcher la formation de grumeaux.

Cassonade

De nos jours, la cassonade est presque toujours du sucre blanc auquel on ajoute de la mélasse et parfois une saveur et une couleur artificielles. La cassonade, autrefois nommée « sucre roux », est pâle ou foncée selon la quantité de mélasse encore présente. Elle contient de 91 à 96 % de sucrose.

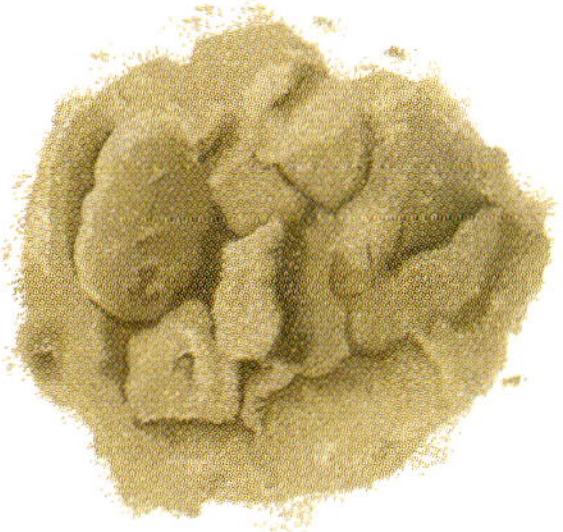

Sucres artificiels

Édulcorants de synthèse au pouvoir sucrant élevé utilisés pour remplacer le sucre. Ils sont dépourvus de calories ou en contiennent très peu.

Cyclamates

Produit dérivé du benzène. Dépourvus de calories, les cyclamates possèdent un pouvoir sucrant équivalant à 30 fois celui du sucre et ne causent pas la carie dentaire. Ils sont utilisés comme sucre de table dans plusieurs pays dont la France et le Canada, mais leur usage est interdit aux États-Unis.

Sucralose

Édulcorant de synthèse fabriqué à partir de sucre ordinaire et de chlore. Le pouvoir sucrant du sucralose est 600 fois plus élevé que celui du sucre. Au Canada, on autorise son utilisation dans plusieurs produits. Il est stable à l'exposition à la chaleur, contrairement aux autres édulcorants de synthèse qui perdent leur pouvoir sucrant lors d'une cuisson prolongée.

Saccharine

Sucre artificiel dérivé du goudron de la houille. La saccharine ne contient aucune calorie et son pouvoir sucrant est de 300 à 500 fois supérieur à celui du sucre. Elle ne favorise pas la carie. Elle est utilisée comme additif alimentaire, principalement dans les boissons gazeuses.

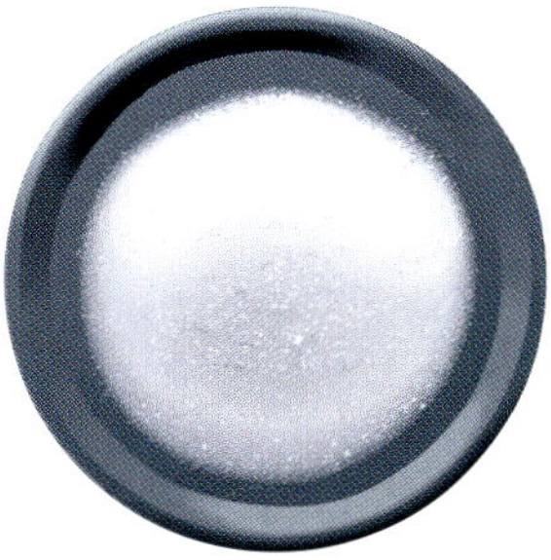

Aspartame

L'aspartame résulte de la combinaison de l'acide aspartique et de l'acide phénylalanine (on lui ajoute parfois du glucose ou du lactose). Il contient autant de calories que le sucre, mais son pouvoir sucrant est environ 180 fois plus élevé. C'est le seul édulcorant dont l'utilisation comme additif alimentaire est permise aux États-Unis et au Canada. Il ne laisse aucun arrière-goût, mais perd cependant son pouvoir sucrant à la cuisson.

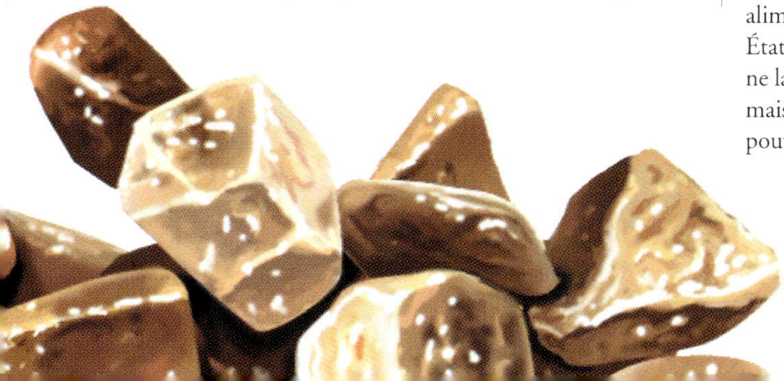

cacao et caroube

Chocolat

Pâte homogène obtenue par le mélange, l'agitation, le chauffage (conchage) et le refroidissement de la pâte de cacao à du sucre et du beurre de cacao.

Le chocolat de qualité est luisant et se brise en laissant une cassure nette et mate, exempte de petites bulles éclatées ou de points blancs. Écarter le chocolat terne, grisâtre, blanchâtre ou cristallisé : il manque de fraîcheur.

Le cacao et le chocolat parfument une grande variété d'aliments (gâteaux, tartes, puddings, biscuits, sauces, glaçages, crème glacée, mousses, flans, pains, bonbons, sirops, lait, boissons, digestifs). Le gâteau de la Forêt-Noire, la fondue au chocolat et la Sachertorte sont des spécialités à base de chocolat. Dans certains pays, en Espagne et au Mexique par exemple, on cuisine le chocolat avec des mets salés. Le chocolat assaisonne les sauces de certains mets, dont le célèbre mole poblano, un ragoût de dinde au chocolat, piment et sésame.

Lorsque l'on désire faire fondre du chocolat pour l'intégrer à une préparation, il importe de respecter quelques règles simples mais essentielles : la température du chocolat ne doit jamais excéder 50 °C (120 °F) pour ne pas altérer sa saveur, et il ne doit jamais y avoir d'eau (ne serait-ce qu'une gouttelette) en contact avec le chocolat, ce qui le rendrait grumeleux.

On utilise habituellement un bain-marie que l'on chauffe doucement à découvert et dans lequel on dépose le chocolat cassé en morceaux, que l'on remue constamment lorsqu'il commence à fondre.

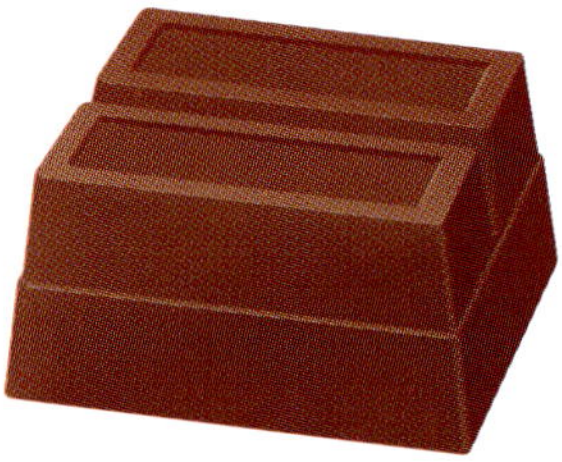

Chocolat non sucré

Le chocolat non sucré (ou pâte de cacao) est la masse de chocolat solidifiée sans addition de sucre ou de solides du lait. Les chocolatiers et les confiseurs l'utilisent pour la cuisson ; sa saveur amère le rend non comestible tel quel.

Chocolat noir

Le chocolat noir comprend le chocolat amer et le chocolat mi-sucré ; ils contiennent entre 35 et 70 % de pâte de cacao ainsi que du beurre de cacao, du sucre et parfois des émulsifiants. Ces chocolats se mangent nature et s'utilisent surtout en cuisine.

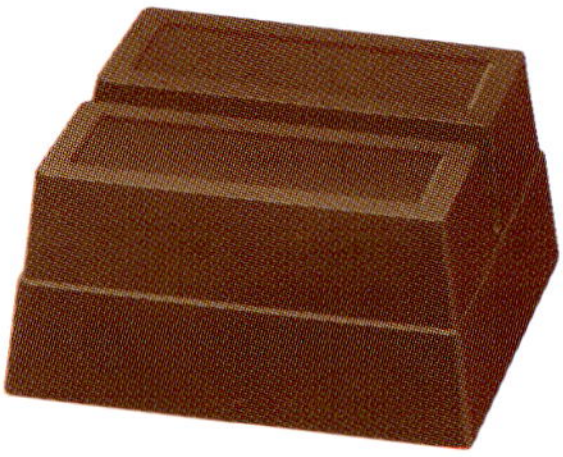

Chocolat au lait

Ce chocolat renferme une certaine quantité de poudre de lait, du sucre et des aromates (vanille) mélangés au beurre de cacao. Sa saveur est douce et sa texture onctueuse. Il ne peut pas être utilisé en cuisine, car les solides du lait qu'il contient brûlent à la cuisson.

Chocolat blanc

Chocolat fait à partir de beurre de cacao auquel on ajoute du lait concentré ou du lait en poudre, du sucre et de l'essence de vanille. Il a une saveur plus douce et une texture plus crémeuse que le chocolat brun. Le chocolat blanc est peu utilisé en confiserie.

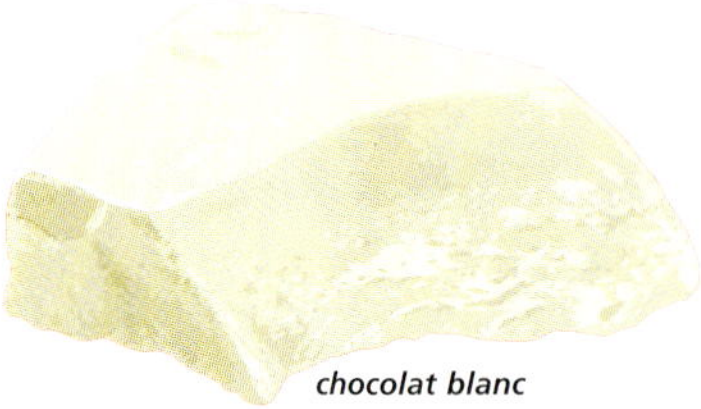

chocolat blanc

cacao et caroube

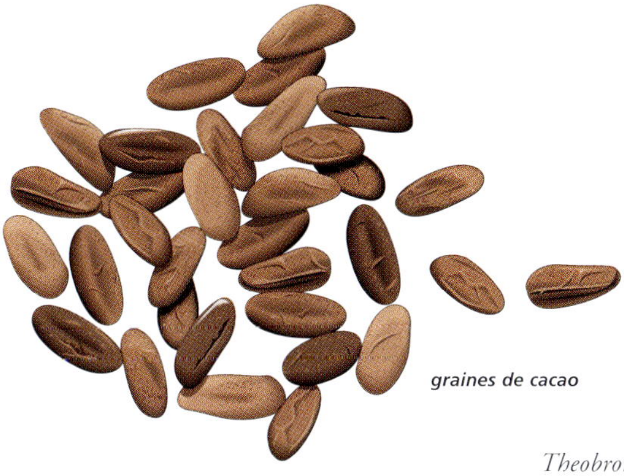

graines de cacao

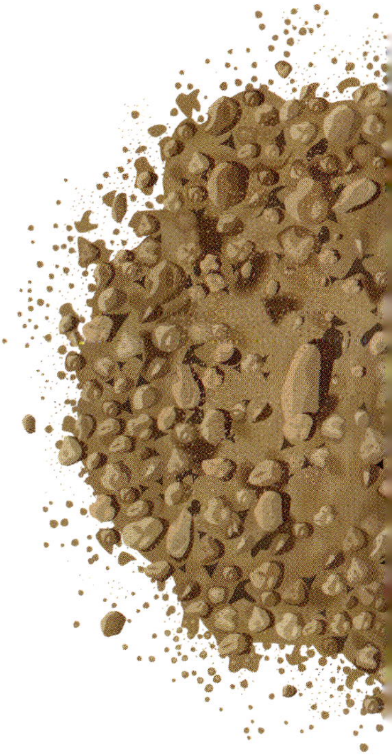

poudre de cacao

Cacao
Theobroma cacao

Produit extrait de la fève du cacaoyer (ou cacaotier), le cacao est l'ingrédient de base du chocolat. On obtient la poudre de cacao en pressant la pâte de cacao afin d'en extraire le beurre de cacao, matière grasse jaune pâle. Le cacao en poudre est difficile à délayer ; il convient de le mélanger d'abord avec un liquide froid et de l'additionner de sucre. C'est une excellente source de cuivre, potassium, vitamine B_{12} et fer ; c'est aussi une source très élevée de fibres. Cacao et chocolat contiennent des excitants, soit de la théobromine et de la caféine.

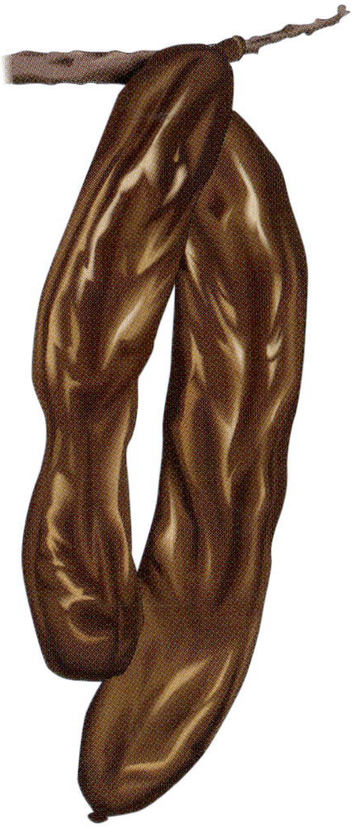

gousses de caroube

Caroube
Ceratonia siliqua

Fruit du caroubier utilisé comme substitut du cacao et comme additif. La poudre de caroube renferme moins de protéines et de matières grasses que le cacao. Elle est moins riche en phosphore, en potassium et en fer, mais elle est deux fois plus riche en calcium. C'est une source élevée de fibres. Elle ne contient pas d'excitant et n'est pas allergène. Lorsqu'on l'utilise à la place du cacao, il est préférable de rehausser son goût (avec de la cannelle), sans ajouter de sucre.

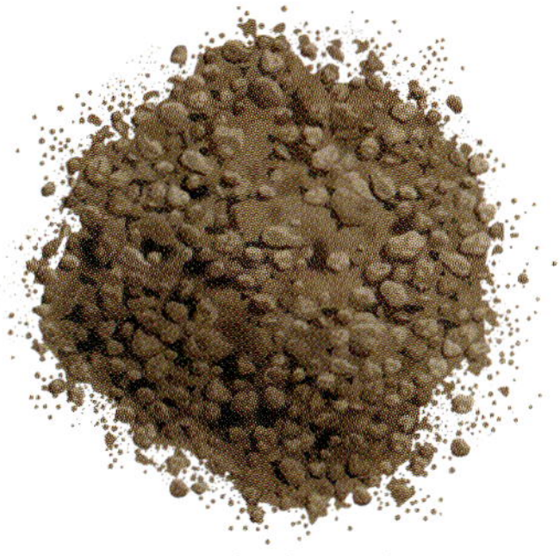

poudre de caroube

miel, confiture et sirop

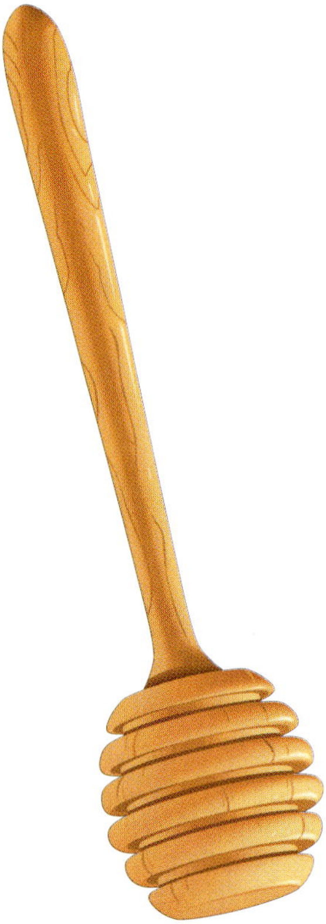

cuiller à miel

Miel

Substance sucrée fabriquée à partir du nectar des fleurs par les abeilles.

Les abeilles ont tendance à récolter une seule sorte de nectar, ce qui contribue à la production de miels distincts, de saveur spécifique. D'autres miels sont parfois mélangés ; on nomme ces miels « toutes fleurs ». L'origine florale du nectar influence la couleur du miel, sa saveur et sa viscosité. La saveur varie autant que la couleur ; règle générale, plus le miel est foncé, plus sa saveur est prononcée. Parmi les miels les plus courants, les miels de trèfle, de colza et de luzerne sont pâles et de saveur modérée, le miel de bruyère est roux et de saveur forte, tandis que le miel d'acacia est très doux, transparent et liquide.

Le miel est commercialisé liquide ou crémeux et souvent pasteurisé afin de détruire les levures présentes et d'ainsi éviter que le miel ne fermente.

Le miel entre dans une variété presque infinie de mets tant sucrés (pâtisseries, gâteaux, flans, crèmes, yogourts, biscuits, bonbons, nougats, sirops, pain d'épice et baklava grec), que salés (poulet, charcuterie, agneau, canard, couscous). On l'utilise pour préparer des sauces aigres-douces ou pour remplacer une partie ou tout le sucre dans les confitures et les gelées.

Le seul avantage qu'il détient sur le sucre est son pouvoir sucrant plus élevé ; on le consomme donc en quantité moindre.

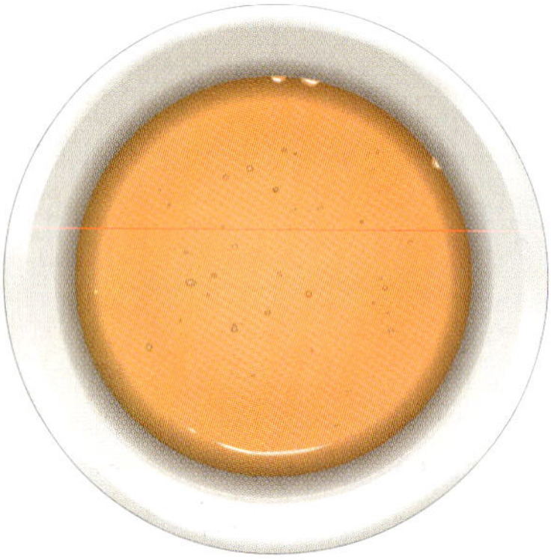

miel liquide

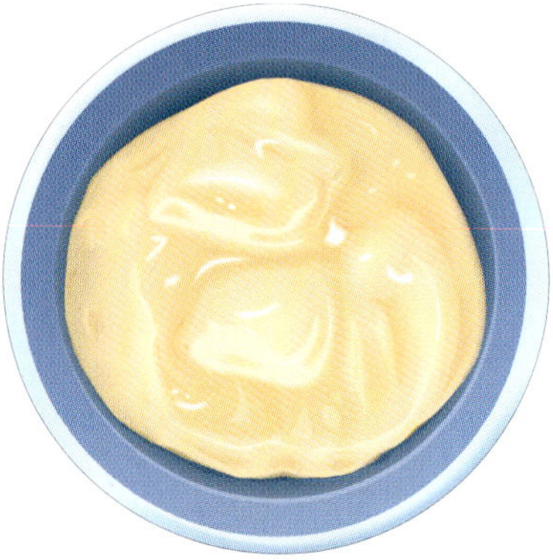

miel crémeux

miel, confiture et sirop

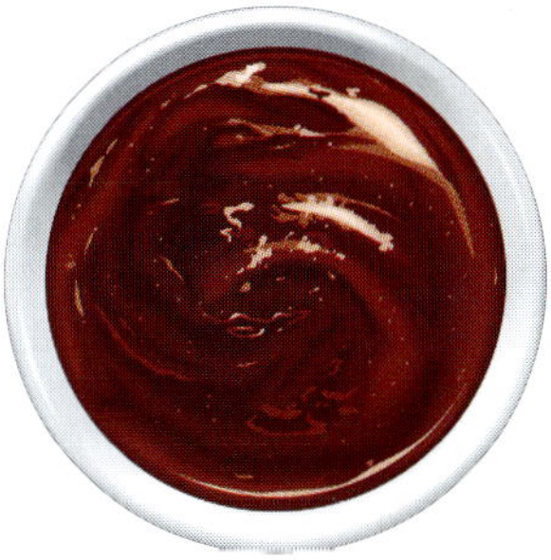

Confiture

La confiture est obtenue par la cuisson de fruits entiers ou coupés dans un sirop de sucre. Les meilleures confitures sont préparées avec des fruits acides dont la teneur en pectine est plus élevée (prunes, groseilles, pommes). Certaines confitures sont parfois rehaussées d'épices, d'alcool ou d'autres fruits.

Gelée

La gelée est obtenue à partir d'un mélange de sucre et de jus de fruits portés à ébullition. La pectine est parfois ajoutée à la gelée dans le cas où les fruits utilisés n'en contiennent pas suffisamment. Les groseilles, mûres, myrtilles, pommes et coings sont souvent utilisés pour préparer de la gelée. Souvent tartinée sur du pain, elle sert également à la confection de biscuits et de gâteaux.

Marmelade

Inventée en Écosse en 1791, la marmelade est préparée à partir de fruits entiers ou coupés, macérés et cuits dans du sucre. Tous les fruits peuvent servir à préparer la marmelade ; cependant, depuis 1981, la dénomination commerciale « marmelade » est exclusivement réservée aux préparations à base d'agrumes (pamplemousses, oranges, citrons). La marmelade est surtout utilisée en tartinade sur du pain.

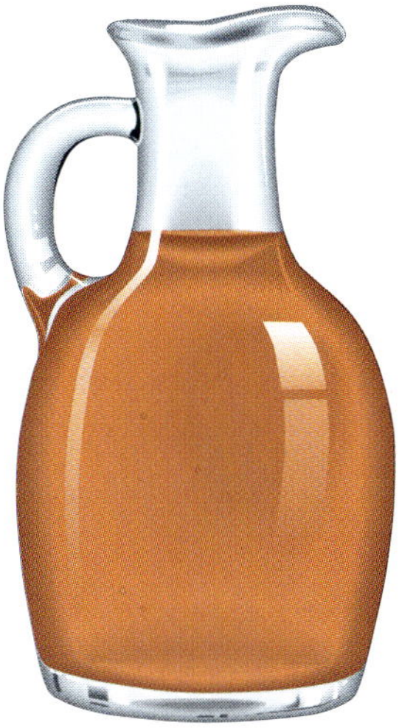

sirop de maïs

Sirop de maïs

Sirop sucré, de consistance épaisse, préparé à partir de farine de maïs, d'acides ou d'enzymes. Largement utilisé en confiserie où il entre dans la confection de bonbons, on le trouve également dans plusieurs boissons, fruits en conserve, crèmes glacées, aliments pour bébés, confitures et gelées.
On trouve le sirop de maïs dans toutes les épiceries.

Sirop d'érable

Édulcorant obtenu par la réduction de la sève d'érables se retrouvant principalement au Québec, dans l'État de New York et au Vermont.
Le sirop d'érable remplace le sucre et donne une saveur caractéristique. Il contient moins de calories que le miel, renferme plus de minéraux et ceux qui sont présents (calcium, fer, phosphore et potassium) sont légèrement plus concentrés.

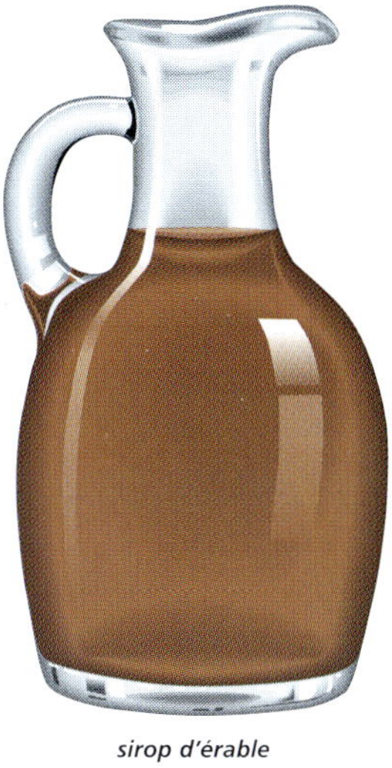

sirop d'érable

graisses et huiles

Huile

Matière grasse onctueuse, insoluble dans l'eau et généralement liquide à la température de la pièce.

En alimentation, on se sert surtout d'huiles végétales (soya, arachide, tournesol, colza, maïs, olive, palme, noix, noisette, pépins de raisin, amande). Il existe aussi des huiles animales (de baleine, de flétan, de morue, de phoque) surtout considérées comme suppléments alimentaires.

Peu importe la matière de base utilisée, la fabrication de l'huile débute toujours par le nettoyage et le décorticage, suivis du pressage qui varie selon le type d'huile, et le raffinage, pour les huiles dites commerciales. Le pressage à froid s'effectue à une température maximale de 60 °C; l'huile est ensuite décantée et filtrée avant d'être embouteillée dans une bouteille opaque. Les huiles pressées à froid ne subissent pas de raffinage supplémentaire. Il faut souligner que la mention « pressé à froid » ne fait l'objet d'aucune définition légale et que les huiles dites « pressées à froid » peuvent ne pas l'être. Si le pressage à froid est moins courant, c'est qu'il laisse environ un tiers d'huile dans les résidus, alors que l'utilisation de la chaleur diminue les pertes à environ 5 % et que l'ajout d'un solvant l'abaisse jusqu'à 1 %.

Les huiles non raffinées sont plus foncées que les huiles raffinées et leur saveur est plus prononcée; il ne faudrait pas confondre cette saveur et ce goût avec celui du rancissement. Dans le cas des huiles pressées à froid, il vaut mieux vérifier s'il y a une date de pressage ou de péremption sur l'étiquette. Une huile pressée à froid conservée au réfrigérateur aura tendance à se solidifier et à former des amas blanchâtres, comme des flocons, ce qu'on appelle le « floconnage ». Ce phénomène n'altère aucunement la qualité ni le goût de l'huile qui redevient liquide à la température de la pièce.

L'huile a plusieurs usages. Elle remplace notamment souvent le beurre.

Elle est l'ingrédient principal de la vinaigrette, entre dans la composition de marinades qui attendrissent la viande, la volaille, le poisson et le gibier. Elle sert d'agent de conservation, recouvrant notamment de l'ail en purée, des tomates séchées et des fines herbes.

Certaines huiles ne supportent pas la chaleur dont l'huile de noix, l'huile de lin et les huiles de carthame, de maïs et de soya pressées à froid. De façon générale, il est préférable de ne pas trop faire chauffer les huiles pressées à froid à chaleur directe et de les réserver pour les vinaigrettes. Une huile adéquate pour la friture devrait posséder un point de fumée supérieur à 218 °C. L'huile de tournesol, l'huile d'arachide et l'huile de canola respectent ce critère.

L'huile est dépourvue de protéines et de glucides. Elle contient des matières grasses et des vitamines (A, D et E), et elle fournit de l'énergie. Les huiles végétales sont dépourvues de cholestérol. Composées principalement de matières grasses, toutes les huiles sont énergétiques : 9 calories par gramme (les protéines et les glucides fournissent 4 calories par gramme). Toutes les huiles ont la même valeur énergétique : 15 ml d'huile fournissent 122 calories et contiennent 14 g de lipides.

Chaque huile renferme une combinaison de plusieurs acides gras dans des proportions qui lui sont propres. Les acides gras monoinsaturés et polyinsaturés sont considérés meilleurs pour la santé que les acides gras saturés. Ainsi, il est recommandé de consommer avec modération des huiles qui ont une forte teneur en acides gras monoinsaturés ou polyinsaturés. L'huile d'olive, l'huile de colza (canola), l'huile d'arachide et l'huile de noisette sont surtout composées d'acides gras monoinsaturés.

Huile de noix
Huile au goût très fruité, utilisée comme assaisonnement et pour préparer des vinaigrettes. Utilisée en pâtisserie pour parfumer certains gâteaux, elle aromatise aussi les mets de poissons, de volailles et de légumes.
La production de l'huile de noix est restreinte, ce qui en fait une huile très coûteuse. Cette huile faible en gras saturés se conserve peu de temps, même dans une bouteille qui n'a pas été ouverte.

Huile de coprah
Aussi appelée « huile de noix de coco », cette huile obtenue à partir de la chair de la noix de coco est solide à température ambiante. Très utilisée dans l'industrie alimentaire pour la confection de chocolat, de crèmes glacées et de margarines, et comme huile de cuisson, on la retrouve aussi dans l'industrie cosmétique où elle entre notamment dans la composition de savons. Son contenu en gras saturés en très élevé.

Huile de sésame
Très populaire dans la cuisine orientale, cette huile extraite des grains de sésame se distingue par son goût riche et délicat de noisettes grillées.
Disponible en plusieurs variétés, elle est surtout utilisée pour les salades, les grillades et comme assaisonnement. Son point de fumé élevé se situe à plus de 230 °C mais attention : à haute chaleur, elle dégage une odeur désagréable.
L'huile de sésame est essentiellement composée de gras insaturés.

Huile d'arachide
Huile de couleur claire, pressée à partir d'arachides et utilisée depuis des centaines d'années en Amérique du Sud. Très résistante à la chaleur, elle accepte des températures aussi élevées que 230 °C ; cette caractéristique en fait une huile idéale pour les fritures. Sa saveur peu prononcée convient aux salades et sert dans la préparation de margarines, de mayonnaises et de vinaigrettes.

huile d'arachide

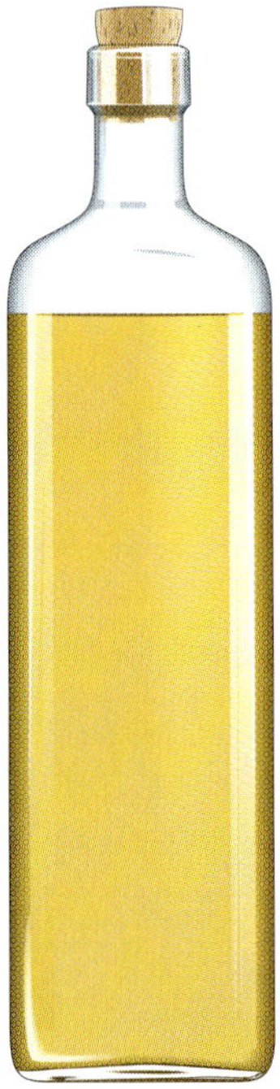

Huile de canola
Nom de commerce de l'huile de colza. La plus utilisée au Canada, cette huile possède la plus faible teneur en gras saturés (6 %). Elle aurait pour effet de diminuer le taux de cholestérol sanguin en plus d'avoir des effets bénéfiques sur le cerveau. Sans goût, elle convient aussi bien pour la cuisson, les vinaigrettes que pour les pâtisseries, mais dégage une odeur désagréable à haute chaleur.

Huile de carthame
Extraite des graines du carthame, plante originaire d'Orient, cette huile au parfum prononcé est surtout utilisée à froid. L'huile non raffinée, à douce saveur de noisette est jaune ambré foncé alors que la version raffinée, à saveur neutre, est jaune très pâle. L'huile de carthame est pauvre en graisses saturées et s'oxyde très rapidement.

Huile de pépins de raisin
Huile pâle et délicate extraite des pépins de raisin provenant principalement de France et d'Italie. Grandement appréciée pour son goût léger et fruité, elle est généralement utilisée à froid, notamment pour faire macérer les viandes et pour préparer des vinaigrettes. L'huile ne figeant pas au réfrigérateur, elle est donc tout indiquée pour la préparation de mayonnaises. L'huile de pépins de raisin est faible en gras saturés et s'oxyde rapidement.

Huile d'olive
Symbole des cuisines italienne et grecque, l'huile d'olive est l'une des premières huiles à avoir été pressées. Puisqu'elle est surtout composée d'acides gras monoinsaturés, sa consommation est souvent recommandée ; elle est largement utilisée dans les cuisines méditerranéennes dont elle est un ingrédient incontournable. Les Européens s'en servent aussi bien pour la cuisson que pour assaisonner nombre de préparations. Les huiles de Toscane sont très réputées ; elles sont fruitées et légères. À l'achat d'une huile de première pression, il est important de vérifier la date de péremption sur l'étiquette, car cette huile est plus fragile que les huiles raffinées.

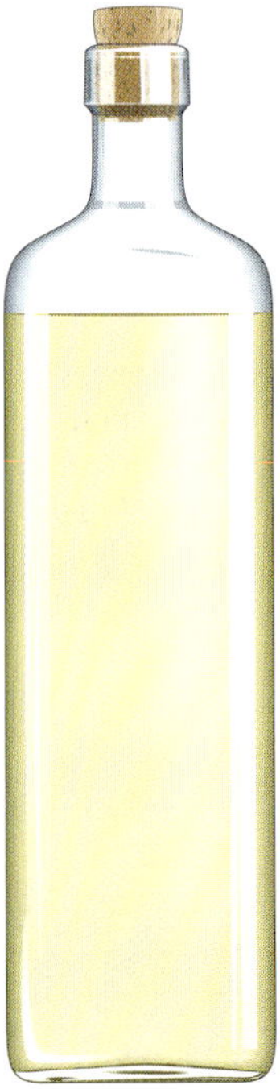

huile de tournesol

Huile de tournesol
Extraite des graines de tournesol, cette huile jaune pâle à la saveur délicate convient aussi bien pour les sautés, la confection de vinaigrettes et la préparation de mayonnaises que pour les fritures douces. Souvent utilisée pour la confection de margarines, cette huile est fortement recommandée par les diététiciens en raison de la forte proportion d'acides gras essentiels qu'elle contient. De plus, son contenu élevé en gras polyinsaturés et faible en gras saturés en font un choix santé.

Huile de palme

L'huile de palme, solide à température ambiante est obtenue à partir du fruit d'une espèce de palmier africain. De goût et parfum légers, elle convient bien pour tous les usages, de la friture à la préparation de vinaigrettes. Très populaire dans les cuisines africaine et brésilienne, cette huile possède 79 % de gras saturés.

Huile végétale

Nom de commerce donné à un mélange d'huiles d'origines végétales dont la principale composante est souvent l'huile de canola ou de soya. Bien que ce mélange d'huiles offre l'avantage d'un bon équilibre des acides gras, il contient parfois des huiles saturées comme l'huile de coprah et l'huile de palme ; il est donc recommandé de lire attentivement l'étiquette qui indique sa composition. L'huile végétale est surtout destinée à la friture.

Huile de soya

Huile légère, jaunâtre et onctueuse extraite des fèves de soya. Très utilisée en Amérique pour la fabrication de margarine et de shortening elle s'emploie surtout à froid, comme assaisonnement. Son parfum neutre en fait une principale composante des huiles mélangées, dites « végétales ». Elle contient seulement 15 % de gras saturés et contient des acides gras qui permettraient de contrôler le cholestérol sanguin.

Huile de germe de blé

Huile obtenue par pressage des germes à froid ou à l'aide de solvants. On l'ajoute aux aliments où elle sert de supplément vitaminique ; elle est une excellente source de vitamine E.

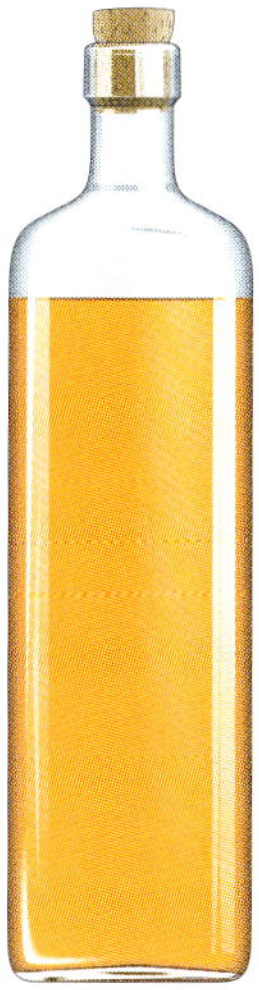

Huile de maïs

Huile de couleur ambrée des plus utilisées au monde, obtenue à partir du maïs. Relativement inodore et sans saveur, elle est un ingrédient très pratique pour la cuisson et s'utilise aussi pour la préparation de vinaigrettes, de margarine et pour la friture. Elle est très riche en graisses polyinsaturées et contient des acides gras qui permettent de lutter contre le cholestérol. On la trouve en versions raffinées ou non-raffinées.

Corps gras

Substances liquides ou solides dont on se sert pour cuire les aliments, les assaisonner, les lier, les émulsionner ou les conserver. Ces corps gras sont d'origine animale (beurre, graisse de porc, graisse de bœuf, suif, graisse d'oie) ou végétale (graisse végétale, la plupart des margarines, huile de maïs, de tournesol, de noix). La quantité de matières grasses ingérées, et plus particulièrement celle des gras saturés, doit être prise en considération.

Ghee

Graisse animale clarifiée, très populaire dans les pays arabes et en Inde, traditionnellement obtenue à partir de beurre de lait de bufflonne. Plus souvent préparé à partir de beurre clarifié, le ghee est utilisé comme graisse de cuisson, en pâtisserie et pour confectionner des sauces. Assez coûteux et de contenu élevé en cholestérol, on le trouve dans les épiceries spécialisées.

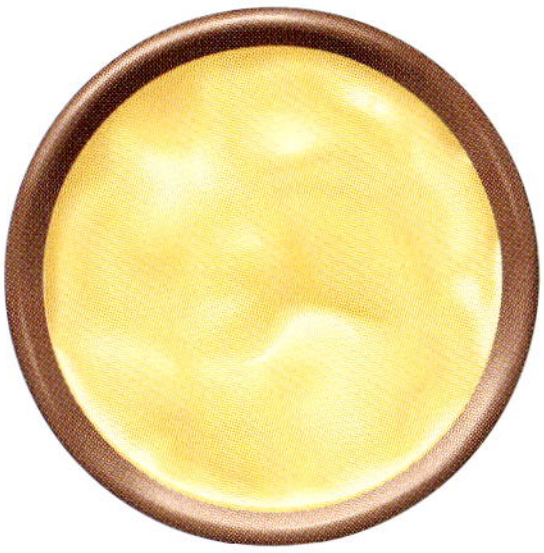

Saindoux
Substance fine et blanche qui provient de la fusion du lard gras. Il est utilisé pour la friture, la cuisson longue des ragoûts de chou ou de porc et pour la confection de pâtisseries. Le saindoux renferme 99 % de lipides. En raison de son contenu très élevé en graisses saturées, il est recommandé de ne l'utiliser que très rarement.

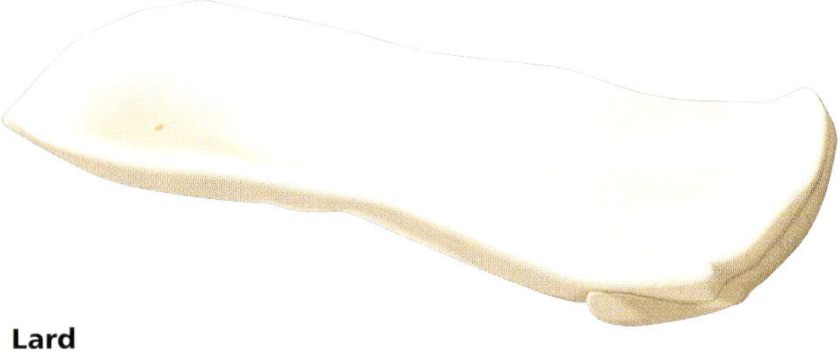

Lard
Graisse située sous la peau du porc. Le lard gras, qui se trouve entre la chair et la couenne, sert essentiellement à préparer le saindoux. Le lard maigre, ou ventrêche, provient de la poitrine. Frais, salé ou fumé, il fournit les lardons qui entrent dans la préparation de ragoûts et de fricassées et peuvent être ajoutés aux légumes, aux salades et aux omelettes. Environ 100 g de lard contiennent en moyenne 880 calories.

saindoux

Shortening
Huiles végétales parfois additionnées d'huiles animales, chimiquement transformées en gras solide par un procédé d'hydrogénation. Sans saveur, le shortening sert habituellement pour la cuisson, la friture, les beignets, les pâtisseries, les pains et les gâteaux. Notez que le procédé d'hydrogénation converti les gras insaturés en gras saturés, détruisant du coup leur action bénéfique. Le shortening peut être gardé un an à la température de la pièce.

Suet
Graisse qui entoure les reins du bœuf et du mouton, traditionnellement utilisée en Angleterre pour les pâtisseries, les poudings et les ragoûts. Cette graisse peut être achetée fraîche chez le boucher, mais se trouve aussi sous forme d'une farine floconneuse dans certains supermarchés. La graisse de rognons est essentiellement composée de gras saturés ; il faut donc l'utiliser précautionneusement.

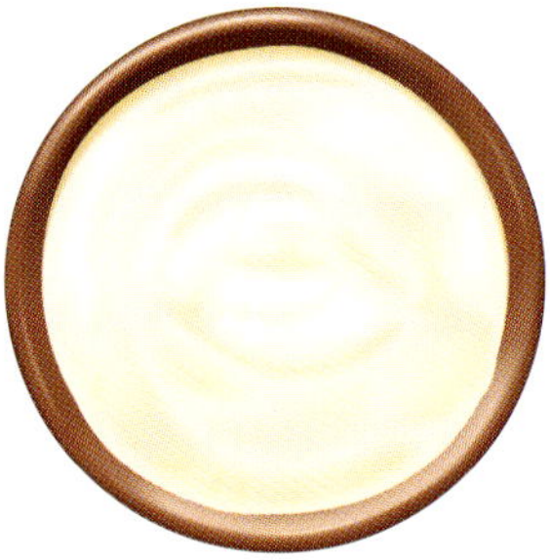

Margarine
Élaborée en France au XIXe siècle, pour remplacer le beurre qui était alors rare et coûteux, la margarine est composée de gras d'origine végétale, mais peut également contenir du gras d'origine animale. Comme le beurre, la margarine est un aliment riche en matières grasses et en énergie ; elle renferme la même quantité de gras et de calories que le beurre. Cependant, contrairement au beurre, la margarine faite exclusivement d'huile végétale est dépourvue de cholestérol. Rechercher une margarine peu hydrogénée, c'est-à-dire molle, meilleure pour la santé.

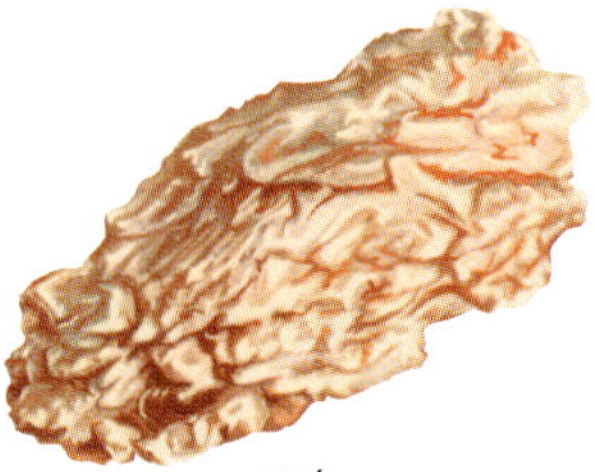

suet

ingrédients pour la cuisson

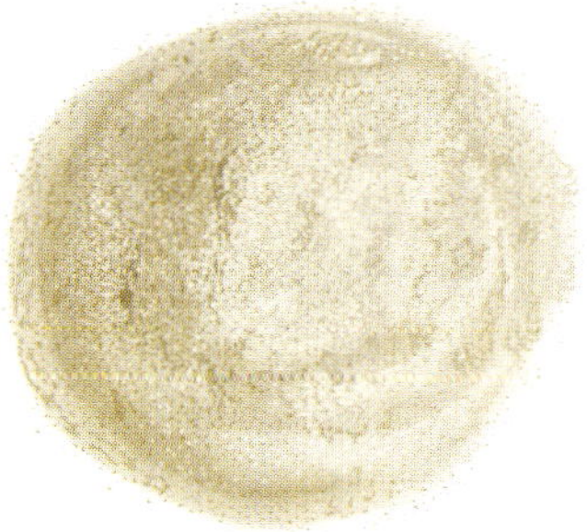

pectine

Pectine

Substance gélifiante que l'on retrouve couramment dans le règne végétal et que l'on utilise souvent pour épaissir les confitures et les gelées. La pectine du commerce est extraite du marc de pommes desséché ; elle existe sous forme liquide ou sous forme de cristaux. On trouve aussi du sucre additionné de pectine. La réussite des confitures et des gelées dépend de la proportion de sucre, de pectine et d'acides contenus dans les fruits utilisés.

Agar-agar

L'agar-agar sert à la confection de gelées à base de jus ou de purées. Il est populaire auprès des végétariens qui préfèrent le substituer à la gélatine, produit d'origine animale. On obtient l'agar-agar à partir de certaines espèces d'algues rouges ; il s'achète sous forme de poudre, de flocons, de barres ou de filaments. Pour l'utiliser, on porte le liquide qui le contient à ébullition et on le fait fondre à feu doux. L'agar-agar est particulièrement riche en fer.

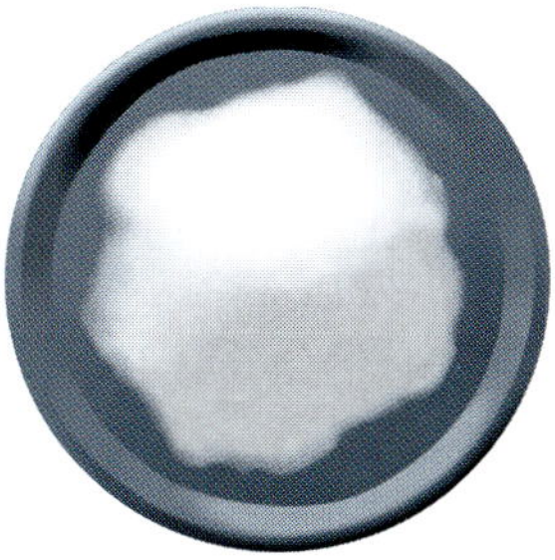

Bicarbonate de sodium

Fine poudre blanche constituée d'un mélange de sels alcalins qui fait lever la pâte. Le bicarbonate de sodium ne contient que du sodium. Il est souvent utilisé lorsque des fruits sont incorporés à la pâte, car il en neutralise l'acidité. Il est habituellement intégré aux ingrédients secs et il faut bien le tamiser pour s'assurer qu'il est bien incorporé.

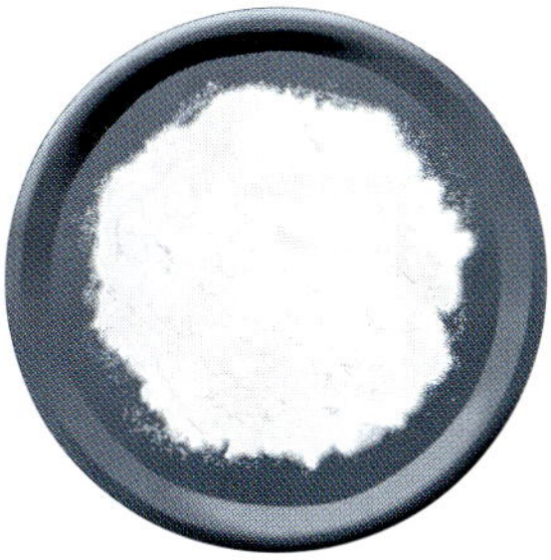

Arrow-root

Maranta arundinacea

Fécule extraite originairement de la racine de maranta et réduite en une fine poudre blanche que l'on utilise comme agent épaississant, de la même façon que la fécule de maïs. L'arrow-root épaissit soupes, sauces, puddings, crèmes et flans. Le délayer dans un peu de liquide froid avant de l'incorporer dans une préparation chaude.

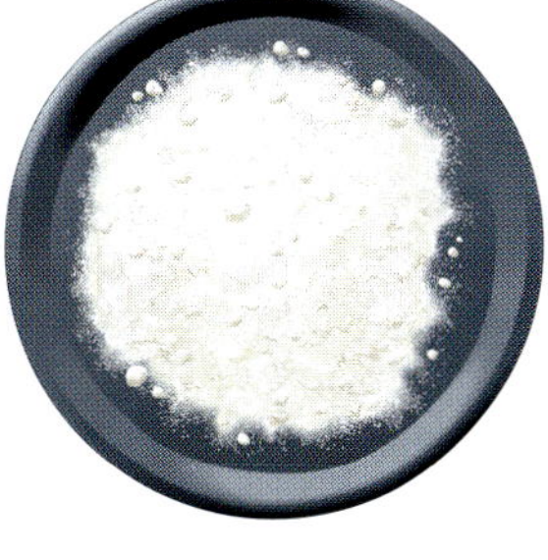

Crème de tartre

Fine poudre blanche employée comme agent levant, le tartre est un sous-produit de la fabrication du vin. La crème de tartre est souvent utilisée pour stabiliser les blancs d'œufs battus dans les gâteaux des anges, les gâteaux éponges, les gâteaux mousseline, les meringues et les soufflés, et pour empêcher la cristallisation du sucre en confiserie.

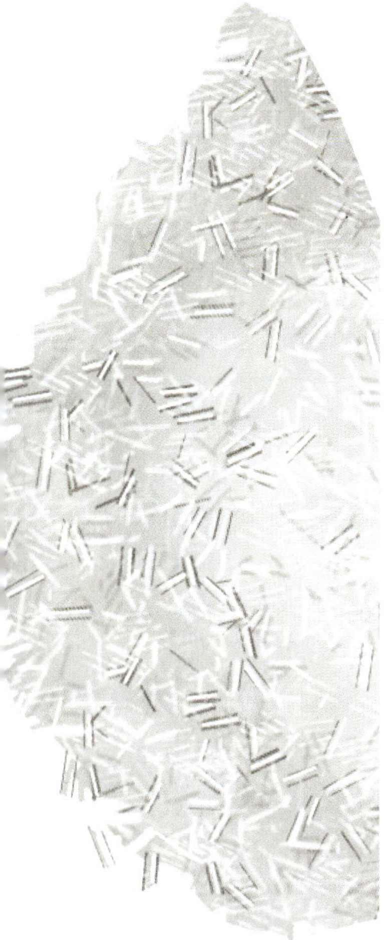

Fécule de pommes de terre

Fine poudre blanche préparée à partir de pommes de terre séchées. Appréciée pour son fort pouvoir liant, la fécule de pommes de terre, utilisée seule ou en combinaison avec une farine de blé, donne une texture légère aux gâteaux et aux biscuits, et peut servir à la préparation de pâtes à frire. Disponible dans les marchés chinois ou dans les magasins d'aliments naturels, elle convient parfaitement dans le cas des diètes sans gluten.

Fécule de maïs

Fécule obtenue par l'extraction de l'amidon de l'endosperme. Cette poudre a des propriétés gélifiantes et est utilisée pour épaissir les aliments. Délayer la fécule dans un liquide froid avant de l'ajouter à un mélange en ébullition. La cuire quelques minutes afin de faire disparaître son amertume.

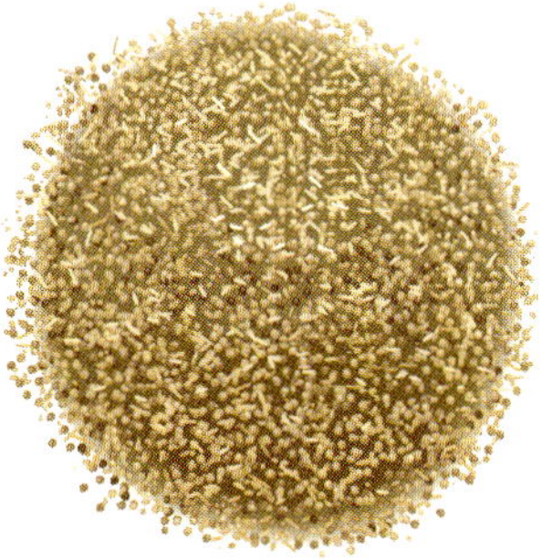

Levure

Saccharomyces cerevisiae

Champignon microscopique que l'on utilise principalement dans la fabrication du pain. La levure de bière ou levure de boulanger est la plus fréquemment utilisée. En présence d'oxygène, les levures transforment les sucres en eau et en gaz carbonique ; lorsque la levure est ajoutée à de la farine riche en gluten, le gaz carbonique demeure emprisonné dans le gluten, ce qui fait lever la pâte. Plus la température est fraîche, plus la levure met de temps à lever ; elle agit mieux entre 25 et 28 °C.

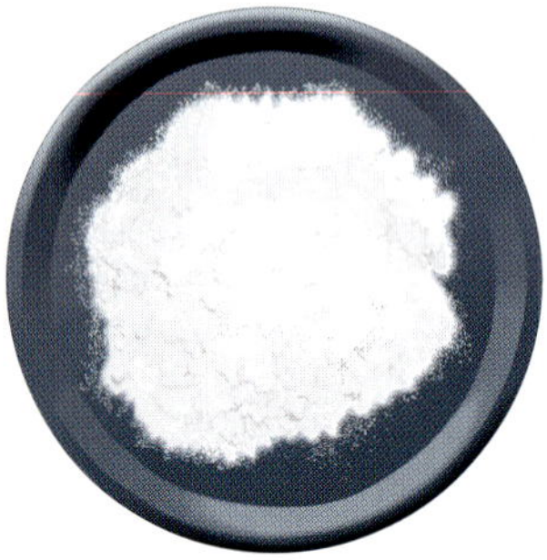

Levure chimique

Fine poudre blanche qui réagit au contact d'un liquide et de la chaleur, formant du gaz carbonique qui fait lever la pâte. Elle consiste en un mélange de sels alcalins et de sels acides. La levure chimique s'utilise pour faire lever gâteaux, puddings, muffins, crêpes, gaufres et biscuits. Elle est plus efficace que le bicarbonate de sodium, car elle agit à une température plus basse et elle ne laisse pas d'arrière-goût.

Glutamate monosodique

Substance naturelle que l'on retrouve dans les algues, les haricots de soya, le gluten de maïs ou de blé et la betterave à sucre. Disponible dans le commerce sous forme d'une fine poudre blanche, le glutamate monosodique (GMS) n'a aucun goût en soi, mais possède la propriété de rehausser la saveur des aliments auxquels il est ajouté. Largement utilisé comme additif dans l'industrie alimentaire, il remplace aussi souvent le sel dans la cuisine orientale. Ce produit peut provoquer des réactions d'hypersensibilité chez certains.

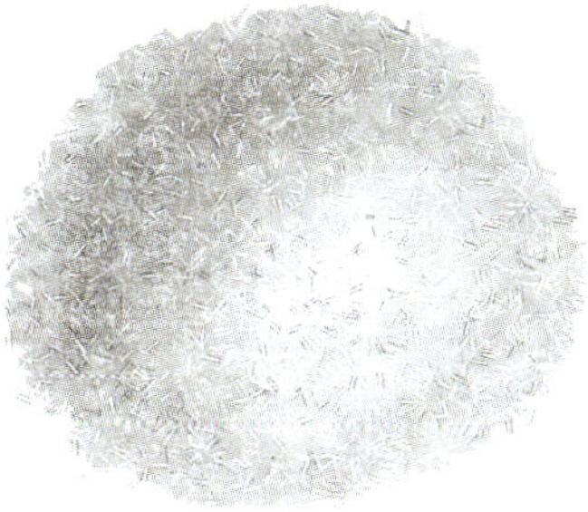

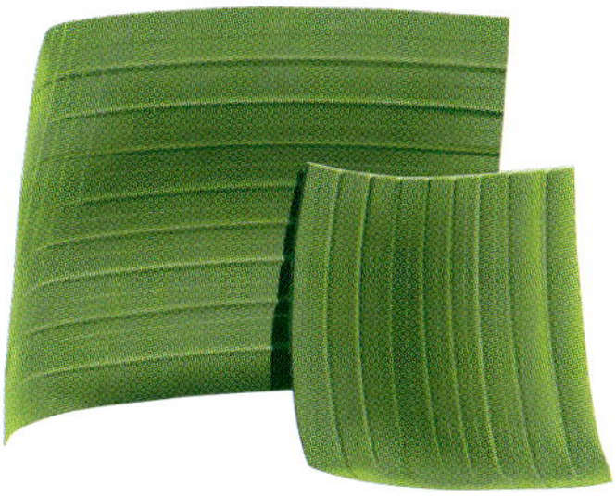

Feuilles de bananier

Musa spp.

Très utilisées dans la cuisine asiatique, les gigantesques feuilles de bananier parfois longues de trois mètres permettent de cuire en papillote certains aliments tels que le poisson et le poulet. Cuites au four ou à la vapeur, leur arôme délicat parfume agréablement les aliments qu'elles enveloppent. On les trouve dans les marchés asiatiques. Les principaux pays producteurs de bananiers sont l'Inde, le Brésil, les Philippines, l'Équateur et l'Indonésie.

Kudzu

Pueraria lobata

Plante dont on consomme les feuilles et les tiges et de laquelle on extrait une poudre au pouvoir épaississant. La fécule obtenue de la déshydratation et de la pulvérisation des racines est similaire à celle du maïs. Elle est utilisée en Chine et au Japon pour épaissir sauces, soupes et ragoûts, et pour enrober des aliments à frire. Disponible dans les épiceries asiatiques, le kudzu possède deux fois le pouvoir épaississant de l'arrow-root.

Carragheen

Substance visqueuse extraite de certaines espèces d'algues, dont les algues rouges et la mousse d'Irlande. Utilisée en Irlande depuis des siècles, la carragheen sert notamment pour épaissir les blancs-mangers et autres produits laitiers. Dans l'industrie alimentaire, elle est largement utilisée comme agent stabilisant, épaississant et gélifiant dans la fabrication de crèmes glacées, sorbets, fromages, laits évaporés, soupes instantanées, gâteaux, biscuits et confiseries.

Gélatine

Substance protéinique incolore, inodore et sans saveur, extraite des os ou de certaines algues (agar-agar, alginates), disponible sous la forme d'une poudre ou de feuilles translucides. Avant d'incorporer la gélatine dans une préparation, on la fait gonfler à l'eau froide puis on la dissout à l'eau bouillante. On utilise la gélatine dans certains entremets froids, pour les plats en gelée et en confiserie industrielle.

extraits, essences et colorants

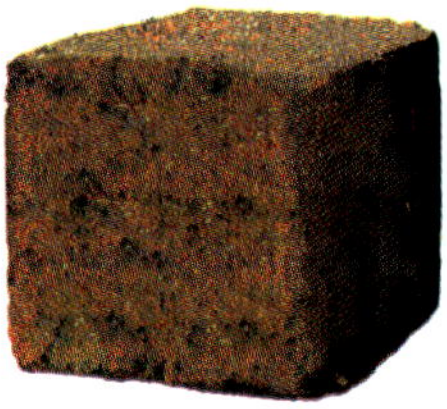

Bouillon de bœuf
Liquide obtenu de la cuisson du bœuf, utilisé comme mouillement pour la cuisson ou pour préparer des potages ou des sauces. Le bouillon de bœuf peut être préparé maison ou être acheté dans les supermarchés sous une forme liquide, en poudre ou en petits cubes. Ces bouillons tout préparés contiennent cependant une grande quantité de sodium ; il est donc préférable de le préparer soi-même.

Bouillon de légumes
Liquide obtenu de la cuisson de légumes, utilisé comme mouillement ou pour préparer des potages ou des sauces. Intéressant du point de vue de la nutrition, il est un excellent concentré de vitamines et de minéraux. Disponible sous forme liquide, en poudre ou en cubes, ces bouillons tout préparés contiennent cependant une grande quantité de sodium.

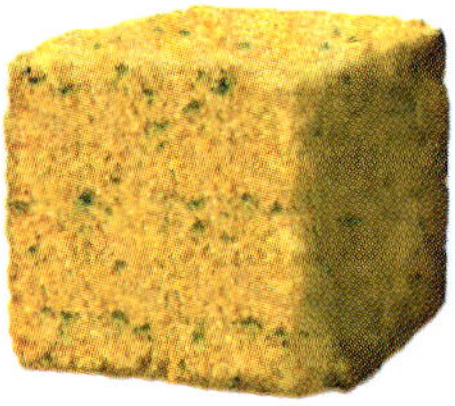

bouillon de légumes

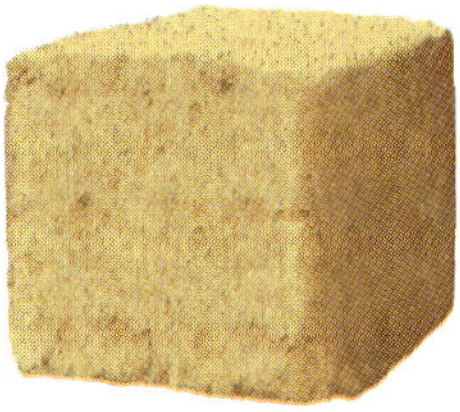

Bouillon de poisson
Liquide obtenu de la cuisson d'un poisson entier ou à partir d'os de poisson, utilisé comme mouillement ou pour préparer des potages ou des sauces. Surtout utilisé par les restaurateurs, il est également disponible dans les épiceries spécialisées et les poissonneries. On peut le fabriquer soi-même à partir d'os de poissons, de légumes et d'assaisonnements. Le bouillon de poisson est utilisé comme base pour les sauces et les aspics.

Bouillon de volaille
Liquide obtenu de la cuisson du poulet, utilisé comme mouillement ou pour préparer des potages ou des sauces. Le bouillon de poulet peut être préparé maison ou être acheté dans les supermarchés sous une forme liquide, en poudre ou en petits cubes. Ces bouillons tout préparés contiennent cependant une grande quantité de sodium.

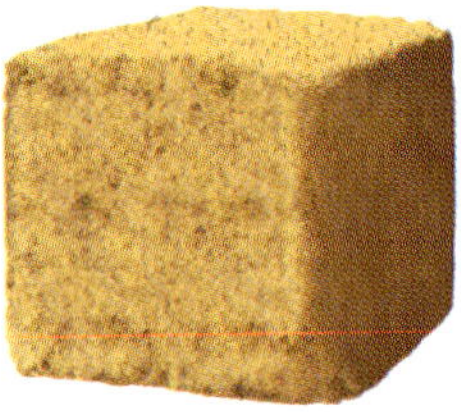

bouillon de volaille

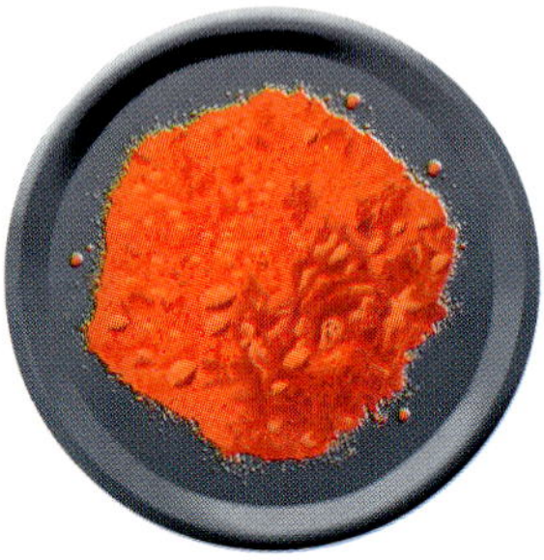

Rocou
Fruit d'un arbre originaire d'Amérique centrale, d'Amérique du Sud et des Antilles utilisé depuis les temps anciens comme aromate et colorant. Dans les cuisines asiatique et mexicaine, le rocou colore et assaisonne les sauces qui accompagnent le riz, le poulet, le porc et le poisson. L'industrie alimentaire utilise fréquemment ce colorant naturel pour colorer certains aliments dont la margarine, le beurre, le fromage et les bonbons.

Essence de vanille

Essence très concentrée, extraite de la gousse de vanille, utilisée pour parfumer plusieurs desserts ainsi que le chocolat chaud et le café. L'essence de vanille est assez coûteuse ; on trouve des substances artificielles de remplacement qui ont cependant un arrière-goût désagréable. En raison de sa grande concentration, l'essence de vanille doit être utilisée en très petite quantité. À ne pas confondre avec l'extrait de vanille, moins concentré.

Grenadine

Sirop traditionnellement fabriqué à partir de la pulpe de la grenade. Utilisée pour colorer et ajouter de la saveur à certains apéritifs et aux desserts, la grenadine que l'on trouve actuellement sur le marché est élaborée à partir de fruits rouges, de substances végétales et d'acide citrique. La grenadine peut parfois contenir de l'alcool. Le terme désigne aussi une boisson rafraîchissante à base d'eau et de sirop de grenadine.

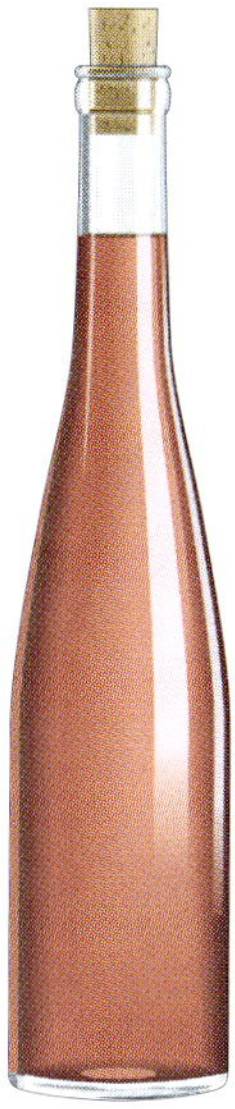

grenadine

Eau de rose

Liquide obtenu de la distillation de pétales de roses, possédant une saveur très parfumée et un parfum de rose concentré. Assaisonnement très populaire au Moyen-Orient, elle aromatise entre autres crèmes, pâtes et glaces et certains plats de volaille. L'eau de rose est aussi utilisée dans l'industrie cosmétique comme fragrance. En raison de sa grande concentration, elle doit toujours être utilisée parcimonieusement.

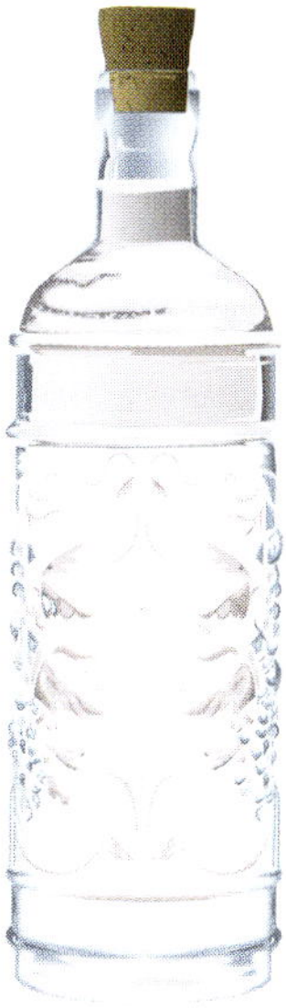

eau de rose

Vanille

Vanilla planifolia

Fruit d'une orchidée qui ressemble au haricot. Le produit séché ou liquide n'est pas toujours pur, et l'extrait de vanille liquide est souvent une pâle imitation. La vanille parfume tapioca, crème glacée, yogourts et puddings. Elle est très utilisée en pâtisserie, en confiserie et en chocolaterie. Pour aromatiser le lait ou un sirop, infuser une gousse fendue en deux ; réutiliser les gousses entières quelques fois en les rinçant après usage.

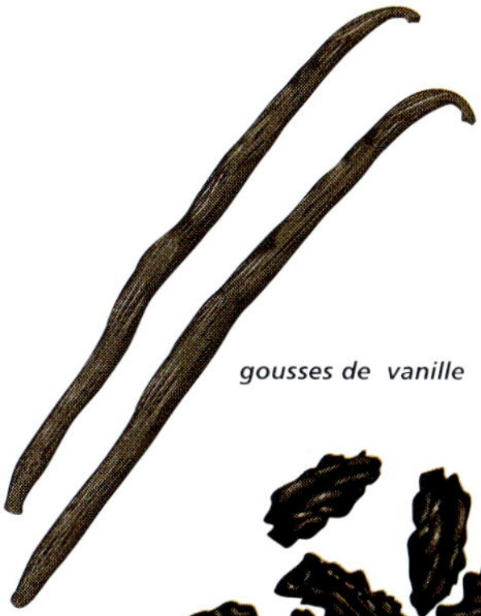

gousses de vanille

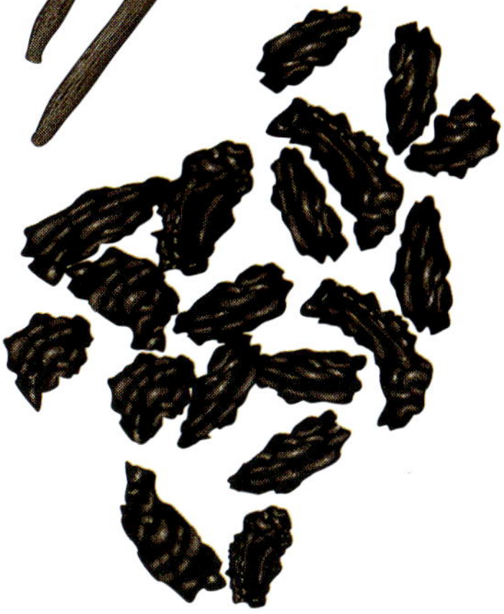

graines de vanille

volaille

Le mot « volaille » désigne habituellement les oiseaux de basse-cour (canard, dinde, poule, poulet, pigeon, coquelet, oie, pintade) et, en cuisine, la chair de poulet ou de poule.

La plupart de ces volatiles sont domestiqués depuis fort longtemps. Le poulet est le plus populaire car il est économique à produire, agréable au goût et il peut être apprêté de multiples façons.

Les volailles sont classifiées par catégories selon des normes qui diffèrent d'un pays à l'autre. Ces catégories servent généralement à déterminer l'apparence extérieure du volatile, mais non la qualité de la chair, qui est influencée notamment par l'âge.

ACHAT

La volaille est vendue fraîche ou congelée, crue ou cuite. Fraîche, la choisir charnue, à la peau souple, humide et intacte, exempte de duvet et de plaques foncées ou sèches. Surgelée, écarter une volaille desséchée et dont l'emballage est givré ou endommagé ou contient de la glace rosée, indice qu'il y a eu décongélation puis recongélation.

PRÉPARATION

La volaille peut être consommée dès qu'elle est tuée puisque sa chair n'a pas besoin de vieillir. On la consomme toujours cuite. Rincer l'intérieur et l'extérieur de la volaille, puis assécher. Si désiré, frotter la peau avec du citron afin que la chair reste blanche lors de la cuisson. La volaille cuit plus rapidement si elle est en morceaux ou en crapaudine, c'est-à-dire entière mais aplatie.

Le risque de contamination par la salmonelle est un aspect important à considérer lors de la préparation de volaille. La salmonelle est une bactérie qui se loge fréquemment dans les intestins de la volaille et peut se répandre sur sa surface lors de l'abattage. On retrouve aussi cette bactérie dans les œufs. Dans la plupart des cas, on évite les problèmes liés à la salmonellose grâce à certaines précautions fort simples lors de l'entreposage, de la décongélation, de la manipulation et de la cuisson.

En plus de suivre les règles de base de l'hygiène, il ne faut pas cuire la volaille à basse température (moins de 300 °F ou 150 °C), car elle doit atteindre une température interne de 140 °F (60 °C) le plus rapidement possible. À ce degré de cuisson, la salmonelle est détruite. La température interne prise dans la partie la plus charnue de la cuisse ou de la poitrine avec un thermomètre à viande doit atteindre 185 °F (85 °C).

Il est également important de bien se laver les mains après la manipulation de la volaille et de nettoyer à fond à l'eau chaude savonneuse tous les ustensiles et les surfaces qui ont été en contact avec la volaille crue et son emballage ; veiller particulièrement à laver le couteau et la planche à découper avant de les utiliser pour couper tout autre aliment.

Il est préférable de dégeler complètement la volaille avant de la cuire, surtout la dinde entière, afin qu'elle soit bien cuite jusqu'au centre. On peut décongeler la volaille de plusieurs façons, la décongélation au réfrigérateur étant la plus sécuritaire, et celle à la température de la pièce, la moins recommandée.

La décongélation au réfrigérateur permet de limiter la perte de jus de la chair et la prolifération de bactéries ; c'est la méthode la plus longue cependant (prévoir 11 heures par kg).

La décongélation à la température de la pièce est la méthode la moins recommandée, car l'extérieur de la volaille décongèle avant l'intérieur et atteint rapidement la température ambiante.

CUISSON

On cuit souvent la volaille jeune et tendre par rôtissage ou par grillage. Ces modes de cuisson donnent un volatile à la peau croustillante, conviennent autant aux volailles entières que dépecées (cuisses, poitrines, pilons, demies, quarts), et peuvent s'effectuer au four conventionnel ou au barbecue. Insérer le thermomètre à viande au centre de la partie la plus charnue de la poitrine ou de la cuisse. Préchauffer le four à 325 °F (160 °C). La volaille est cuite lorsque le thermomètre inséré dans la poitrine ou la cuisse indique une température de 185 °F (85 °C). Les jus sont alors limpides et clairs (non rosés) et la cuisse se détache facilement.

La cuisson au four à micro-ondes donne de bons résultats avec la volaille, car sa chair est composée de fibres musculaires courtes. La volaille y cuit plus rapidement que dans le four conventionnel. Par contre, sa peau ne rôtit pas.

CONSERVATION

La volaille fraîche est périssable, car elle offre aux bactéries un milieu idéal pour leur prolifération. La retirer de son emballage, l'essuyer avec un linge humide et retirer les abats de la cavité. La déposer ensuite sur une assiette et la couvrir, sans serrer, de papier d'aluminium, réfrigérer et cuire dans les 2 ou 3 jours suivants.

Une volaille décongelée (l'étiquette en fait mention) doit être cuite dans les 24 heures. La durée de congélation de la volaille entière achetée congelée est de 12 mois, de la volaille découpée (achetée congelée), 6 mois, et de la volaille cuite, 1 ou 2 mois sans sauce ni bouillon.

VALEUR NUTRITIVE

La volaille a un contenu en protéines équivalant à celui des animaux de boucherie. La teneur en matières grasses de sa chair est très variable selon les espèces (le canard et l'oie sont plus gras que la caille, le poulet, le faisan, la pintade et la dinde), les parties de l'animal (la chair de la poitrine est légèrement plus maigre que celle des cuisses, et la peau est très grasse) et les méthodes d'élevage. Elle est moins élevée chez les oiseaux sauvages que domestiques.

Les matières grasses des volailles sont moins saturées et davantage polyinsaturées que celles des animaux de boucherie. Une partie du gras est intramusculaire, une autre est logée dans la peau et une autre est localisée sous la peau, où elle forme une masse jaunâtre qui peut représenter jusqu'à 2,5 % du poids du poulet.

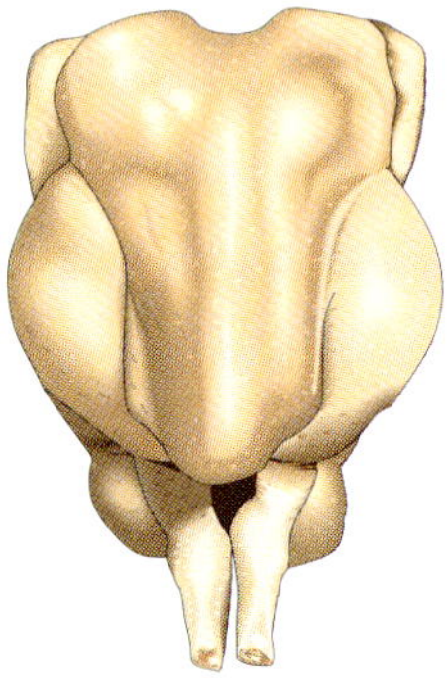

Poule
Gallus gallus

Femelle du coq. La poule est élevée pour la ponte et n'est tuée que lorsqu'elle ne pond plus d'œufs. Elle est meilleure lorsqu'elle pèse moins de 2 kg. Sa chair est toujours ferme et un peu grasse ; elle nécessite une cuisson lente et prolongée. Elle permet de cuisiner d'excellentes soupes et ragoûts.

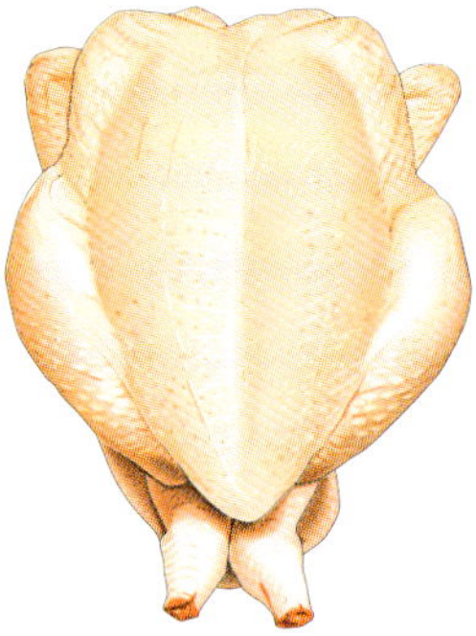

Poulet
Gallus gallus

Petit de la poule, âgé de 4 mois ou plus. Certains poulets sont dits « de grain » (« fermiers » ou « de marque »), mais dans certains pays, et au Québec notamment, aucune réglementation ne régit cette appellation. Le poulet est délicieux rôti, grillé ou sauté ; étant donné son jeune âge, il se cuit très bien à chaleur sèche. Il contient généralement moins de matières grasses et autant de cholestérol que le maigre des animaux de boucherie.

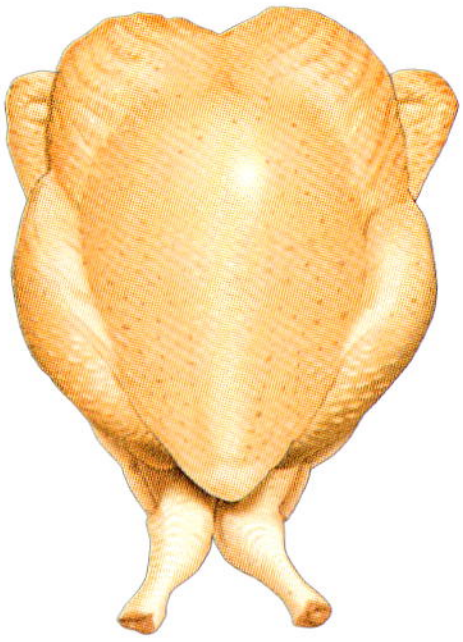

Chapon
Gallus gallus

Coq châtré et engraissé. Le chapon devient deux fois plus gros que le jeune poulet, mais sa chair reste tendre et succulente. Il est particulièrement savoureux lorsqu'il pèse environ 4 kg. On le cuisine simplement afin de ne pas masquer la délicatesse de sa chair.

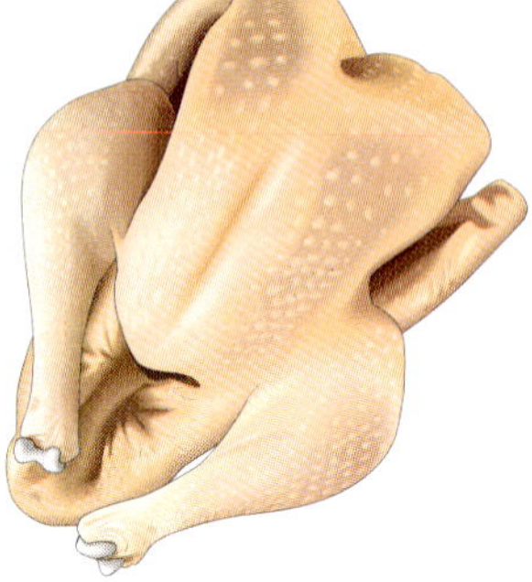

Dinde
Meleagris gallopavo

Femelle du dindon. Aux États-Unis et au Canada, la dinde farcie est le mets traditionnel de l'Action de grâces et de Noël ; on la sert accompagnée de gelée ou de confiture de canneberges. On trouve maintenant sur le marché de la dinde désossée, découpée en pièces, hachée, coupée en escalopes, façonnée en rôti ou incorporée à toute une gamme de produits transformés (saucisse, saucisson, Kiel, Kolbassa). Cette volaille s'apprête comme le poulet.

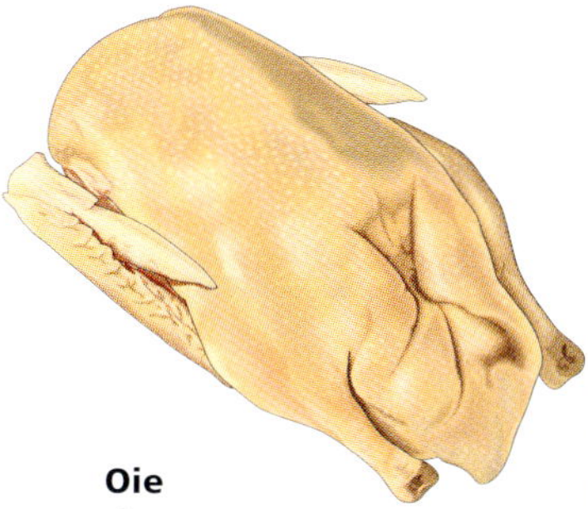

Oie
Anser anser

Détrônée par la dinde, l'oie est moins consommée maintenant. L'oie rôtie demeure cependant une tradition en Allemagne, en Angleterre, en Europe centrale et en Scandinavie. Les farces et les garnitures aux fruits conviennent bien à la chair grasse de cet oiseau ; l'oie farcie aux marrons et accompagnée de pommes ou servie avec de la choucroute est un classique. La valeur nutritive de l'oie se rapproche de celle du canard.

Canard
Anas platyrhynchos

Oiseau très estimé. Parmi les canards d'élevage, on retrouve le canard de Barbarie à la chair ferme d'un goût prononcé et le canard nantais à la chair fine mais plus grasse. Le canard à l'orange est une recette française classique. En Chine, le canard laqué, enduit d'une sauce aigre-douce, est une recette traditionnelle. Les filets du canard donnent des « magrets » que l'on grille, poêle ou fume. On rôtit le volatile afin de réduire sa teneur en gras.

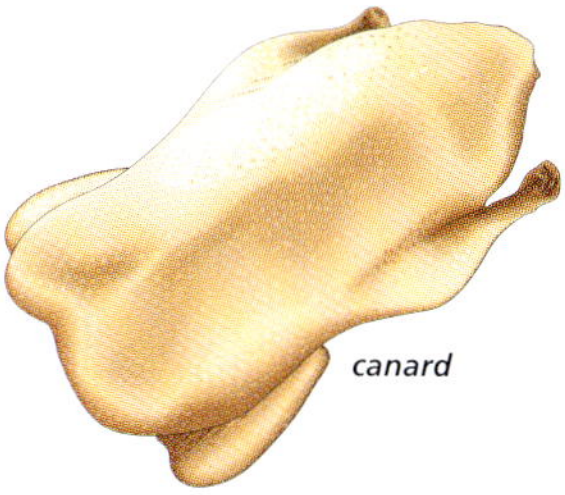

canard

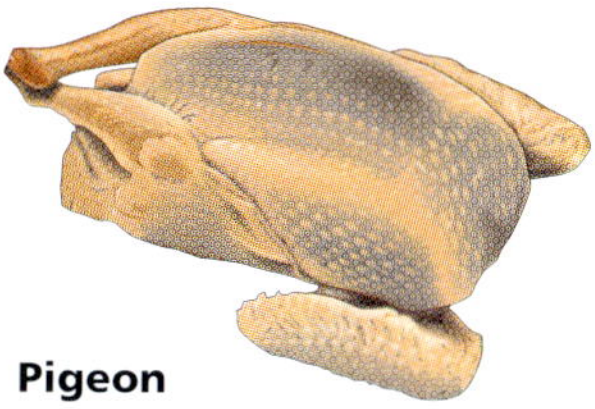

Pigeon
Columba spp.

Le pigeon se cuit comme les autres volailles. Il est fréquemment rôti, sauté ou grillé lorsqu'il est jeune et tendre. S'il est adulte, la cuisson par braisage donne de meilleurs résultats. On le sert accompagné de petits pois. S'il est cuit entier, on peut le servir tel quel, sans le découper. Allouer un pigeon par personne.

œuf

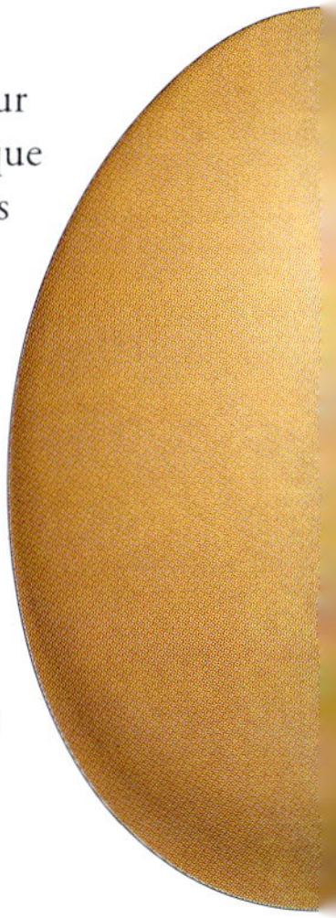

L'usage habituel du mot «œuf» désigne l'œuf de poule ; s'il s'agit d'autres espèces, leur nom est alors mentionné. L'œuf n'a pas toujours été consommé aussi couramment que maintenant ; les méthodes modernes d'aviculture permettent depuis quelques années de répondre aux besoins de consommation et de reproduction.

Plus l'œuf est frais, plus le blanc est dense et ferme autour du jaune. Lors de l'achat des œufs il est important de vérifier la date de péremption inscrite sur l'emballage. Cette date limite de fraîcheur n'est valable que si les œufs sont conservés dans les conditions adéquates (sous 4 °C avec 70-80 % d'humidité).
À la maison, pour vérifier la fraîcheur des œufs, les mettre dans de l'eau froide ; ceux qui manquent de fraîcheur flotteront, car leur chambre à air est plus grande que celle des œufs frais, qui se déposeront au fond du récipient.

Il est recommandé d'utiliser des œufs légèrement tièdes s'ils sont mis à cuire dans de l'eau chaude (sinon ils risqueraient de craquer), pour monter le blanc en neige (trop froid, le blanc monte moins) et pour faire de la mayonnaise (les ingrédients qui composent une mayonnaise doivent tous être à la température ambiante).

L'œuf se consomme tel quel ou est incorporé à d'autres aliments (crêpes, quiches, gâteaux, pâtisseries, crème glacée, boissons). On l'utilise tant pour épaissir et lier les aliments que pour les rendre onctueux (sauces, soupes, farces, flans, crème pâtissière, crème anglaise, puddings, purée, croquettes, pâtes alimentaires). On l'emploie aussi pour dorer les aliments (pains de viande, chapelure, pains, brioches, tartes), on l'émulsionne (mayonnaise, sauces) et on le monte en neige (mousses, meringues, soufflés). On conseille de ne jamais ajouter des œufs directement dans un liquide chaud (soupe, crème anglaise, crème pâtissière, etc.), surtout des jaunes, car ils coaguleront et formeront des grumeaux.

À cause de sa haute teneur en eau (75 %) et en protéines (13 %), il est préférable de cuire l'œuf peu de temps et à basse température. Une cuisson prolongée effectuée à une température trop élevée rend l'œuf caoutchouteux.

Monter des blancs en neige exige certaines précautions. Il faut toujours utiliser des blancs qui sont à la température de la pièce et éviter d'utiliser des ustensiles en plastique, car ils retiennent les graisses, et tout corps gras réduit le pouvoir moussant des blancs d'œufs ; utiliser de préférence un bol en cuivre.

L'œuf est considéré comme une excellente source de protéines de haute qualité.
Les matières grasses sont composées de 32 % d'acides gras saturés, 38 % d'acides gras monoinsaturés et 14 % d'acides gras polyinsaturés, et on retrouve environ 5 % de cholestérol, soit 213 mg dans un gros œuf. La couleur de la coquille dépend de la race des poules, c'est un facteur génétique qui est sans effet sur la valeur nutritive ou la saveur des œufs. Les éléments nutritifs de l'œuf se répartissent inégalement entre le blanc et le jaune. Le blanc fournit un peu plus de la moitié des protéines et la plus grande partie du potassium et de la riboflavine. Le jaune contient les vitamines A et D, la plupart des autres vitamines et minéraux, les trois quarts des calories et la totalité des matières grasses.

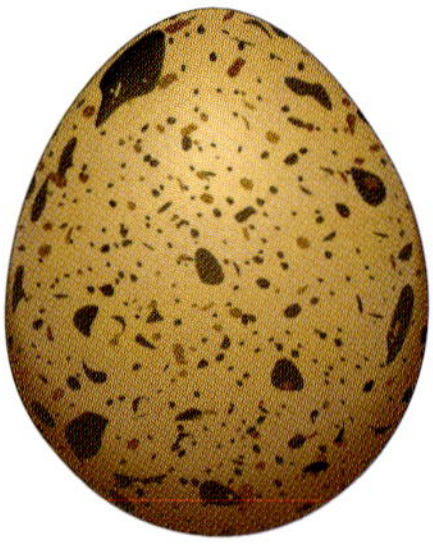

Œuf de caille
Œuf trois fois plus petit que celui des poules, à coquille beige verdâtre, tachée de brun. Très populaires en cuisine chinoise et japonaise, les œufs de caille sont généralement consommés cuits durs préparés au vinaigre ou servis en amuse-gueule ou encore ajoutés aux salades ou dans les aspics. Ils sont disponibles dans certains marchés spécialisés.

Œuf de cane
Fort apprécié des Asiatiques, l'oeuf de cane est plus gros et possède un goût plus prononcé que celui des poules. Les œufs de cane ne peuvent être consommés crus, car ils contiennent souvent des bactéries qui doivent être détruites par la cuisson ; on les apprête donc essentiellement durs ou cuisinés. Ils doivent être bouillis au moins 15 minutes avant leur consommation.

poissons

La plupart des espèces de poissons vivent dans la mer, les autres habitent les eaux douces (rivières, fleuves, lacs, ruisseaux). Depuis toujours, les poissons jouent un rôle important dans l'alimentation des êtres humains, tout particulièrement des populations côtières. Ils ont longtemps constitué une ressource abondante, mais cette situation s'est radicalement transformée au cours du XXe siècle alors que le nombre de très nombreuses espèces a diminué de façon alarmante. Divers facteurs ont contribué à ce changement dramatique, dont la pêche intensive, la pollution des cours d'eau et le développement des techniques de pêche. L'élevage des poissons ou pisciculture contribue à contrer leur rareté. Cette industrie est en continuelle expansion.

La chair du poisson diffère de celle des animaux terrestres de plusieurs façons :

- la proportion de muscles est plus élevée, car il n'a que 3 % de tissu conjonctif (tissu qui unit les muscles) ; dans la viande, la proportion est de 13 %, ce qui fait que le poisson n'exige pas une cuisson prolongée et qu'il est toujours tendre ;
- les fibres des muscles sont plus courtes, rendant la chair plus tendre ;
- la chair demande peu de cuisson et contient habituellement peu de matières grasses ; elle se digère donc facilement ;
- la chair contient beaucoup moins de vaisseaux sanguins et possède peu ou pas de pigments, elle est donc presque toujours blanche ;
- les matières grasses du poisson sont composées en grande partie d'acides gras polyinsaturés omega-3 (la viande contient surtout des acides gras saturés) bénéfiques pour la santé.

ACHAT

À l'achat d'un poisson frais et entier, on devrait porter une attention particulière aux caractéristiques suivantes :

- les ouïes sont humides et rouge vif ;
- les yeux pleins et brillants sont à fleur de tête ;
- la peau luisante, nacrée et tendue, adhère à la chair ;
- la chair est ferme et élastique ; elle n'est pas tachée, ne retient pas l'empreinte des doigts et ne se sépare pas facilement des arêtes ;
- les écailles sont adhérentes, brillantes et intactes ;
- le ventre n'est ni gonflé, ni terne, et l'odeur est douce et agréable (une forte odeur de poisson indique un manque de fraîcheur).

PRÉPARATION

Le poisson nécessite une certaine préparation avant d'être cuit, qui varie selon que le poisson est frais ou congelé. Le poissonnier peut faciliter la préparation du poisson frais en l'écaillant, en l'ébarbant, en le vidant et, si désiré, en levant les filets.

La préparation du poisson congelé est réduite au minimum, car le poisson est déjà écaillé, vidé, ébarbé, lavé, presque toujours dépouillé et souvent coupé en filets. Bref, il ne reste plus qu'à prévoir la cuisson et parfois la décongélation. Le poisson est plus savoureux lorsqu'il n'est pas complètement dégelé. Si le poisson est mince, le cuire congelé ou à peine décongelé ; s'il est plus épais, le décongeler partiellement ou complètement. Décongeler le poisson complètement s'il l'on prévoit le griller ou le frire.

introduction

La meilleure façon de décongeler le poisson consiste à le mettre au réfrigérateur, dans son emballage original, de 18 à 24 h (500 g). Ne jamais décongeler le poisson à la température ambiante ; si le temps presse, placer le poisson dans de l'eau froide (1 h ou 2 pour 500 g).

UTILISATION

Le poisson s'apprête d'une multitude de façons : mariné, fumé, farci, cuit en sauce, en mousses, en quenelles, en pâtés, en terrines, en rillettes et en paupiettes.

CUISSON

Le poisson est généralement consommé cuit, mais peut être consommé cru, à la manière des sushi et des sashimi japonais et du ceviche des Sud-Américains. La cuisson doit être brève sinon le poisson devient sec et insipide. Il est difficile d'en fixer le temps avec précision, car plusieurs facteurs sont à considérer, dont la forme du poisson, sa taille et sa teneur en matières grasses. Pour avoir une certaine idée, mesurer le poisson dans sa partie la plus épaisse et cuire de 5 à 7 min par centimètre d'épaisseur pour le poisson frais cuit au four à 220 °C (425 °F).

La chair est cuite lorsqu'elle devient opaque mais encore humide, d'une couleur uniforme (blanc laiteux si elle est blanche) et se défait facilement.

CONSERVATION

Les poissons de mer se conservent plus facilement que les poissons d'eau douce.
Bien essuyer le poisson frais avec un linge humide, l'envelopper de papier ciré, le placer dans un contenant hermétique et le réfrigérer sans délai en le plaçant à l'endroit le plus froid du réfrigérateur ; il se gardera deux ou trois jours.

Le poisson se congèle facilement. Bien l'envelopper et le maintenir à une température constante, égale ou inférieure à -18 °C. Le poisson maigre supporte une plus longue congélation (2 ou 3 mois) que le poisson gras (1 ou 2 mois), car il rancit moins rapidement.

Le poisson se congèle toujours vidé et le plus frais possible.

VALEUR NUTRITIVE

Les poissons sont regroupés en poissons maigres : la plie, l'églefin et la morue ; en poissons semi-gras tel le flétan ; et en poissons gras : le saumon, le hareng et le maquereau.
Les poissons contiennent entre 15 et 20 % de protéines. Ils sont riches en certains minéraux et en vitamines, notamment en phosphore, en iode, en fluor, en cuivre, en vitamine A et en magnésium, en fer, en zinc, en sélénium et en vitamines du groupe B.
Les poissons gras sont une très bonne source de vitamine D (absente chez les animaux terrestres).

Les poissons n'échappent pas à la pollution. Les cours d'eau étant de plus en plus contaminés, la chair de plusieurs poissons contient divers produits toxiques.
La contamination varie en fonction de l'âge du poisson et de son habitat. Plus un poisson est âgé, donc gros, plus il sera affecté par la salubrité de son habitat. Généralement, les poissons prédateurs ou les poissons d'eau douce sont plus contaminés que les poissons de mer. Les poissons qui se nourrissent eux-mêmes de poissons ou ceux à chair grasse sont particulièrement touchés par la pollution. Ainsi l'achigan, le brochet, le doré, l'espadon, le flétan, le requin, le maskinongé et le thon sont souvent fortement contaminés. Il est préférable de limiter la consommation de poissons vivant en eaux polluées.

poissons d'eau douce

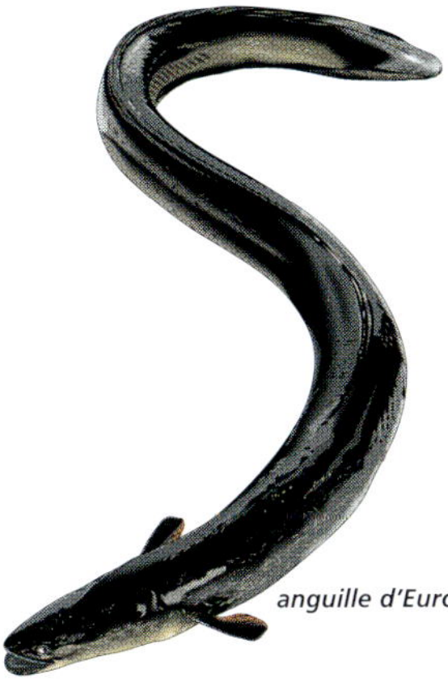
anguille d'Europe

Anguille
Anguilla spp.

Poisson au long corps cylindrique apprécié en Europe et au Japon. L'anguille fraîche est très périssable et se conserve 1 journée ou 2 au réfrigérateur. Elle est souvent grillée, cuite au four, pochée, sautée ou cuisinée en ragoûts ou en soupes (matelote, bouillabaisse). Elle est excellente fumée. Sa chair est fine, ferme et grasse. On débarrasse l'anguille de son excédent de gras en la dépouillant de sa peau.

Carpe
Cyprinus carpio

Poisson qui affectionne les eaux chaudes peu profondes. La saveur de la carpe est variable ; les espèces sauvages ont souvent un goût de vase. Ce poisson supporte bien tous les modes de cuisson ; il est souvent cuit à l'étuvée, rôti, poché, grillé ou frit. C'est une excellente source de niacine, de phosphore et de vitamine B_{12}. Sa chair blanche est ferme et mi-grasse.

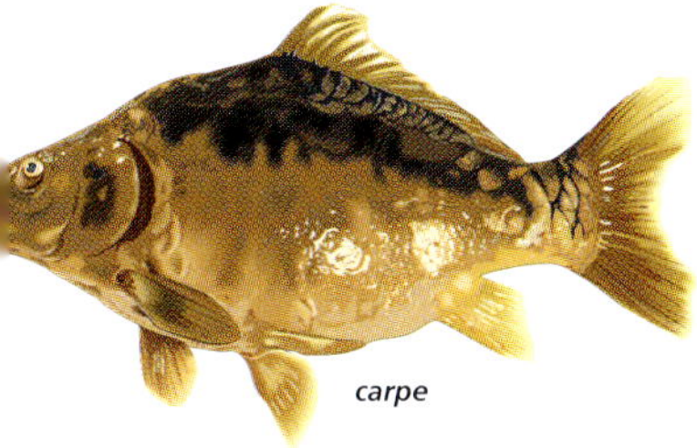
carpe

Achigan
Micropterus spp.

Poisson qui vit dans les rivières et les lacs d'Amérique du Nord. L'achigan à grande bouche est aussi nommé « black-bass » ou « perche truitée » en France. Ce poisson de pêche sportive est rarement commercialisé. Il s'accommode de tous les genres de cuisson ; sa chair est maigre, blanche, floconneuse et savoureuse.

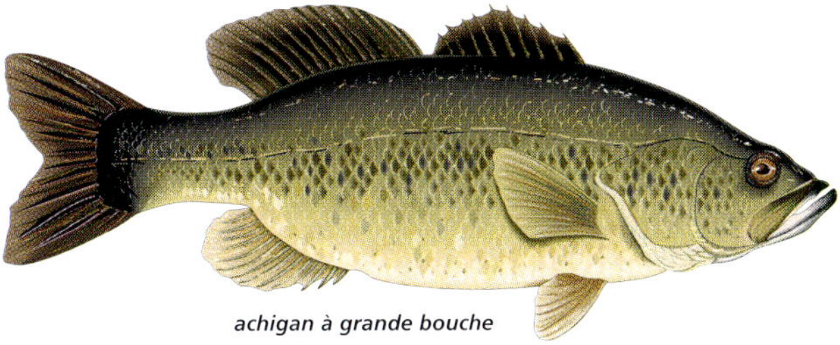
achigan à grande bouche

Doré
Stizostedion spp.

Le doré (ou sandre) habite les eaux fraîches des lacs et des rivières. Son long corps est à peine aplati ; sa mâchoire est robuste. Il se distingue du brochet par ses deux nageoires dorsales. On retrouve le sandre en Scandinavie, en Europe et en Angleterre ; le doré noir et le doré jaune sont les espèces les plus courantes au Canada. C'est un poisson savoureux qui supporte tous les modes de cuisson ; on l'apprête comme la perche ou le brochet, entier ou en filets. Sa chair maigre est ferme et délicate.

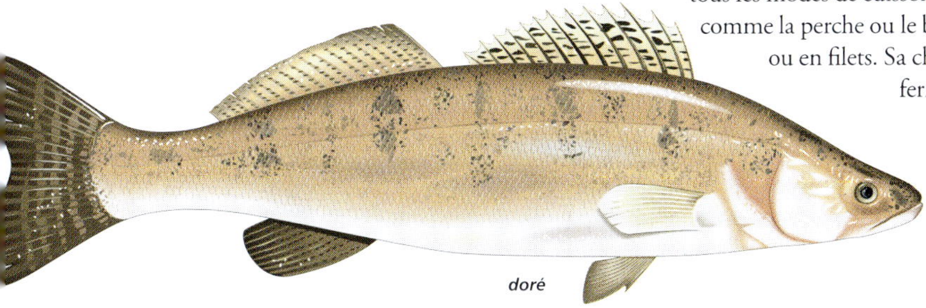
doré

poissons d'eau douce

Corégone

Poisson d'eau douce fréquent en Amérique du Nord, en Asie et en Europe dont le corps allongé couvert de grandes écailles est argenté sur les flancs et brun verdâtre sur le dos. Frais ou congelé, entier ou en filet, le corégone s'apprête comme le saumon et la truite et est aussi excellent fumé. Les œufs sont commercialisés sous le nom de « caviar doré ».

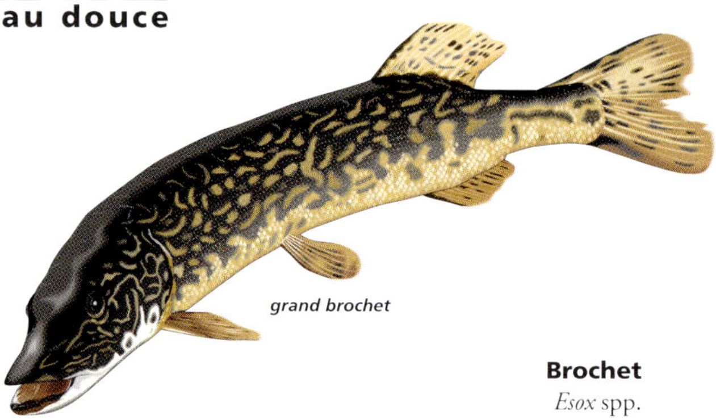

grand brochet

Brochet

Esox spp.

Poisson qui habite les rivières, les lacs et les étangs d'Amérique du Nord, d'Europe et d'Asie. Sa chair a parfois un goût de vase qui disparaît si on met le poisson à tremper dans de l'eau fraîche ou vinaigrée. Le brochet supporte tous les modes de cuisson. Parce qu'il contient un grand nombre de fines arêtes, il est souvent cuisiné en pâtés, en quenelles ou en pains de poisson.

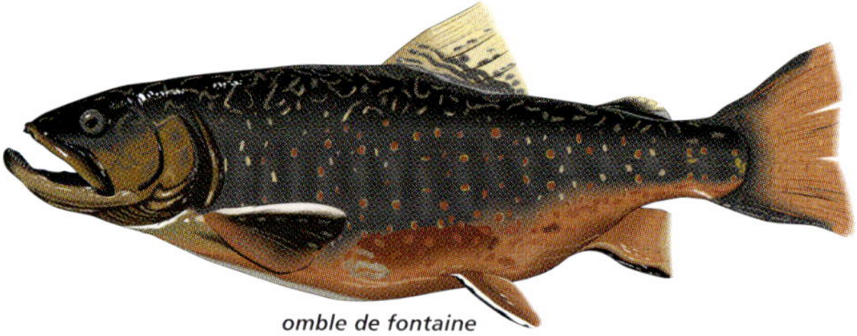

omble de fontaine

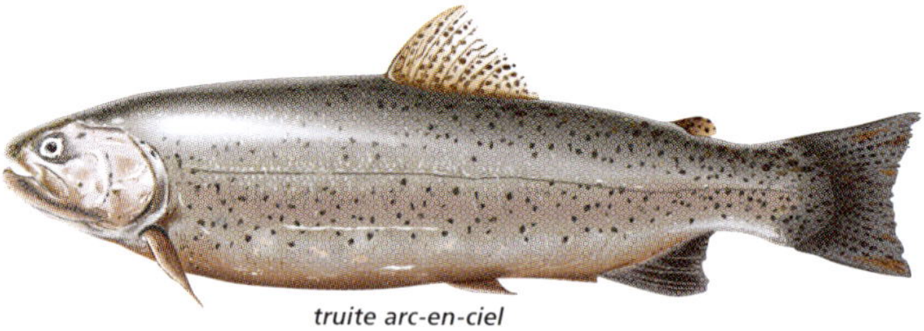

truite arc-en-ciel

Truite

Salmo spp.

La truite vit dans les lacs et les rivières aux eaux froides ou dans la mer. Elle appartient à la grande famille des Salmonidés. Parmi les espèces les plus courantes, on retrouve la truite brune, la truite arc-en-ciel – dont l'élevage est le plus répandu à travers le monde – et l'omble de fontaine. La truite est délicieuse fumée ; toutes les recettes de saumon lui conviennent. La chair est mi-grasse, très fine et très parfumée, de saveur délicate, qui varie légèrement selon les espèces ; la coloration est blanche, ivoire, rose ou rougeâtre.

Perche

Perca spp.

Rare poisson à vivre dans l'eau douce ou l'eau saumâtre, la perche fait partie d'une famille comprenant le doré et la perche canadienne (ou perchaude). La perche est souvent pochée, cuite à l'étuvée ou à la meunière. Sa chair blanche, maigre et ferme a un goût délicat. Les recettes de carpe ou de truite lui conviennent bien. C'est un poisson riche en niacine, en vitamine B_{12}, en phosphore et en potassium.

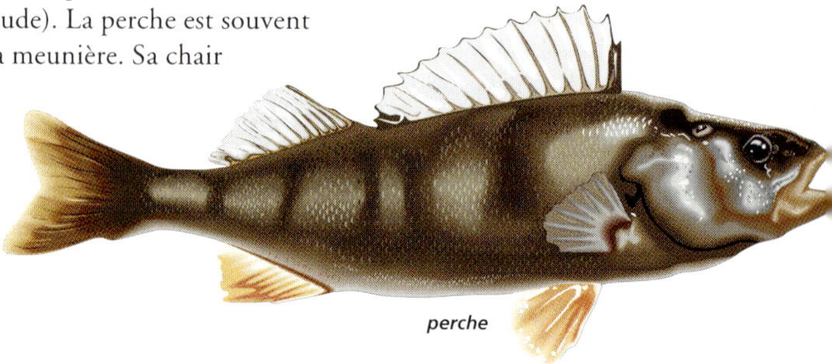

perche

poissons de mer

Caviar

Le véritable caviar est constitué uniquement d'œufs d'esturgeon salés. Il provient presque exclusivement de la mer Noire et de la mer Caspienne. La grosseur, la saveur et la couleur des œufs varient selon les variétés. Le caviar de première qualité (appelé « malassol ») contient moins de sel que le caviar pressé (payusnaya). On consomme le caviar tel quel, accompagné de pain grillé, de beurre et d'un peu de jus de citron. Les Russes l'étendent sur des blinis et l'accompagnent de crème aigre et de vodka.

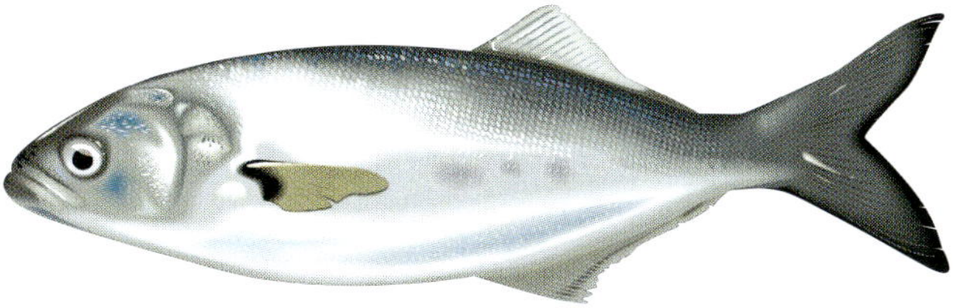

Tassergal

Pomatomus saltatrix

Poisson nommé « bluefish » très estimé aux États-Unis, qui se déplace en bancs dans le sillage d'autres bancs de poissons (maquereaux et harengs) dont il se nourrit. Le tassergal habite surtout l'Atlantique et le Pacifique. Sa chair maigre est appréciée des Australiens et des Nord-Américains. Souvent grillé, braisé ou poché, ce poisson s'apprête comme le maquereau.

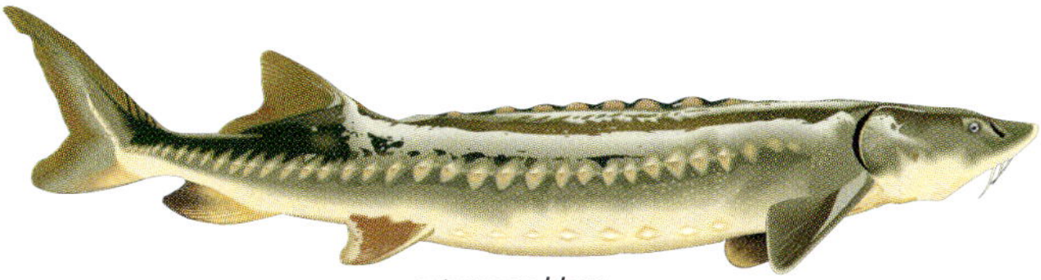

esturgeon blanc

Esturgeon

Acipenser spp.

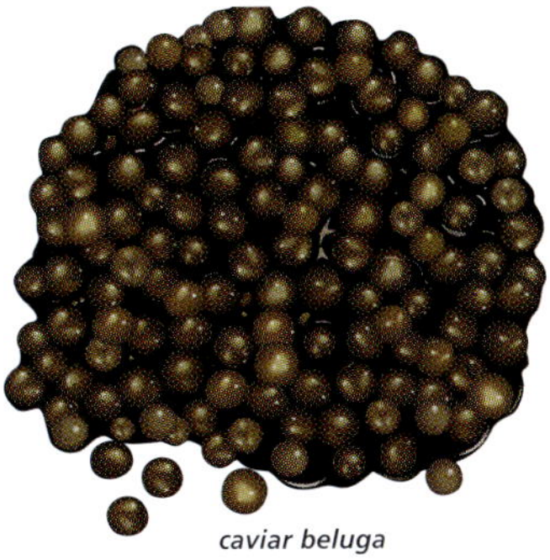

caviar beluga

Imposant poisson, de forme allongée, habitant l'hémisphère Nord. Certaines espèces vivent en eaux douces, d'autres en mer. L'esturgeon est recherché pour sa chair et surtout pour ses œufs. Il est rarement commercialisé frais, mais plutôt congelé ou en conserve ; il peut être fumé, salé ou mariné. Les recettes d'espadon et de thon lui conviennent bien. C'est un poisson maigre, riche en niacine, en phosphore, en vitamine B_{12} et en potassium.

Anchois

Engraulis encrasicolus

Petit poisson conservé dans la saumure, l'huile ou le sel, et vendu en bocaux ou en conserve. L'anchois est très apprécié des peuples méditerranéens qui l'intègrent dans plusieurs mets (pissaladière, tapenade, anchoïade, salade). Son essence parfume potages et sauces. Le beurre et la pâte s'utilisent pour badigeonner la viande et le poisson avant cuisson et pour tartiner du pain bis. C'est un poisson gras et calorique.

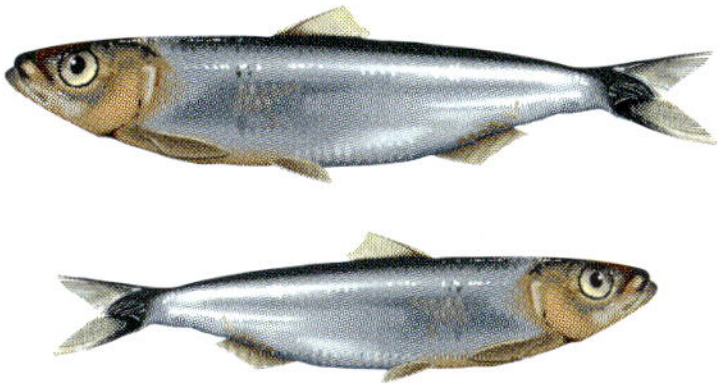

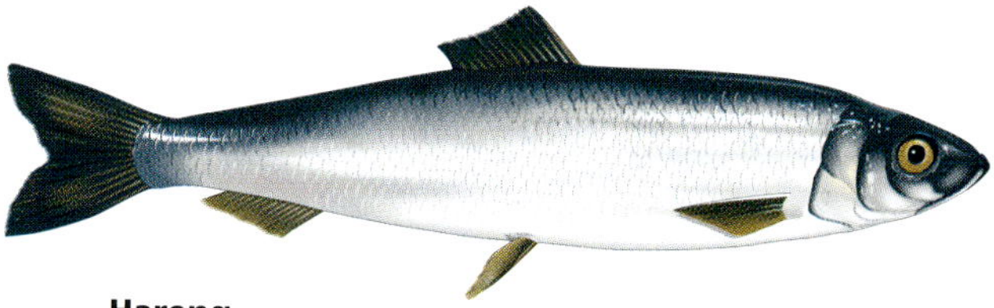

Hareng

Clupea harengus

Poisson de mer parmi les plus pêchés dans le monde. Il est commercialisé frais et congelé, mais aussi en conserve, mariné, salé et fumé. Le hareng frais est délicieux grillé, cuit au four ou à la poêle ; il peut remplacer le maquereau. C'est un poisson riche en vitamines du complexe B, en phosphore, en potassium et en matières grasses. Sa chair blanche est grasse et savoureuse.

Kipper

Grand hareng étêté, fendu en deux, débarrassé de ses arêtes, aplati, à peine fumé (à froid). Le kipper se mange tel quel ou cuit brièvement. Il est vendu frais en conserve, surgelé ou en sachets prêts à cuire. Sa durée de conservation est de 4 jours.

Craquelot

Hareng habituellement entier, non vidé, à peine salé et à demi-fumé. On le sert grillé ou frit. Il ne se conserve pas plus de 5 jours.

Bückling

Hareng légèrement saumuré (quelques heures), fumé à chaud, qui peut être consommé sans plus de cuisson. Le bückling se conserve environ 4 jours.

Hareng saur

Hareng fumé à froid pendant une longue période et salé (2 à 6 jours). Il est vendu entier ou en filets (mis en conserve ou en sachets). Il est aussi mariné. Le hareng saur se garde de 12 à 15 jours.

Hareng fumé

Hareng fumé à chaud (exposé directement à la chaleur et cuit légèrement) ou à froid (fumé à distance du feu et plus longtemps).

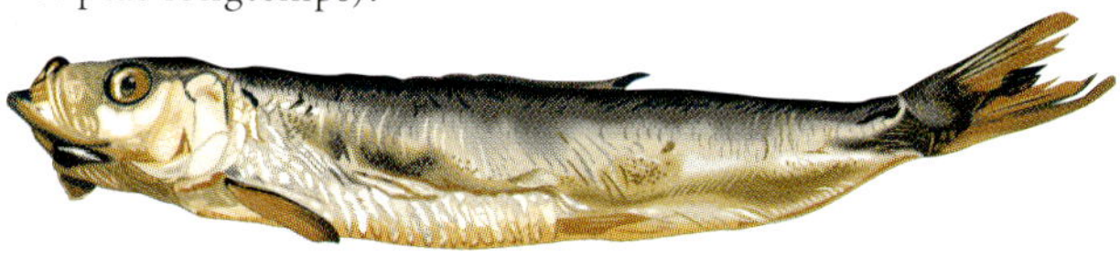

hareng fumé

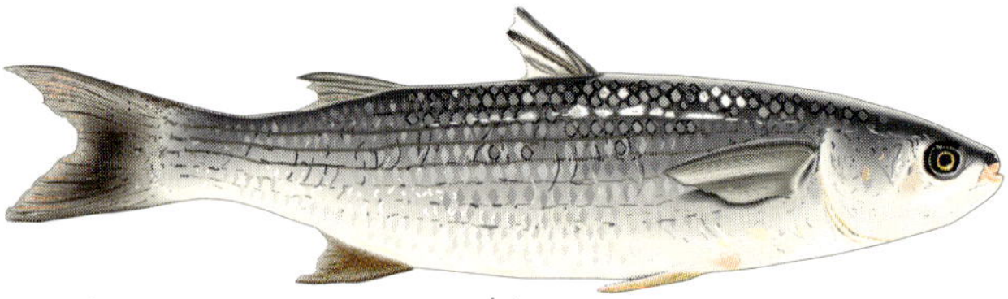

mulet

Mulet

Mugil spp.

Poisson fréquent le long des côtes de l'Atlantique, de la Méditerranée et du Pacifique où l'eau est chaude. Le mulet supporte tous les modes de cuisson et se mange chaud ou froid. Les œufs sont succulents ; ils entrent dans la fabrication de la boutargue provençale et du tarama grec (une pâte onctueuse rosée).

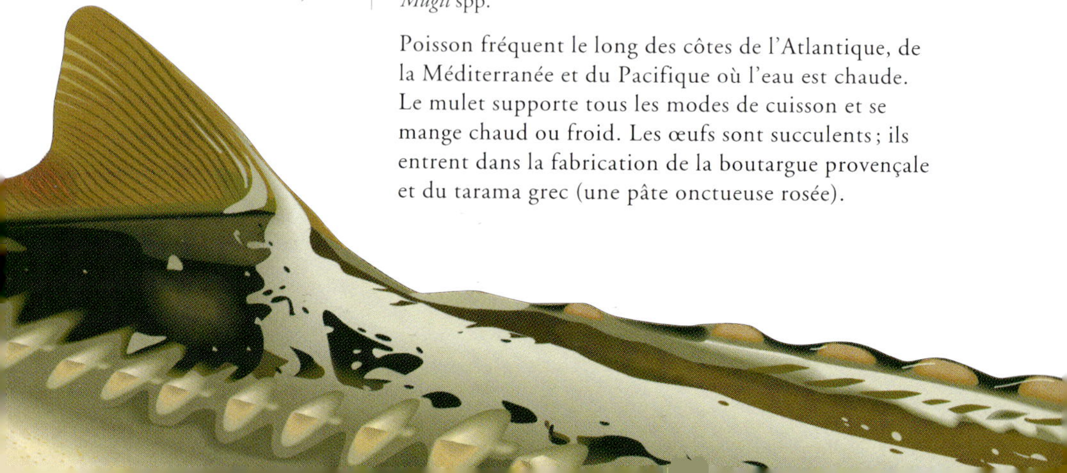

poissons de mer

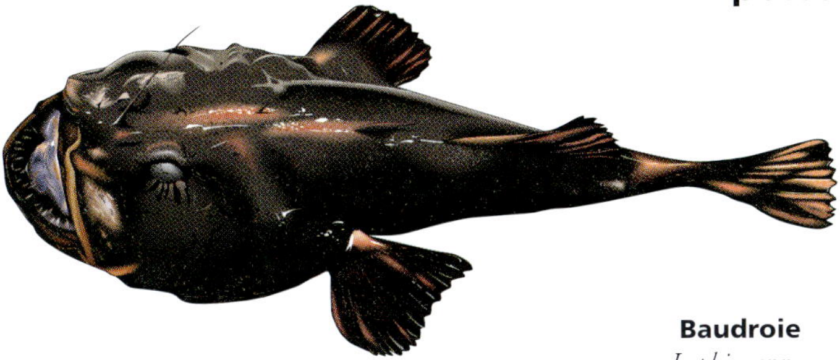

Baudroie
Lophius spp.

Poisson qui habite les fonds vaseux des mers, en particulier de l'Atlantique et de la Méditerranée. La baudroie (aussi nommée « lotte ») a une énorme tête aplatie, plus large que le tronc. La seule partie comestible est la queue, dont la chair est comparée à celle du homard. Elle est souvent braisée, pochée ou grillée. Ce poisson est excellent froid arrosé de vinaigrette; les sauces l'avantagent, car sa chair a tendance à sécher.

Requin
Sélaciens

Poisson cartilagineux dépourvu d'arêtes. Parmi les espèces courantes, on trouve l'aiguillat commun, les émissoles, la grande roussette et le requin-Hâ. Le requin est commercialisé dépouillé, coupé en filets, en darnes ou en morceaux. Sa chair cuit sans perte; elle est ferme, légèrement gélatineuse et plus ou moins savoureuse (la chair de l'aiguillat est souvent considérée comme la meilleure). La plupart des modes de cuisson lui conviennent. Il est délicieux arrosé d'une sauce relevée. En Chine, le potage d'ailerons de requin est fort apprécié.

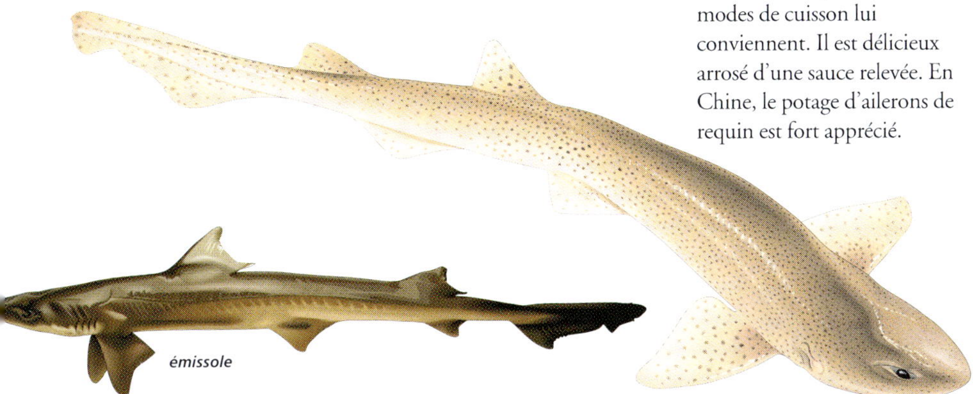

émissole

grande roussette

Raie
Raja spp.

Les ailes, les joues et le foie de la raie sont comestibles. La chair rosée ou blanchâtre est dépourvue d'arêtes. On cuit la raie sans son épaisse peau; on la poche, on la cuit au four ou on l'apprête au beurre noir. On peut la cuisiner comme les pétoncles. Il faut la cuire suffisamment et la servir très chaude pour éviter qu'elle ne soit visqueuse et gélatineuse.

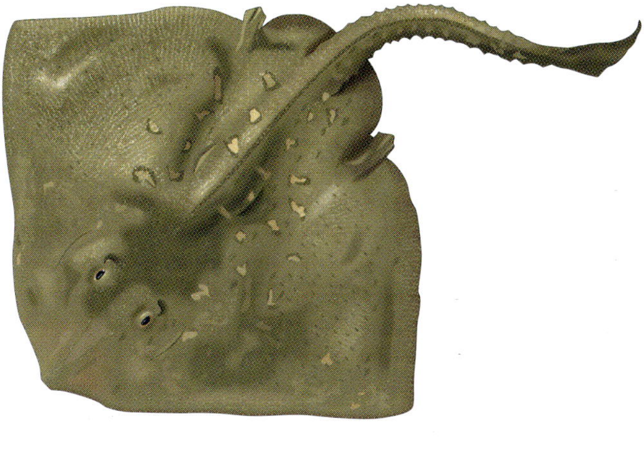

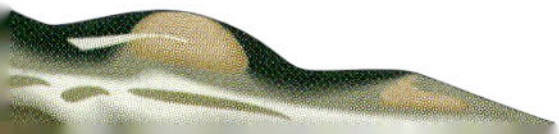

poissons de mer

Murène
Muraena helena

Poisson des mers tropicales au corps anguilliforme dont la peau nue visqueuse peut être de couleurs variées (souvent brun sombre marbré de jaune et de noir). La chair de la murène, grasse, fine et dépourvue d'arêtes (sauf dans la queue) s'apprête comme le congre ou l'anguille. Elle est souvent pochée et mangée froide, assaisonnée de mayonnaise à l'ail.

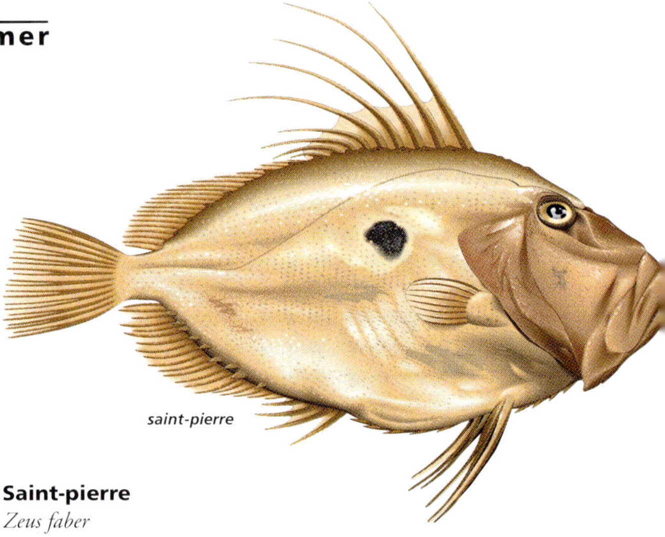
saint-pierre

Saint-pierre
Zeus faber

Poisson très comprimé de forme ovale et d'aspect étonnant. Le saint-pierre porte une tache arrondie sur les deux côtés de son corps. Sa chair blanche et ferme est savoureuse. Apprêtez-le simplement afin de ne pas masquer la finesse de sa chair. Les recettes de sole et de turbot lui conviennent bien. Ses arêtes gélatineuses donnent un excellent fumet.

Alose
Alosa spp.

Important poisson d'Amérique du Nord, l'alose est aussi pêchée en Europe de l'Ouest et en Méditerranée. Parmi les espèces courantes, on retrouve l'alose savoureuse, l'alose feinte, l'alose vraie et le gaspareau. Ce poisson est gras, tendre et floconneux. L'alose femelle est plus appréciée ; ses arêtes sont plus faciles à éviter, ses œufs sont délicieux. On l'apprête avec des ingrédients à haute teneur en acide comme l'oseille et la rhubarbe, qui en facilitent la digestion et amollissent les arêtes.

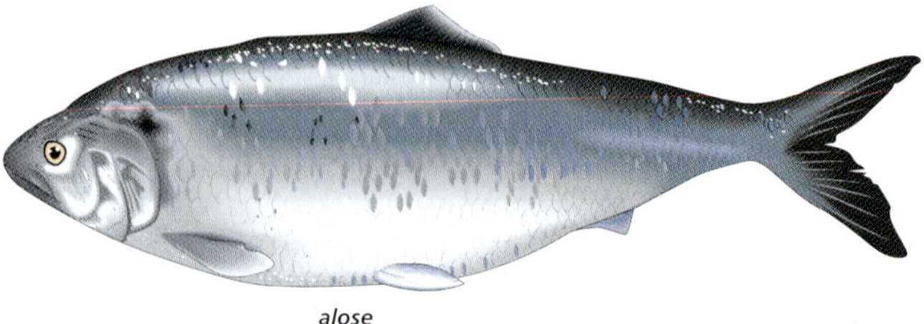
alose

Maquereau
Scomber spp.

Le maquereau a une chair savoureuse, assez grasse. On le vend frais ou en conserve (nature, en sauce, au vin blanc ou à l'huile). Comme le hareng, il est salé ou fumé sous le nom de bückling. La cuisson au four, au court-bouillon, au gril ou en papillote l'avantage. Une recette classique l'accompagne d'une sauce aux groseilles à maquereau. Le maquereau remplace le thon en conserve, le hareng ou l'alose. Il est une excellente source de vitamine B_{12} et contient des acides gras omega-3.

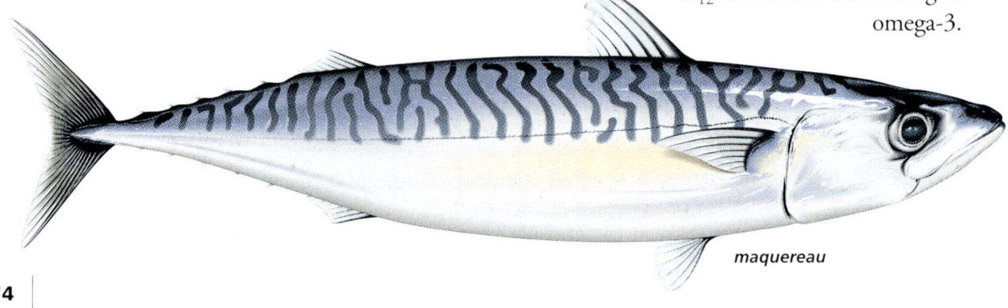
maquereau

poissons de mer

Bar commun

Disentrarchus labrax

Surnommé « loup », ce poisson vorace est présent dans l'Atlantique Nord et abondant dans la Méditerranée. Il peut être poché, flambé, grillé, braisé, frit ou farci. Le cuire simplement afin de ne pas masquer sa finesse; ne pas l'écailler s'il doit être poché ou grillé entier. Sa chair maigre est délicate et savoureuse; elle est ferme, résiste bien à la cuisson et contient peu d'arêtes.

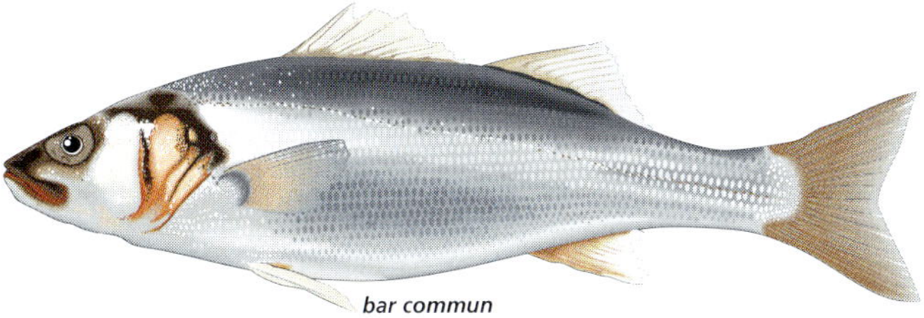

bar commun

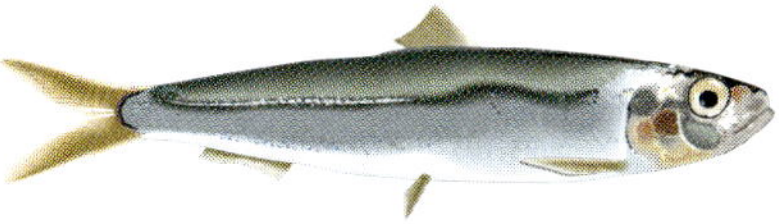

Sardine

Sardina pilchardus

Petit poisson apparenté au hareng. La sardine est surtout étêtée, éviscérée et cuite, habituellement à l'étuvée, puis mise en conserve (à l'huile, à la tomate ou au vin blanc). La sardine à l'huile s'améliore en vieillissant. On la consomme telle quelle, arrosée de jus de citron et accompagnée de pain beurré. C'est un poisson riche en phosphore, en vitamine B_6, en niacine et en calcium lorsqu'on mange les arêtes. Sa chair semi-grasse est délicieuse.

Congre

Conger spp.

Le congre a la forme d'un gros serpent. Il est abondant près des côtes chiliennes et européennes. Vendu entier (vidé et étêté), en tronçons ou en tranches, il est cuisiné de toutes les façons. Sa chair ferme est exempte d'arêtes, sauf près de la queue. Il est souvent présent dans la bouillabaisse et la matelote.

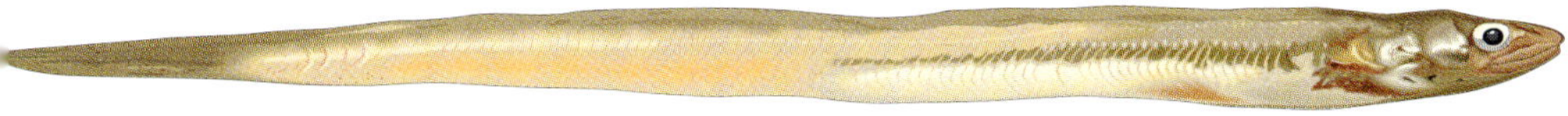

congre

Dorade

Chrysophrys aurata

Poisson côtier fréquentant surtout les eaux tropicales de la Méditerranée et de l'Atlantique. Sa peau rosée ou rougeâtre est parsemée de taches bleues; elle est couverte de nombreuses écailles désagréables à enlever. Ce poisson s'apprête de toutes les manières, les plus simples étant les meilleures. Il est délicieux en sashimi, en ceviche ou fumé. Ses œufs sont excellents. Sa chair blanche et maigre est fine et savoureuse.

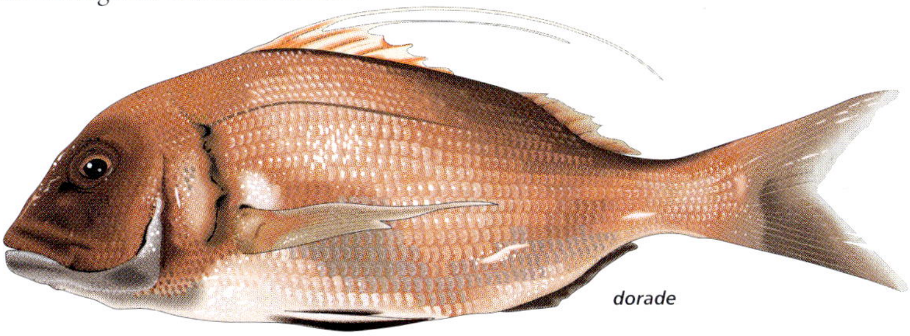

dorade

poissons de mer

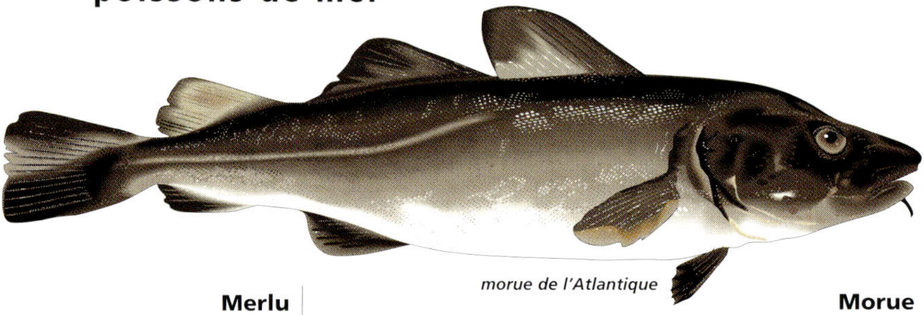

morue de l'Atlantique

Merlu

Merluccius spp.

Plusieurs espèces portent le nom de merlu. Le merlu commun habite les côtes européennes de l'Atlantique. Il est abondant au Portugal et en Espagne. Le merlu argenté habite les côtes nord-américaines de l'Atlantique. Sa chair tendre et floconneuse est très savoureuse.

Morue

Gadus spp.

Un des poissons les plus pêchés à travers le monde. En Europe, on nomme « morue » ce poisson salé et séché ; à l'état frais ou congelé, on le nomme « cabillaud ». Tous les modes de cuisson lui conviennent. La morue est délicieuse en sauce ; elle est aussi mise en conserve, séchée à l'air (stockfisch) ou salée (kipper). Ses œufs sont consommés frais, fumés ou salés. Sa langue, ses joues et son foie sont comestibles. On tire du foie une huile, source importante de vitamine D. Sa chair est maigre, délicate et ferme, surtout lorsque la morue est petite et fraîche.

Lieu noir

Pollachius virens

Le lieu noir (nommé « goberge » au Canada) habite les deux côtés de l'Atlantique. Il est très important en Europe, particulièrement en Angleterre. Sa chair blanche de qualité inférieure est ferme. Au Canada, ce poisson est utilisé pour la préparation du surimi.

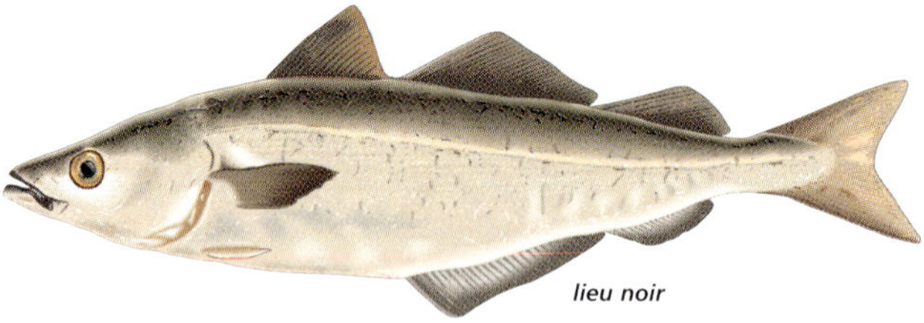

lieu noir

Poulamon

Microgadus tomcod

Connu sous le nom de « poisson des chenaux » au Québec, le poulamon fréquente la côte ouest de l'Atlantique, du Labrador à la Virginie, et remonte plusieurs fleuves et cours d'eau pour frayer. Sa chair blanche et maigre est très recherchée. Il est souvent frit.

Églefin

Melanogrammus aeglefinus

L'églefin ressemble à la morue mais il est plus petit. Il habite les deux côtés de l'Atlantique Nord. Sa chair blanche et maigre est savoureuse. Elle est plus fragile et plus douce que celle de la morue. En France, l'églefin souvent fumé porte le nom de « haddock ».

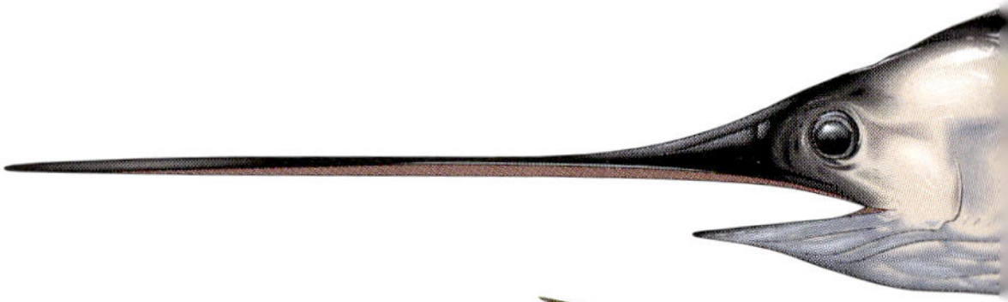

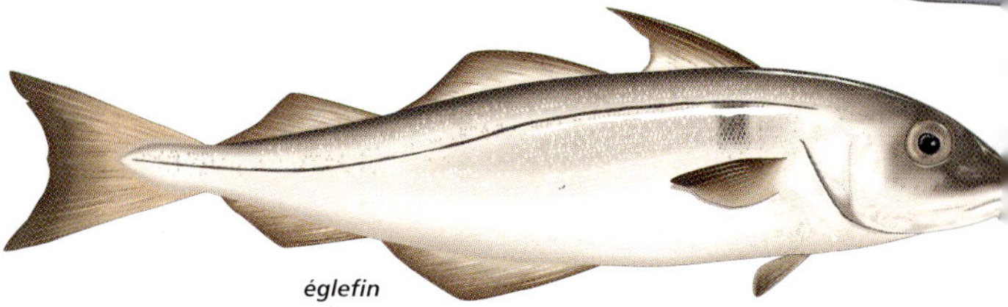

églefin

Merlan

Merlangius merlangus

Le merlan habite l'Atlantique, la Méditerranée, la mer Noire et la Baltique. C'est un des plus petits poissons de la famille de la morue. Sa chair délicate, savoureuse et très digeste s'émiette facilement. On le cuit habituellement en papillote ou dans un court-bouillon.

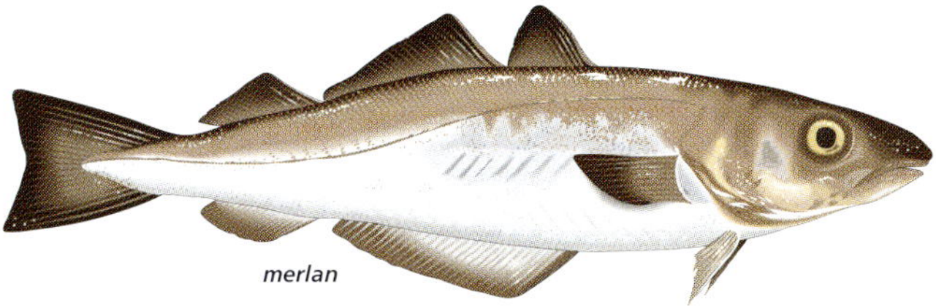

merlan

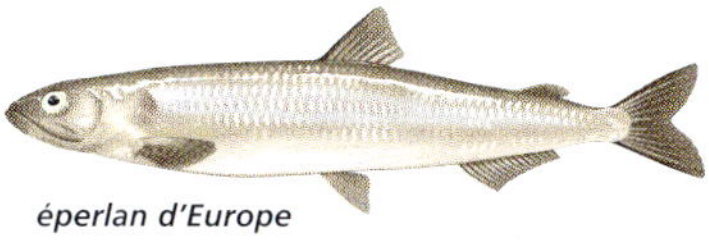

éperlan d'Europe

Éperlan

Osmerus spp.

Petit poisson argenté qui vit dans les eaux tempérées ou froides des mers et des lacs. L'éperlan est commercialisé frais, fumé, salé ou séché. On le cuit simplement vidé, à la poêle ; on le marine dans du jus de citron ou trempé dans du lait et de la farine. On frit ou grille l'éperlan ; les gros spécimens sont plus faciles à cuisiner de façon élaborée. Tout dans ce poisson se mange. Sa chair est savoureuse et plutôt grasse.

Grondin

Trigla spp.

Poisson dont l'air particulier est peu attirant. Le grondin rouge, peu charnu, est souvent cuisiné en soupe, dans la bouillabaisse et la matelote. Le grondin gris et le grondin d'Amérique ont une chair ferme savoureuse. Ce poisson est délicieux cuit au four, poché, frit ou fumé. Il est riche en potassium et en calcium.

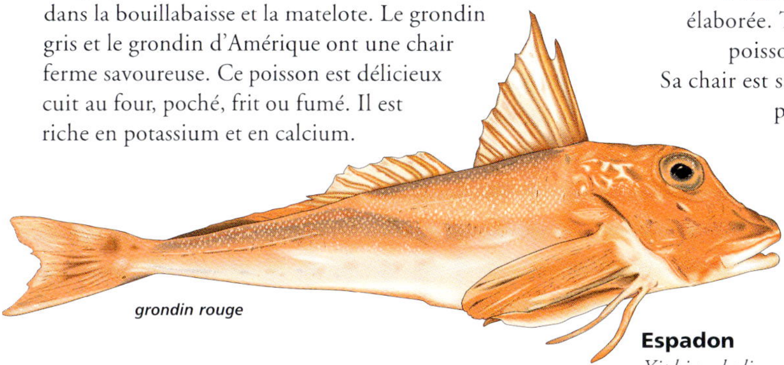

grondin rouge

Espadon

Xiphias gladius

Poisson dont la mâchoire supérieure ressemble à une épée. L'espadon est vendu frais en darnes, fumé ou en conserve. La queue et les ailerons sont comestibles. Il est délicieux grillé, braisé ou cuit à la poêle, mariné ou non. L'espadon frais devient plus digestible s'il est poché avant d'être apprêté. On le cuisine à la façon des poissons à chair ferme. C'est un poisson riche en vitamine B_{12}, en niacine, en potassium et en phosphore. Sa chair est très recherchée.

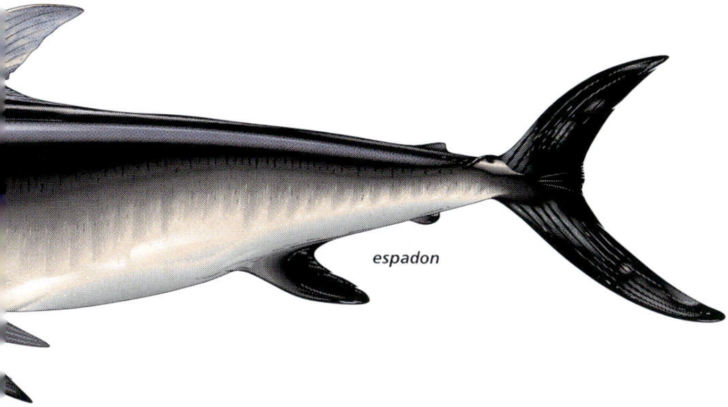

espadon

poissons de mer

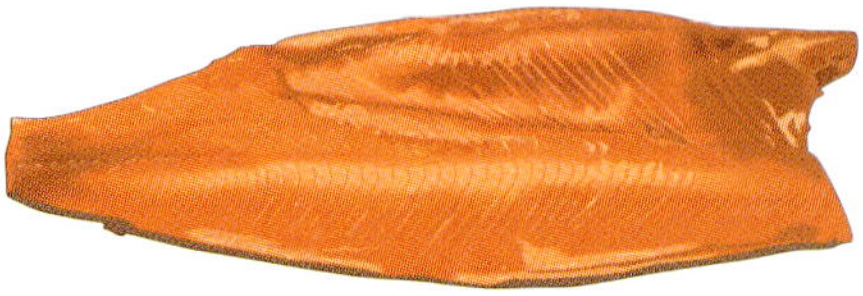

Saumon

Oncorhynchus spp. et *Salmo salar*

Magnifique poisson fort apprécié aussi bien pour sa chair que pour le plaisir de le pêcher, le saumon naît en eau douce et vit dans la mer mais revient à son lieu d'origine pour frayer. La couleur de la peau souvent parsemée de taches varie selon les espèces et la période de l'année. Cinq espèces vivent dans le Pacifique et une dans l'Atlantique. Tous les modes de cuisson conviennent au saumon ; il est souvent cuit en darnes et il est savoureux aussi bien chaud que froid. Le saumon ne se conserve que 2 à 3 jours au réfrigérateur.

Saumon fumé

Saumon qui est soumis au fumage à chaud ou à froid. Le saumon fumé frais présente une chair humide, ferme mais tendre, à la couleur rose ou orangée. Si l'aspect est brillant ou le pourtour désséché et bruni, c'est qu'il manque de fraîcheur. Le saumon fumé constitue un mets recherché ; il est délicieux arrosé d'un filet de jus de citron et d'huile d'olive. On y ajoute souvent quelques câpres, du poivre fraîchement moulu et de fines rondelles d'oignon rouge.

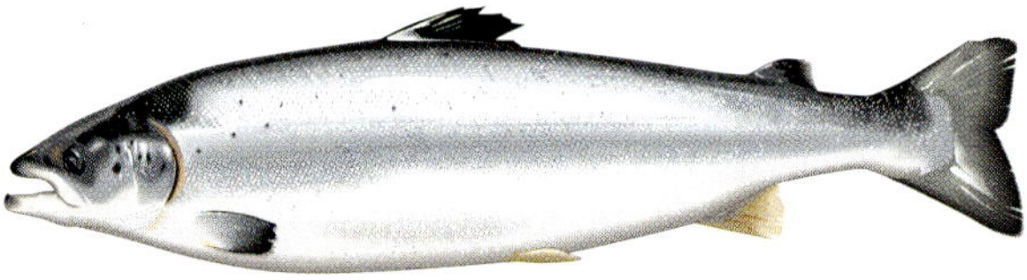

saumon de l'Atlantique

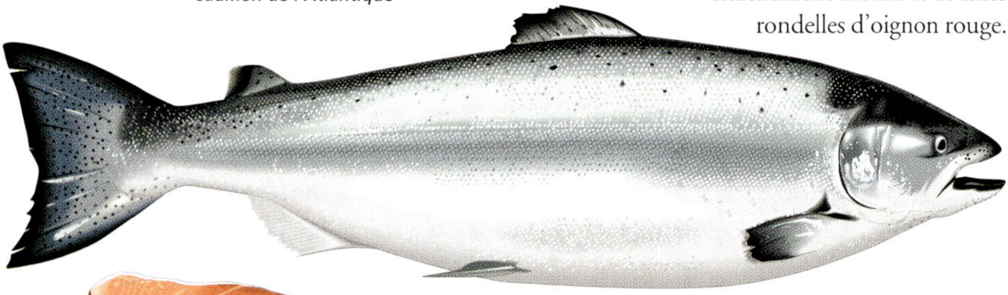

saumon du Pacifique

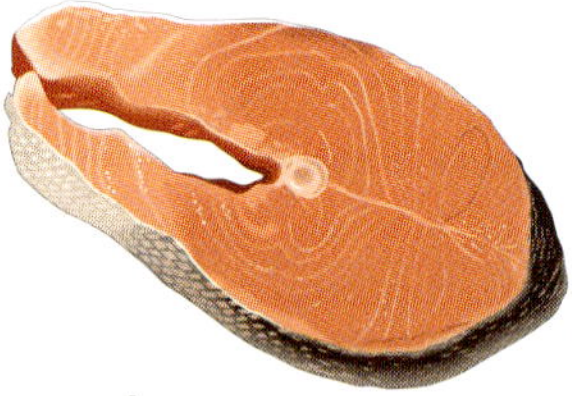

darne de saumon

Lamproie

Petromyzon spp.

La lamproie ressemble à un serpent. Elle a une bouche en forme de ventouse et une langue couverte de dents. Ce poisson est apprécié des Européens et des Amérindiens de la côte du Pacifique. Il est grillé, cuit en matelote ou en pâté. Sa chair grasse, dépourvue d'arêtes, est plus délicate que la chair de l'anguille. La lamproie à la bordelaise, cuite dans du vin rouge, est une célèbre recette gastronomique.

Ouananiche

Salmo salar ouananiche

La ouananiche (ou saumon de l'intérieur) est un délicieux petit saumon d'eau douce. On la retrouve sur la côte est de l'Amérique du Nord ainsi qu'en Scandinavie. Elle s'apprête comme le saumon ou la truite.

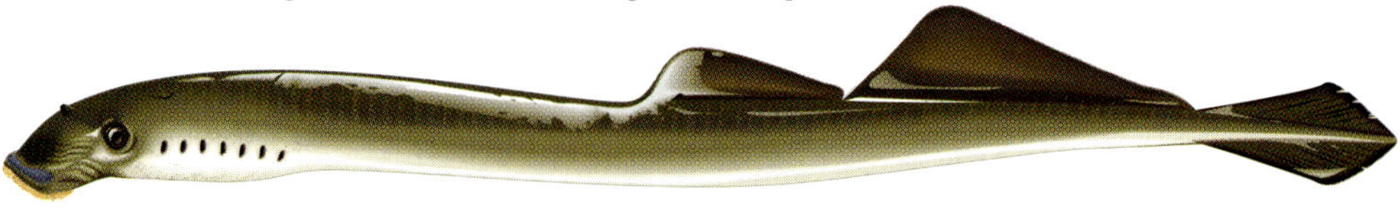

lamproie

poissons de mer

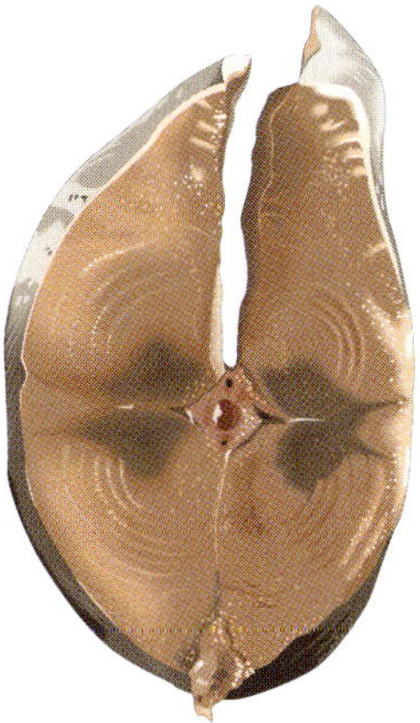

darne de thon

Thon

Thunnus spp.

Grand poisson au corps robuste. Parmi les espèces courantes, on trouve le thon rouge, le germon, la bonite à dos rayé et l'albacore. Sa couleur varie, tout comme sa saveur qui peut être très prononcée. Le thon frais est braisé, grillé, rôti au four ; les cuissons à l'étuvée, au court-bouillon et à la vapeur lui conviennent bien. Le vitello tonnato italien est à base de thon et de veau froid. Les Japonais apprêtent le thon cru en sashimi et en sushi. Le thon en conserve dans l'huile est moins sec mais plus gras.

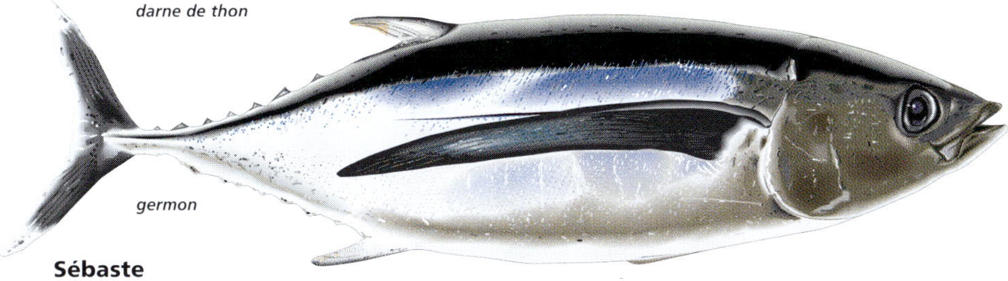

germon

Sébaste

Sebastes spp.

Le sébaste habite les eaux profondes des mers du nord et les eaux peu profondes des mers du sud. Sa peau est souvent dans les teintes de rouge, de rose ou d'orangé. Sa chair est maigre, ferme et floconneuse. Cuit entier ou en filets, le sébaste supporte tous les modes de cuisson. Laisser la peau lors de la cuisson au court-bouillon ou au gril. Ce poisson est aussi bon cru, cuit, fumé que froid.

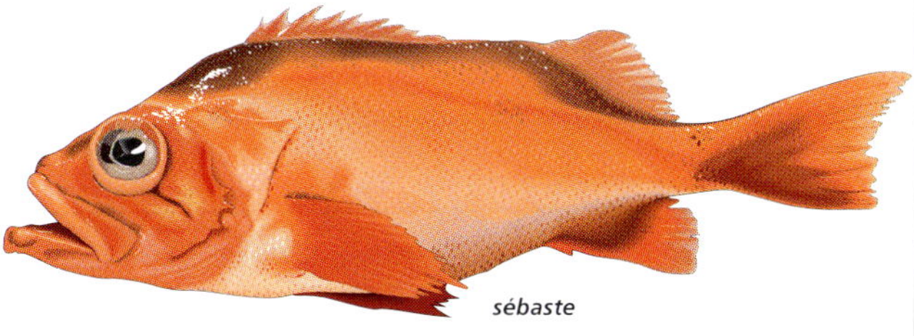

sébaste

Rascasse

Scorpaena spp.

Poisson de la famille des Scorpaenidés. La rascasse rouge habite les eaux profondes de la Méditerranée et de l'Atlantique Est. Elle est surnommée « diable de mer » et « scorpion de mer », car sa nageoire dorsale est hérissée de piquants venimeux. Ce poisson est un des ingrédients de la bouillabaisse et de la matelote ; on le cuisine de façon plus élaborée s'il est charnu.

Vive

Trachinus spp.

Poisson dont les nageoires portent des épines venimeuses qui peuvent infliger des blessures. La chair blanche, ferme et savoureuse est souvent mise dans la bouillabaisse ou la matelote et est délicieuse fumée. À l'achat, s'assurer que les épines des nageoires sont enlevées.

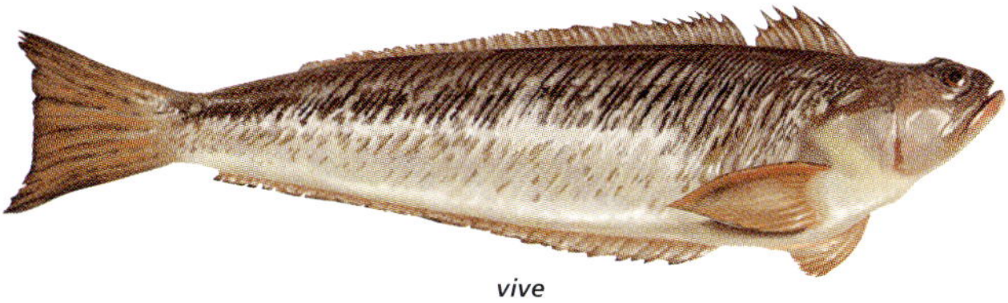

vive

poissons de mer

Orange roughy

Hoplostethus atlanticus

Ce poisson (hoplostete rouge) doit son nom à la couleur orangée de sa peau. Sa chair blanche et ferme que l'on trouve souvent sous forme de filets congelés peut être cuite au four ou en cocotte ou sous forme de tranches frites, rôtie, grillée ou préparée de la même façon que la morue.

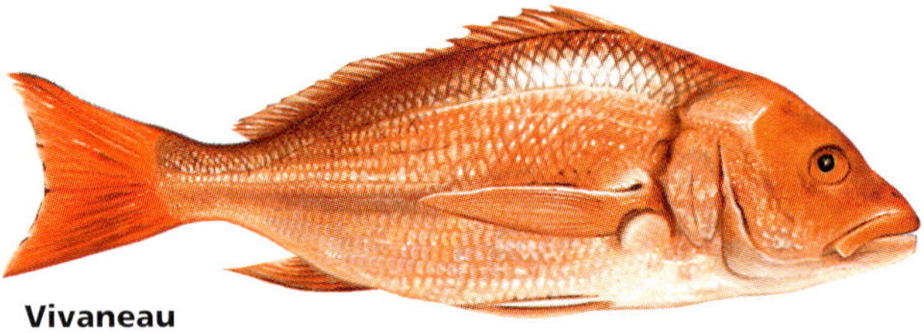

Vivaneau

Lutjanus spp.

Poisson aux écailles rouges, très populaire dans la mer des Caraïbes et plus particulièrement aux Antilles françaises où sa chair ferme à saveur délicate est très appréciée. Le vivaneau est souvent servi entier sur un lit de riz ou avec une julienne de légumes ; les plus petits poissons sont grillés ou poêlés et arrosés d'un filet de jus de citron. La cuisson à la vapeur ou au four conserve au vivaneau sa belle couleur.

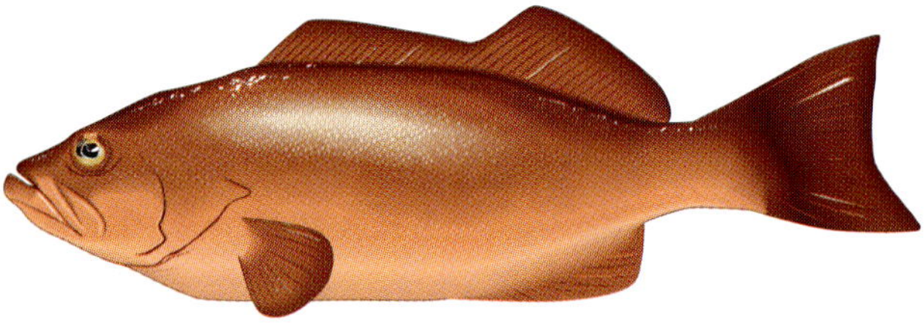

Mérou

Séranidés

Poisson à chair blanche, ferme et maigre, le mérou est très estimé des Chinois. Il est délicieux poché ou grillé. Disponible entier, en darnes ou en filets, on doit le dépouiller avant de le cuire. Les apprêts du thon lui conviennent parfaitement.

Rouget-barbet

Mullus spp.

On trouve le rouget-barbet dans le Pacifique, la Méditerranée, l'Atlantique et l'océan Indien. Sa peau, couverte d'écailles, est souvent dans les teintes de rouge ou de rose. Malgré ses nombreuses arêtes, le rouget est très recherché, notamment dans le sud de la France. Sa chair maigre et ferme est particulièrement fine. Il est cuit entier (lorsqu'il est petit) ou vidé (laisser alors le foie).

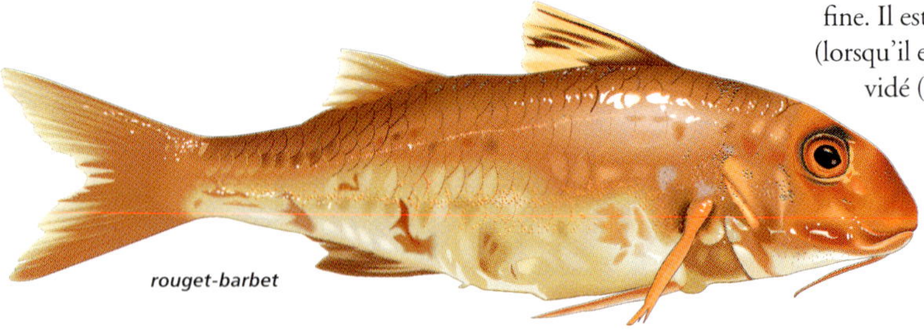

rouget-barbet

Mahi-mahi

Coryphaena hippurus

Nom hawaïen donné au coriphène, poisson fréquentant les mers tropicales. Aussi appelé « dolphinfish » (en anglais) ou « dorado » (en espagnol), ce poisson à chair ferme et savoureuse peut être acheté entier, en darnes ou en filets. Sa chair de couleur blanche à rosée, qui est servie grillée ou rôtie, a tendance à s'assécher ; il est donc recommandé de la servir avec une sauce d'accompagnement.

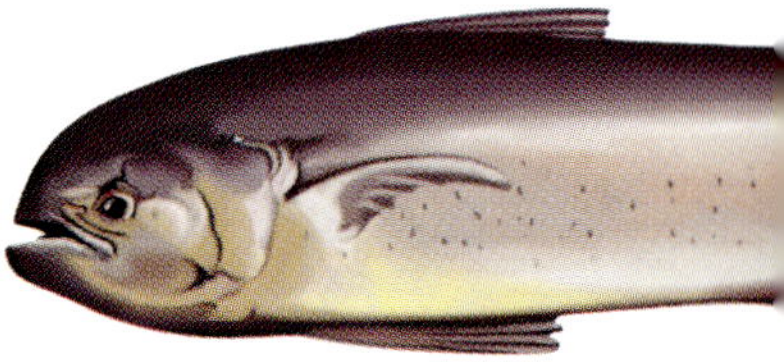

mahi-mahi

poissons plats

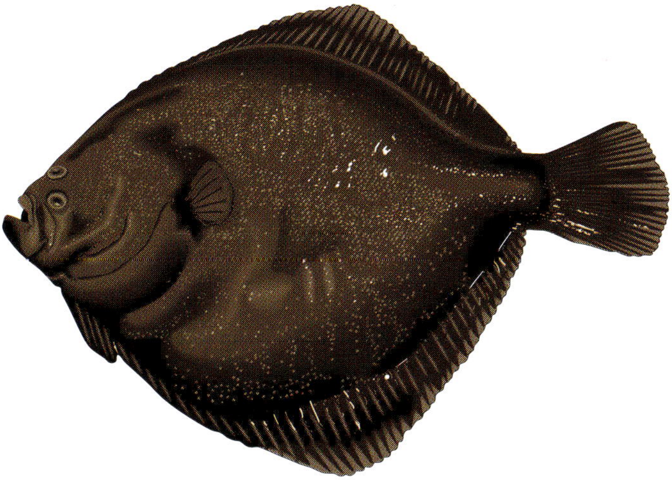

Turbot
Psetta maxima

En Amérique du Nord, on désigne incorrectement le flétan noir sous le nom de « turbot du Groenland ». La chair maigre du turbot est blanche et ferme ; elle est très savoureuse. Commercialisé entier ou en filets dépouillés, c'est un des poissons de mer les plus fins. Il est poché simplement ou grillé.

Plie
Pleuronectidés

La plie est abondante dans l'Atlantique et le Pacifique. Elle est souvent confondue avec la sole, mais la véritable sole vit uniquement près des côtes européennes. En Amérique du Nord, les filets de sole qui sont vendus sont habituellement des filets de plie, de flet ou de limande. La plie renferme beaucoup d'arêtes. Elle est grillée ou frite, en filets. Elle se cuit avec ou sans la peau, préalablement écaillée. Ne pas masquer la finesse de sa chair.

Flet
Platichthys flesus

Spécialement abondant dans la Baltique, ce poisson se pêche dans la Méditerranée. Sa chair est un peu moins savoureuse que celle de la plie. Le flet renferme beaucoup d'arêtes et est généralement vendu en filets.

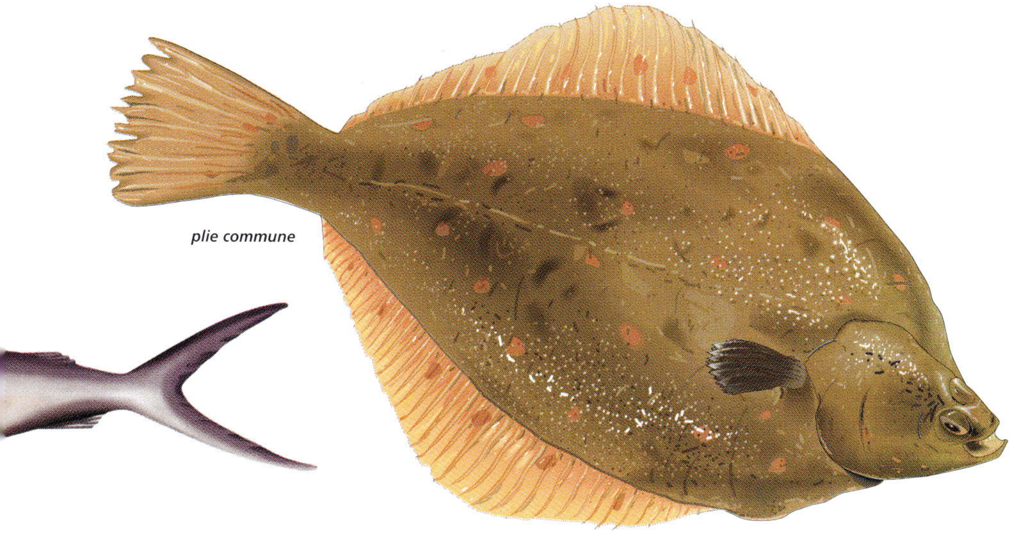

plie commune

poissons plats

Sole

Solea spp.

La sole habite les fonds sablonneux de la mer. Elle est absente des côtes canadiennes et américaines, contrairement à la plie, que l'on nomme incorrectement « sole ». La sole est toujours très savoureuse ; la plus recherchée est la sole commune (dite aussi « sole de Douvres »). On lui connaît une multitude d'apprêts ; tous les modes de cuisson lui conviennent. C'est un poisson maigre.

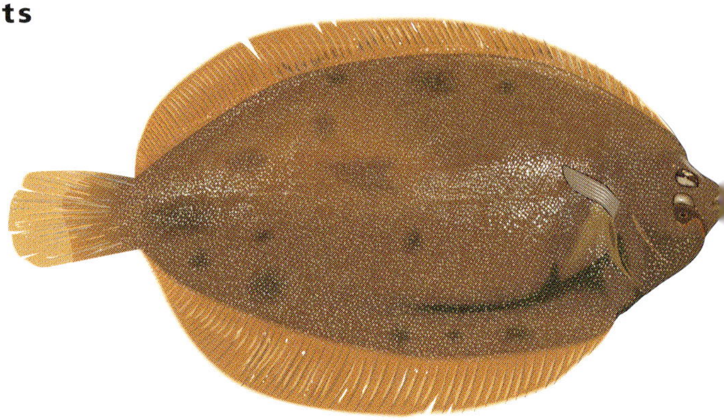

Limande commune

Limanda limanda

Espèce habitant les côtes européennes de l'Atlantique, notamment les côtes françaises. Sa chair est moins savoureuse que la chair des plies. La limande renferme beaucoup d'arêtes ; elle est généralement vendue en filets.

Surimi

Succédané de fruits de mer fait à partir d'une pâte de chair de poisson à laquelle on ajoute de l'eau, de l'amidon, du blanc d'œuf, du glutamate monosodique et de la saveur naturelle ou artificielle. Le surimi est riche en protéines et pauvre en matières grasses et en calories. Il contient toutefois plusieurs additifs et plus de sodium que les fruits de mer.

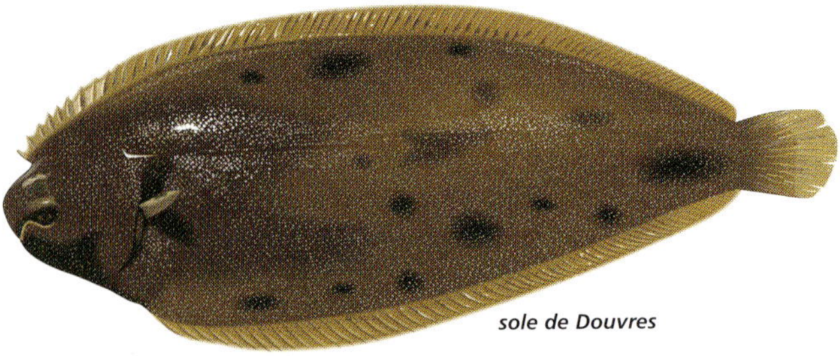

sole de Douvres

Flétan

Hippoglossus spp.

Le plus grand des poissons plats, en fait, un des plus grands poissons de mer. Le flétan s'apprête au vin. On le grille ou le poche, mais il faut éviter de masquer sa fine saveur. Le flétan au beurre d'anchois est délicieux. C'est un poisson maigre dont la chair, ferme et floconneuse, contient peu d'arêtes.

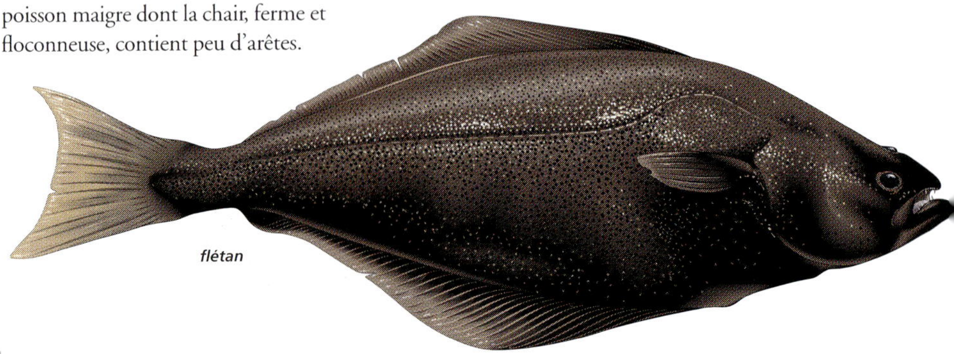

flétan

crustacés

Animaux aquatiques invertébrés dont le corps est recouvert d'une carapace dure, les crustacés habitent pour la plupart la mer (crabe, crevette, homard, langouste, langoustine) et certains, telles l'écrevisse et quelques espèces de crevettes et de crabes vivent en eau douce. La carapace des crustacés tombe à la mue pour permettre à l'animal de grandir, puis repousse aussitôt. Les crustacés muent plusieurs fois au cours de leur vie.

Les femelles se distinguent des mâles par une sorte de palme (ou nageoire) placée sous le coffre, qui sert à retenir les œufs. Chez le mâle, cette partie n'a pas la forme de nageoire, elle est plus fine et plus rigide. Les œufs (corail), de couleur rouge, sont comestibles.

ACHAT

À l'achat, les crustacés vivants doivent être lourds et vigoureux (le homard et le crabe remuent les pattes), d'odeur agréable et avoir une carapace intacte. Crus ou cuits, les crustacés peuvent avoir été décongelés. Il vaut mieux s'en assurer car si tel est le cas, ils ne doivent pas être recongelés et se conservent moins longtemps. La fraîcheur des crustacés surgelés (crus, cuits ou cuisinés) se vérifie par l'absence de givre à l'intérieur de l'emballage ou de dessèchement de la chair.

Les crustacés se conservent au réfrigérateur ou au congélateur. Certains, tels le homard et le crabe vivants, sont gardés en viviers dans des poissonneries et dans certains restaurants. Les crustacés se consomment chauds ou froids, mais toujours préalablement cuits.

CUISSON

La cuisson à l'eau bouillante est très simple et demande peu de préparation, si ce n'est de remplir les éventuels trous dans la carapace des homards et des crabes avec de la mie de pain comprimée. Généralement, on les cuit en les plongeant tête première dans de l'eau bouillante pour les tuer instantanément (se méfier des éclaboussures, causées surtout par la queue qui se replie) ; on prétend que les crustacés sont alors plus savoureux. Le temps de cuisson varie selon les espèces et leur taille, mais trop cuite, la chair de l'animal durcit et perd de sa saveur.

Après la cuisson, les crustacés doivent présenter une carapace rose ou rouge vif, exempte de taches verdâtres ou noirâtres, une chair ferme d'odeur agréable et une queue repliée, signe qu'ils étaient encore vivants lorsqu'ils ont été cuits.

VALEUR NUTRITIVE

Les crustacés sont une excellente source de protéines, de vitamines (dont la niacine et la vitamine B_{12}), de minéraux (notamment le zinc et le cuivre), tout en étant pauvres en matières grasses. Plusieurs contiennent du cholestérol, de 50 à 150 mg par 100 g.
Les crustacés peuvent causer des réactions allergiques à des personnes plus sensibles, notamment de la migraine.

Crevette

Pandalus et *Penaeus* spp.

Petit crustacé. Parmi les espèces courantes, on trouve la crevette nordique et la crevette géante tigrée (la plus consommée en Extrême-Orient). Les crevettes sont souvent cuites à l'eau ou au court-bouillon ; elles sont délicieuses chaudes ou froides. On les met dans les soupes, les mousses, les farces et les salades. On les sert en hors-d'œuvre, en entrée et comme mets principal, seules ou accompagnées de viande, de volaille, de légumes ou de pâtes alimentaires. La crevette est riche en vitamine B_{12} et en niacine.

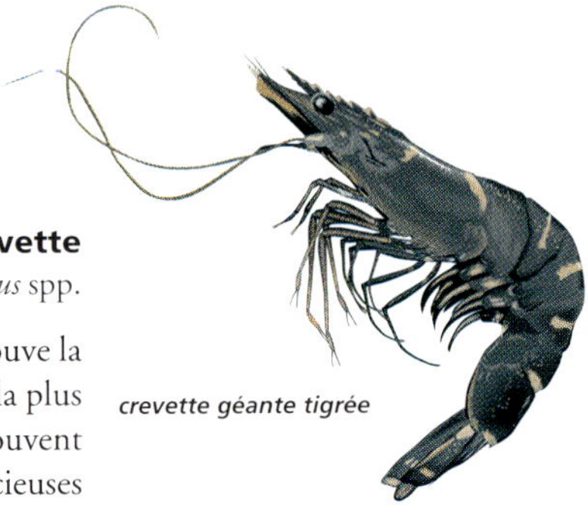

crevette géante tigrée

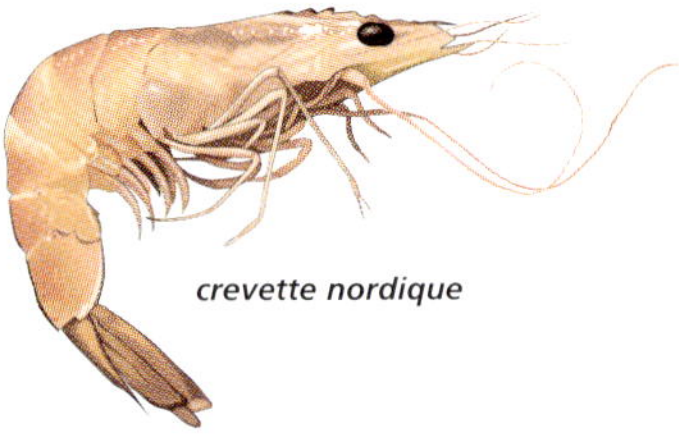

crevette nordique

Homard

Homarus americanus et *vulgaris*

Crustacé habitant surtout l'Atlantique. Les parties comestibles du homard sont la chair de l'abdomen (ou queue) et des pattes, le corail et le foie verdâtre. La chair est maigre, ferme et très savoureuse. On cuit le homard à l'eau, à la vapeur et au gril. Il est très apprécié avec du beurre à l'ail ou de la mayonnaise. On le cuit en bisque, en soufflé ou en sauce. Le homard Thermidor, à l'américaine (ou à l'armoricaine) et à la Newburg sont des apprêts classiques. Froid, on le met dans les salades et les aspics. Sa carapace aromatise bisques, ragoûts et sauces ; on en fait aussi un beurre. Ce crustacé est riche en potassium, en zinc et en niacine.

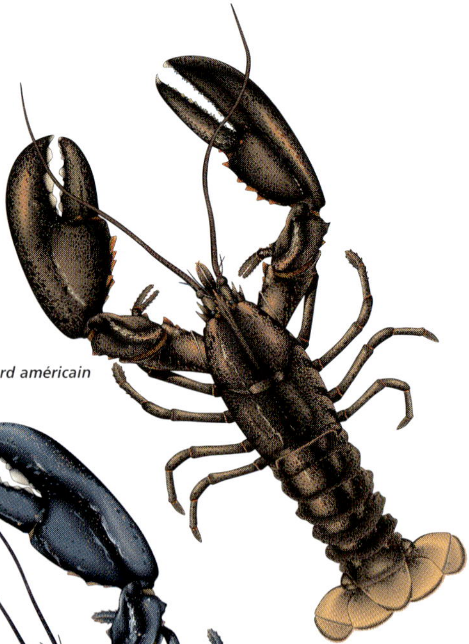

homard américain

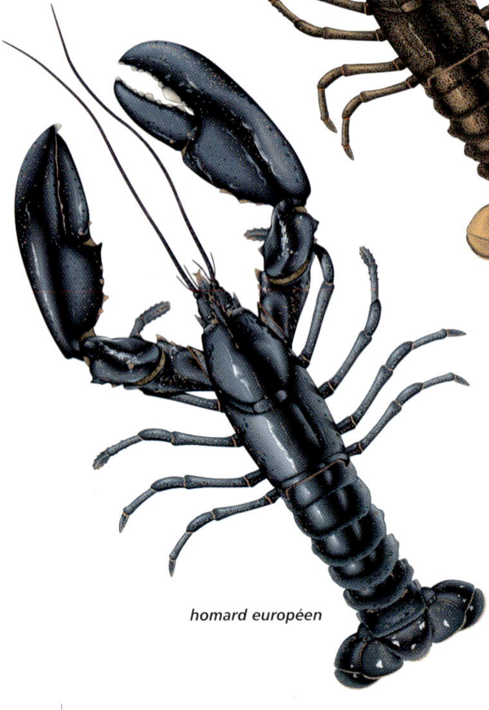

homard européen

crabes

Crustacé belliqueux qui habite la mer, l'eau douce ou l'eau saumâtre. La chair maigre et filamenteuse du crabe est savoureuse ; le foie et la substance crémeuse sous la carapace sont comestibles. Le crabe vivant se cuit comme le homard ; on le plonge vivant dans de l'eau bouillante salée. Il est délicieux chaud ou froid, dans les hors-d'œuvre, les salades, les sandwichs et les soupes, en sauce ou avec des pâtes alimentaires. Le crabe est riche en vitamine B_{12}, en niacine, en cuivre et en zinc.

Tourteau

Cancer pagurus

Gros crabe dont la carapace brun rougeâtre est lisse et ovale. Sa chair est excellente. Il est souvent cuit à la vapeur ou dans un court-bouillon. On prélève ensuite sa chair que l'on sert froide dans les mets farcis ou avec de la mayonnaise.

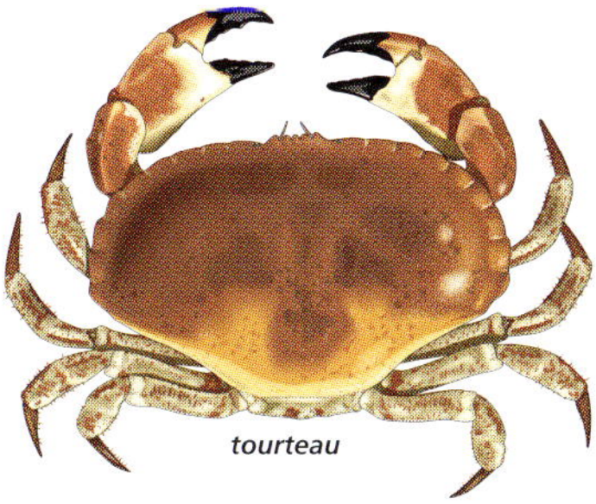

tourteau

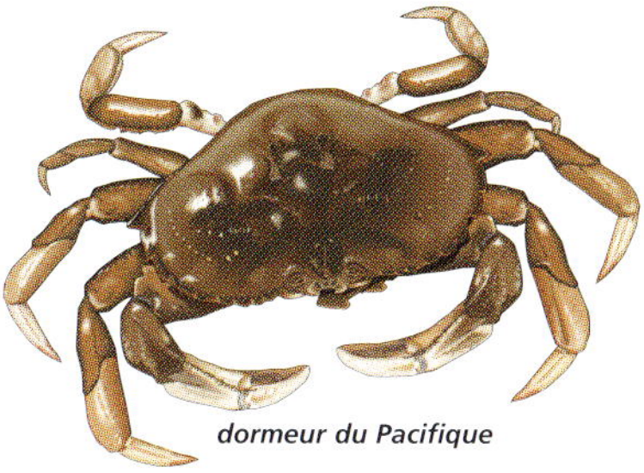

dormeur du Pacifique

Dormeur du Pacifique

Cancer magister

Crustacé appartenant à la famille des crabes de roches. Sa carapace est de couleur brunâtre. Le dormeur du Pacifique est commercialisé entier, vivant, cuit, en conserve ou surgelé. Sa chair délicieuse est aussi vendue congelée ou fraîche.

Crabe des neiges

Chionoecetes opilio

Crustacé appartenant à la famille des crabes-araignées. Son corps presque circulaire est un peu plus large à l'arrière. Sa carapace est souvent de couleur brun orangé. Le crabe des neiges vit dans les eaux froides et profondes, ce qui a une influence bénéfique sur sa chair unique et très recherchée.

Crabe mou

Callinectes sapidus

Curiosité chez le poissonnier, le crabe mou est un crabe bleu qui vient de se débarrasser de sa carapace, n'ayant pas encore constitué une autre protection. Généralement commercialisé vivant, le crabe mou est simplement sauté au beurre ou frit et servi avec une sauce tartare.

Crabe bleu

Callinectes sapidus

Crabe très estimé aux États-Unis. Il mesure habituellement de 15 à 20 cm et habite la côte atlantique du Delaware à la Floride. Il représente environ la moitié des captures de crabes de l'industrie américaine. Sa chair excellente est sucrée.

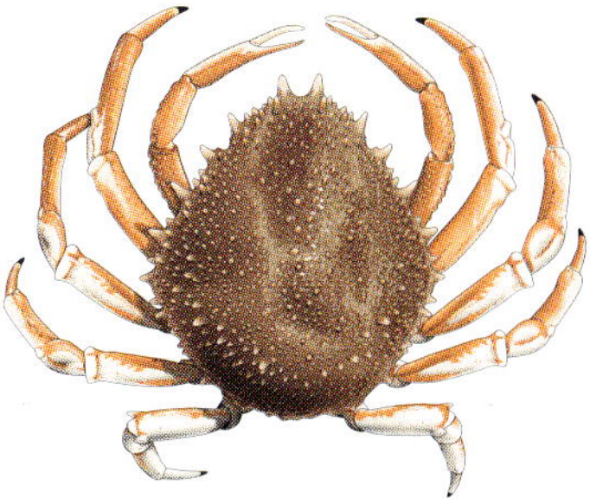

Araignée de mer

Maïa squinado

Crabe dont les pattes longues et fines sont disposées comme celles de l'araignée. Sa carapace épineuse a la forme d'un triangle arrondi. La chair de l'araignée de mer est fine ; celle de la femelle est plus particulièrement savoureuse.

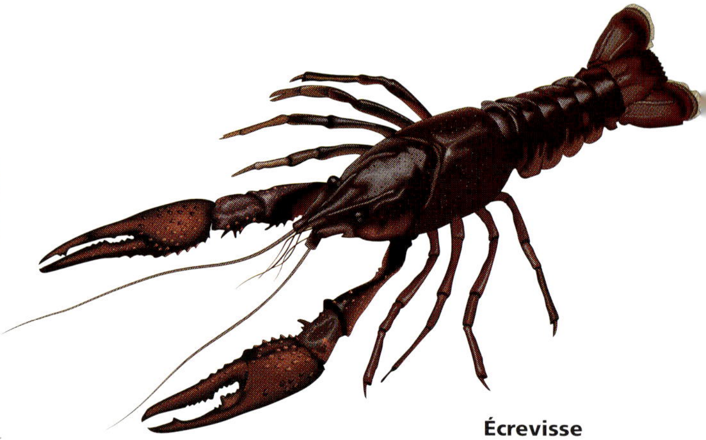

Écrevisse

Astacus et *Cambarus* spp.

Petit crustacé d'eau douce que l'on apprécie en Europe et dans le sud des États-Unis, particulièrement en Louisiane. Sa chair d'un blanc rosé est maigre et délicate. L'écrevisse s'apprête comme le homard, le crabe et la crevette. On ne mange que sa queue. Elle est souvent cuisinée en bisque, en soufflé ou en mousse, mise dans les salades ou gratinée.

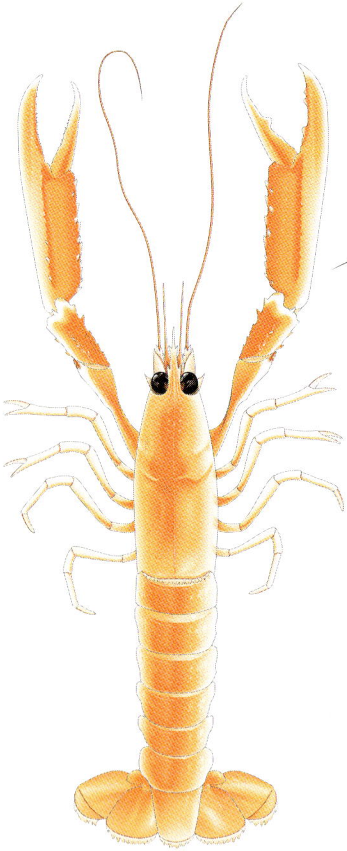

Langoustine

Nephrops norvegicus

La langoustine (aussi nommée « scampi ») ressemble à un petit homard ou à une grosse crevette. Sa chair, plus délicate que celle du homard, est excellente. On la cuit comme la crevette, le homard ou la langouste ; on la sert souvent accompagnée de beurre à l'ail. La plupart des recettes de crustacés lui conviennent. Elle est riche en calcium, en phosphore et en fer.

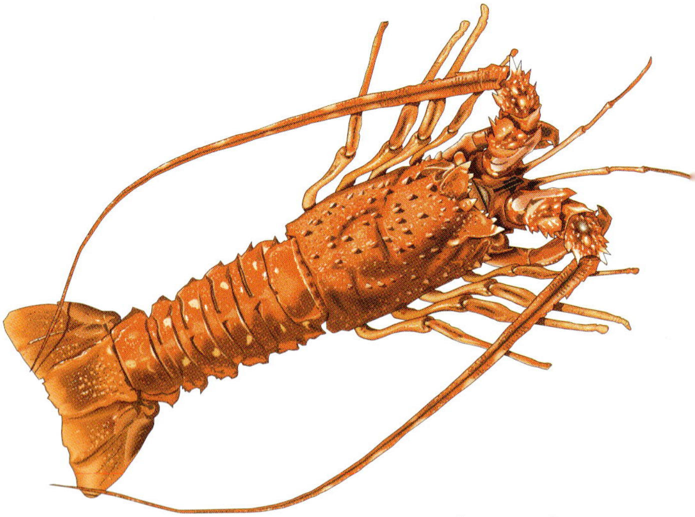

Langouste

Palinurus et *Jasus* spp.

Crustacé qui ressemble au homard, mais dont la carapace est épineuse. Sa chair est un peu moins savoureuse. Habituellement, seule la queue de la langouste est commercialisée, crue ou cuite. La langouste est apprêtée simplement arrosée de beurre à l'ail. Elle est aussi délicieuse dans les salades. Elle est riche en niacine, en vitamine B_{12} et en zinc.

mollusques

Animaux dépourvus de squelette (invertébrés) au corps mou souvent recouvert d'une coquille, les mollusques appartiennent à une grande famille divisée en trois branches principales : les gastéropodes, les bivalves et les céphalopodes. Les gastéropodes et les bivalves sont souvent désignés sous le nom de coquillages.

ACHAT

Les mollusques doivent rester bien frais jusqu'au moment d'être consommés ou cuits. À l'achat de mollusques en coquilles, choisir ceux qui sont vivants. Leur coquille est alors fermée ou, si elle est entrouverte, elle se referme si on la frappe. Les mollusques dans leurs coquilles devraient émettre un son sourd lorsqu'on les frappe, indice qu'ils sont remplis d'eau. Les poulpes, calmars et seiches frais devraient être fermes et humides, et dégager une douce odeur de mer.

PRÉPARATION

La coquille des mollusques doit être brossée à l'eau courante. S'ils sont remplis de sable, tremper les mollusques une heure ou deux dans de l'eau salée (60 à 75 ml de sel par litre d'eau).

Pour ouvrir les mollusques vivants, introduire un couteau entre les valves, puis les séparer en faisant pivoter la lame sur elle-même (il est parfois nécessaire de couper le muscle adducteur qui retient les valves ensemble). On peut aussi faire chauffer les mollusques quelques secondes dans une casserole sans eau, à la vapeur.

CUISSON

Certains mollusques peuvent être consommés aussi bien crus que cuits (huître, pétoncle, palourde), alors que d'autres ne se consomment qu'après cuisson (bigorneau, buccin). Ne pas surcuire les mollusques car ils deviennent recroquevillés et coriaces ou, s'ils sont cuits dans un liquide, mous et pâteux.

CONSERVATION

Les mollusques frais ou cuits se conservent 1 ou 2 jours au réfrigérateur. Décoquillés, ils se congèlent et se conservent environ 3 mois.

VALEUR NUTRITIVE

Les mollusques sont riches en protéines et en minéraux. Ils contiennent peu de matières grasses, de cholestérol et de calories.

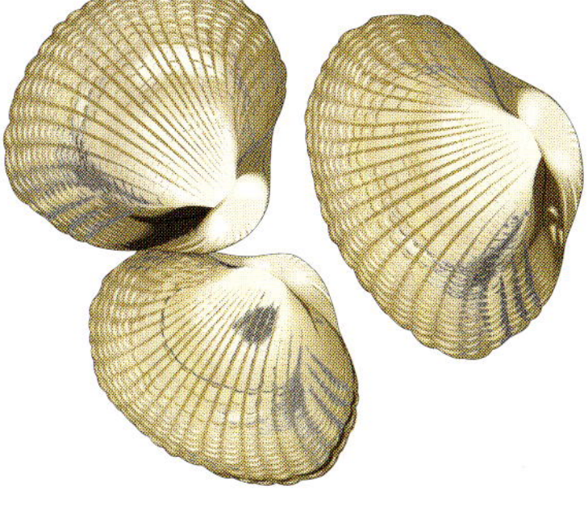

Coque

Cardium spp.

Nom qui désigne traditionnellement l'espèce européenne, bien qu'il existe plusieurs espèces de coques.
Ce mollusque bivalve est plus ferme et de saveur plus prononcée que les huîtres ou les moules. Il se consomme cru ou cuit, chaud ou froid. Il peut remplacer les moules et les palourdes.

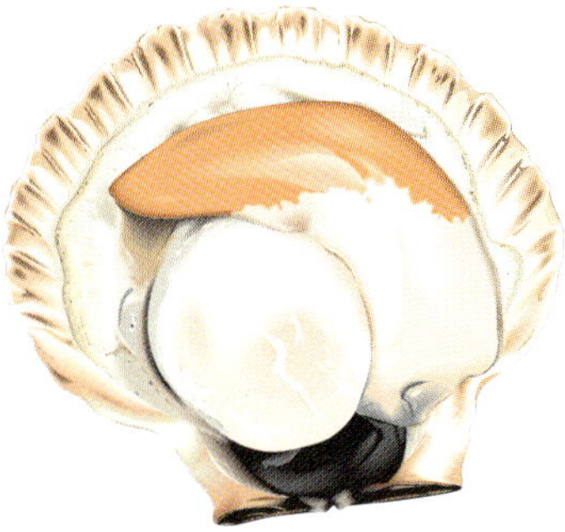

Pétoncle
Pecten spp.

Mollusque bivalve dont les parties comestibles sont la « noix », chair délicate qui est en fait le muscle qui ouvre et ferme les valves, et le corail, une partie de couleur orangée qui correspond aux glandes sexuelles. À maturité, ces glandes se colorent de rouge corail chez les femelles, et de crème chez les mâles. Le pétoncle est souvent décoquillé dès sa capture. Il est délicieux arrosé de jus de citron, en sashimi ou en ceviche. Il s'apprête grillé, poché, pané, sauté, étuvé, frit ou mariné.

Pétoncle géant
Placopecten magellanicus

Le plus gros pétoncle de la famille. Il peut atteindre de 15 à 30 cm de diamètre. Au Canada, le pétoncle géant est le mollusque le plus important commercialement.

Vanneau
Chlamys opercularis

Le vanneau est souvent confondu avec le pétoncle, car il lui ressemble beaucoup. C'est l'une des espèces les plus connues en Europe avec la coquille Saint-Jacques. Le corail est de couleur rouge orangé.

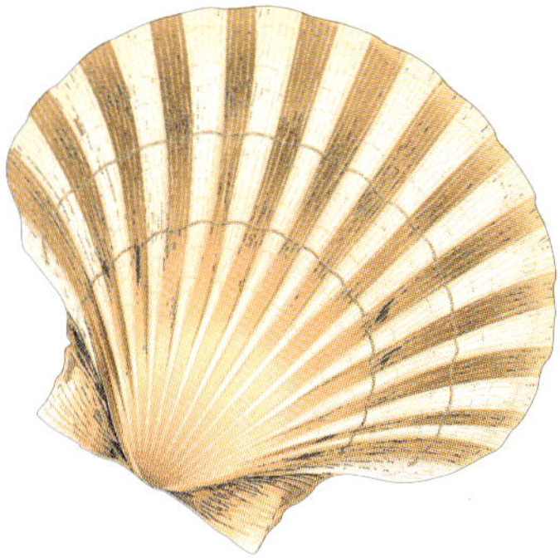

Coquille Saint-Jacques
Pecten maximus et *Jacobeus*

La coquille Saint-Jacques vit dans l'Atlantique et la Méditerranée. C'est une variété de pectinidés abondante le long des côtes françaises et espagnoles. Elle est très estimée en France, et également connue en Amérique du Nord sous forme de mets. La chair blanche a une saveur très fine. Veiller à ne pas la surcuire, afin d'apprécier toute la finesse et la saveur de sa chair.

Buccin
Buccinum spp.

Le buccin ressemble à un gros bigorneau. Ce mollusque est plus connu en Europe qu'en Amérique du Nord ; les Britanniques et les Italiens en sont friands. La cuisson exige une certaine attention, car la chair trop cuite devient coriace. On apprête ce mollusque comme le bigorneau. Il est mangé simplement arrosé de jus de citron ou mariné. Il est délicieux en salade ou cuit dans une sauce au vin blanc.

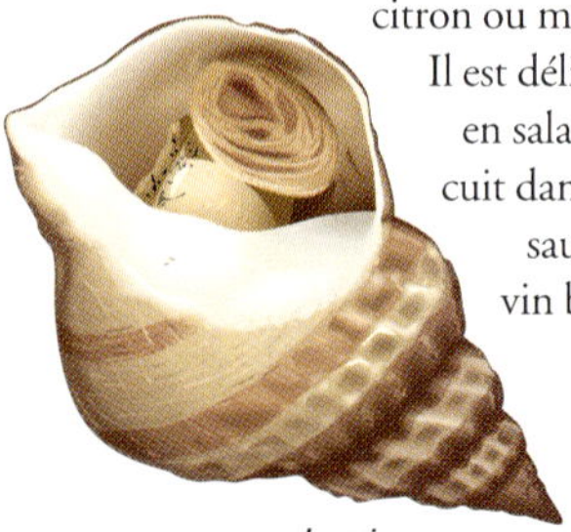

buccin

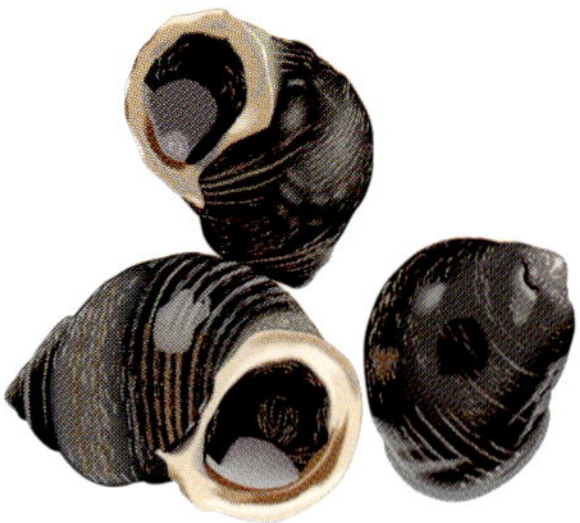

Bigorneau
Littorina spp.

Petit mollusque abondant dans l'Atlantique et le Pacifique. Le bigorneau ressemble à l'escargot. Il se consomme chaud ou froid. Il se mange tel quel, simplement arrosé de jus de citron ou de vinaigre. Il est souvent mariné. On l'apprête en sauce au vin blanc, en salade ou en amuse-gueule. Il est délicieux grillé sur un feu de bois.

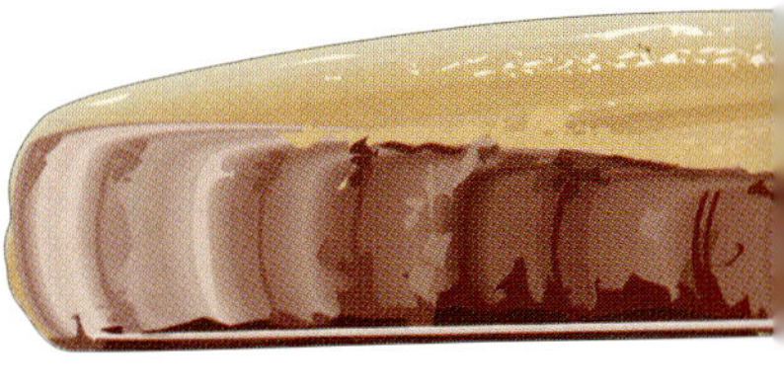

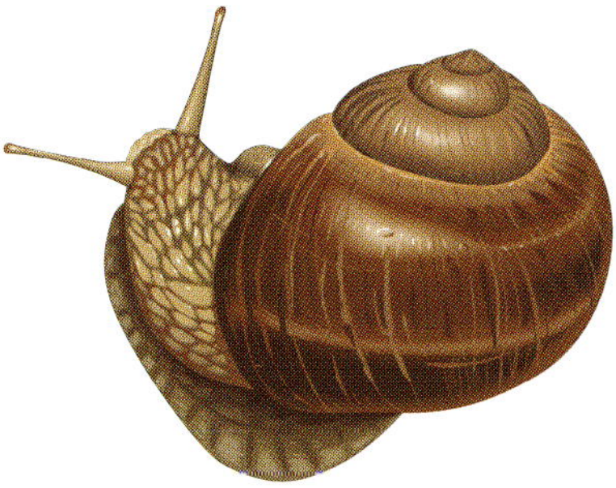

escargot de Bourgogne

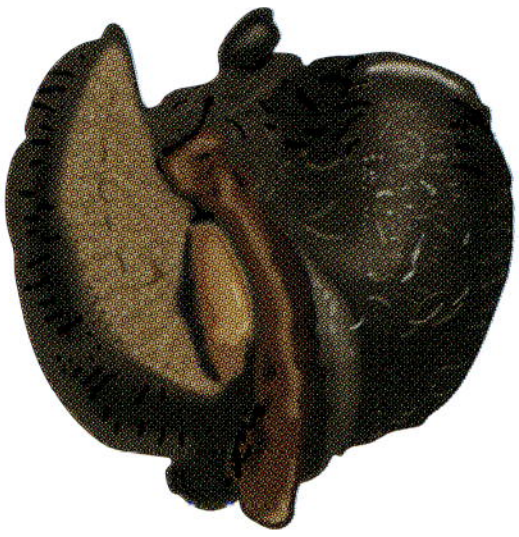

escargot décoquillé

Escargot

Helix spp.

Ce mollusque est un animal terrestre herbivore. On consomme notamment l'escargot de Bourgogne (ou escargot des vignes) et l'escargot petit gris. La chair de l'escargot est plus ou moins ferme et délicate selon les espèces. On le vend surgelé, en conserve ou cuisiné ; dans certains pays, il est commercialisé vivant. Il s'apprête grillé, sauté, cuit en sauce, au court-bouillon ou en feuilleté. L'escargot servi dans un beurre à l'ail est une entrée classique.

Ormeau

Haliotis spp.

Mollusque aussi nommé « oreille de mer ». Sa forme est semblable à celle du pétoncle, mais sa dimension est plus imposante. Le muscle gris-brun est la partie comestible. Ce mollusque est vendu en conserve, déshydraté ou congelé. Il est bouilli, grillé, poêlé, braisé ou frit. Battre la chair avant de la cuire. L'ormeau est excellent, cru ou cuit, dans les entrées, les salades, les soupes et les mets à l'étuvée. L'ormeau à la mayonnaise est une présentation classique au Chili.

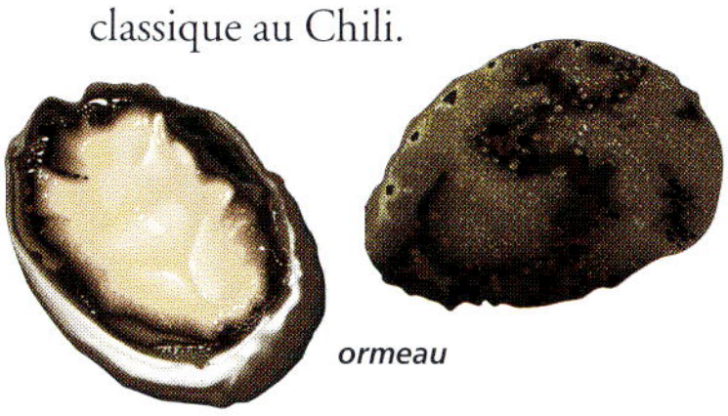

ormeau

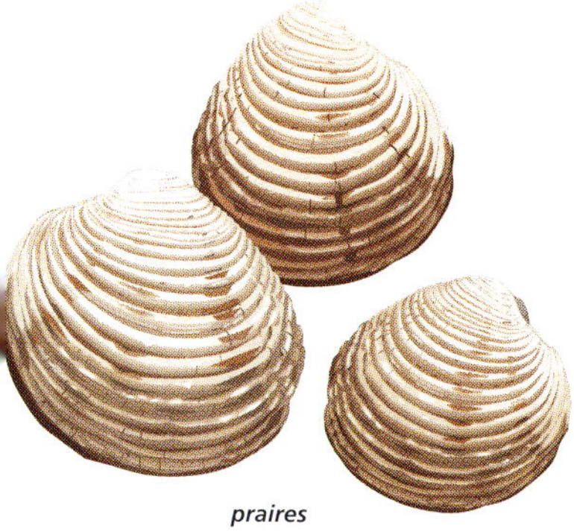

praires

Palourde

Venus spp.

Mollusque bivalve dont la coquille est très dure. Selon les espèces, dont font partie les praires et les couteaux, la chair varie du blanc crème au gris et à l'orange foncé. Les petits mollusques sont mangés crus ou cuits ; ils sont excellents nature, arrosés de jus de citron. Les plus gros sont consommés cuits. La chaudrée de palourdes est une soupe très appréciée en Nouvelle-Angleterre. En Italie, on prépare le spaghetti alle vongole. Les palourdes se marient bien avec l'échalote, les tomates, le vin blanc et le thym. Elles peuvent remplacer les huîtres, les moules et les pétoncles. Leur chair est maigre.

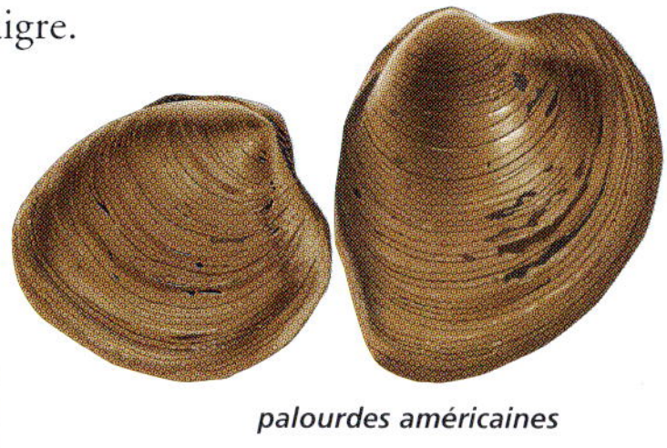

palourdes américaines

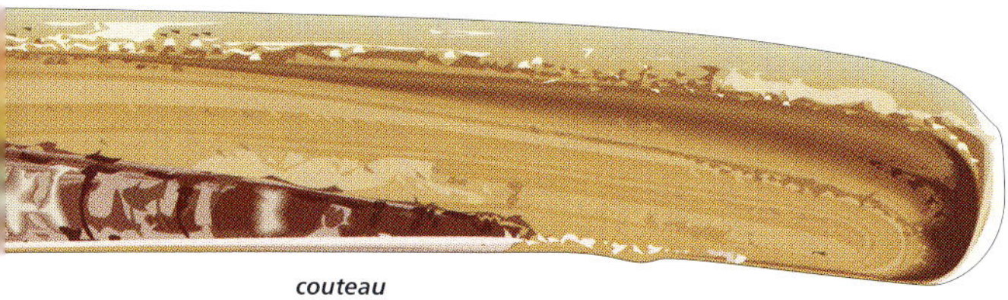

couteau

Moule
Muscullus et *Mytilus* spp.

Mollusque de couleur noir bleuâtre. La chair de la femelle est de couleur orange, celle du mâle est blanchâtre. Ce mollusque est vendu frais ou en conserve (fumé, au naturel, à l'huile, à la tomate, au vin). Pocher ou cuire à la vapeur les moules le temps qu'elles s'ouvrent ; jeter celles qui sont fermées. Les moules marinière (avec vin blanc, beurre, échalote, persil et poivre) sont une préparation connue. On les met dans les hors-d'œuvre, les salades, la paella.

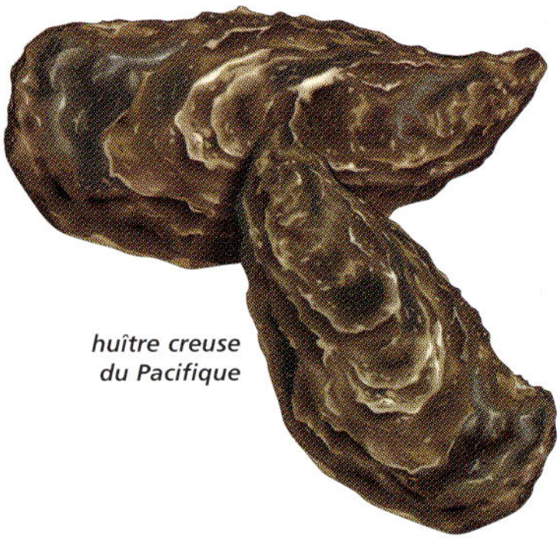

huître creuse du Pacifique

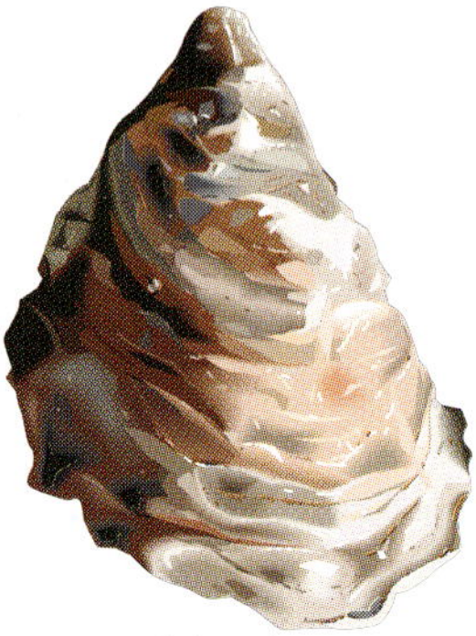

huître plate

Huître
Ostrea et *Crassostrea* spp.

Mollusque bivalve dont les écailles sont rugueuses et irrégulières. On nomme souvent l'huître d'après son aire d'habitation. Dans l'Est du Canada, la Caraquet et la Malpèque sont réputées. Aux États-Unis, la Blue Point et la Cape Cod sont appréciées, et en Australie, la Sydney Rock Oyster est recherchée. L'huître se consomme souvent crue, avec ou sans jus de citron. Cuite, elle est délicieuse chaude ou froide. On la cuisine en soupe, en sauce ou au gratin. L'huître est riche en vitamine B_{12}, en fer, en zinc et en cuivre ; c'est un aliment régénérateur, revivifiant et nourrissant.

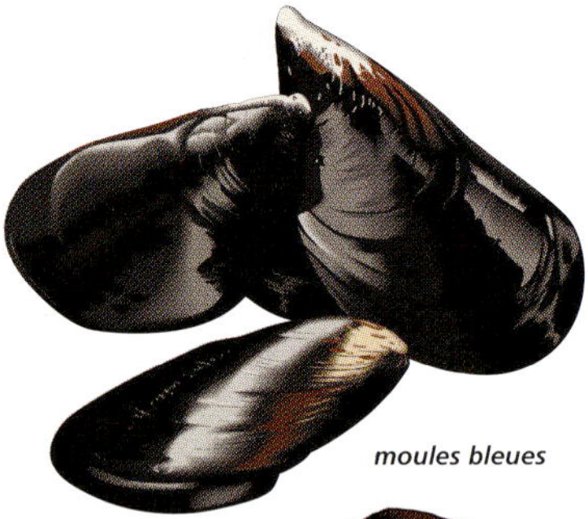

moules bleues

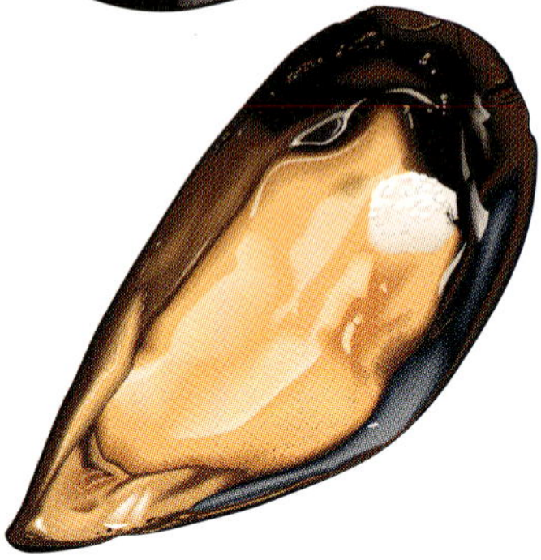

Oursin
Strongylocentrotus spp.

Petit animal marin dont la carapace est recouverte de piquants. Les glandes sexuelles (corail) et le liquide qui les entoure sont comestibles. L'oursin a une saveur très iodée. Il se consomme cru avec du jus de citron, de l'échalote et du sel, avec du pain beurré ou sur des canapés. L'oursin en coulis ou en purée aromatise sauces, mayonnaises et trempettes. L'oursinade est une soupe de poissons aux oursins. On peut le cuire dans de l'eau bouillante salée, comme un œuf à la coque.

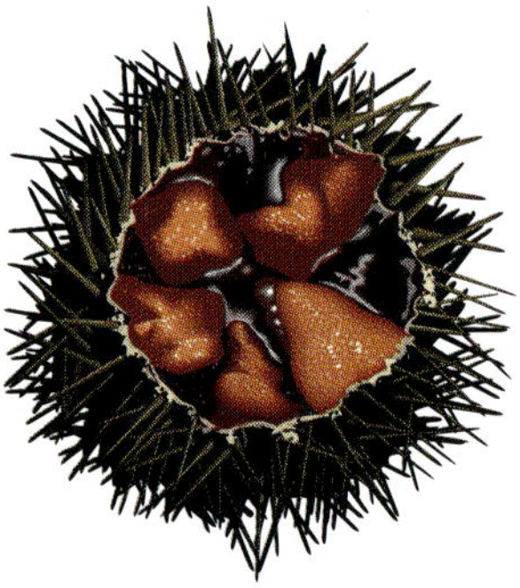

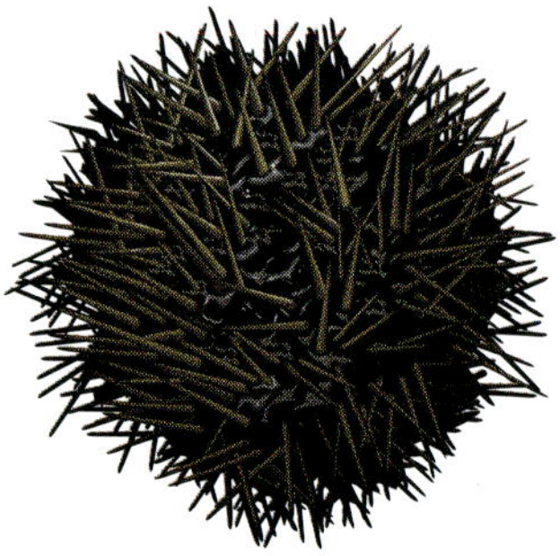

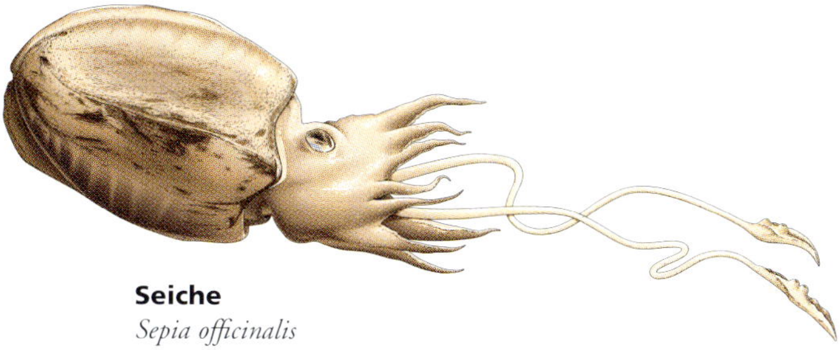

Seiche
Sepia officinalis

La seiche est très courante en Europe et en Asie. Elle est jaune ou beige avec des raies généralement noires. Ce mollusque a dix tentacules, dont deux très longs. Sa chair est très ferme ; on doit la battre avant de la cuire. Elle s'utilise comme le poulpe et le calmar. Elle est délicieuse farcie. La sépia (l'encre) est récupérée et utilisée dans certaines recettes, notamment dans la confection de pâtes alimentaires.

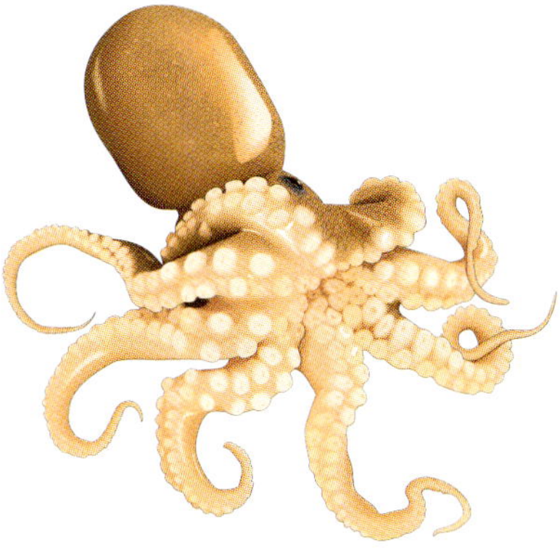

Poulpe
Octopus spp.

Mollusque possédant des tentacules munis de ventouses. La chair du poulpe est ferme et savoureuse. Elle est coriace lorsque le poulpe est gros, de sorte qu'il faut la battre avant de la cuire. Le poulpe est grillé, poché, sauté, frit ou cuit à l'étuvée. Une cuisson à feu doux attendrit sa chair. Il est délicieux mariné ou cuit à l'orientale, et se marie bien avec l'ail, la tomate, le citron, le gingembre, le vin ou la sauce soya.

Calmar
Loligo spp.

Les parties comestibles du calmar sont les tentacules et la poche qui forme le corps, de même que son encre. Sa chair est maigre, un peu caoutchouteuse. Il est grillé ou frit et se mange chaud ou froid ; le cuire brièvement pour l'empêcher de durcir. S'il est très petit, on peut le manger cru. Le calmar peut être mariné, fumé ou farci ; on le met dans les soupes, les sauces et les salades. Il est délicieux avec les pâtes.

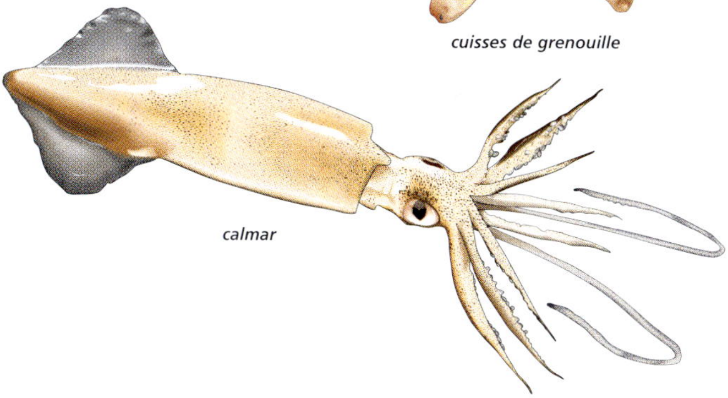

calmar

Grenouille
Rana spp.

On ne mange que les cuisses de la grenouille, qui ont une chair tendre, de saveur délicate. La grenouille verte (la plus savoureuse) et la grenouille rousse occupent une grande part du marché européen. En Amérique du Nord, on consomme des espèces plus volumineuses. Les cuisses de grenouille sont commercialisées dépouillées, fraîches, congelées ou en conserve. Elles sont frites ou sautées et apprêtées à la provençale, à la lyonnaise, à l'ail ou à la persillade.

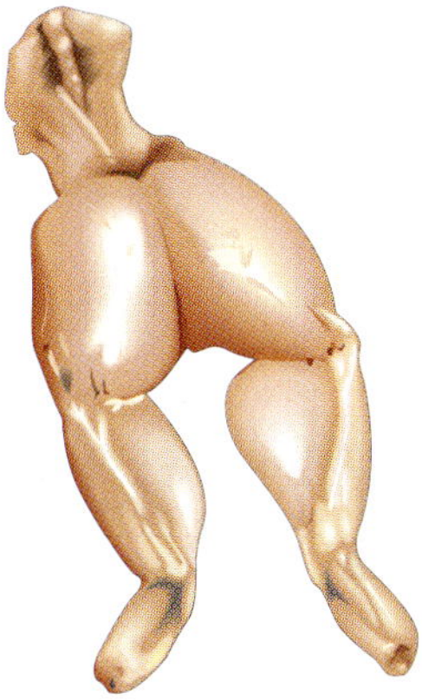

cuisses de grenouille

charcuteries

Le mot « charcuterie » désignait à l'origine un produit à base de viande ou d'abats de porc ; il a maintenant une signification plus large et désigne aussi les produits préparés avec d'autres viandes ; il désigne également l'endroit où l'on vend la charcuterie et l'industrie qui la produit.

Le souci d'utiliser toutes les parties de l'animal, en particulier les moins appréciées comme les intestins, la tête, la gorge, l'œsophage et le sang, a inspiré la création de la plupart des charcuteries. La fabrication de la charcuterie selon des normes précises remonte au temps des Romains.

Le porc a longtemps constitué la principale source de viande des paysans ; dans les pays où les hivers longs et rigoureux rendaient le pâturage rare, on le tuait à la fin de l'automne et la charcuterie (andouille, andouillette, bacon, boudin, cretons, galantine, foie gras, graisse de rôti, jambon, pâtés, saucisse, saucisson, rillettes, tête fromagée, terrines, tourtières) assurait une part importante des provisions pour les mois à venir.

Il existe de nombreux procédés de fabrication de la charcuterie. La viande est généralement traitée afin de se conserver ; elle est crue ou cuite, et peut être salée, fumée et séchée.

UTILISATION

Certains produits sont consommés tels quels (foie gras, saucissons, jambon cuit, rillettes, terrines), d'autres après cuisson (saucisses crues et fumées, bacon et autres).

La charcuterie jouit d'une grande popularité, car elle est souvent prête à servir ; on la mange très souvent sur du pain ou en sandwich.

CONSERVATION

La charcuterie se conserve au réfrigérateur, bien enveloppée afin qu'elle ne s'assèche pas et qu'elle n'absorbe pas l'odeur des aliments environnants. Sa durée de conservation est d'environ 3 à 4 jours. Pour un maximum de saveur, sortir la charcuterie du réfrigérateur une quinzaine de minutes avant de la consommer.

VALEUR NUTRITIVE

Étant à base de viande, la charcuterie contient les éléments nutritifs de celle-ci, mais en quantité réduite. Elle est également plus riche en gras, en cholestérol, en calories et en sodium, et contient souvent des additifs. C'est donc un aliment qu'il est préférable de consommer avec modération.

Rillettes

Préparation faite de viande cuite dans de la graisse jusqu'à l'obtention d'une consistance onctueuse. Traditionnellement à base de porc ou d'oie, les rillettes peuvent être faites de lapin, de volaille, de canard, de veau ou de poisson. Elles sont toujours consommées froides, sur canapés, en sandwichs ou avec du pain grillé.

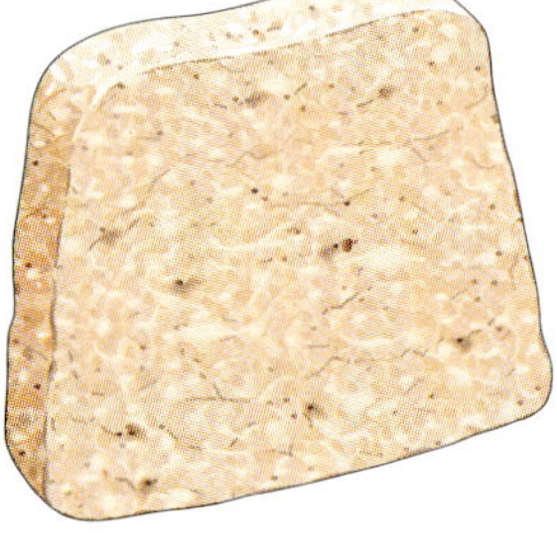

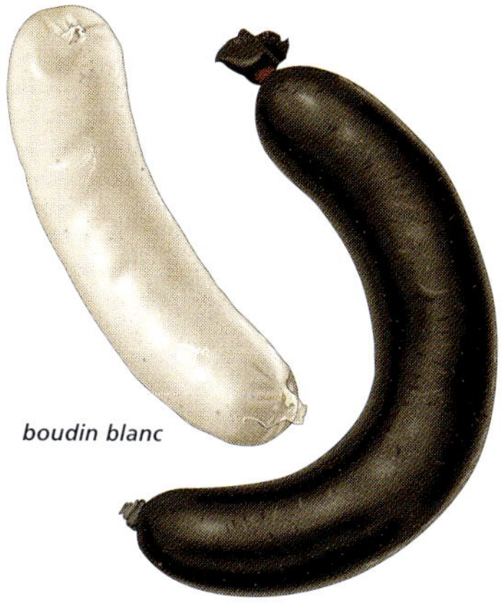

boudin blanc

boudin noir

Boudin

Charcuterie cuite à base de sang et de gras de porc introduits dans un boyau. Des ingrédients sont ajoutés à la préparation (oignons, épinards, raisins, pommes, châtaignes, eau-de-vie, mie de pain, œufs, etc.). Le « boudin blanc » est fait d'une bouillie à base de lait, d'œufs, de viande blanche, de lard gras et d'assaisonnements.

Foie gras

Foie de l'oie ou du canard qui a été hypertrophié par gavage. Il est considéré comme un mets gastronomique. Le foie gras cru tranché est sauté rapidement puis déglacé au madère ou au cognac. Le foie gras est aussi commercialisé prêt à consommer ; on le découpe en tranches et on le mange à la fourchette ou sur du pain grillé.

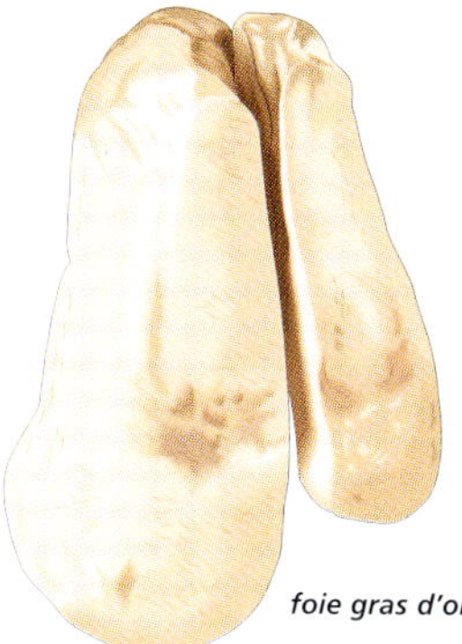

foie gras d'oie

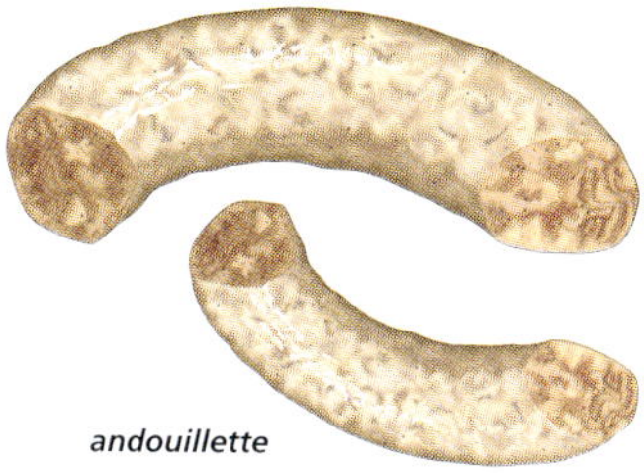

andouillette

Andouille

Charcuterie cuite, à base du tube digestif de porc ou de veau. L'andouille est généralement ficelée, séchée, fumée à froid, puis cuite dans un bouillon ou à la vapeur. Cette charcuterie se mange froide, coupée en fines rondelles, en guise de hors-d'œuvre. L'andouillette se mange grillée ou poêlée, traditionnellement accompagnée de haricots ou de lentilles, de choucroute, de chou rouge ou de pommes de terre frites.

Bacon

Porc salé, généralement fumé, provenant du flanc (bacon tranché) ou de la longe (bacon de dos). Cuire le bacon à feu doux afin de limiter la formation de nitrosamines, substances réputées cancérigènes. Le bacon se marie bien avec les œufs ; on le met dans les quiches, les omelettes, les salades et les vinaigrettes. C'est un aliment riche en gras et en sodium.

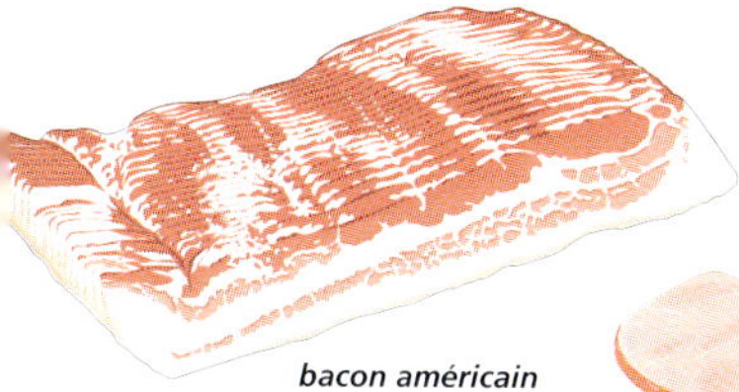

bacon américain

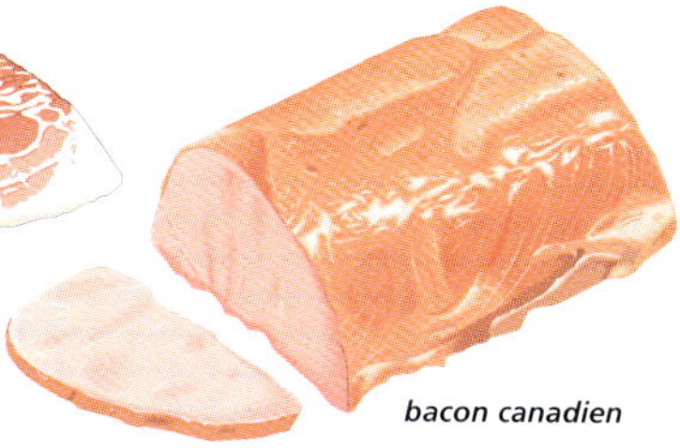

bacon canadien

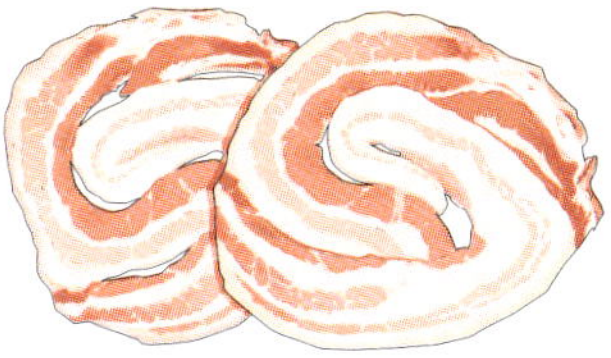

Pancetta

Bacon italien salé, poivré et épicé, roulé pour former un gros saucisson. La pancetta est utilisée dans le spaghetti alla carbonara , donne de la saveur aux sauces, aux pâtes, aux farces, aux légumes, aux plats de viande et peut aussi servir de substitut au bacon. Bien enveloppée, la pancetta peut être gardée plus de 3 semaines au réfrigérateur ; elle peut être congelée 6 mois.

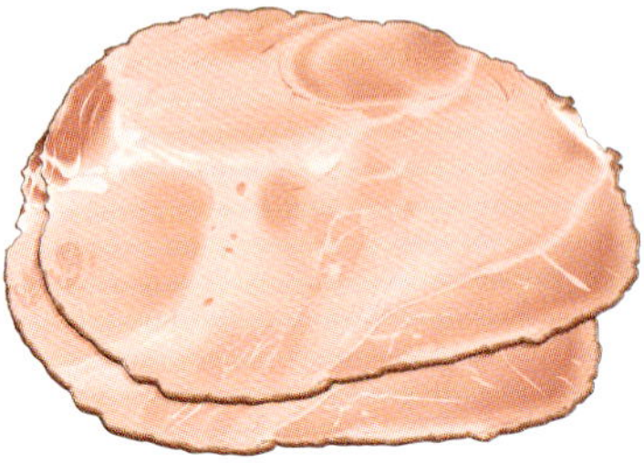

jambon de Paris

Jambon

Viande de porc salée et souvent fumée et séchée. Le véritable jambon provient de la fesse de porc. On tire de l'épaule des produits semblables (soc roulé, épaule picnic) dont la saveur et la tendreté sont moindres. Les jambons sont prêts à servir (jambons crus ou jambons cuits) ou sont à cuire. Le jambon braisé à l'ananas et le jambon cuit en croûte sont des classiques. Le contenu en sel du jambon est généralement élevé ; le jambon cru (ou sec) est plus gras et plus calorique que le jambon cuit (ou blanc).

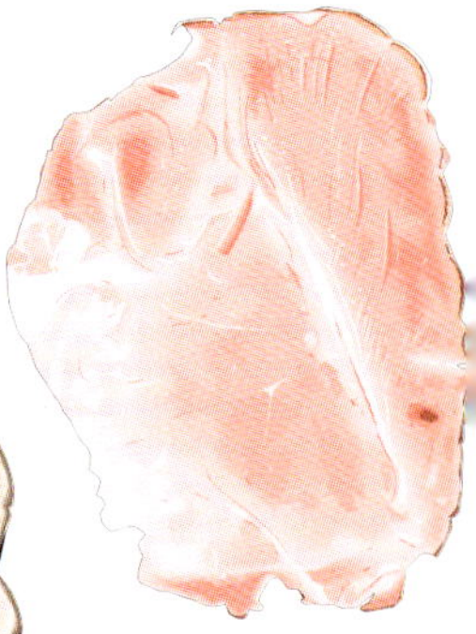

jambon fumé

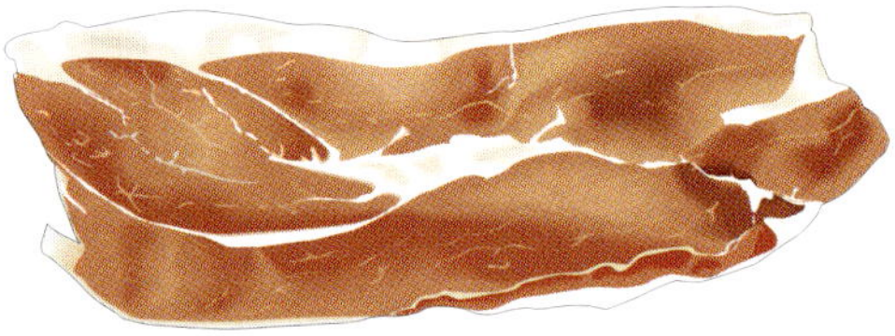

prosciutto

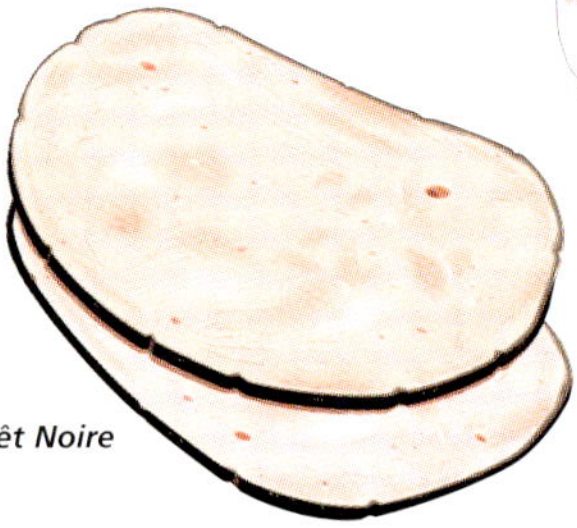

jambon Forêt Noire

saucisses et saucissons

Produits de charcuterie constitués d'un boyau rempli de viande hachée. Le saucisson est une grosse saucisse crue ou cuite. Généralement faits de porc, les saucisses et saucissons peuvent être fabriqués d'autres aliments (bœuf, veau, agneau, mouton, volaille, abats, tofu). Ils peuvent contenir de l'eau, des agents de remplissage, des sucres, des épices, de la fumée et des agents de conservation. Ce sont en général des aliments gras, caloriques et salés.

Salami génois

Spécialité italienne de la ville de Gênes. Le salami génois est fait d'un mélange de porc, de veau et de gras et parsemé de grains de poivre. Le plus souvent servi en tranches fines comme hors-d'œuvre, on peut également l'utiliser pour les pizzas, les sandwichs et les canapés.

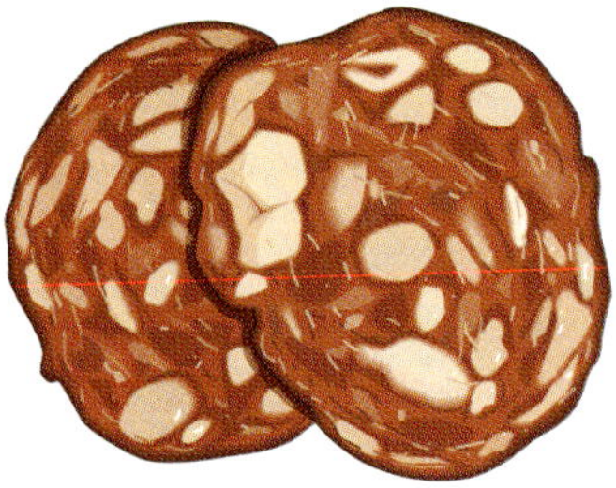

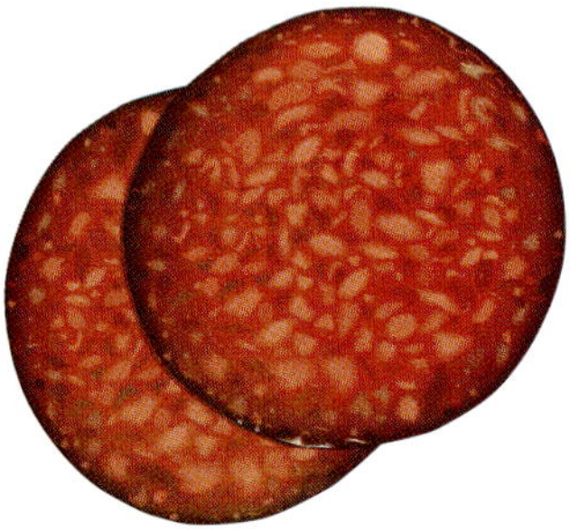

Kielbasa

Saucisse fumée, originaire de Pologne où son nom signifie tout simplement « saucisse », faite d'un mélange de porc et de bœuf grossièrement hachés et assaisonné d'ail et d'épices. La kielbasa que l'on peut trouver fraîche ou fumée, cuite ou non, peut être servie entière ou encore coupée en rondelles pour accompagner les plats de pommes de terre et de lentilles ainsi que le bigos, ragoût traditionnel polonais.

saucisses et saucissons

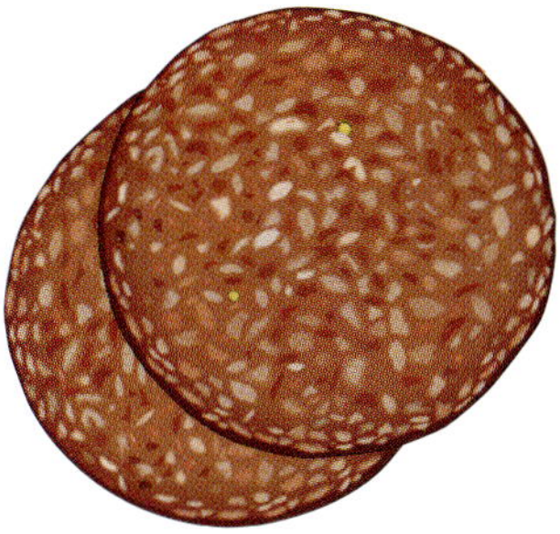

Salami allemand

Salami fumé, fait de bœuf et de porc finement hachés. On le sert généralement tranché mince comme hors-d'œuvre, mais on peut aussi l'utiliser sur les pizzas, les canapés et dans les sandwichs.

Mortadelle

Gros saucisson cuit italien de 15 à 20 cm de diamètre, à base de porc ou de viandes mélangées et assaisonné d'ail et de grains de coriandre. Spécialité de Bologne, ce saucisson fumé est truffé de dés de gras de porc et de pistaches (souvent remplacées par des olives vertes). La mortadelle est tranchée très finement et servie en hors-d'œuvre. Une tranche de 20 g de mortadelle équivaut à 70 calories.

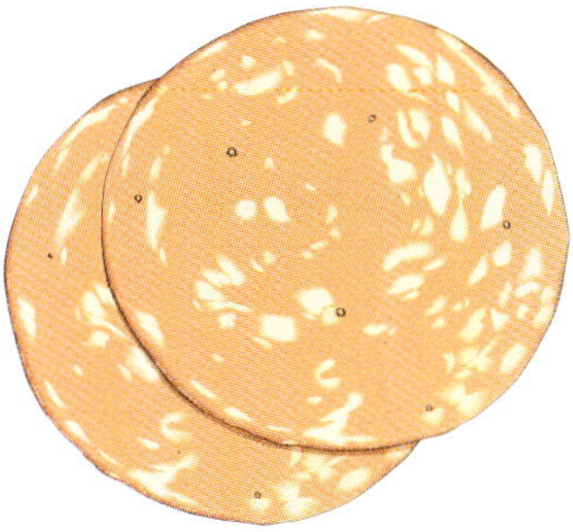

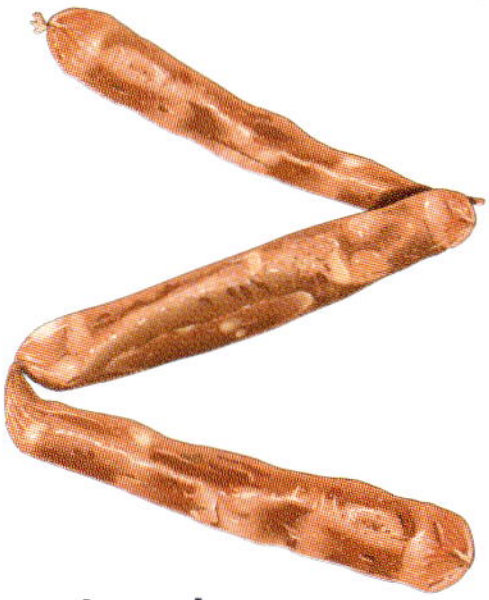

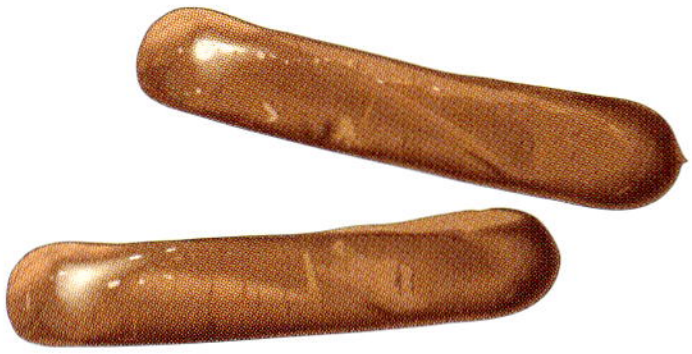

Lap cheong

Petite saucisse chinoise fumée et séchée, faite de porc haché, de céréales, de sauce soya et assaisonnée de paprika. Les lap cheong doivent être blanchies ou légèrement cuites à la vapeur avant leur utilisation. On les trouve dans les épiceries chinoises et on peut les conserver plusieurs mois au réfrigérateur. Elles entrent dans la préparation de sautés et de plats de riz.

Merguez

Petite saucisse crue très épicée, originaire d'Algérie, très populaire en Afrique du Nord et en Espagne. Préparée à base d'agneau, de bœuf ou de mouton, cette saucisse épicée de piment fort et de cumin est facilement reconnaissable à sa couleur rouge. Frite ou grillée, elle peut être utilisée pour préparer des brochettes ou pour garnir un couscous. Elles sont disponibles dans la plupart des épiceries.

Toulouse

Longue saucisse crue d'origine française contenant de la viande de porc hachée grossièrement et assaisonnée de poivre ; certaines variétés contiennent aussi du vin et de l'ail. À poêler ou à braiser, ces saucisses apparaissent dans les soupes et les ragoûts et sont indispensables pour la préparation du célèbre cassoulet de Toulouse. Les saucisses de Toulouse peuvent être gardées de 2 à 3 jours au réfrigérateur.

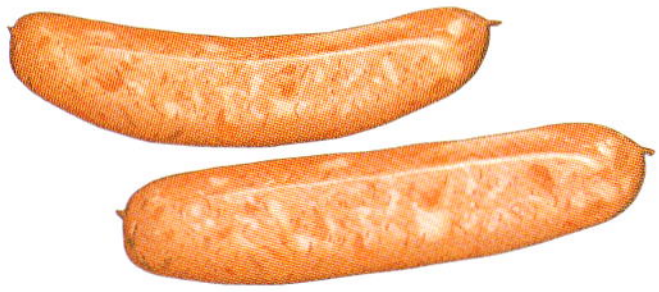

toulouses

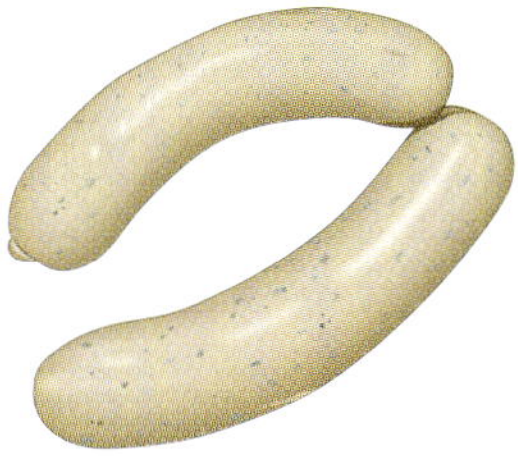

Weisswurst

Délicate saucisse blanche d'origine allemande, faite de veau, de crème et d'œufs. La Weisswurst est traditionnellement servie après minuit lors de l'Oktoberfest avec du pain de seigle et de la moutarde.

saucisses et saucissons

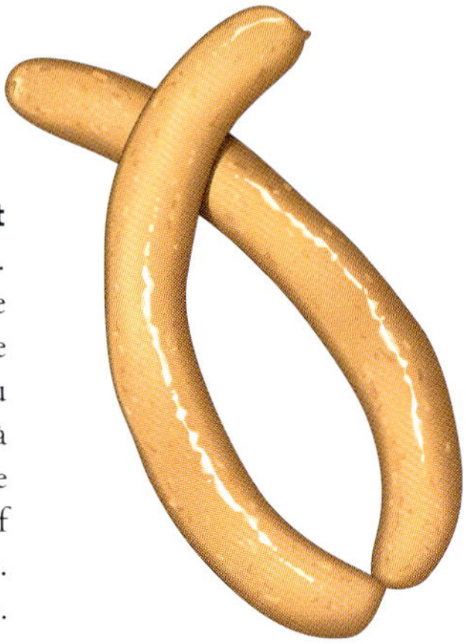

Saucisse de Francfort

Saucisse fumée précuite, originaire d'Allemagne. Traditionnellement faite d'une fine pâte de porc, elle connaît aujourd'hui plusieurs variations. La saucisse française sous boyau beige peut contenir du bœuf et du veau alors que la version américaine, la fameuse saucisse à hot-dog, peut contenir de la viande séparée mécaniquement, des sous-produits de porc ou de bœuf ainsi que des édulcorants, des aromates et des additifs. Elle contient jusqu'à 30 % de matières grasses.

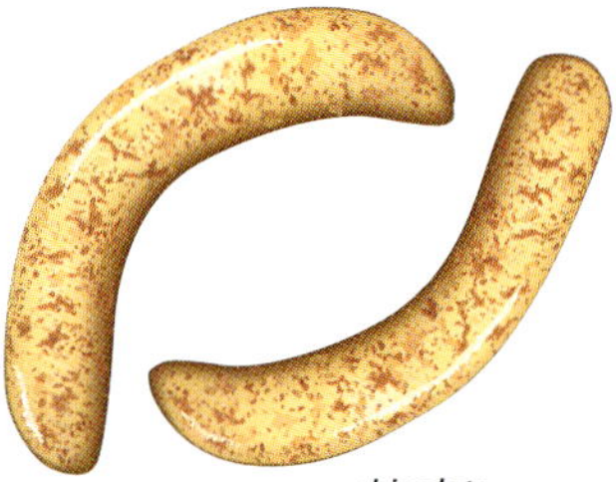

chipolata

Chipolata

Petite saucisse crue de porc ou de porc et bœuf, généralement assaisonnée de thym, de ciboulette, de coriandre et de clou de girofle. Ces saucisses sont souvent utilisées pour garnir les assiettes au déjeuner, mais on peut également les servir poêlées ou grillées sur un risotto ou les utiliser pour compléter un plat de volaille rôtie ou braisée. Environ 100 g de chipolata équivalent à 280 calories.

Chorizo

Saucisse sèche espagnole de forme allongée et repliée, faite de porc ou de porc et de bœuf, relevée d'ail, de poivre et de piment rouge. Disponible en plusieurs variétés plus ou moins épicées, elles agrémentent les salades composées et les plats de riz, peuvent être servies en amuse-gueule et entrent dans la composition de la paella. Environ 100 g de chorizo équivalent à 300 calories.

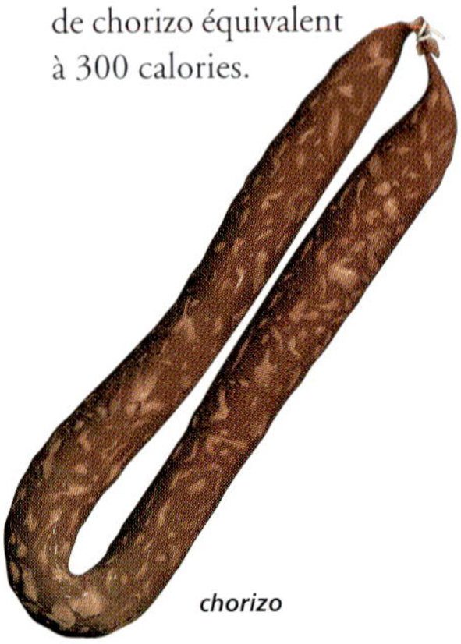

chorizo

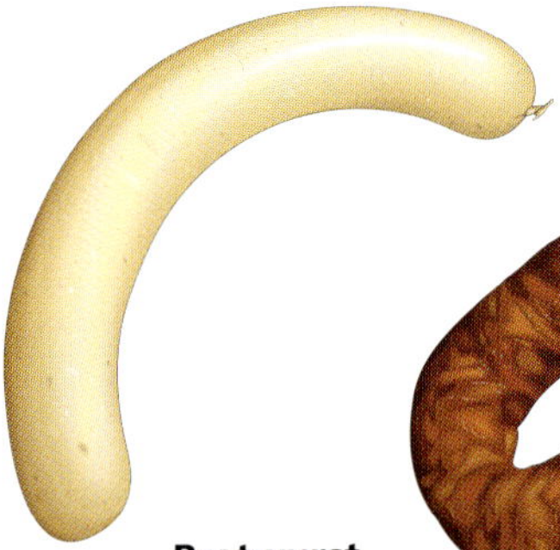

Bratwurst

Longue saucisse crue allemande, de couleur pâle, dont il existe plusieurs variations. Généralement, cette saucisse fumée est préparée à partir d'un mélange de porc et de veau finement hachés, de bacon, de lait, d'oignons émincés et assaisonnée de sel et de poivre et parfois de gingembre, de coriandre et de muscade. Excellente pour la cuisson au barbecue, elle peut aussi être sautée ou grillée.

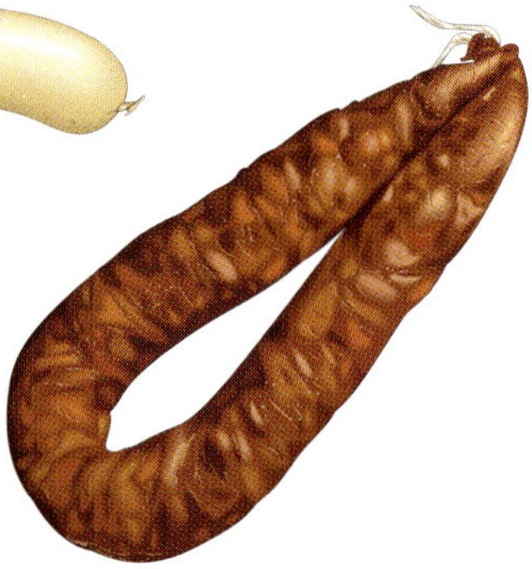

Pepperoni

Saucisson sec italien plus ou moins épicé, fait de porc et de bœuf grossièrement hachés et assaisonnés de poivre et d'épices. Le pepperoni peut être ajouté en petits cubes pour donner de la saveur à certains plats mais on le trouve plus communément sur la pizza. Tranché finement, le pepperoni peut également être servi comme hors-d'œuvre. On le trouve dans la plupart des épiceries.

abats

Les abats sont les parties comestibles des animaux de boucherie, autres que la viande.

Du porc provient la plus grande variété d'abats utilisés en cuisine. Du bœuf, on utilise surtout la langue, le foie, les tripes, les pieds et la queue ; du mouton et de l'agneau, la cervelle, les rognons, les animelles et les pieds. Les abats de veau (cervelle, amourettes, rognons, foie et ris, en particulier) sont les plus recherchés, étant donné leur délicatesse.

ACHAT

Toujours s'assurer que les abats sont très frais, car ils sont beaucoup plus périssables que la viande. Ils devraient avoir la couleur, l'odeur et l'apparence caractéristiques de l'abat et ne pas baigner dans une grande quantité de liquide. Allouer environ 125 g cru par portion de 90 g cuit (cervelle, foie, rognon, cœur).

UTILISATION

On se sert beaucoup des abats en charcuterie ; certains doivent cuire longuement à chaleur humide (braisage, pochage) jusqu'à ce qu'ils soient tendres, tels le cœur et la langue, d'autres se cuisent rapidement à chaleur sèche, notamment le foie, les rognons et la cervelle. La moelle, principalement de bœuf, peut être pochée seule ou dans l'os. Elle peut aussi être mise à fondre comme du beurre et servir à la cuisson de la viande et des légumes.

CONSERVATION

Les abats sont très périssables ; ils ne se conservent qu'un jour ou deux au réfrigérateur. Les apprêter le plus rapidement possible, soit dans les 24 heures suivant l'achat. Les abats se congèlent 3 à 4 mois, mais la congélation altère la saveur, la texture et l'apparence de la plupart d'entre eux.

VALEUR NUTRITIVE

D'une façon générale, les abats sont riches en fer et, en particulier le foie et les rognons, en vitamine A et en acide folique. Cela explique pourquoi certains spécialistes de la santé recommandent de les consommer plus souvent. Le contenu en cholestérol de la cervelle, du foie et des rognons, notamment, est beaucoup plus élevé que celui des viandes fraîches.

Les abats, tels la cervelle, le cœur, le foie, les ris et les rognons, sont des aliments riches en purines, des précurseurs de l'acide urique. Pour cette raison, leur consommation doit être limitée chez les personnes atteintes de goutte, un trouble du métabolisme de l'acide urique.

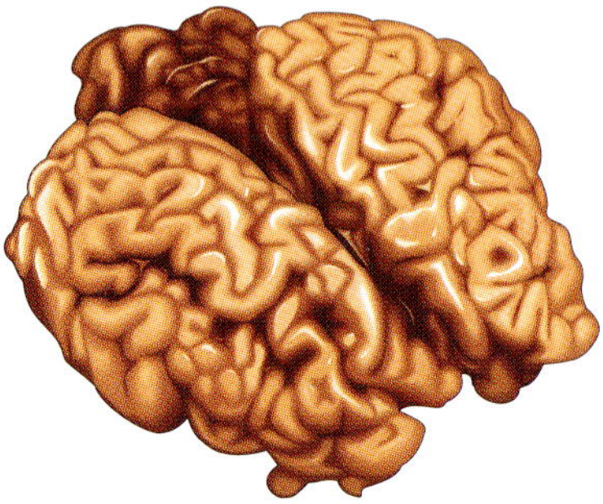
cervelle de veau

Cervelle

En cuisine, la cervelle est le cerveau des animaux de boucherie. Les cervelles les plus recherchées sont celles de l'agneau et du mouton. La saveur de la cervelle de veau, plus colorée, est comparable. Cet abat est cuit entier au court-bouillon, tranché et sauté ou frit. Les cervelles les plus tendres sont servies telles quelles ou en salade ; les autres entrent dans la préparation de gratins, de croquettes, de sauces ou de farces.

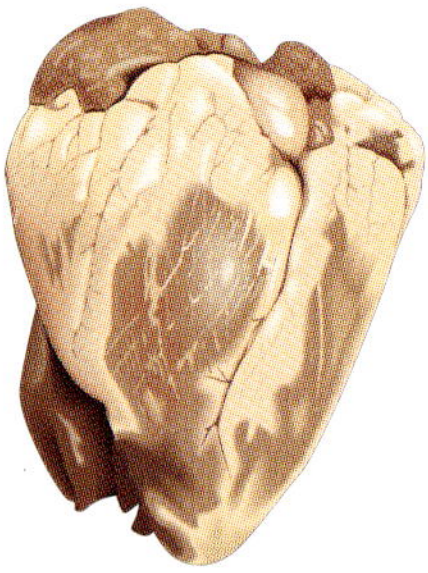
cœur de bœuf

Cœur

Muscle classé parmi les abats rouges. Les cœurs de veau, d'agneau et de poulet sont les plus recherchés. Le cœur de porc est moyennement tendre. Le cœur de bœuf est plus volumineux et plus ferme ; sa saveur est plus prononcée. Le cœur est sauté, grillé, rôti, braisé ou mijoté ; il est souvent cuisiné en ragoût et en casserole. Son contenu en cholestérol est plus élevé que celui des viandes fraîches, mais moindre que celui des autres abats.

Foie

Abat rouge comestible tant chez les animaux de boucherie que chez la volaille, le gibier et certains poissons. Le foie de veau est le plus recherché ; les foies d'agneau, de génisse, de volaille et de lapin sont aussi appréciés pour leur tendreté et leur saveur délicate. Le foie ne doit pas être mangé saignant ; éviter cependant une cuisson prolongée qui le durcit. Cet aliment a une teneur élevée en fer.

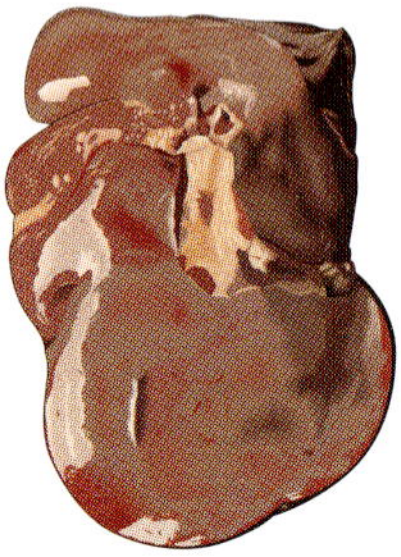
foie de veau

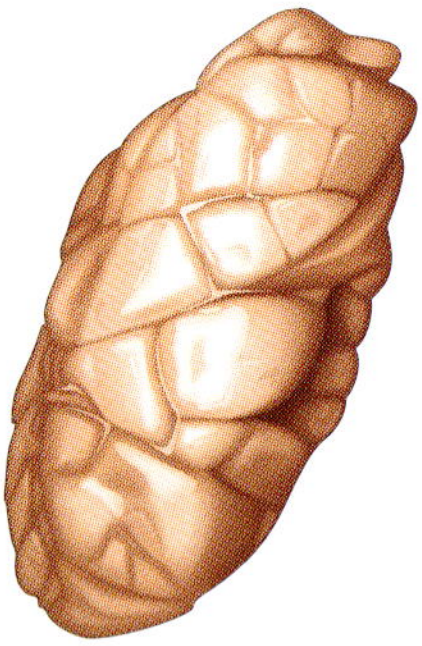

Ris

Nom donné au thymus du veau et de l'agneau, une glande située à l'entrée de la poitrine des jeunes animaux. Les ris ont un goût très délicat et sont très tendres. Les ris de veau sont les plus appréciés. Ils sont grillés, sautés, braisés, pochés ou frits. On les cuisine en vol-au-vent, en feuilletés et en gratin. C'est un des rares aliments d'origine animale à contenir de la vitamine C.

Rognons

En cuisine, le terme rognon désigne le rein des animaux de boucherie. Les rognons de veau, d'agneau et de génisse sont tendres et savoureux. Les rognons de porc, de mouton et de bœuf ont un goût prononcé et une texture plus ferme. Cet abat se marie bien avec les tomates, les champignons, la moutarde, le citron, la crème, le vin rouge et le sherry.

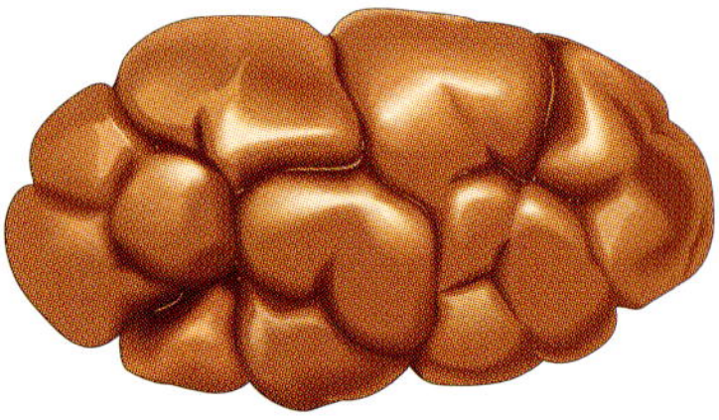
rognons de veau

Langue

Organe charnu et musculeux recouvert d'une épaisse muqueuse qui s'enlève facilement après la cuisson. La langue de bœuf est la plus épaisse et la plus grosse. La langue de veau est plus tendre, plus savoureuse et cuit plus rapidement. La langue est souvent pochée puis braisée ; elle est aussi panée et frite, fumée ou marinée.

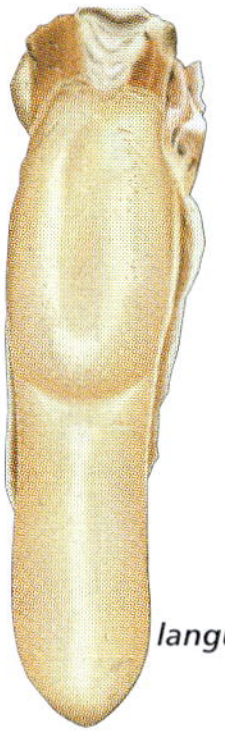

langue de bœuf

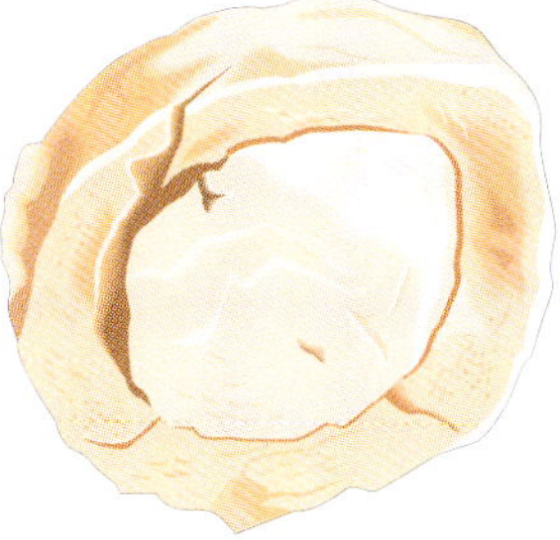

Moelle

Substance molle très riche en gras, que l'on trouve au centre des os. Le plus souvent pochée et taillée en lamelles, elle accompagne le bœuf grillé, les cardons et les omelettes ; elle ajoute également saveur aux fonds et aux soupes, sert à préparer des sauces pour la viande et le poisson et accompagne le pot au feu. La moelle s'achète au poids ou surgelée.

Tripes

Mets à base d'estomac de ruminants (bœuf, mouton et veau). Le mot « tripe » désigne aussi le boyau d'un animal de boucherie. Les tripes sont pochées, puis sautées ou frites. Elles sont aussi blanchies puis braisées. Les tripes sont souvent accompagnées de pommes de terre. Le plus commun des apprêts est celui des tripes à la mode de Caen.

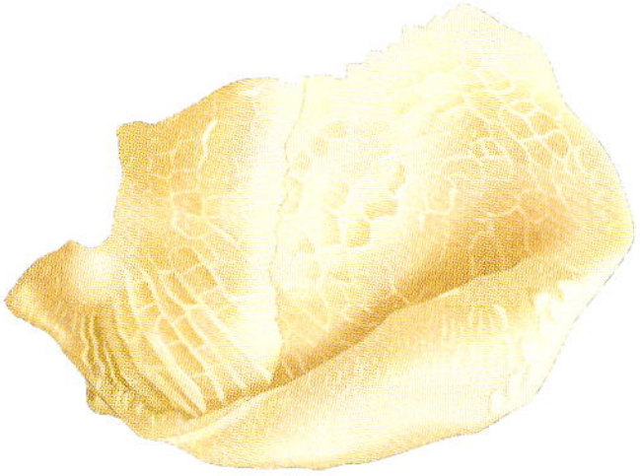

panse

Pied de porc

Abat blanc très riche en lipides, particulièrement populaire en Europe. De contenu élevé en gélatine, il convient très bien pour ajouter corps et saveur aux bouillons. Le pied de porc est souvent cuit dans un fond aromatisé, braisé ou pané à la chapelure et grillé. Le pied de porc peut être commandé chez tous les bons bouchers. Environ 100 g de pied de porc équivalent à 350 calories.

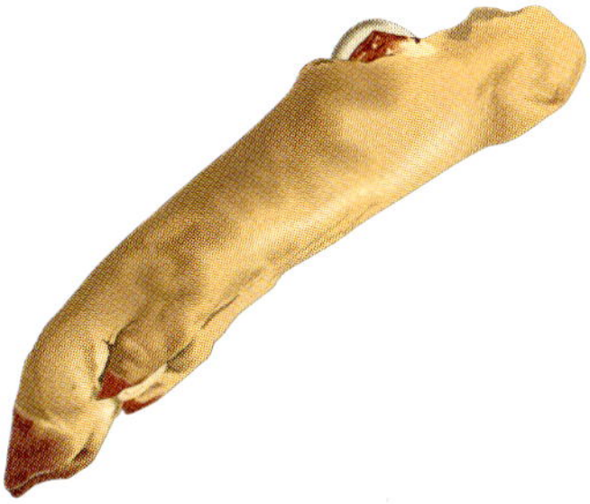

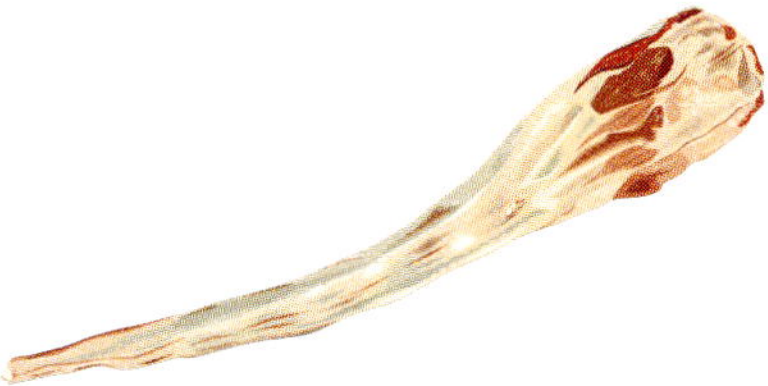

Queue de bœuf

Pièce du bœuf à la chair ferme et au contenu très élevé en gras rendue célèbre par le potage oxtail anglo-saxon. Utilisée pour la préparation de soupes et de ragoûts, la queue de bœuf peut aussi être cuite en daube et en pot-au-feu ou encore être panée puis grillée. Avant son utilisation, la queue de bœuf doit être dégraissée, lavée à l'eau froide et séchée ; l'enlèvement du gras est facilité par la réfrigération.

gibier

Venaison

Terme qui désigne la chair du gros gibier à poil, généralement le cerf, le chevreuil, l'orignal, le daim et parfois le sanglier. Il faut savoir qu'aujourd'hui le gibier dit « sauvage » n'a souvent de sauvage que le nom, puisque beaucoup d'animaux que l'on trouve chez certains bouchers et que l'on nomme « gibier » proviennent maintenant d'élevage, ce qui permet d'obtenir une viande plus tendre, mais souvent moins sapide, car la diète n'est pas celle du gibier sauvage.

La saveur de la chair de la venaison varie selon l'alimentation de l'animal : fruits sauvages, jeunes pousses, céréales, écorces, etc. La jeune venaison est de loin la plus savoureuse qui soit ; le chevreuil doit être âgé de moins de deux ans, et seul le cerf de moins de trois ans est comestible. L'évaluation de l'âge de l'animal est une affaire de connaisseur, aussi aura-t-on intérêt à faire confiance à son boucher ou à son fournisseur. Règle générale, le gras d'un jeune animal est plus blanc que celui d'un animal âgé ; la chair est foncée et le grain très fin.

La viande de venaison est habituellement disponible fraîche, dans un emballage sous vide ou congelée.

Traditionnellement, on suggérait de faire mariner la venaison avant la cuisson, souvent pendant quelques jours, afin d'attendrir la chair et de faire disparaître un goût trop prononcé. Aujourd'hui, on réserve l'utilisation d'une marinade pour une bête âgée ; du point de vue gastronomique, c'est une hérésie de mariner la viande d'une jeune bête, car la marinade dénature son fumet.

La seule étape de la préparation dont on ne peut se passer est le bardage de la pièce que l'on destine à la cuisson au four ; la viande de venaison étant très maigre, elle durcira si elle n'est pas cuite convenablement. On élimine le gras visible qui est fort et rance, et on le remplace par une barde de lard, de bacon ou de crépine. De l'épaule, on tire les morceaux à braiser ou à préparer en ragoût ; du carré proviennent les côtelettes à sauter ou griller, alors que les morceaux de premier choix (filet) proviennent de la selle. Les pièces à rôtir sont tirées du cuissot. Divers assaisonnements et ingrédients avantagent la venaison dont les câpres, les champignons, le poivre, le madère, le vin, le jus de citron et les petits fruits, telles les canneberges et les cerises. On l'accompagne souvent de purée de pommes de terre ou de marrons. On sert également la venaison en terrines et pâtés.

La viande de venaison étant maigre, il est important de ne pas la surcuire, car elle devient rapidement dure et sèche. Les gastronomes s'entendent pour dire que la viande de venaison doit être rosée et juteuse.

La venaison se conserve 1 jour ou 2 au réfrigérateur. Les pièces de venaison se congèlent emballées individuellement et se conservent entre 3 et 6 mois.

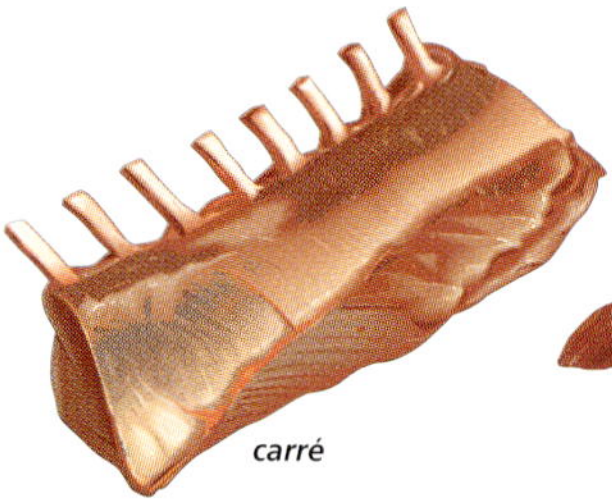

carré

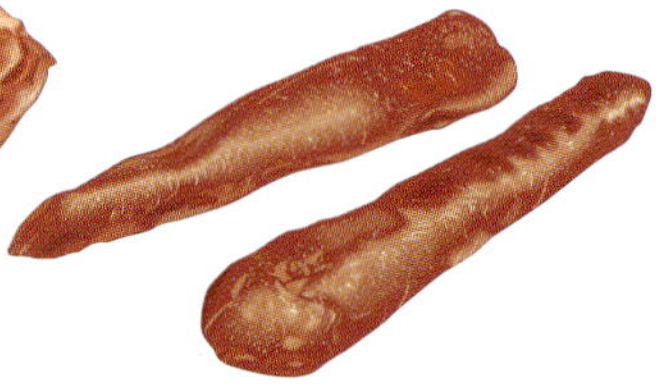

longe

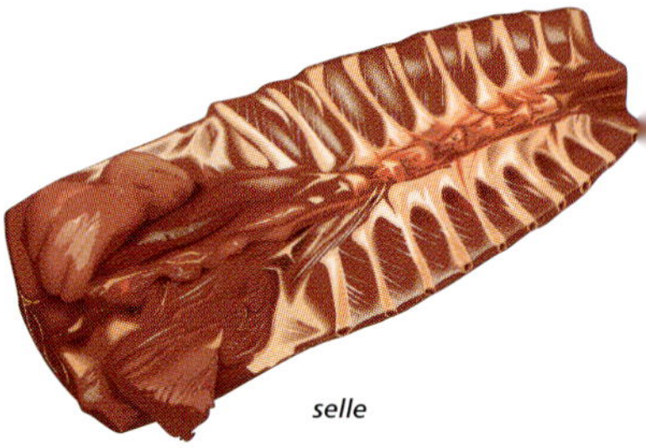

selle

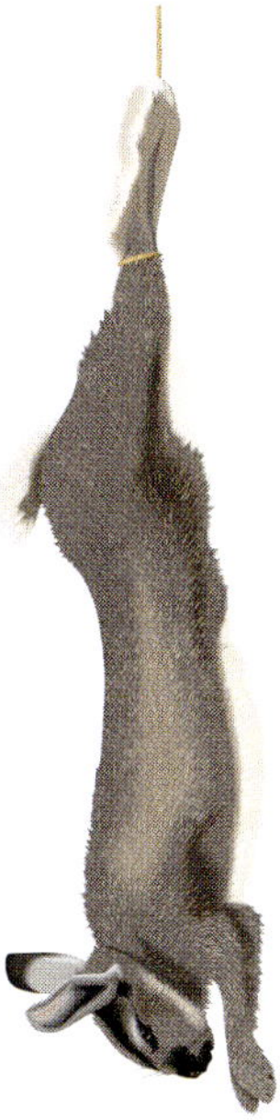

Lapin
Oryctolagus

Le lapin est commercialisé frais ou congelé, presque toujours dépouillé et vidé. S'il est frais et entier, la flexibilité de ses pattes est un signe de fraîcheur. On peut mariner le lapin ; cela humidifie, attendrit, et rehausse la saveur de la chair. La marinade doit contenir un ingrédient acide (vin rouge ou blanc, jus de citron, vinaigre) et de l'huile ; on y ajoute légumes et aromates au choix. Le lapin demande un peu plus de soins que le poulet, car sa chair maigre s'assèche facilement. C'est pourquoi on le cuit souvent dans un liquide ou on le barde ou le badigeonne de gras avant la cuisson.

Lièvre
Petit gibier à chair tendre et foncée, au goût plus prononcé que celle du lapin. Le lièvre se cuisine différemment, selon son âge : le jeune lièvre de 1,5 kg environ se cuisine rôti ou sauté, alors que le plus vieux est mariné et préparé en civet, en terrine ou en pâté. Cette viande maigre peut être achetée prête à cuire chez le boucher.

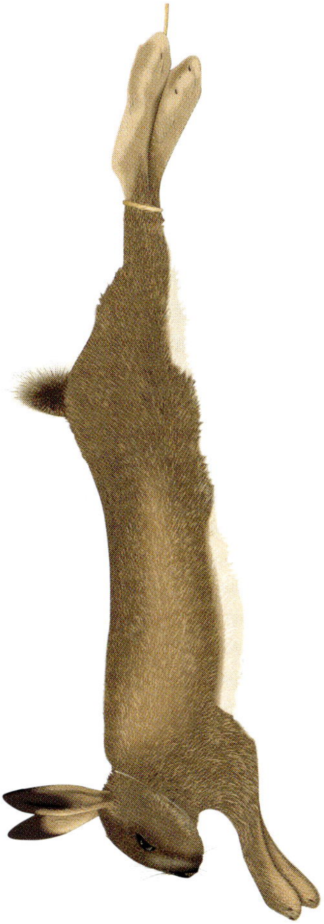

Beefalo
Animal créé à partir d'un croisement entre le bison et le bœuf. Sa viande rouge foncé très maigre est un excellent substitut à la viande de bœuf, car elle contient moins de cholestérol et de calories. Le beefalo peut être cuisiné de la même manière que le bœuf. Cependant, en raison de son contenu faible en gras, on doit réduire le temps de cuisson. On le trouve dans certaines boucheries spécialisées.

Autruche
Très grand oiseau africain longtemps élevé pour sa peau et son plumage. Sa chair rouge coriace que l'on compare à la viande de bœuf maigre est de plus en plus appréciée, surtout en raison de son très faible contenu en matières grasses et en cholestérol. L'engouement récent pour la chair d'autruche en fait un produit encore rare et coûteux. On la trouve dans certaines boucheries et épiceries spécialisées.

Sanglier
Gibier à poil, ancêtre du cochon domestique, dont la chair, moins grasse que celle du porc, possède un goût plus prononcé que celle de ce dernier. Les pièces de viande sont apprêtées différemment, selon l'âge de l'animal : la chair délicate du marcassin âgé de moins de 6 mois est rôtie, tandis que la viande coriace des individus plus âgés est utilisée en pâtés ou marinée au vin rouge et cuite longuement. On trouve du sanglier dans certaines boucheries.

Caille

Coturnix et *Colinus* spp.

Petit oiseau, facile à garder en captivité. La caille domestiquée pèse entre 150 et 300 g. Elle constitue un mets délicat. La caille est rôtie, braisée, cuite en casserole ou grillée. On peut manger les os d'une caille bien cuite. Les raisins, les cerises, les olives, les pruneaux et le citron accompagnent bien ce volatile.

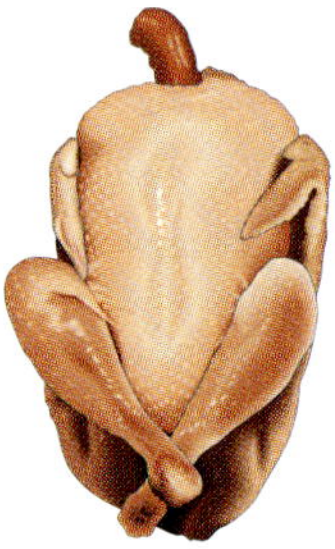
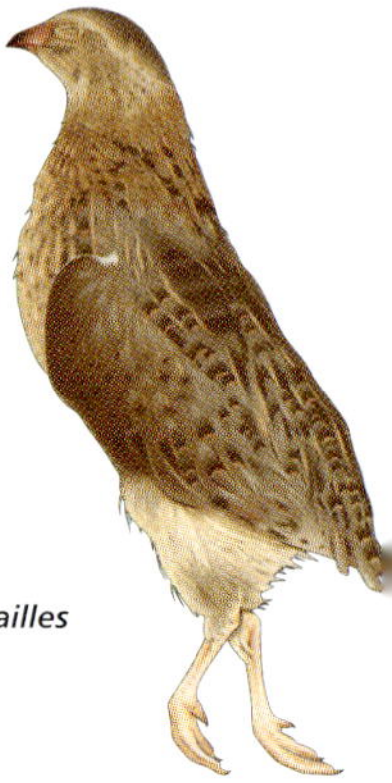

cailles

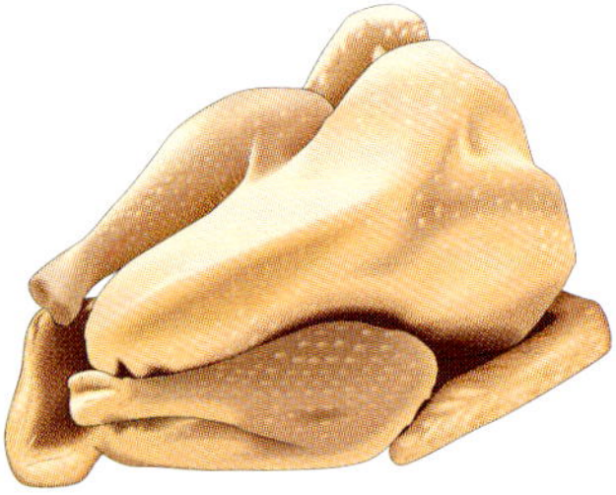
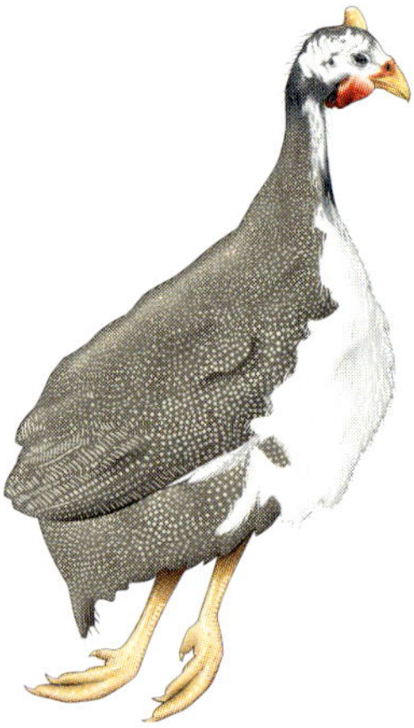

pintades

Pintade

Numida meleagris

La pintade (parfois nommée « faisan de Bohême ») a la taille d'un petit poulet et une chair légèrement musquée. Elle est savoureuse jeune, lorsqu'elle pèse moins d'un kilo. Il est préférable de la badigeonner de gras avant de la cuire et de l'arroser en cours de cuisson.

Faisan

Phasianus colchicus

Oiseau au plumage magnifique. Le faisan d'élevage est plus charnu et plus lourd que le faisan sauvage ; sa chair est plus grasse et sa saveur moins musquée. Le faisan jeune est généralement rôti ; on l'agrémente d'une farce humide, on le barde ou on le badigeonne de gras. Le vin et l'alcool conviennent bien à la cuisson de ce volatile.

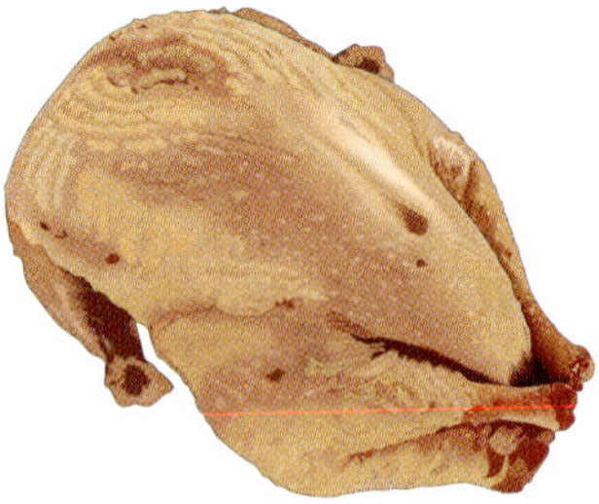
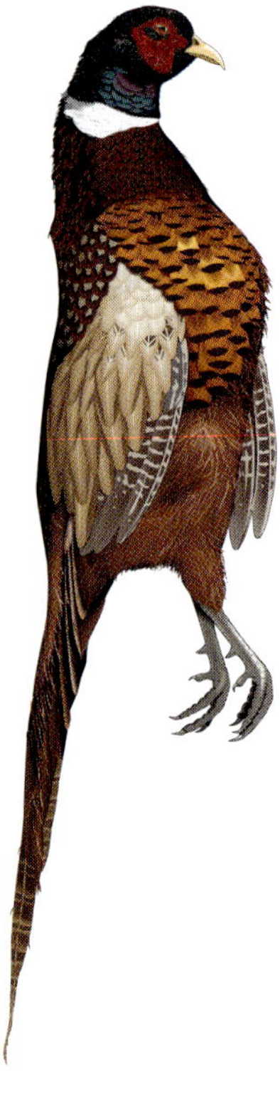

faisans

Perdrix

Perdix perdix et *Alectoris rufa*

Petit gibier sauvage à plumes dont on trouve deux principales variétés : la grise et la rouge. Les oiseaux âgés de moins d'un an sont appelés « perdreaux » ; leur chair tendre peut être bardée et rôtie ou aplatie en vue d'être grillée. Les perdrix adultes, dont la chair est plus ferme, sont apprêtées en braisés, en pâtés, en feuilletés, en soupes ou en ragoûts. On peut trouver de la perdrix congelée dans certaines épiceries spécialisées.

viandes

La viande est la chair des animaux, principalement des mammifères et des oiseaux, que l'être humain consomme. On distingue la viande rouge (mouton, agneau, bœuf, cheval), la viande blanche (veau, porc, lapin, volaille) et la viande noire (gibier), de même que la viande de boucherie (bœuf, veau, mouton, cheval, porc et abats), la volaille et le gibier.

En général, de 35 à 65 % du poids d'un animal est constitué de muscles – la chair – sauf si l'animal est très gras. Plus un muscle aura travaillé fort et longtemps, plus le tissu conjonctif se sera développé, élargi et durci, et plus la viande sera coriace. Toutes les parties de l'animal ne travaillant pas également, la tendreté de la viande varie selon l'endroit d'où provient la pièce. La partie médiane de l'animal comprenant les régions des côtes et de la longe (dos) fournit les coupes les plus tendres ; c'est surtout l'arrière de l'animal (cuisse) qui donne les coupes moyennement tendres tandis que les coupes plus coriaces viennent surtout de l'avant (flanc, jarret, poitrine, épaule, collier et bout des côtes).

ACHAT

Plus l'animal est âgé, plus il a développé de tissu conjonctif et donc, moins il est tendre. Acheter la pièce de viande en fonction de l'apprêt auquel on la destine, car il est inutile de payer pour un morceau tendre s'il est mijoté longuement.

Une viande est généralement agréable à consommer si elle a maturé au moins 48 heures. Le bœuf nécessite une maturation plus longue. En Amérique du Nord, elle dure habituellement de 8 à 14 jours, temps minimal à l'acquisition de tendreté et de saveur agréables.

Le bœuf doit être d'un rouge vif et brillant, le mouton d'un rose foncé, l'agneau d'un rose plus pâle, le porc rosé et le veau plus ou moins rosé, selon que sa diète contenait du fer (c'est le cas du veau de grain, plus rosé) ou en était exempte (c'est le cas du veau de lait). Écarter une viande flasque et de couleur inhabituelle ; elle manque probablement de fraîcheur.

Les carcasses des animaux sont débitées en de nombreuses coupes qui varient selon les espèces. En Amérique du Nord, seulement pour le bœuf, il en existe plus de 25.
Les coupes diffèrent également selon les pays.

PRÉPARATION

Selon la coupe et le mode de cuisson choisis, la viande peut se cuisiner rapidement ou longuement. Elle peut s'apprêter simplement ou de façon élaborée. La viande est habituellement consommée cuite, mais elle est aussi parfois mangée crue (steak tartare, carpaccio).

Certaines pièces de viande requièrent une préparation plus élaborée dans le but de les attendrir et d'en rehausser le goût, ou pour s'assurer qu'elles ne s'assèchent pas durant la cuisson.

Mariner une viande consiste à la laisser reposer quelques heures dans une préparation liquide généralement acidulée (vin, citron...) et aromatisée (huile, herbes, ail, épices...) afin de l'attendrir ou d'en améliorer le goût.

CUISSON

La cuisson peut attendrir ou durcir la viande, selon le degré de chaleur utilisé et la durée de la cuisson. Trop de chaleur peut donc mener à une perte de valeur nutritive et de saveur, à un durcissement et un dessèchement de la chair et à une perte importante de son volume.

La cuisson prolongée au four à basse température est recommandée pour les coupes moins tendres, qui contiennent plus de tissu conjonctif. Elle permet d'attendrir, sans trop entraîner la coagulation des protéines ni le durcissement. La viande est cuite quand sa température interne atteint un certain degré, lequel diffère selon l'animal. Pour le bœuf et l'agneau, ce degré varie en fonction du goût de chaque personne, ce qui n'est généralement pas le cas pour les autres viandes.

On peut difficilement prévoir avec exactitude le temps de cuisson d'une pièce de viande. Il dépend d'un grand nombre de facteurs, dont la coupe de la viande, la taille de la pièce, sa température initiale et l'efficacité de la source de chaleur. Les coupes tendres demandent moins de cuisson que les coupes moins tendres. Un thermomètre à viande est très utile pour connaître avec précision le degré de cuisson et ce, peu importe les variables affectant la durée de cuisson ; l'insérer au centre de la chair et s'assurer qu'il ne touche ni os ni gras, ce qui fausserait la température.

Cuire de préférence dans des casseroles épaisses qui conduisent mieux la chaleur. Saler en fin de cuisson ou après plutôt qu'avant, car le sel fait ressortir le jus de la viande, qui perd de la saveur et s'assèche. Saler en début de cuisson n'est indiqué que lorsque l'on désire obtenir une sauce ou un bouillon savoureux, comme dans les bouillis. Faire brunir rôtis, cubes et biftecks moins tendres avant de les cuire à chaleur humide (braisage ou pochage) afin de sceller les jus de la viande à l'intérieur, retourner les morceaux de viande à l'aide d'une pince plutôt que d'une fourchette afin de limiter les pertes de jus à la cuisson.

Pour diminuer l'ingestion de matières grasses, enlever tout le gras visible avant la cuisson, et cuire en utilisant une quantité réduite de corps gras.

CONSERVATION

La viande est très périssable. Si elle est laissée à la température ambiante, les bactéries pathogènes s'y développent très rapidement, pouvant la rendre impropre à la consommation. Crue ou cuite, la viande ne devrait jamais être laissée plus de 2 heures à la température ambiante. Elle se conserve quelques jours seulement au réfrigérateur (2 ou 3 jours pour les biftecks, les côtelettes, les mets en casserole et la volaille crue ; de 3 à 4 jours pour les rôtis crus et la viande cuite ; hachée, elle se conserve toutefois 1 jour ou 2).

La congélation conserve la viande en ralentissant l'activité des enzymes et en stoppant la croissance des bactéries responsables de sa détérioration. Bien envelopper la viande pour prévenir son dessèchement et le rancissement de son gras au contact de l'air.

Décongeler la viande lentement, de préférence au réfrigérateur, pour éviter la perte de jus entraînant une diminution de saveur et de valeur nutritive. Ne jamais recongeler une viande totalement dégelée à moins de l'avoir fait cuire au préalable.

VALEUR NUTRITIVE

La viande est une excellente source de certaines vitamines du complexe B, comme la vitamine B_{12} (le bœuf, le veau et l'agneau en particulier) et la niacine (le porc surtout). Elle est également une excellente source de zinc et de potassium. La cuisson laisse intacte la plus grande partie des vitamines et des minéraux présents dans la viande.

Les protéines de la viande sont dites complètes, par opposition à celles des végétaux, dites incomplètes.

bœuf

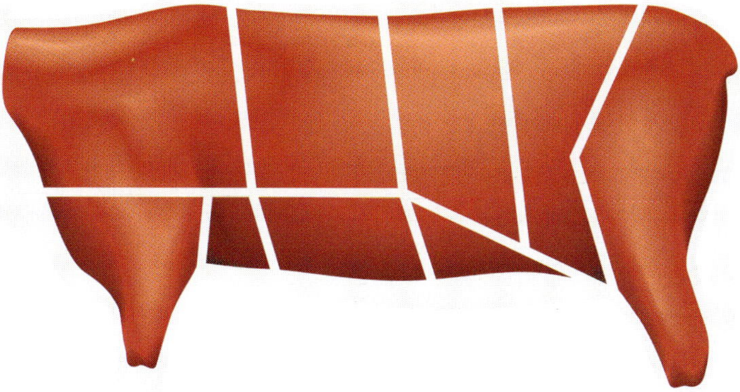

Bœuf
Bos, Bovidés

La domestication de ce mammifère remonte au VIIe millénaire en Macédoine, en Crète et en Anatolie. Tant sauvage qu'apprivoisé, le bœuf a été vénéré tout au long de l'histoire humaine, et il le demeure encore dans certaines parties du globe, en Afrique noire par exemple.
En boucherie, le terme « bœuf » désigne indifféremment la viande de génisse, de vache, de taureau, de taurillon, de bœuf ou de bouvillon, même si la tendreté et la saveur sont très variables. L'âge de l'animal et les méthodes d'élevage jouent un rôle déterminant sur la qualité de la viande.

Les découpes du bœuf varient selon les pays et selon les régions d'un même pays; un fait demeure constant cependant, la carcasse comporte toujours des parties plus tendres que d'autres, parties dites « nobles ». Elles ne représentent qu'environ 30 % de l'animal et sont donc plus rares, plus en demande et plus coûteuses que les parties moins tendres. Les pièces moins tendres, plus économiques, peuvent donner d'aussi bons résultats si elles sont apprêtées adéquatement, c'est-à-dire si elles sont attendries à l'aide d'une marinade ou cuites lentement en milieu humide.

Le mode de cuisson projeté devrait guider l'achat de bœuf, car il est inutile de payer plus cher pour un morceau tendre s'il doit mijoter longuement. À l'inverse, l'achat d'un morceau peu tendre pour une grillade ou un rôtissage ne constitue pas un choix éclairé.

Le bœuf se consomme chaud ou froid et s'apprête de multiples façons. Il fait partie des mets les plus humbles comme des plus raffinés. Il est parfois consommé cru (steak tartare). Le bœuf est particulièrement délicieux salé et fumé.

Le bœuf partage avec l'agneau la caractéristique de pouvoir être consommé à divers degrés de cuisson. Il se mange bleu (cru à l'intérieur et légèrement cuit à l'extérieur), saignant, à demi saignant, à point (rosé) ou bien cuit. Souvent, l'intervalle de temps qui sépare deux degrés de cuisson est très court, aussi une certaine vigilance est de mise et l'utilisation d'un thermomètre à viande peut s'avérer fort utile.

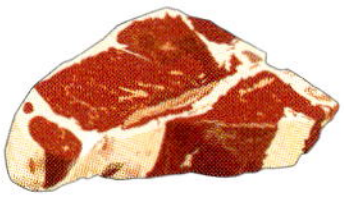
bifteck

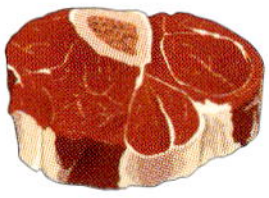
jarret

Une température de cuisson basse est recommandée pour les coupes mi-tendres ou peu tendres, qui contiennent plus de tissu conjonctif. Elle permet de cuire longuement, et ainsi de transformer le collagène de ce tissu dur en gélatine. Une température élevée permet de cuire rapidement les coupes tendres, qui ne requièrent pas d'être attendries.

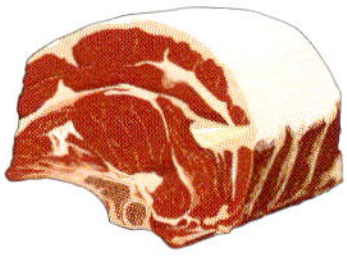
rôti de côtes

Le bœuf se conserve au réfrigérateur ou au congélateur. Le bœuf haché se réfrigère 1 à 2 jours, les biftecks, 2 à 3 jours, et les rôtis et le bœuf cuit, 3 à 4 jours.

La viande hachée et la viande cuite se congèlent 2 à 3 mois et les biftecks et les rôtis, 10 à 12 mois.

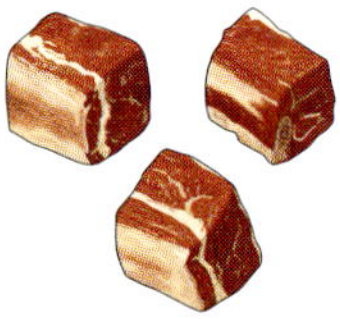
bouts de côtes

La valeur nutritive du bœuf varie légèrement selon la race de l'animal et les méthodes d'élevage. Elle peut aussi varier considérablement selon la coupe, le mode de cuisson et le dégraissage effectué.

En règle générale, le bœuf est une excellente source de protéines, de potassium, de zinc et de certaines vitamines du complexe B, telles la niacine et la vitamine B_{12}. C'est aussi une bonne source de fer et de phosphore. Elle peut aussi être une source importante d'acides gras saturés et de cholestérol.

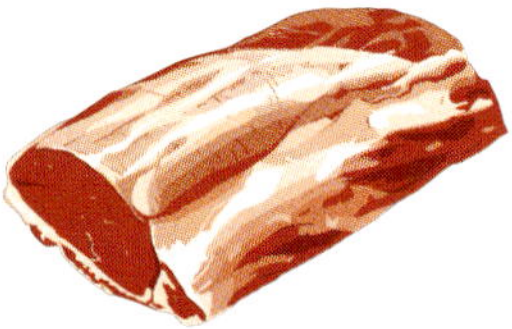
rôti de filet

Le persillage (filaments de gras qui parsèment le muscle de la viande) contribue à rendre celle-ci plus tendre, plus savoureuse et plus juteuse. Il n'augmente pas de façon significative la teneur en gras de la viande cuite, car il s'égoutte en grande partie à la cuisson.

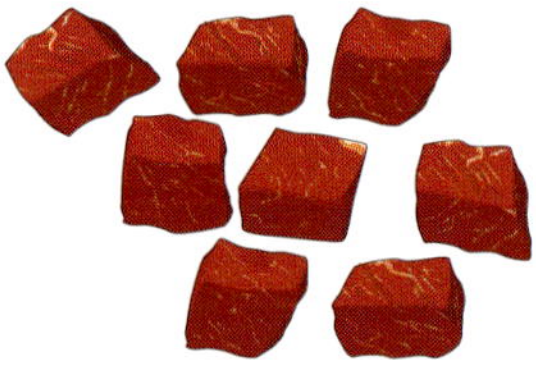
cubes

Si l'on désire consommer du bœuf et réduire l'ingestion de matières grasses, on peut :

- choisir des coupes maigres (intérieur de ronde, noix de ronde, surlonge, etc.) et des modes de cuisson nécessitant peu de gras (rôtissage, grillage, braisage, etc.) ;
- réduire les portions de viande, enlever le gras visible avant de les cuire et ne consommer que le maigre.

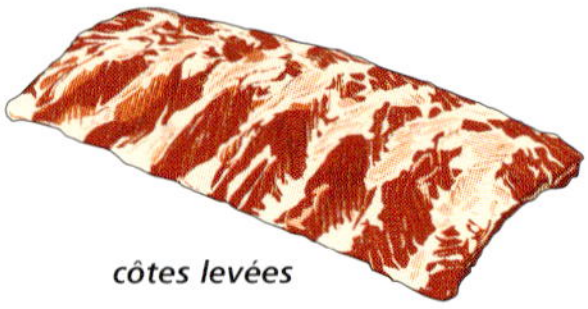
côtes levées

Selon certaines recommandations du gouvernement canadien, deux portions de viande (ou substituts) de 50 à 100 g, cuite, suffisent par jour.

Cuisiner la viande à la manière orientale, n'intégrant qu'une quantité modérée de bœuf à des légumes et des produits céréaliers (riz, nouilles, millet, etc.) constitue un excellent moyen de consommer du bœuf de façon équilibrée.

veau

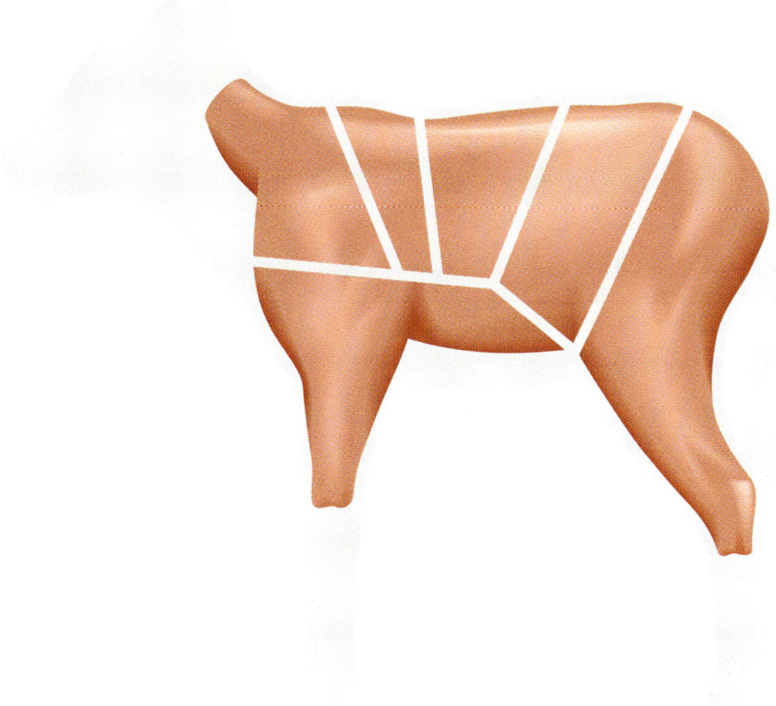

Veau
Bos, Bovidés

Le veau est le petit de la vache de moins de 1 an. Lorsque l'animal est plus âgé, on nomme le mâle castré « bouvillon » et la femelle n'ayant pas encore mis bas, « génisse ».
En boucherie, le veau est généralement abattu entre 4 et 6 mois ; il s'agit surtout de mâles, les femelles étant destinées principalement à la production laitière.

Jusqu'à il y a une vingtaine d'années, le veau disponible sur le marché était un animal très jeune (abattu à l'âge de 2 ou 3 semaines) ou, au contraire, un gros veau qui, après avoir brouté dans les champs, était tué l'automne venu. Le premier présentait une chair flasque, presque gélatineuse et peu savoureuse, alors que le second (nommé broutard) offrait une viande beaucoup plus foncée (très rouge) et peu tendre. Depuis, des producteurs se sont spécialisés dans l'élevage du veau et aujourd'hui, on retrouve très peu de ces animaux sur le marché.
Le veau disponible est le plus souvent du « veau de lait lourd » ou du « veau de grain ».

Le veau de lait lourd est élevé en logette intérieure individuelle et nourri presque exclusivement au lait.

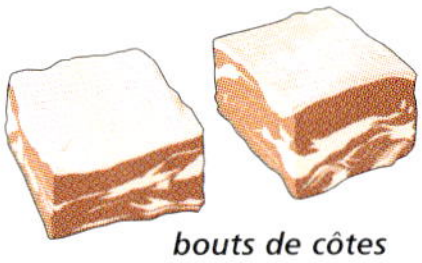
bouts de côtes

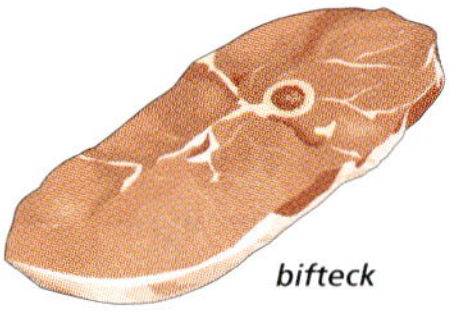
bifteck

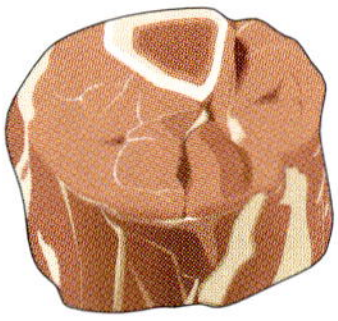
jarret

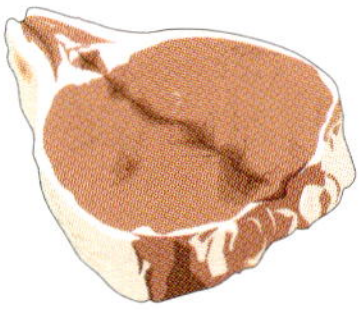
côte

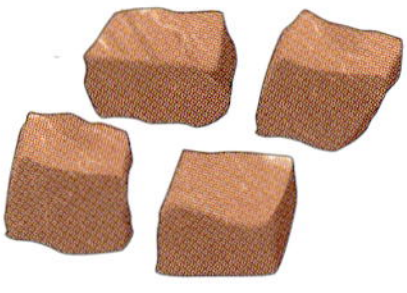
cubes

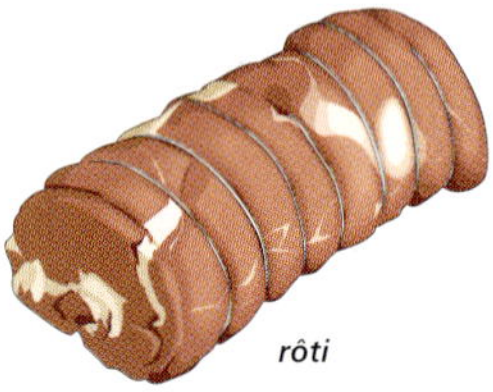
rôti

La faible teneur en fer de cet aliment permet à la chair du veau de lait lourd de conserver une teinte rose pâle, presque blanche. Il est abattu à l'âge de 4 à 5 mois et sa carcasse pèse alors environ 135 kg. La chair du veau de lait lourd est plus formée que celle du veau très jeune, mais elle demeure très tendre et délicate.
Le veau de grain est nourri au lait jusqu'à l'âge de 6 à 8 semaines. De sa logette intérieure individuelle, le veau est alors amené dans un parquet d'engraissement et soumis à une alimentation à base de grains jusqu'à l'âge de 5 à 5 ½ mois. Il est alors abattu. Sa carcasse a un poids d'environ 155 kg. La teneur en fer plus élevée de son alimentation confère à la chair du veau de grain une couleur plus rosée que celle du veau de lait lourd ; elle a également une saveur un peu plus prononcée et est légèrement moins tendre.

Le veau peut être apprêté de multiples façons, notamment en escalope ou en grenadin poêlés, en sauté, en rôti, en paupiette et en blanquette. Il entre dans la préparation du veau Marengo (au vin blanc, à la tomate et à l'ail). Il se marie particulièrement bien avec la crème, le fromage, les fines herbes (thym, estragon, romarin, sauge, basilic et autres), les champignons, l'aubergine, les épinards, l'oignon, l'ail, la tomate, les pommes, les agrumes et l'alcool (vin, calvados, madère, cognac et autres). Ses abats sont très recherchés pour leur délicatesse.

Les pièces de veau provenant des côtes, de la longe (dos) et de la surlonge, tendres, sont excellentes rôties, grillées ou poêlées. Celles provenant du cuisseau, mi-tendres, se cuisent également à chaleur sèche, surtout si elles ont été marinées. Les morceaux du collet, de l'épaule, du flanc, du jarret et de la poitrine sont moins tendres et gagnent donc à être braisés ou mijotés.

La cuisson du veau exige certaines précautions, car sa chair étant maigre, elle s'assèche et durcit facilement. Il convient donc de le barder ou de l'enduire de gras, de le cuire à température plutôt douce (140 à 150 °C) (285 à 300 °F), de l'arroser de temps en temps et d'éviter la surcuisson.
Le veau est meilleur lorsqu'il est encore légèrement rosé.

La valeur nutritive du veau est liée à l'âge, à l'alimentation et aux conditions de vie de l'animal. D'une façon générale, la viande de veau fournit moins de gras et de calories, mais un peu plus de cholestérol que celle du bœuf, du porc ou de l'agneau.

La chair du veau de grain contient plus de fer que celle du veau de lait lourd, ce qui explique sa teinte plus rosée.

porc

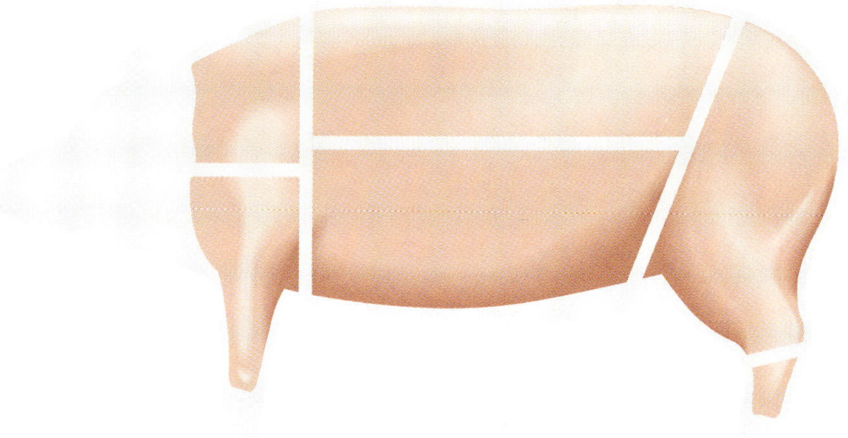

Porc

Sus, Suidés

Le porc est un mammifère omnivore au museau se terminant par un groin, élevé pour sa chair et son cuir. On nomme le mâle « verrat », la femelle « truie » et le petit « cochonnet », « porcelet » ou « goret ». Un animal de 3 à 4 semaines est nommé « cochon de lait ». Le mot « porc » désigne l'animal ainsi que sa viande.

Le porc est prolifique et plus facile à élever que d'autres bêtes de boucherie, car il est paisible et peut se nourrir d'à peu près n'importe quoi. Sa valeur provient non seulement du fait qu'il fournit une quantité intéressante de viande, mais que pratiquement toutes ses parties, tels la graisse fondue (saindoux), les oreilles, la soie (les poils), les pattes, les pieds, les entrailles et la queue, sont utilisées soit comme viande fraîche, soit en charcuterie. Autrefois, le porc était souvent perçu comme un éboueur à cause de sa façon de s'alimenter. On croit d'ailleurs que l'interdiction de consommer le porc chez les juifs et les musulmans eut pour origine le fait que sa consommation provoquait la maladie. Les anciens Égyptiens, par exemple, croyaient qu'il transmettait la lèpre et interdisaient l'entrée des temples aux porchers. On ignorait en ce temps-là que la cause de la maladie (la trichinose) était la présence, dans la chair du porc, d'un ver parasite (*trichinella spiralis*) non visible à l'œil nu, qu'une cuisson en profondeur (à température interne de 60 °C) détruit.

Il existe diverses races de porc, dont la Duroc, la Landrace et la Yorkshire, qui ont donné lieu à de nombreux croisements.
La demande d'une viande moins grasse a suscité le développement de races étant de 30 à 50 % moins grasses (tel qu'on peut le mesurer par l'épaisseur du gras dorsal) qu'il y a une trentaine d'années et ce, grâce à la génétique et à de nouveaux modes d'alimentation.

La découpe de la carcasse du porc est probablement celle où l'on note le plus de différences entre l'Amérique du Nord et l'Europe. Les Européens ont une longue tradition qui fut établie avant que le désir de rentabilisation ne prédomine.

La viande de porc la plus tendre provient de la longe (dos), dont on tire des filets, des rôtis et des côtelettes. Celle de la cuisse ou de l'épaule est moins tendre. On en tire également des rôtis, de même que différents morceaux : pieds, jarrets, queue, etc.

On consomme le porc frais, salé ou fumé. L'appellation « jambon » est réservée aux coupes provenant de la cuisse.
Le bacon provient de la longe (bacon de dos) ou du flanc (bacon tranché). Le porc salé de même que le porc gras (bardes et lardons), constitués de graisse dorsale située entre la chair et la couenne, proviennent de l'épaule. Le lard maigre, de la graisse entremêlée de tissu maigre, est pris dans la poitrine. Le saindoux est de la graisse de porc fondue.

Le porc se consomme chaud ou froid et toujours cuit (légèrement rosé) de façon à détruire la trichine potentiellement présente dans sa chair. Pour plus de sûreté, cuire jusqu'à 70 °C (la chair est alors légèrement rosée).

Si on juge le porc trop fade, l'assaisonner avant la cuisson ou le mariner. Le poivre vert, la moutarde, l'oignon, l'ail, les jus d'agrumes, la sauce soya et les herbes rehaussent à merveille sa saveur.

Le porc s'assèche et durcit facilement à la cuisson. Il convient donc d'éviter de le surcuire et, si le gras visible est enlevé, de protéger sa chair avec un peu de gras. La cuisson devrait également s'effectuer à feu doux (à 120 °C ou 250 °F) afin que la chair puisse cuire adéquatement sans perdre sa saveur, ses jus et sa tendreté.

Les coupes tendres (provenant principalement de la longe) sont meilleures cuites à chaleur sèche, soit sans ajout de liquide (rôties, grillées, poêlées). Les coupes moins tendres (provenant de l'épaule, de la cuisse ou du flanc) gagnent à être cuites à chaleur humide, ou avec du liquide (braisées, mijotées). Le porc est délicieux apprêté avec des fruits frais ou séchés (marrons, ananas, pommes, oranges, pruneaux, raisins, abricots).

Le porc se conserve au réfrigérateur ou au congélateur. Le porc haché se réfrigère 1 ou 2 jours, les côtelettes et les saucisses fraîches, de 2 à 3 jours, et les rôtis et la viande cuite, de 3 à 4 jours. Les côtelettes et les rôtis se congèlent de 8 à 10 mois, les saucisses, de 2 à 3 mois, le bacon et le jambon, de 1 à 2 mois.

Le porc se distingue par son contenu en thiamine (surtout), en riboflavine et en niacine (des vitamines du complexe B), plus élevé que dans les autres viandes. Il est également riche en zinc et en potassium et est une bonne source de phosphore.

La valeur nutritive du porc varie en fonction des coupes et selon que l'on inclue ou non le gras visible. Contrairement à la croyance populaire, le maigre de porc cuit n'est pas plus gras ni plus calorique que celui d'autres viandes. Son gras est visible et s'enlève facilement.

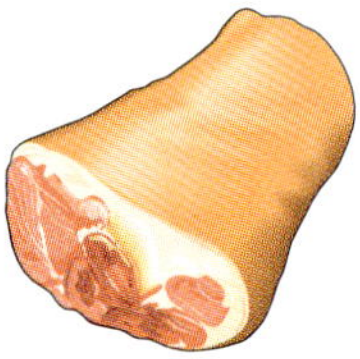

jarret fumé

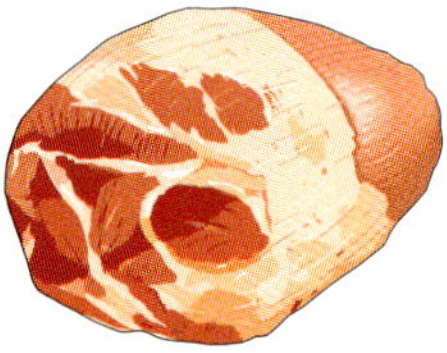

jambon fumé

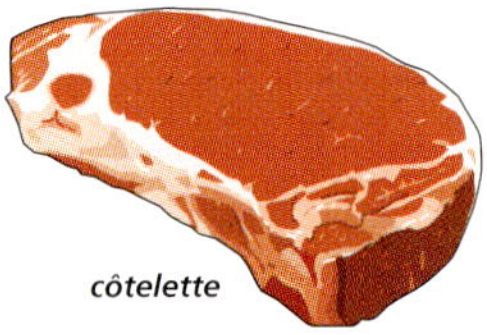

côtelette

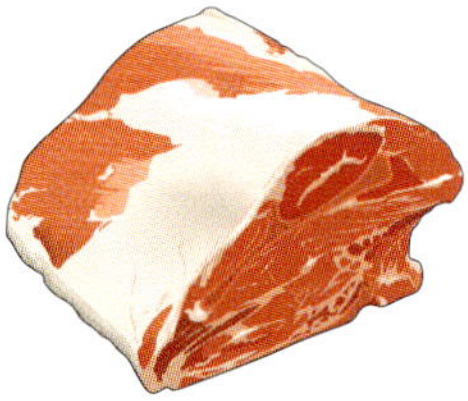

rôti

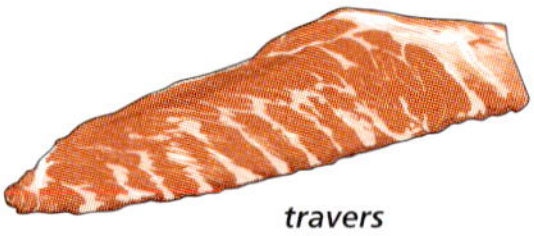

travers

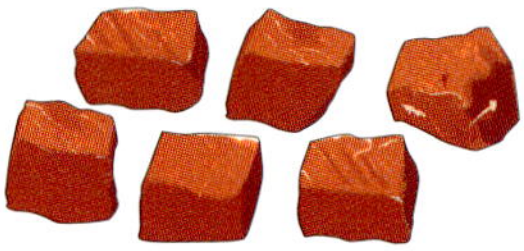

cubes

agneau

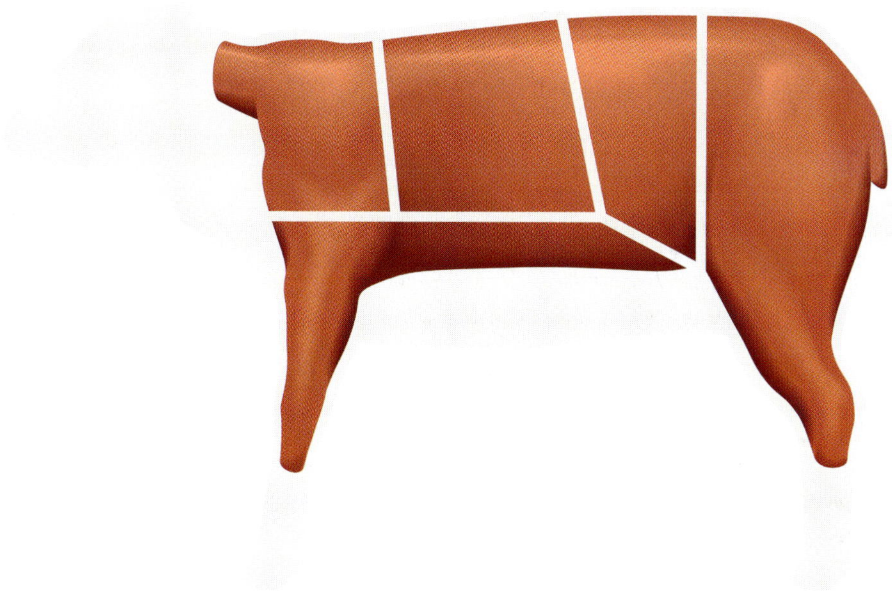

Agneau

Ovis, Ovidés

L'agneau est le petit de la brebis, mammifère ruminant relativement docile ; en boucherie, le terme « mouton » s'applique à la viande du mâle adulte castré, du mâle adulte non castré (bélier) et de la femelle adulte (brebis).

La viande d'agneau provient le plus souvent d'un animal âgé de moins de 12 mois (les normes varient selon les pays).

L'agneau de lait (ou agnelet) est un animal âgé d'environ 2 mois qui a été nourri presque exclusivement au lait maternel. Sa carcasse, vendue avec la peau, la tête et les abats, pèse environ 14 kg. Sa chair est exceptionnellement tendre et délicate.

L'agneau lourd est élevé en bergerie, à l'abri des intempéries. Son alimentation est composée de grains et de fourrage. On le tue le plus souvent entre 3 et 8 mois (toujours avant 12 mois). Sa chair est tendre, et sa saveur, plus accentuée que celle de l'agneau de lait.

L'agneau léger présente des caractéristiques intermédiaires aux agneaux précédents.

L'agneau et le mouton se distinguent des autres animaux par la nature de leur gras, nommé « gras dur ». On l'appelle ainsi parce que ce gras fige rapidement dans l'assiette ; ces viandes gagnent donc à être servies sur une assiette très chaude.

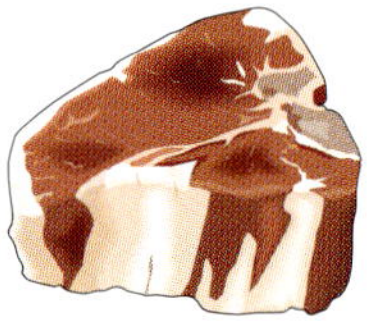

côte filet

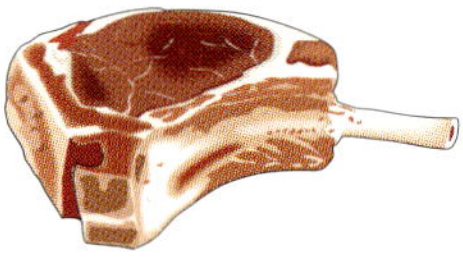

côte seconde

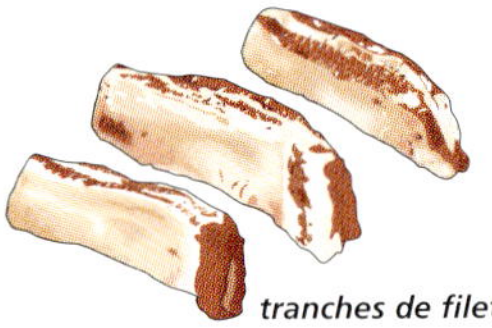

tranches de filet

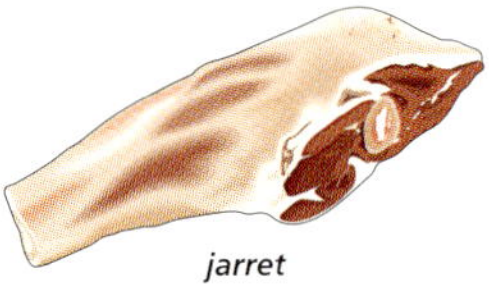

jarret

Divers assaisonnements avantagent l'agneau dont l'ail, la moutarde, le basilic, la menthe, le romarin, la sauge et le zeste de citron, de lime ou d'orange. Cette viande gagne à être marinée, surtout les parties moins tendres (épaule, poitrine, jarret) que l'on destine à une cuisson à chaleur sèche. Le gigot d'agneau est un mets traditionnel du jour de Pâques dans plusieurs pays. Le méchoui, un agneau ou un mouton entier et vidé rôti à la broche sur les braises d'un feu de bois, fait partie des coutumes en Afrique du Nord et dans d'autres pays arabes. La cuisine arabe aime bien aussi incorporer l'agneau ou le mouton dans le couscous.

L'agneau est surtout consommé rôti ou grillé et il offre un maximum de saveur lorsqu'il est légèrement rosé. Comme le bœuf, il peut être mangé saignant (63 °C ou 171 °F), à point (68 °C ou 180 °F) ou bien cuit (autour de 73 °C ou 189 °F). Comme la viande s'assèche et durcit facilement, la cuire à intensité modérée (140 à 160 °C ou 275 à 325 °F) et éviter la surcuisson.

Bien frais, l'agneau se conserve environ 3 jours au réfrigérateur (1 ou 2 jours s'il est haché). Au congélateur, il se conserve de 8 à 10 mois en morceaux ou, s'il est haché, 2 à 3 mois.

L'agneau est riche en protéines, en zinc et en vitamines du complexe B, notamment en niacine, en riboflavine et en B_{12}. C'est aussi une bonne source de fer, de potassium et de phosphore.

Le gigot (cuisse), le carré (côtes) et la longe (dos) sont plus maigres que l'épaule.

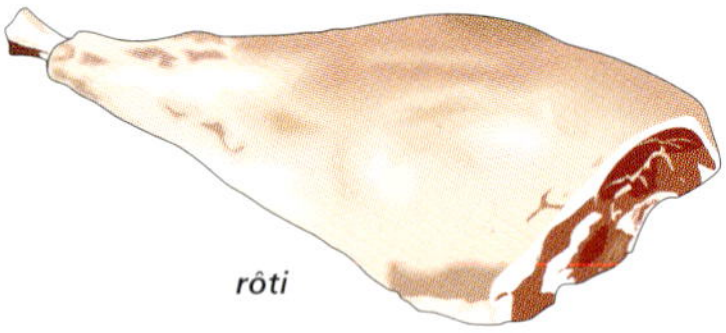

rôti

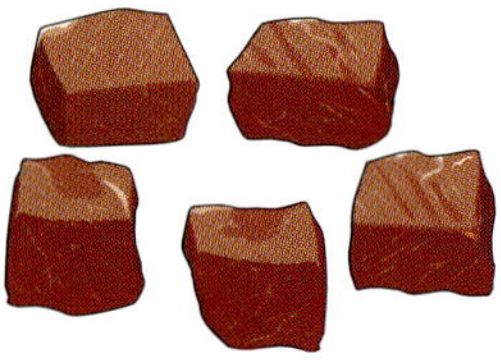

cubes

Viande hachée

La viande hachée provient de diverses parties de l'animal (épaule, longe, cuisseau, poitrine). Sur le marché, le contenu en gras de la viande hachée est très variable. Plus une viande est parsemée de blanc, plus elle contient de gras.

La viande hachée peut être cuisinée de multiples façons, aussi bien simplement qu'avec raffinement. Elle constitue un aliment de base dans la cuisine de nombreux pays et se sert de mille et une façons ; le hamburger américain, la moussaka grecque, le pain de viande et le steak tartare sont parmi les utilisations les plus connues. Il faut toujours veiller à bien cuire la viande hachée, soit jusqu'à ce qu'il n'y ait plus de teinte rosée et que le jus qui s'écoule de la viande soir clair.

La viande hachée est très périssable, car les bactéries y prolifèrent rapidement. Elle ne se conserve que 1 jour ou 2 au réfrigérateur et de 2 à 3 mois au congélateur.

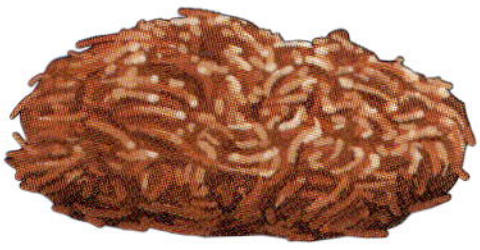

bœuf haché

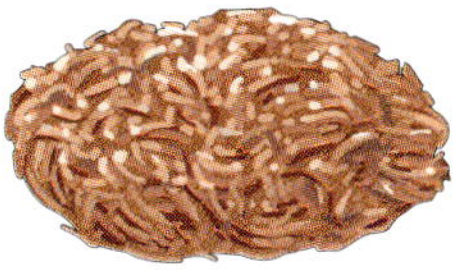

veau haché

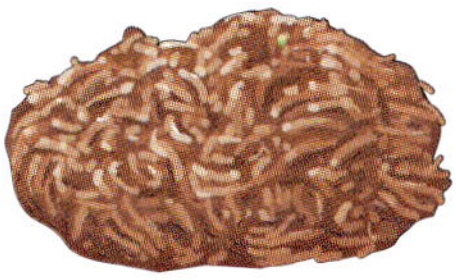

porc haché

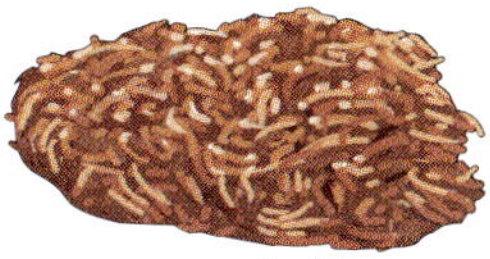

agneau haché

Cheval

Equus caballus

La consommation du cheval demeure marginale en Amérique du Nord ; elle est plus courante en Europe où on apprécie sa viande tendre et savoureuse. Cette viande renferme peu de cholestérol et est très maigre. Elle est plus rouge que la viande de bœuf et est plus périssable que celle-ci. Les apprêts du bœuf lui conviennent bien.

La viande de cheval étant plus maigre, le temps de cuisson est habituellement plus long, car la température de cuisson est moins élevée.

Chèvre

Capra spp.

Mammifère ruminant domestiqué depuis des siècles pour sa peau, son lait, sa toison et sa chair ferme au goût prononcé. Possédant des caractéristiques nutritives semblables à celles du bœuf, elle est surtout cuisinée dans les plats mijotés ; on peut la trouver dans certaines boucheries spécialisées.

Mouton

Ovis spp.

Généralement, la chair du mouton est celle d'un mâle âgé de plus d'un an et castré. On trouve cependant sur le marché de la viande de brebis et de bélier non castré. Le mouton, tout comme l'agneau, se cuisine de multiples façons : il peut être rôti, poêlé, poché, sauté, braisé ou apprêté en ragoût. La chair du mouton est rouge foncé et est entourée d'une couche de graisse abondante. Le goût peut changer selon l'âge de l'animal, la provenance et l'époque de l'année.

valeurs nutritives d'aliments usuels

À moins d'indications contraires, les valeurs fournies dans les tableaux le sont pour 100 g de produit frais.

L'apport quotidien recommandé (AQR) indique la quantité moyenne de nutriments nécessaire pour combler les besoins de l'organisme afin que le bilan nutritionnel soit équilibré. Il est établi pour couvrir les besoins nutritionnels des personnes en santé et non ceux des personnes souffrant de maladie chronique ou autres.

Les unités de mesure utilisées sont les suivantes :

G gramme
MG milligramme
CAL calorie
ER équivalent de rétinol

LÉGUMES	ÉNERGIE CAL	PROTÉINES G	LIPIDES G	GLUCIDES G	FIBRES G	CALCIUM MG	FER MG	SODIUM MG	VITAMINE A ER	VITAMINE C MG	CHOLESTÉROL MG
Ail [1 c. à thé]	4,2	0,2	0	0,9	0,1	5,1	0	0,5	-	0,9	-
Artichaut cuit	50	3,5	0,2	11,2	5,4	45	1,3	95	17,7	10	-
Asperge	23	2,3	0,2	4,5	2,1	21	0,9	2	58,3	13,2	-
Aubergine	26	1,02	0,18	6,07	2,5	7	0,27	3	8,4	1,7	-
Avocat de Californie [1 fruit]	306,2	3,7	30	12	8,5	19	2	20,8	105,9	13,7	-
Avocat de Floride [1 fruit]	340,5	4,8	27	27,1	16,1	33,4	1,6	15,2	186	24	-
Bardane	72	1,5	0,1	17,3	3,3	41	0,8	5	-	3	-
Bette	19	1,8	0,2	3,7	1,6	51	1,8	213	330	30	-
Betterave [cuite]	44	1,7	0,2	10	2	16	0,8	77	3,5	3,6	-
Brocoli	28	3	0,3	5,2	3	48	0,9	27	154,2	93,2	-
Cardon	20	0,7	0,1	4,9	1,6	70	0,7	170	12	2	-
Carotte	43	1,0	0,2	10,1	3	27	0,5	35	2812,9	9,3	-
Céleri	16	0,7	0,1	3,6	1,7	40	0,4	87	13,4	7	-
Céleri-rave	39	1,5	0,3	9,2	1,8	43	0,7	100	-	8	-
Châtaigne d'eau [en conserve]	50	0,9	0,1	12,4	2,5	4	0,9	8	0,4	1,3	-
Chicorée	9	0,5	0,1	2,1	1,6	10,1	0,1	1,1	1,5	1,5	-
Chou cavalier	31	1,6	0,2	7,1	3,6	29	0,2	20	333	23,3	-
Chou de Bruxelles [cuit]	39	2,5	0,5	8,7	2,6	36	1,2	21	71,9	62	-
Chou-fleur	25	2	0,2	5,2	2,5	22	0,4	30	1,9	46,4	-
Chou frisé	50	3,3	0,7	10,0	2	135	1,7	43	890	120	-
Chou-rave	27	1,7	0,1	6,2	3,6	24	0,4	20	3,6	62	-
Chou vert	25	1,4	0,3	5,4	2,3	47	0,6	18	13,3	32,2	-
Choux chinois	13	1,5	0,2	2,2	1	105	0,8	65	300	45	-
Ciboulette [1 c. à soupe]	0,9	0,1	0	0,1	0,1	2,8	0	0,1	13,1	1,7	-
Concombre	13	0,7	0,1	2,8	0,8	14	0,3	2	21,5	5,3	-
Courgette	14	1,2	0,1	2,9	1,2	15	0,4	3	34	9	-
Cresson	32	2,6	0,7	5,5	1,1	81	1,3	14	930	69	-
Crosse de fougère [cuite]	40	0,3	0,1	11	3,7	8	0,2	5	20	30	-
Échalote [1 c. à soupe]	7,2	0,3	0	1,7	-	3,7	0,1	1,2	124,8	0,8	-
Endive	17	1,2	0,2	3,3	3,1	52	0,8	22	205	6,5	-
Épinard	22	2,9	0,3	3,5	2,7	99	2,7	79	671,5	28,1	-
Fenouil	31	1,2	0,2	7,3	3,1	49	0,7	52	13,4	12	-
Gombo [cuit]	32	1,9	0,2	7,2	2,5	63	0,4	5	57,5	16,3	-
Haricots frais [cuits]	129	7,05	0,8	24,0	9,4	63	1,1	6	0,3	1,2	-
Jicama	38	0,7	0,1	8,8	4,9	12	0,6	4	2,1	20,2	-
Laitue Boston	13	1,3	0,2	2,3	1	32	0,3	5	97	8	-
Laitue romaine	16	1,6	0,2	2,4	1,7	36	1,1	8	260	24	-
AQR homme	**2900**	**63**	**80**	**375**	**30**	**800**	**10**	**2400**	**1000**	**60**	**300**
AQR femme	**2200**	**50**	**65**	**300**	**25**	**800**	**15**	**2400**	**800**	**60**	**300**

	ÉNERGIE CAL	PROTÉINES G	LIPIDES G	GLUCIDES G	FIBRES G	CALCIUM MG	FER MG	SODIUM MG	VITAMINE A ER	VITAMINE C MG	CHOLESTÉROL MG
LÉGUMES											
Mâche	21	2	0,4	3,6	-	38	2,2	4	709,2	38,2	-
Navet	27	0,9	0,1	6,2	1,8	30	0,3	67	-	21	-
Oignon	38	1,2	0,2	8,6	1,8	20	0,2	3	-	6,4	-
Olive verte	116	1,4	12,7	1,3	1,3	61	1,6	2400	30	-	-
Oseille	22	2	0,7	3,2	2,9	44	2,4	4	400	48	-
Panais	75	1,2	0,3	18	4,9	36	0,6	10	-	17	-
Patate douce [1]	136,5	2,1	0,4	31,6	3,9	28,6	0,8	16,9	2608,2	29,5	-
Petits pois [cuits]	84	5,4	0,2	15,6	5,5	27	1,5	3	59,7	14,2	-
Pissenlit	45	2,7	0,7	9,2	3,5	187	3,1	76	1400	35	-
Poireau	61	1,5	0,3	14,1	1,8	59	2,1	20	9,5	12	-
Pois mange-tout	42	2,8	0,2	7,6	2,6	43	2,1	4	14,5	60	-
Poivron vert	27	0,9	0,12	6,4	1,8	9	0,5	2	63,2	89,3	-
Pomme de terre [bouillie]	86	1,7	0,1	20,0	1,8	8	0,3	5	-	7,4	-
Pourpier	16	1,3	0,1	3,4	-	65	2	45	132	21	-
Pousse de bambou [cuite]	12	1,5	0,2	1,9	1	12	0,2	4	-	-	-
Radicchio	23	1,4	0,2	4,5	0,9	19	0,6	22	2,7	8	-
Radis	17	0,6	0,5	3,6	1,6	21	0,3	24	0,8	22,8	-
Rhubarbe [cuite, sucrée]	116	0,4	0,1	31,2	2	145	0,2	1	6,9	3,3	-
Roquette	25	2,6	0,7	3,6	1,6	160	1,5	27	237,3	15	-
Rutabaga	36	1,2	0,2	8,1	2,5	47	0,5	20	58	25	-
Salsifis	82	3,3	0,2	18,6	3,3	60	0,7	20	-	8	-
Tomate	21	0,8	0,3	4,6	1,1	5	0,4	9	62,3	19,1	-
Tomatille	32	1	1,0	5,8	1,9	7	0,6	1	11,4	11,7	-
Topinambour	76	2	-	17,4	1,6	14	3,4	4	2	4	-
FRUITS											
Abricot	48	1,4	0,4	11,1	2,4	14	0,5	1	261,2	10	-
Alkékenge	53	1,9	0,7	11,2	-	9	1	-	72	11	-
Ananas	49	0,4	0,4	12,4	1,2	7	0,4	1	2,3	15,4	-
Banane	92	1,0	0,5	23,4	2,4	6	0,3	1	8,1	9,1	-
Banane plantain [cuite]	116	0,8	0,2	31,1	2,3	2	0,6	5	90,9	10,9	-
Bleuet	56	0,7	0,4	14,1	2,7	6	0,2	6	10	13	-
Canneberge	49	0,4	0,2	12,7	4,2	7	0,2	1	4,6	13,5	-
Carambole	33	0,5	0,3	7,9	2,7	4	0,3	2	49,3	21,2	-
Cassis	63	1,4	0,4	15,4	-	55	1,5	2	23	181	-
Cerise	72	1,2	1	16,5	2,3	15	0,4	-	21,4	7	-
Chérimole	94	1,3	0,4	24	2,4	23	0,5	-	1	9	-
Citron	29	1,1	0,3	9,3	2,8	26	0,6	2	2,9	53	-
Coing	57	0,4	0,1	15,3	1,9	11	0,7	4	4	15	-
Datte [séchée]	275	2	0,4	73,5	7,5	32	1,1	3	5	-	-
Durian	67	2,2	0,8	14,8	1,6	8	0,7	-	-	24	-
Feijoa	49	1,2	0,8	10,6	-	17	0,1	3	-	20,3	-
Figue	74	0,7	0,3	19,2	3,3	35	0,4	1	14,2	2	-
Figue de Barbarie	41	0,7	0,5	9,6	3,6	56	0,3	5	5,1	14	-
Fraise	30	0,6	0,4	7,0	2,3	14	0,4	1	2,7	56,7	-
Framboise	49	0,9	0,5	11,6	6,8	22	0,6	-	13	25	-
Fruit de la Passion	97	2,2	0,7	23,4	10,4	12	1,6	28	70	30	-
Goyave	51	0,8	0,6	11,9	5,4	20	0,3	3	79,2	183,5	-
Grenade	68	0,9	0,3	17,2	0,6	3	0,3	3	-	6,1	-
Groseilles à grappes	56	1,4	0,2	13,8	4,3	33	1	1	12	41	-
Jaque	94	1,5	0,3	24,0	1,6	34	0,6	3	29,7	6,7	-
Kaki	70	0,6	0,2	18,6	3,6	8	0,1	1	216,7	7,5	-
AQR homme	**2900**	**63**	**80**	**375**	**30**	**800**	**10**	**2400**	**1000**	**60**	**300**
AQR femme	**2200**	**50**	**65**	**300**	**25**	**800**	**15**	**2400**	**800**	**60**	**300**

valeurs nutritives d'aliments usuels

FRUITS	ÉNERGIE CAL	PROTÉINES G	LIPIDES G	GLUCIDES G	FIBRES G	CALCIUM MG	FER MG	SODIUM MG	VITAMINE A ER	VITAMINE C MG	CHOLESTÉROL MG
Kiwi	61	1	0,4	14,9	3,4	26	0,4	5	17,5	98	-
Kumquat	63	0,9	0,1	16,4	6,6	44	0,4	6	30,2	37,4	-
Lime	30	0,7	0,2	10,5	2,8	33	0,6	2	1	29,1	-
Litchi	66	0,8	0,4	16,5	1,3	5	0,3	1	-	71,5	-
Longane	60	1,3	0,1	15,1	1,1	1	0,1	-	-	84	-
Mandarine	44	1,5	0,2	25	2,3	161	0,8	3	42	136	-
Mangoustan	57	0,5	0,3	14,7	5	10	0,5	1	-	4	-
Mangue	65	0,5	0,3	17	1,8	10	0,1	2	389,4	27,7	-
Melon brodé	35	0,9	0,3	8,4	0,8	11	0,2	9	322,4	42,2	-
Mûre	52	0,7	0,4	12,8	5,3	32	0,6	-	16,5	21	-
Nectarine	49	0,9	0,4	11,8	1,6	5	0,1	-	73,6	5,4	-
Nèfle du Japon	47	0,4	0,2	12,1	1,7	16	0,3	1	152,8	1	-
Orange	49	1,0	0,3	11,9	2,5	40	0,1	-	23	48,5	-
Pamplemousse	38	0,8	0,0	9,6	1	4	0,1	1	-	61	-
Papaye	39	0,6	0,1	9,8	1,8	24	0,1	3	28,4	61,8	-
Pastèque	32	0,6	0,4	7,2	0,5	8	0,2	2	36,6	9,6	-
Pêche	43	0,7	0,1	11,1	2	5	0,1	-	53,5	6,6	-
Poire	59	0,4	0,4	15,1	2,4	11	0,2	-	2	4	-
Pomelo rose	30	0,5	0,1	7,7	-	11	0,1	-	25,9	38,1	-
Pomme	59	0,2	0,4	15,2	2,7	7	0,2	-	5,3	5,7	-
Pomme-poire	42	0,5	0,2	10,7	3,6	4	-	-	-	3,8	-
Prune	55	0,8	0,6	13,0	1,5	4	0,1	-	32,3	9,5	-
Pruneau [séché]	239	2,6	0,5	62,7	7,1	51	2,5	4	198,7	3,3	-
Raisin	63	0,6	0,4	17,1	1	14	0,3	2	10	4	-
Raisin [sec]	302	3,4	0,5	79,5	4	53	1,8	12	4,4	3,2	-
Ramboutan	64	1	0,1	16,5	1,1	20	1,9	1	-	53	-
POISSONS											
Achigan [1 filet]	90,1	14,9	2,9	-	-	63,2	1,2	55,3	26,1	1,6	53,7
Anchois	131	20,4	4,8	-	-	147	3,3	104	16,5	-	60
Anguille	184	18,4	11,7	-	-	20	0,5	51	1146,8	1,8	126
Bar commun [1 filet]	125,1	23,8	2,6	-	-	12,9	0,4	87,7	78,3	-	52,9
Baudroie	76	14,5	1,5	-	-	8	0,3	18	13,2	1	25
Carpe [1 filet]	276,9	38,9	12,2	-	-	89,4	2,7	106,8	20,9	3,5	143,9
Doré	84	17,9	0,8	-	-	-	-	-	-	-	-
Éperlan	97	17,6	2,4	-	-	60	0,9	60	16,5	-	70
Espadon	121	19,8	4,01	-	-	4	0,8	90	39,3	1,1	39
Esturgeon	105	16,1	4,0	-	-	13	0,7	54	231	-	60
Flétan	110	20,8	2,3	-	-	47	0,8	54	51,2	-	32
Hareng	158	18	9,0	-	-	57	1,1	90	31,0	0,7	60
Maquereau [1 filet]	229,6	20,8	15,6	-	-	13,4	1,8	100,8	61	0,4	78,4
Morue [1 filet]	189,4	41,1	1,5	-	-	37	0,9	124,7	30,5	2,3	99,3
Perche [1 filet]	54,6	11,6	0,6	-	-	48	0,5	37,2	5,5	1	54
Plie	91	18,8	1,2	-	-	18	0,4	81	10,9	1,7	48
Requin	130	21	4,5	-	-	34	0,8	79	76,9	-	51
Sardine [en conserve à l'huile]			208	24,6	11,5	382	2,9	505	73,9	-	142
Saumon [rose]	116	19,9	3,5	-	-	13	0,8	67	38,9	-	52
Sole	68	14,9	0,5	-	-	61	0,8	56	-	-	-
Surimi	99	15,2	0,9	6,9	-	9	0,3	143	21,8	-	30
Tassergal [1 filet]	186	30,1	6,4	-	-	10,5	0,7	90	197	-	88,5
Thon rouge	144	23,3	4,9	-	-	8	1,0	39	720,7	-	38
Truite [1 filet]	109	16,5	4,3	-	-	52,9	0,2	27,7	72,5	2,3	46,6
Turbot	95	16,1	3	-	-	18	0,4	150	11,6	1,7	48
AQR homme	**2900**	**63**	**80**	**375**	**30**	**800**	**10**	**2400**	**1000**	**60**	**300**
AQR femme	**2200**	**50**	**65**	**300**	**25**	**800**	**15**	**2400**	**800**	**60**	**300**

	ÉNERGIE CAL	PROTÉINES G	LIPIDES G	GLUCIDES G	FIBRES G	CALCIUM MG	FER MG	SODIUM MG	VITAMINE A ER	VITAMINE C MG	CHOLESTÉROL MG
VIANDE											
Agneau											
jarret	120	21,1	3,3	-	-	9	1,8	79	-	-	69
côtelette de côte	169	20	9,2	-	-	12	1,7	72	-	-	66
tranche d'épaule	192	25,5	9,3	-	-	16	2,2	67	-	-	86
cubes pour brochettes	186	28,1	7,3	-	-	13	2,3	76	-	-	90
Bœuf											
filet de bœuf	283	17,8	23,0	-	-	7	2,3	48	-	-	71
rôti de côtes	353	23,1	28,2	-	-	10	2,4	65	-	-	85
bifteck d'aloyau (petit filet)	148	21	6,5	-	-	5	2,3	58	-	-	50
rôti de palette	284	16,7	23,6	-	-	10	2	66	-	-	73
Lapin rôti	197	29,1	8,05	-	-	19	2,3	47	-	-	82
Porc											
côtelette de longe	209	20,2	13,6	-	-	24	0,7	42	2	0,3	60
rôti d'épaule picnic	253	16,7	20,2	-	-	5	1	68	2	0,7	71
côtes levées de dos	286	17,1	23,6	-	-	31	1	76	3,6	-	78
filet de porc	136	20,5	5,4	-	-	5	1,2	49	2	0,9	66
Veau											
côtelette de côte	120	20	3,9	-	-	14	0,9	95	-	-	83
tranche d'épaule	105	20,0	2,2	-	-	22	1,0	86	-	-	83
tranche de palette	129	19,2	5,2	-	-	23	0,9	95	-	-	90
tranche de surlonge	110	20,2	2,6	-	-	11	0,8	80	-	-	79
cubes pour ragoût	109	20,3	2,5	-	-	17	0,9	83	-	-	84
Venaison											
caribou	127	22,6	3,4	-	-	17	4,7	57	-	-	83
chevreuil	120	23	2,4	-	-	5	3,4	51	-	-	85
orignal	102	22,2	0,7	-	-	5	3,2	65	-	4	59
Viande hachée											
agneau haché	282	16,6	23,4	-	-	16	1,6	59	-	-	73
bœuf haché maigre	264	17,7	20,7	-	-	8	1,8	69	-	-	75
bœuf haché ordinaire	310	16,6	26,6	-	-	8	1,7	68	-	-	85
porc haché	263	16,9	21,2	-	-	14	0,9	56	2,3	0,7	72
VOLAILLE											
Canard [rôti, sans la peau]	201	23,5	11,2	-	-	12	2,7	65	25,4	-	89
Dinde [viande blanche, rôtie]	157	29,9	3,2	-	-	19	1,4	64	-	-	69
Poulet rôti	239	27,3	13,6	-	-	15	1,3	82	53,1	-	88
Œuf [extra-gros]	86,4	7,2	5,8	0,7	-	28,4	0,8	73,1	121,5	-	246,5
GIBIER											
Caille	192	19,6	12,1	-	-	13	4	53	80,2	6,1	76
Faisan	181	22,7	9,3	-	-	12	1,2	40	58,4	5,3	71
Pintade	158	23,4	6,45	-	-	11	0,8	67	30,4	1,3	74
PRODUITS LAITIERS											
Beurre salé	717,0	0,9	81,1	0,1	-	24	0,2	826	749,2	-	218,9
Crème glacée à la vanille	201,0	3,5	11,0	23,6	-	128	0,1	80	100,2	0,6	44
Crème de table [250 ml] 15 % m.g.	469,0	6,5	46,3	8,8	-	230,9	0,1	95	423,4	1,8	158,6
Crème aigre [250 ml]	492,8	7,3	48,2	9,8	-	267,7	0,1	122,6	445,2	2	102,1
Yogourt nature [250 ml]	150,5	8,5	8,0	11,4	-	295,7	0,1	113,7	73,8	1,3	31,1
Lait 3,25 % m.g. [250 ml]	149,9	8,0	8,1	11,4	-	291,3	0,1	119,6	75,3	2,3	33,2
Lait 2 % m.g. [250 ml]	121,2	8,1	4,7	11,7	-	296,7	0,1	121,8	122,5	2,3	18,3
Fromages											
camembert	299,6	19,8	24,3	0,5	-	387,6	0,33	841,7	226,1	-	72
cheddar	402,6	24,9	33,1	1,3	-	721,3	0,7	620,5	259,5	-	104,9
feta	263,6	14,2	21,3	4,1	-	492,5	0,65	1116,1	109,5	-	89
parmesan	392,2	35,8	25,8	3,2	-	1183,5	0,8	1601,5	147,7	-	67,7
roquefort	369,0	21,5	30,6	2	-	661,8	0,56	1809	256,5	-	90
AQR homme	**2900**	**63**	**80**	**375**	**30**	**800**	**10**	**2400**	**1000**	**60**	**300**
AQR femme	**2200**	**50**	**65**	**300**	**25**	**800**	**15**	**2400**	**800**	**60**	**300**

valeurs nutritives d'aliments usuels

CÉRÉALES	ÉNERGIE CAL	PROTÉINES G	LIPIDES G	GLUCIDES G	FIBRES G	CALCIUM MG	FER MG	SODIUM MG	VITAMINE A ER	VITAMINE C MG	CHOLESTÉROL MG
Amarante	374	14,5	6,5	66,2	15,2	153	7,6	21	-	4,2	-
Avoine	389	16,9	6,9	66,3	10,6	54	4,7	2	-	-	-
Blé											
blé durum	339	13,7	2,45	71,1	-	34	3,5	2	-	-	-
son de blé	216	15,6	4,3	64,5	42,8	73	10,6	2	-	-	-
Farine											
farine à gâteaux	362	8,2	0,9	78,0	1,7	14	7,3	2	-	-	-
farine de blé entier	339	13,7	1,9	72,6	12,2	34	3,9	5	-	-	-
farine enrichie	364	10,3	1	76,3	2,7	15	4,6	2	-	-	-
Maïs											
fécule de maïs	381	0,3	0,1	91,3	0,9	2	0,5	9	-	-	-
maïs sucré [cuit]	108	3,3	1,3	25,1	2,8	2	0,6	17	21,7	6,2	-
Millet [cuit]	119	3,5	1	23,7	1,3	3	0,6	2	-	-	-
Nouilles asiatiques											
soba [cuit]	99	5,1	0,1	21,4	-	4	0,5	60	-	-	-
orge perlé [cuit]	123	2,3	0,4	28,2	3,8	11	1,3	3	0,7	-	-
Pain											
baguette	274	8,8	3	51,9	3	75	2,5	609	-	-	-
pain blanc	267	8,2	3,6	49,5	2,3	108	3,03	538	-	-	1
pain de blé [concassé]	260	8,7	3,9	49,5	5,5	43	2,8	538	-	-	-
pain de seigle	259	8,5	3,3	48,3	5,8	73	2,8	660	0,4	0,2	-
pain multigrains	250	10	3,8	46,4	6,4	91	3,5	487	-	0,3	-
Pâtes alimentaires											
spaghettis de blé entier [cuits]	124	5,3	0,5	26,5	4,5	15	1,1	3	-	-	-
spaghettis enrichis [cuits]	141	4,8	0,7	28,3	1,7	7	1,4	1	-	-	-
pâtes aux œufs [cuites]	130	5,3	1,7	23,5	-	10	1,16	83	5,8	-	41
Quinoa	374	13,1	5,8	68,9	5,9	60	9,3	21	-	-	-
Riz											
riz blanc [cuit]	130	2,7	0,3	28,2	0,4	10	1,2	1	-	-	-
riz complet [cuit]	111	2,6	0,9	23	1,8	10	0,4	5	-	-	-
Riz sauvage	357	14,7	1,1	74,9	6,2	21	2	7	1,9	-	-
Sarrasin	343	13,3	3,4	71,5	10	18	2,2	1	-	-	-
kasha	346	11,7	2,7	75	10,3	17	2,5	11	-	-	-
Seigle	335	14,8	2,5	69,8	14,6	33	2,7	6	-	-	-
Triticale	336	13,1	2,1	72,1	-	37	2,6	5	-	-	-
LÉGUMINEUSES											
Arachide	567	25,8	49,2	16,1	8,5	92	4,6	18	-	-	-
[rôtie à sec]	585	23,7	49,7	21,5	8	54	2,3	813	-	-	-
Fèves [cuites]	110	7,6	0,4	19,7	5,4	36	1,5	5	1,5	0,3	-
Haricots adzuki [cuits]	128	7,5	0,1	24,8	-	28	2	8	0,6	-	-
Haricots blancs [cuits]	139	9,7	0,4	25,1	6,3	90	3,7	6	-	-	-
Haricots de Lima [cuits]	115	7,8	0,4	20,9	7	17	2,4	2	-	-	-
Haricots de soya [cuits]	173	16,6	9	9,9	6	102	5,1	237	0,9	1,7	-
Haricots mungo [cuits]	105	7,0	0,34	19,1	7,6	27	1,4	2	2,4	1	-
Haricots noirs [cuits]	132	8,9	0,5	23,7	8,7	27	2,1	1	0,6	-	-
Haricots rouges [cuits]	127	8,7	0,5	22,8	7,4	28	2,9	2	-	1,2	-
Lait de soya [250 ml]	80,9	6,7	4,7	4,4	3,2	9,8	1,4	29,4	7,8	-	-
Lentilles cuites	116	9,0	0,4	20,1	7,9	19	3,3	2	0,8	1,5	-
Luzerne [germes]	29	4	0,67	3,8	2,5	32	1	6	15,5	8,2	-
Pois cassés [cuits]	118	8,3	0,4	21,1	8,3	14	1,3	2	0,7	0,4	-
Pois chiches [cuits]	164	8,9	2,6	27,4	7,6	49	2,9	7	2,7	1,3	-
[en conserve]	119	5	1,1	22,6	4,4	32	1,4	299	2,4	3,8	-
Tofu	76	8,1	4,78	1,9	1,2	105	5,4	7	8,5	0,1	-
AQR homme	**2900**	**63**	**80**	**375**	**30**	**800**	**10**	**2400**	**1000**	**60**	**300**
AQR femme	**2200**	**50**	**65**	**300**	**25**	**800**	**15**	**2400**	**800**	**60**	**300**

index

A

ABATS 197
ABRICOT 51
abricots confits 47
abricots séchés 47
ACHIGAN 169
achigan à grande bouche 169
AGAR-AGAR 157
AGNEAU 211
agneau haché 213
AIL 32
ail blanc 32
AIL GÉANT 32
ail rocambole 32
ail rose 32
AJOWAN 110
ALGUES 80
ALKÉKENGE 49
All Blue 34
ALOSE 174
AMANDE 73
amande écalée 73
amandes entières 73
AMARANTE 86
ANANAS 64
ananas Cayenne 64
ananas Queen 64
ananas Red Spanish 64
ANCHOIS 171
ANDOUILLE 193
andouillette 193
ANETH 103
ANGÉLIQUE 103
ANGUILLE 169
anguille d'Europe 169
ANIS 110
ANIS ÉTOILÉ 110
ARABICA 133
ARACHIDE 41
ARAIGNÉE DE MER 185
ARAMÉ 80
ARBOUSE 48
ARROW-ROOT 157
ARTICHAUT 22
artichaut commun 22
artichaut violet 22
ASA-FŒTIDA 111
ASPARTAME 147
ASPERGE 10
asperges blanches 10
asperges vertes 10
ASSAISONNEMENT AU CHILI 119
AUBERGINE 21
aubergine allongée 21
aubergine blanche 21
aubergine commune 21
aubergine ronde 21
aubergine thaïlandaise 21
AUTRUCHE 201
AVOCAT 20
avocat Bacon 20
avocat Hass 20
avocat miniature 20
AVOINE 86

B

BABEURRE 137
BACON 193
bacon américain 193
bacon canadien 193
BAGEL 100
BAIE DE GENIÈVRE 111
BANANE 64
BANANE PLANTAIN 65
banane rouge 64
banane séchée 47
bananes naines 64
BAR COMMUN 175
BARDANE 14
Bardhi 52
BASILIC 103
basilic pourpre 103
basilic vert 103
bâtonnets de cannelle 112
BAUDROIE 173
BEEFALO 201
bel paese 143
BERGAMOTE 60
BETTE 10
bette à carde rouge 10
bette à carde verte 10
BETTERAVE 13
betterave orange 13
betterave rouge 13
BEURRE 139
BEURRE ALLÉGÉ 139
BEURRE FOUETTÉ 139
beurre salé 139
BICARBONATE DE SODIUM 157
BIÈRE 131
bifteck 206, 208
bigarreaux 51
BIGORNEAU 188
BILIMBI 65
Bing 51
black-bass 169
BLÉ 84
BLÉ CONCASSÉ 84
BLÉ SOUFFLÉ 85
bleu danois 144
BLEUET 48
bluefish 171
bocconcini 141
BŒUF 205
bœuf haché 213
BOLET 78
Bosc 56
BOUDIN 193
boudin blanc 193
boudin noir 193
BOUILLON DE BŒUF 160
BOUILLON DE LÉGUMES 160
BOUILLON DE POISSON 160
BOUILLON DE VOLAILLE 160
BOULGHOUR 85
BOUQUET GARNI 105
BOURRACHE 104
bouts de côtes 206, 208
BRATWURST 196
brie 143
BROCHET 170
BROCOLI 22
brocoli chinois 31
BUCCIN 188
BÜCKLING 172

C

CACAO 149
CAFÉ 132
CAFÉ DÉCAFÉINÉ 133
CAFÉ INSTANTANÉ 133
CAILLE 202
CALMAR 191
camembert 143
CAMOMILLE 135
CANARD 165
CANNE À SUCRE 146
CANNEBERGE 50
CANNELLE 112
cannelle en poudre 112
cannellonis 93
CANTALOUP 63
CÂPRE 120
CAPUCINE 23
CARAMBOLE 65
CARDAMOME 113
cardamome brune 113
cardamome verte 113
CARDON 12
CAROTTE 13
CAROUBE 149
CARPE 169
CARRAGHEEN 159
carré 200
CARVI 114
CASSIS 49
CASSONADE 147
CAVIAR 171
caviar beluga 171
CÉDRAT 60
CÉLERI 10
céleri blanc 10
CÉLERI-RAVE 13
céleri vert 10
cèpes de Bordeaux 78
CÉRÉALES 83
CERFEUIL 104
CERISE 51
CERISE ACIDE 51
cerise de terre 49
CERISE DOUCE 51
CERISE SAUVAGE 51
cerises confites 47
cerises sauvages 51
CERVELLE 198
cervelle de veau 198
CHAMPIGNON DE PARIS 79
CHAMPIGNON PORTOBELLO 78
CHAMPIGNONS 77
CHANTERELLE 79
CHAPATI 101
CHAPELURE 101
CHAPON 164
CHARCUTERIES 192
charentais 63
CHÂTAIGNE 75
CHÂTAIGNE D'EAU 33
châtaigne épluchée 75
châtaignes entières 75
CHAYOTE 17
CHÉRIMOLE 65
CHEVAL 213
CHÈVRE 213
chèvre frais 142
CHICORÉE FRISÉE 28
CHICORÉE SAUVAGE 27
CHIPOLATA 196
CHOCOLAT 148
CHOCOLAT AU LAIT 148
CHOCOLAT BLANC 148
CHOCOLAT NOIR 148
CHOCOLAT NON SUCRÉ 148
CHORIZO 196
CHOU 29
CHOU CAVALIER 30

Les termes en MAJUSCULES renvoient à une entrée principale.

CHOU DE BRUXELLES 30
chou de Milan 29
CHOU-FLEUR 22
chou-fleur blanc 22
chou-fleur pourpre 22
CHOU FRISÉ 30
CHOU LAITUE 30
CHOU MARIN 29
chou pommé blanc 29
chou pommé rouge 29
chou pommé vert 29
CHOU-RAVE 11
CHOUX CHINOIS 31
CHUTNEY À LA MANGUE 122
CIBOULE 33
CIBOULETTE 109
CIBOULETTE CHINOISE 109
CINQ-ÉPICES 110
CITRON 59
CITRONNELLE 105
CITROUILLE 16
CLÉMENTINE 60
CLOU DE GIROFLE 115
clous moulus 115
CŒUR 198
cœur de bœuf 198
CŒUR DE PALMIER 11
COGNAC 130
COING 57
COLLYBIE À PIED VELOUTÉ 79
CONCENTRÉ DE TOMATE 121
conchiglies 93
CONCOMBRE 19
concombre américain 19
concombre européen 19
CONCOMBRE KIRBY 19
CONDIMENTS 102
CONFITURE 151
CONGRE 175
COQUE 187
coquilles 93
COQUILLE SAINT-JACQUES 188
CORÉGONE 170
CORIANDRE 105
cornichon 19
CORPS GRAS 155
CORTLAND 54
côte 208
côte filet 212
côte seconde 212
côtes levées 206
côtelette 210
cottage 142
COULIS DE TOMATES 121
coulommiers 143
COURGE 16
COURGE À COU TORS 18
COURGE À MOELLE 16
COURGE BUTTERCUP 16
COURGE MUSQUÉE 17
COURGERON 17
COURGE SPAGHETTI 18
COURGETTE 16
COURGE TURBAN 17
COUSCOUS 85
COUTEAU 189
CRABE 185
CRABE BLEU 185
CRABE DES NEIGES 185
CRABE MOU 185
CRAQUELOT 172
CRÈME 138
CRÈME À CAFÉ 138
CRÈME À FOUETTER 138
CRÈME AIGRE 138
CRÈME CHAMPÊTRE 138
CRÈME DE TABLE 138
CRÈME DE TARTRE 157
crème fleurette 138
CRÈME FRAÎCHE 138
CRÈME GLACÉE 140
crème sure 138
CRESSON 24
cresson alénois 24
cresson de fontaine 24
cresson des Indes 23
CREVETTE 184
crevette géante tigrée 184
crevette nordique 184
CROISSANT 100
CROSNE 35
CROSSE DE FOUGÈRE 11
crottin de Chavignol 142
CRUSTACÉS 183
cubes 206, 208, 210, 212
cuisses de grenouille 191
CUMIN 115
CURCUMA 113
curcuma frais 113
curcuma moulu 113
CURRY 112
CYCLAMATES 147

D

daïkon 15
darne de saumon 178
darne de thon 179
DATTE 52
Deglet Noor 52
DÉLICIEUSE JAUNE 54
Délicieuse rouge 54
Desiree rouge 34
DINDE 164
ditalis 93
DOLIQUE À ŒIL NOIR 40
DOLIQUE ASPERGE 38
DOLIQUE D'ÉGYPTE 40
dolphinfish 180
DORADE 175
dorado 180
DORÉ 169
DORMEUR DU PACIFIQUE 185
doucette 28
DURIAN 66

E

EAU DE ROSE 161
ÉCHALOTE 33
échalote cuisse de poulet 33
échalote de Jersey 33
échalote grise 33
ÉCREVISSE 186
edam 143
ÉGLEFIN 176
émissole 173
emmenthal 144
EMPIRE 55
ENDIVE 28
ÉPEAUTRE 84
ÉPERLAN 177
éperlan d'Europe 177
ÉPICES 102
ÉPICES À MARINADE 112
ÉPICES CAJUN 112
ÉPINARD 24
ESCARGOT 189
escargot de Bourgogne 189
escargot décoquillé 189
ESPADON 177
ESSENCE DE VANILLE 161
ESTRAGON 108
ESTURGEON 171
esturgeon blanc 171

F

FAÎNE 73
FAISAN 202
farfalles 93
FARINE 96
FARINE À GÂTEAUX 97
FARINE À PÂTISSERIE 97
FARINE D'AVOINE 96
FARINE DE BLÉ ENTIER 96
FARINE DE BOULANGERIE 97
FARINE DE GLUTEN 98
FARINE DE MAÏS 97
FARINE DE MATZO 97
FARINE DE POIS CHICHES 97
FARINE DE SARRASIN 98
FARINE DE SEIGLE 98
FARINE DE SON 98
FARINE DE SOYA 97
FARINE GRAHAM 98
FARINE LEVANTE 98
FARINE NON BLANCHIE 97
FARINE TOUT USAGE 96
FÉCULE DE MAÏS 158
FÉCULE DE POMMES DE TERRE 158
FEIJOA 68
FENOUIL 12
FENUGREC 114
fenugrec moulu 114
feta 142
fettucines 93
FEUILLES DE BANANIER 159
FEUILLES DE LIMIER 113
FEUILLES DE VIGNE 25
FÈVE 38
FÈVE SÉCHÉE 40
FIGUE 66
FIGUE DE BARBARIE 67
figue verte 66
figues noires 66
figues séchées 47
figues violettes 66
FLAGEOLET 38
FLET 181
FLÉTAN 182
FLEUR DE COURGE 23
FLEURS COMESTIBLES 23
FLOCONS D'AVOINE 86
FLOCONS DE BLÉ 84
FOIE 198
foie de veau 198
FOIE GRAS 193
foie gras d'oie 193
FRAISE 48
fraises cultivées 48
fraises des bois 48
FRAMBOISE 50
FROMAGE 141
fromage à la crème 142

Les termes en MAJUSCULES renvoient à une entrée principale.

FROMAGES À PÂTE DEMI-FERME 143
FROMAGES À PÂTE FERME 144
FROMAGES À PÂTE FILÉE 141
FROMAGES À PÂTE MOLLE 143
FROMAGES À PÂTE PERSILLÉE 144
FROMAGES DE CHÈVRE 142
FROMAGES FONDUS 142
FROMAGES FRAIS 142
FRUIT DE LA PASSION 66
FRUIT DE L'ARBRE À PAIN 67
FRUITS 46
FRUITS CONFITS 47
FRUITS SÉCHÉS 47
fusilis 93

G

GAI LON 31
GALA 54
GALANGA 113
GALETTE DE RIZ 94
GARAM MASALA 114
GÉLATINE 159
GELÉE 151
GERME DE BLÉ 85
GERME DE MAÏS 88
GERMES DE HARICOT DE SOYA 43
germes de luzerne 41
germon 179
GHEE 155
GIBIER 200
GINGEMBRE 111
gingembre moulu 111
girolle 79
glace 140
GLUTAMATE MONOSODIQUE 159
gnocchis 93
goberge 176
GOLDEN RUSSETT 55
GOMBO 20
gorgonzola 144
gouda 143
gousses de caroube 149
gousses de tamarin 120
gousses de vanille 161
GOYAVE 67
graines d'aneth 103
graines d'anis 110
graines de cacao 149
graines de carvi 114
GRAINES DE CÉLERI 117
GRAINES DE CITROUILLE 76
graines de citrouille décortiquées 76
graines de coriandre 105
graines de fenugrec 114
graines de moutarde blanche 125
graines de moutarde noire 125
GRAINES DE PAVOT 116
graines de tamarin 120
GRAINES DE TOURNESOL 76
graines de vanille 161
GRAINS DE BLÉ ENTIERS 84
grains moulus 132
grains torréfiés 132
grains verts (non torréfiés) 132
grand brochet 170
grande roussette 173
grande sauge 107
GRAND MARNIER 131
GRANITÉ 140
GRANNY SMITH 54
GRENADE 69
GRENADINE 161
GRENOUILLE 191
griottes 51
GRONDIN 177
grondin rouge 177
GROSEILLE À GRAPPES 49
GROSEILLE À MAQUEREAU 49
gros sel 122
gruyère 144
guignes 51

H

haddock 176
Halawi 52
HARENG 172
HARENG FUMÉ 172
HARENG SAUR 172
HARICOT ADZUKI 42
HARICOT BLANC 42
HARICOT CANNEBERGE 42
HARICOT D'ESPAGNE 42
HARICOT DE LIMA 42
HARICOT DE SOYA CONCASSÉ 43
haricot jaune frais 38
HARICOT MUNGO 43
HARICOT MUNGO À GRAINS NOIRS 43
HARICOT NOIR 42
HARICOT PINTO 42
HARICOT ROMAIN 43
HARICOT ROUGE 41
HARICOTS FRAIS 38
haricot vert frais 38
HARISSA 121
HERBES DE PROVENCE 105
HERBES, ÉPICES ET CONDIMENTS 102
HIJIKI 82
HOMARD 184
homard américain 184
homard européen 184
HOMINY 88
hoplostete rouge 180
HOUMMOS 121
HUILE 152
HUILE D'ARACHIDE 153
HUILE DE CANOLA 154
HUILE DE CARTHAME 154
huile de colza 154
HUILE DE COPRAH 153
HUILE DE GERME DE BLÉ 155
HUILE DE MAÏS 155
HUILE DE NOIX 153
huile de noix de coco 153
HUILE DE PALME 155
HUILE DE PÉPINS DE RAISIN 154
HUILE DE SÉSAME 153
HUILE DE SOYA 155
HUILE DE TOURNESOL 154
HUILE D'OLIVE 154
HUILE VÉGÉTALE 155
HUÎTRE 190
huître creuse du Pacifique 190
huître plate 190
HYSOPE 103

I

IGNAME 35

J

JABOTICABA 67
JAMBON 194
jambon de Paris 194
jambon Forêt Noire 194
jambon fumé 194, 210
JAQUE 68
jarlsberg 144
jarret 206, 208, 212
jarret fumé 210
JICAMA 36
jonc odorant 105
JUJUBE 68

K

KAKI 68
KASHA 87
KÉFIR 139
KETCHUP 122
Khadrawi 52
KIELBASA 194
KIPPER 172
KIWI 70
KOMBU 81
KOUMIS 140
KUDZU 159
KUMQUAT 60

L

LAIT 136
LAIT AROMATISÉ 137
LAIT CONCENTRÉ 136
LAIT CONCENTRÉ SUCRÉ 137
LAIT CRU 136
LAIT DE CHÈVRE 137
LAIT DE COCO 123
LAIT DE SOYA 44
LAIT ÉCRÉMÉ 136
LAIT EN POUDRE 137
LAIT ENTIER 136
LAIT GLACÉ 137
LAIT HOMOGÉNÉISÉ 136
LAIT MICROFILTRÉ 137
LAIT PARTIELLEMENT ÉCRÉMÉ 136
LAIT PASTEURISÉ 136
LAITUE 26
LAIT UHT 137
LAITUE ASPERGE 27
LAITUE BEURRE 26
laitue Boston 26
LAITUE DE MER 82
LAITUE FRISÉE 26
laitue iceberg 26
LAITUE POMMÉE 26
LAITUE ROMAINE 26
laitue Savoie 30
LAMPROIE 178
LANGOUSTE 186
LANGOUSTINE 186
LANGUE 199
langue de bœuf 199
LAP CHEONG 195
LAPIN 201
LARD 156
lasagnes aux épinards 93
LAURIER 104
LÉGUMES 7
LÉGUMINEUSES 39

Les termes en MAJUSCULES renvoient à une entrée principale.

LENTILLE 40
lentilles orange 40
lentilles vertes 40
LEVURE 158
LEVURE CHIMIQUE 158
LIEU NOIR 176
LIÈVRE 201
LIMANDE COMMUNE 182
LIME 59
LITCHI 69
LIVÈCHE 106
LONGANE 68
longe 200
lotte 173
LOTUS 14
loup 175
LUPIN 41
LUZERNE 41

M

macaronis 93
MÂCHE 28
MACIS 115
MADÈRE 130
MAHI-MAHI 180
MAÏS 37
MAÏS À ÉCLATER 88
maïs bicolore 37
MAÏS CONCASSÉ ET BOUILLI 88
MAÏS MINIATURE 37
maïs soufflé 88
MALANGA 14
MANDARINE 61
MANDARINE SATSUMA 61
MANGOUSTAN 69
MANGUE 71
MANIOC 36
manioc doux 36
MAQUEREAU 174
Marfona blanche 34
MARGARINE 156
margose 18
MARJOLAINE 107
MARMELADE 151
MCINTOSH 55
Medjool 52
MÉLASSE 146
MELBA 55
MÉLISSE 106
MELON 62
MELON À CORNES 70
MELON AMER 18
MELON BRÉSILIEN 63
MELON BRODÉ 62
MELON CASABA 63
MELON D'HIVER CHINOIS 18
MELON D'OGEN 62
MELON DE PERSE 63
melon Galia 62
MELON HONEYDEW 63
MENTHE 105
menthe poivrée 105
menthe verte 105
MERGUEZ 195
MERLAN 177
MERLU 176
MÉROU 180
MESCLUN 27
MIEL 150
miel crémeux 150
miel liquide 150
MILLET 89
mirabelles 53
MIRIN 129
MISO 120
miso de riz 120
MOELLE 199
MOLLUSQUES 187
monterey jack 143
Montmorency 51
MORILLE 79
MORTADELLE 195
MORUE 176
morue de l'Atlantique 176
MOULE 190
moules bleues 190
MOUSSE D'IRLANDE 82
MOUTARDE 125
MOUTARDE ALLEMANDE 126
MOUTARDE AMÉRICAINE 126
MOUTARDE ANGLAISE 126
MOUTARDE DE CHINE 25
MOUTARDE DE DIJON 125
MOUTARDE DE MEAUX 126
MOUTARDE EN POUDRE 115
MOUTON 213
mozzarella 141
MULET 172
munster 143
MÛRE 49
MURÈNE 174
MUSCADE 116
MYRTE 108
MYRTILLE 48

N

NATTO 45
NAVET 13
NECTARINE 52
NÈFLE DU JAPON 57
NIGELLE 108
NOISETTE 73
NOIX 73
NOIX DE CAJOU 74
NOIX DE COCO 74
NOIX DE GINKGO 75
NOIX DE KOLA 74
NOIX DE MACADAMIA 74
noix de muscade 116
NOIX DU BRÉSIL 74
noix écalée 73
noix entière 73
NOIX ET GRAINES 72
NOPAL 69
NORI 81
NOUILLES ASIATIQUES 94
nouilles aux œufs fraîches 95
nouilles aux œufs séchées 95
NOUILLES DE BLÉ 95
NOUILLES DE BLÉ AUX ŒUFS 95
NOUILLES DE HARICOT MUNGO 95
NOUILLES DE RIZ 94
NOUILLES DE SARRASIN 95

O

ŒUF 165
ŒUF DE CAILLE 166
ŒUF DE CANE 166
OIE 165
OIGNON 32
oignon blanc 32
oignon espagnol 32
oignon rouge 32
OIGNONS À MARINER 32
oignon vert 32
OKARA 44
OLIVE 20
olives noires 20
olives vertes 20
omble de fontaine 170
ORANGE 58
ORANGE AMÈRE 58
orange confite 47
ORANGE DE VALENCE 58
ORANGE NAVEL 58
ORANGE ROUGHY 180
ORANGE SANGUINE 58
ORANGE-TEMPLE 61
OREILLE-DE-JUDAS 78
ORGE 87
ORIGAN 106
ORMEAU 189
ORTIE 25
OSEILLE 24
oseille commune 24
OUANANICHE 178
OURSIN 190

P

PACANE 75
pacanes écalées 75
pacanes entières 75
PAIN 99
PAIN BLANC 100
PAIN COMPLET 99
PAIN DE SEIGLE 100
PAIN MULTIGRAINS 99
PAK-CHOI 31
PALOURDE 189
palourdes américaines 189
PAMPLEMOUSSE 59
PANAIS 14
PANCETTA 193
panse 199
PAPAYE 71
papaye séchée 47
PAPRIKA 116
parmesan 144
PASTÈQUE 62
PATATE DOUCE 35
PÂTE DE CREVETTES 123
PÂTE PHYLLO 101
PÂTES ALIMENTAIRES 92
PÂTES FARCIES 92
PÂTES FRAÎCHES 93
PÂTES SÈCHES 93
PÂTES WON-TON 94
PÂTISSON 17
PÊCHE 52
PECTINE 157
pennes 93
PEPINO 69
PEPPERONI 196
PERCHE 170
PERDRIX 202
PERSIL 104
persil frisé 104
persil plat 104
petits pois à grains ridés 37
petits pois frais 37
PÉTONCLE 188
PÉTONCLE GÉANT 188

Les termes en MAJUSCULES renvoient à une entrée principale.

PÉ-TSAI 31
PIED DE PORC 199
PIGEON 165
PIGNON 76
PIMENT 118
PIMENT DE CAYENNE 119
PIMENT DE LA JAMAÏQUE 119
piment de la Jamaïque moulu 119
piment Jalapeño 118
piment paprika 118
piments broyés 118
piment Serrano 118
piments oiseaux 118
piments rouges frais 118
piments séchés 118
piment tabasco 118
piment vert frais 118
PIMPRENELLE 106
PINTADE 202
PISSENLIT 25
PISTACHE 75
PITA 101
PLEUROTE 78
PLIE 181
plie commune 181
plumes 93
POIRE 56
POIRE ANJOU 56
POIREAU 33
poire balsamique 18
POIRE BARTLETT 56
POIRE BOSC 56
POIRE COMICE 56
POIRE CONFÉRENCE 57
POIRE PACKHAM 56
POIRE PASSE-CRASSANE 57
POIRE ROCHA 56
POIS 37
pois cassés jaunes 40
pois cassés verts 40
POIS CHICHE 41
pois mange-tout 37
POIS SECS 40
poisson des chenaux 176
POISSONS 167
POIVRE 116
poivre blanc 116
POIVRE CHINOIS 117
poivre noir 116
poivre noir moulu 116
poivre rose 116
poivre vert 116
POIVRON 20
poivron jaune 20
poivron rouge 20
poivron vert 20
polenta 98
POMELO 59
pomelo blanc 59
pomelo rose 59
POMME 54
POMME DE CAJOU 75
POMME DE TERRE 34
pomme de terre Russet 34
POMME-POIRE 57
pommes de terre nouvelles 34
pomme séchée 47
pont-l'évêque 143
PORC 209
porc haché 213
PORTO 130
POTIRON 18
poudre de cacao 149
poudre de caroube 149
POULAMON 176
POULE 164
POULET 164
POULPE 191
POURPIER 24
POUSSE DE BAMBOU 12
pousse de bambou pelée 12
praires 189
prosciutto 194
PROTÉINES VÉGÉTALES TEXTURÉES 45
provolone 141
PRUNE 53
PRUNEAU 53
prunes japonaises 53
prunes sauvages 53
pulpe râpée 74

Q

quetsche 53
QUEUE DE BŒUF 199
QUINOA 87

R

racine de coriandre 105
racine de raifort 119
raclette 144
RADICCHIO 27
RADIS 14
radis d'hiver rouge 15
radis d'hiver vert 15
RADIS NOIR 15
RADIS ORIENTAL 15
RAIE 173
RAIFORT 119
raifort japonais 120
raifort râpé 119
RAISIN 50
raisins cardinal 50
raisins chasselas 50
raisins de Corinthe 50
RAISIN SEC 50
raisins muscat 50
raisins Thompson 50
RAMBOUTAN 70
RAPINI 22
RASCASSE 179
RAS-EL-HANOUT 117
raviolis 92
régime de dattes 52
RÉGLISSE 117
reines-claudes 53
REQUIN 173
RHODYMÉNIE PALMÉ 81
RHUBARBE 11
RHUM 130
ricotta 142
rigatonis 93
RILLETTES 192
RIS 198
RIZ 90
RIZ À CUISSON RAPIDE 90
RIZ ARBORIO 90
RIZ ASSAISONNÉ 90
RIZ BASMATI 91
RIZ BLANC 91
RIZ COMPLET 91
RIZ ÉTUVÉ 91
RIZ SAUVAGE 91
ROBUSTA 133
Rocha 56
ROCOU 160
ROGNONS 198
rognons de veau 198
romano 144
ROMARIN 107
roquefort 144
ROQUETTE 25
rôti 208, 210, 212
rôti de côtes 206
rôti de filet 206
rotinis 93
ROUGET-BARBET 180
rubans 94
RUSSET 34
RUTABAGA 15

S

SACCHARINE 147
SAFRAN 117
SAINDOUX 156
SAINT-PIERRE 174
SAKÉ 129
SALAMI ALLEMAND 195
SALAMI GÉNOIS 194
SALICORNE 12
SALSIFIS 15
SAMBAL ULEK 124
sandre 169
SANGLIER 201
SAPOTILLE 71
SARDINE 175
SARRASIN 87
SARRIETTE 107
SAUCE ANGLAISE 123
SAUCE AUX HARICOTS NOIRS 124
SAUCE AUX HUÎTRES 124
SAUCE AUX PRUNES 125
SAUCE CHILI 122
SAUCE DE POISSON 124
SAUCE HOISIN 125
SAUCE SOYA 123
SAUCE TABASCO® 123
SAUCISSE DE FRANCFORT 196
SAUCISSES ET SAUCISSONS 194
SAUGE 107
sauge moulue 107
SAUMON 178
SAUMON DE L'ATLANTIQUE 178
saumon de l'intérieur 178
SAUMON DU PACIFIQUE 178
SAUMON FUMÉ 178
scampi 186
SCAROLE 27
scorsonère 15
SÉBASTE 179
SEICHE 191
SEIGLE 89
SEITAN 86
SEL 122
sel de mer 122
sel de table 122
selle 200
SEMOULE 85
SEMOULE DE MAÏS 98
SÉSAME 76
SHIITAKE 79
SHORTENING 156
SIROP DE CANNE 146
SIROP DE MAÏS 151

Les termes en MAJUSCULES renvoient à une entrée principale.

SIROP D'ÉRABLE 151
soba 95
soja 45
SOLE 182
sole de Douvres 182
somen 95
SON DE BLÉ 85
SORBET 140
SORGHO 89
SOYA 45
spaghettinis 93
spaghettis 93
spaghettis de blé entier 93
SPARTAN 55
SPIRULINE 81
stilton 144
SUCRALOSE 147
SUCRE 145
SUCRE BLANC 146
SUCRE BRUT 146
SUCRE DE PALME 146
sucre de table 146
sucre en poudre 147
SUCRE GLACE 147
sucre granulé 146
SUCRE LIQUIDE 146
sucre roux 147
SUCRES ARTIFICIELS 147
sucre semoule 146
SUET 156
SUMAC 117
SURIMI 182

T

tabasco 123
tagliatelles aux épinards 93
TAHINI 121
TAMARI 120
TAMARILLO 67
TAMARIN 120
TANGELO 61
TANGERINE 61
TAPIOCA 35
TARO 35
TASSERGAL 171
TEFF 89
TEMPEH 44
THÉ 134
THÉ NOIR 134
THÉ OOLONG 134
THÉ VERT 134
THON 179
THYM 108
THYM CITRONNÉ 109
tiges d'angélique 103
TILLEUL 135
TISANE 135
TOFFUTI 140
TOFU 45
tofu aux herbes 45
tofu ferme 45
tofu mou 45
TOMATE 21
tomate cerise 21
tomate commune 21
tomate italienne 21
tomate jaune 21
tomate poire 21
TOMATILLE 21
tomme 143
TOPINAMBOUR 36
tortellinis 92
TORTILLA 101
TOULOUSE 195
TOURTEAU 185
toute-épice 119
tranche de carambole 65
tranches de filet 212
tranches de gingembre frais 111
travers 210
trichinose 209
TRIPES 199
TRITICALE 89
TRUFFE 78
truffe du Périgord 78
TRUITE 170
truite arc-en-ciel 170
TURBOT 181

U

udon 95
UGLI 60

V

VANILLE 161
VANNEAU 188
VARECH 82
VEAU 207
veau haché 213
VENAISON 200
vermicelles 94
VERVEINE 135
VIANDE 203
VIANDE HACHÉE 213
VINAIGRE 127
VINAIGRE AROMATISÉ 127
VINAIGRE BALSAMIQUE 127
VINAIGRE DE CIDRE 128
VINAIGRE DE MALT 128
VINAIGRE DE RIZ 128
VINAIGRE DE SHERRY 128
VINAIGRE DE VIN 127
VIN BLANC 129
VIN ROUGE 129
VIOLETTE 23
VIVANEAU 180
VIVE 179
VOLAILLE 162

W

WAKAMÉ 82
WASABI 120
WEISSWURST 195
Worcestershire 123

X

XÉRÈS 131

Y

YOGOURT 139
yogourt aux fruits 139
yogourt nature 139
YUBA 44

Z

Zahidi 52
zitis 93

Les termes en MAJUSCULES renvoient à une entrée principale.